职业教育国家在线精品课程配套教材
智慧职教在线课程配套新形态一体化教材
江苏省“十四五”首批职业教育规划教材

正常人体结构

（第2版）

刘晓梅 张敏平 陈　尚 主编

中国教育出版传媒集团
高等教育出版社·北京

内容提要

本书为爱课程（中国大学 MOOC）职业教育国家在线精品课程“人体解剖与组织学”、智慧职教数字课程“正常人体结构”的配套教材，入选江苏省“十四五”首批职业教育规划教材。主要内容包括绪论、基本组织、九大系统、人体胚胎学概论四大部分，将人体大体结构、微细结构和护理应用有机地结合在一起，以人体系统解剖学整体结构为框架，各系统器官从位置、形态、结构到护理应用逐步深入，使学生能在短时间内构建人体结构整体观并了解其护理临床应用。

本书为新形态一体化教材，配套有图片、案例、随堂测试、视频、课件等丰富的教学资源，并创造性地结合应用增强现实技术，通过手机扫描解剖图片旁边的国之正二维码，3D标本模型即可呈现。教材内容与在线开放课程教学同步，精心打造“一课一书一空间”，实现“互联网+教育”。选用教材的教师可以登录“高等教育出版社产品信息检索系统”（http://xuanshu.com.cn/）免费下载课件。

本书可供高等职业教育护理、康复治疗、健康管理与促进等医药卫生类专业教学使用。

图书在版编目（CIP）数据

正常人体结构/刘晓梅，张敏平，陈尚主编．--2版．--北京：高等教育出版社，2021.7（2025.8 重印）

ISBN 978-7-04-056227-9

Ⅰ．①正… Ⅱ．①刘… ②张… ③陈… Ⅲ．①人体结构-高等职业教育-教材 Ⅳ．①R33

中国版本图书馆 CIP 数据核字（2021）第 111644 号

正常人体结构（第 2 版）

ZHENGCHANG RENTI JIEGOU

策划编辑 夏 宇　　责任编辑 夏 宇　　封面设计 李小璐　　版式设计 张 杰
插图绘制 于 博　　责任校对 张 薇　　责任印制 刘思涵

出版发行 高等教育出版社
社　　址 北京市西城区德外大街 4 号
邮政编码 100120
印　　刷 三河市骏杰印刷有限公司
开　　本 850mm×1168mm 1/16
印　　张 20
字　　数 500 千字
购书热线 010-58581118
咨询电话 400-810-0598
网　　址 http://www.hep.edu.cn
　　　　 http://www.hep.com.cn
网上订购 http://www.hepmall.com.cn
　　　　 http://www.hepmall.com
　　　　 http://www.hepmall.cn
版　　次 2017 年 9 月第 1 版
　　　　 2021 年 7 月第 2 版
印　　次 2025 年 8 月第 7 次印刷
定　　价 79.00 元

本书如有缺页、倒页、脱页等质量问题，请到所购图书销售部门联系调换
版权所有 侵权必究
物 料 号 56227-A0

《正常人体结构》(第2版)编写人员

主　编　刘晓梅　张敏平　陈　尚

副主编　万爱军　焦海山　吴龙祥　张　波　陈小芳

编　者　(以姓氏汉语拼音为序)

陈　尚　苏州卫生职业技术学院
陈小芳　广东茂名健康职业学院
程孝惠　苏州大学附属第二医院
郭中献　郑州国之正生物科技有限公司
焦海山　苏州卫生职业技术学院
李东印　苏州卫生职业技术学院
刘晓梅　苏州卫生职业技术学院
穆庆梅　大庆医学高等专科学校
穆志杰　山西医科大学汾阳学院
万爱军　镇江市高等专科学校
王灿彪　大理护理职业学院
王凤丽　江苏联合职业技术学院徐州医药分院
吴龙祥　江西卫生职业学院
席　君　南昌健康职业技术学院
许险艳　泉州医学高等专科学校
颜丽萍　泰山护理职业学院
张　波　泰山护理职业学院
张敏平　泰山护理职业学院
郑威楠　成都医学院

配套在线课程

中国大学 MOOC 国家精品在线开放课程

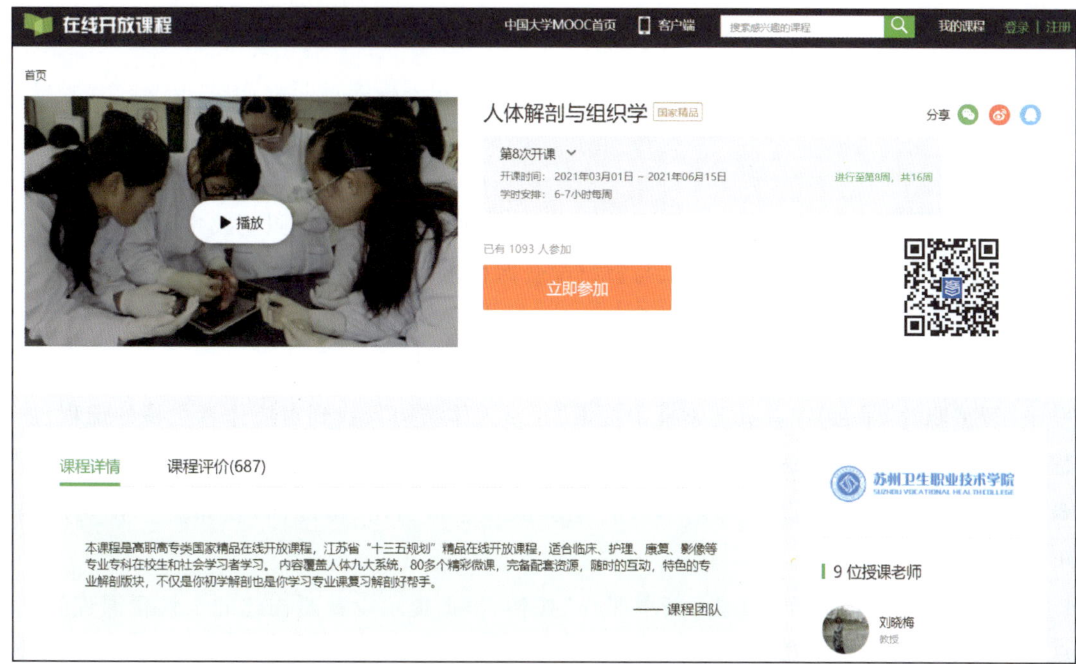

智慧职教数字课程

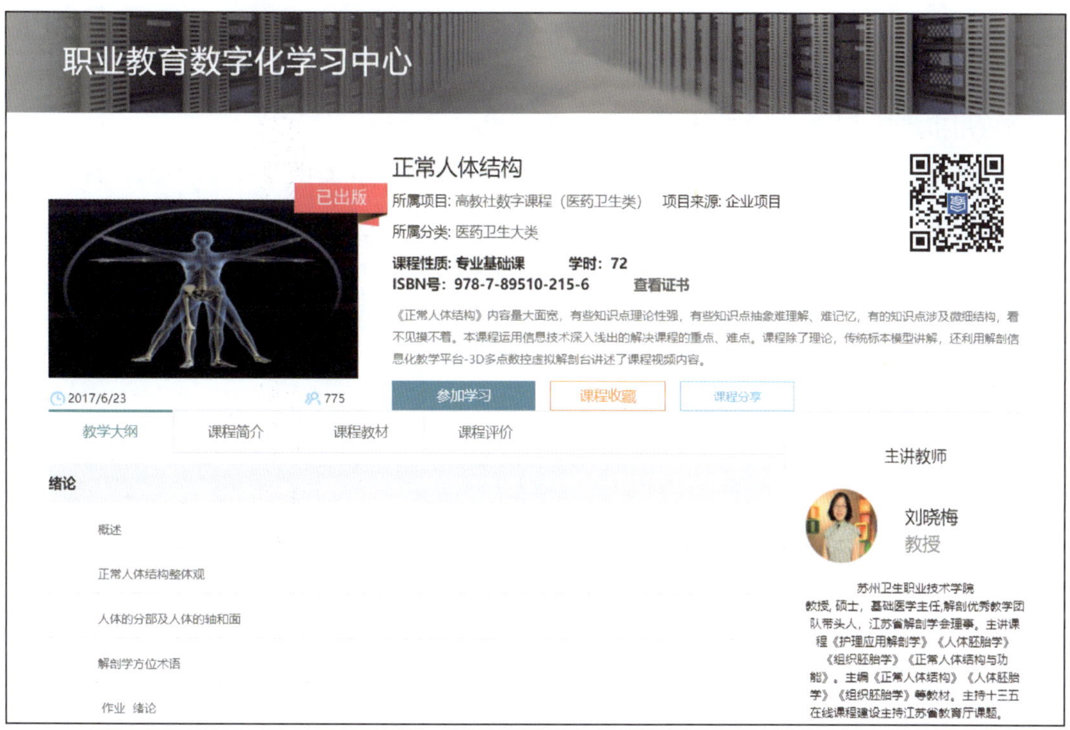

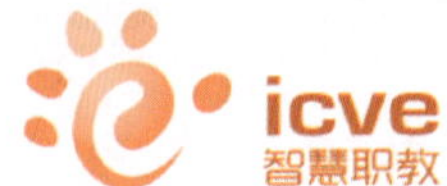

“智慧职教”服务指南

“智慧职教”(www.icve.com.cn)是由高等教育出版社建设和运营的职业教育数字教学资源共建共享平台和在线课程教学服务平台,与教材配套课程相关的部分包括资源库平台、职教云平台和 App 等。用户通过平台注册,登录即可使用该平台。

● 资源库平台:为学习者提供本教材配套课程及资源的浏览服务。

登录“智慧职教”平台,在首页搜索框中搜索“正常人体结构”,找到对应作者主持的课程,加入课程参加学习,即可浏览课程资源。

● 职教云平台:帮助任课教师对本教材配套课程进行引用、修改,再发布为个性化课程(SPOC)。

1. 登录职教云平台,在首页单击“新增课程”按钮,根据提示设置要构建的个性化课程的基本信息。

2. 进入课程编辑页面设置教学班级后,在“教学管理”的“教学设计”中“导入”教材配套课程,可根据教学需要进行修改,再发布为个性化课程。

● App:帮助任课教师和学生基于新构建的个性化课程开展线上线下混合式、智能化教与学。

1. 在应用市场搜索“智慧职教 icve”App,下载安装。

2. 登录 App,任课教师指导学生加入个性化课程,并利用 App 提供的各类功能,开展课前、课中、课后的教学互动,构建智慧课堂。

“智慧职教”使用帮助及常见问题解答请访问 help.icve.com.cn。

第2版前言

《正常人体结构》第2版是在第1版教材使用4年后，在听取各使用单位的解剖学同行和临床护理专家意见的基础上进行修订的，在教材使用期间本教材被认定为江苏省重点建设教材。本次教材修订宗旨是使本教材适应医药卫生职业教育的改革和发展，以及“互联网+”时代教育的需要，使教材有利于开展启发式和探究式教学模式，教材内容促进学生早临床、早实践，充分体现“必需、够用、适用”的职业教育准则，培养高技能高素质应用型人才。本教材适合护理、康复治疗、健康管理与促进等医药卫生类专业使用。

本教材为高等教育出版社组织编写的新形态一体化教材。第1版教材内容将人体大体结构、微细结构和护理应用解剖有机融合，有“预习任务”“案例导学”“知识拓展”“护理技术解剖”等特色版块及配套的在线课程。第2版教材保持前一版教材的特色，并对板块和内容做了进一步完善和提高。

（1）**增加“案例导学”板块**。每一章精编一个案例，每个案例下提出与该章内容相关的人体结构问题，引导学生学习，培养护生的临床思维和职业能力。

（2）**增加解剖学课程思政内容**。引导学生树立正确的人生观、价值观和职业道德观，做“四有新人”。正文中注重体现“三全育人”的理念。

（3）**精选彩色图片和3D云解剖模型**。精选高等教育出版社的彩色解剖学图片，对插图标识进行了仔细核校。在每章首页还有本章PPT课件二维码和系统组成或重要器官的3D云解剖模型二维码，便于学生预习本章内容，提高学习兴趣。

（4）**增加优质微课**。正文相应知识点配有微课讲解，便于学生自主学习。微课取自以苏州卫生职业技术学院为主建设的国家精品在线开放课程，在中国大学MOOC和智慧职教上线，已经开课8期，受到全国卫生类高职院校师生的广泛好评。

（5）**优化编写内容**。体现护理专业的新知识和新技能，在智慧职教数字课程中完善了题库，有选择题、名词解释、简答题、案例分析等多种题型。

本教材在修订过程中得到高等教育出版社、各参编学校和郑州国之正生物科技有限公司的大力支持，特别是国之正公司授权提供精心制作的云解剖3D模型图库，在此表示衷心的感谢。

本教材各编委均为活跃在教学一线的专家，在编写过程中倾注了大量的时间、精力和心血。但由于编写时间紧促和编者水平有限，书中恐有不足或欠妥之处，敬请各位专家、同仁和同学们提出宝贵意见和建议，以便再版时修正。

刘晓梅

2021年3月

第 1 版前言

为适应高等职业教育护理专业的教学改革和发展，以及“互联网+”时代教育的需要，我们组织编写了这本医卫专业新形态一体化教材。本教材面向高职高专护理和助产专业，是智慧职教(www.icve.com.cn)数字课程“正常人体结构”的配套教材。本书既可单独教学使用，也可配合翻转课堂开展混合式教学，配套使用，效果更佳。

本教材将人体大体结构、微细结构和护理应用有机地结合在一起，以人体系统解剖学整体结构为框架，体现了护理专业的应用性。主要内容包括绪论、基本组织、九大系统、胚胎学概论四大部分。各系统器官从位置、形态、结构到护理应用逐步深入学习，使学生能在短时间内构建人体结构整体观并了解其护理应用。

本教材有精美彩色插图 420 余幅，解剖图片结构清晰，同时配有影像、腔镜和护理操作等图片，提高了学习内容的直观性。正文文字简练、精确，逻辑合理。结合护士执业资格考试大纲，对各个系统器官结构进行阐述，对部分理解难度大、临床护理工作未涉及的人体结构内容予以简化或删除，充分体现“必需、够用”的高职教育准则。

本教材较同类教材主要有三个特色版块。①“预习任务”：为配合翻转课堂的需要，在各章节之初设立预习任务，以在线课程导入，要求学生在上课之前自行学习，学生在课前有了预习的知识基础，课堂教学活动就更为有效。②“知识拓展”和“护理应用”：该版块邀请护理行业专家和护理应用解剖学专家参与撰写，“知识拓展”体现了人体结构的护理专业性、实际应用性和趣味性，培养学生专业素养；与护理专业技能密切相关的章节则单独列出“护理应用”，如教材中周围神经医源性损伤、肺段的护理应用等是同类教材中没有的全新内容。③“回顾思考、聚焦执考”：重点突出与护士执业资格考试相关的知识点和综合分析题目。

作为智慧职教数字课程“正常人体结构”配套教材，本书附有丰富的媒体资源，为在读的学生、岗位从业者及相关人员提供了一个开放学习的网络平台。在线课程以教材内容为主线，在内容涵盖面、知识面等方面起到倍增的放大效应。通过“扫一扫二维码”功能，使教材内容与在线教学有机地结合起来，成为一本优秀的护理专业新形态一体化教材。①“扫一扫，看视频”：针对本课程中教学要点设计了 81 集高质量、高清晰度的微课视频。视频包括教师难点讲解、实验操作、3D 解剖结构演示等，集解剖知识性、护理专业性和视觉性于一体。②“扫一扫，3D 模型”：部分重要的系统、器官结构链接有 3D 模型，配有全方位的结构标识，具有很强的视觉效果。③“在线自我测试”：在线课程配有同步单元测试，题目根据护士执业资格考试考点精心编纂，包含人体结构基本知识点、护士执业资格考试原题和模拟题、课堂讨论题等，选择题可以直接测试打分，有难度的题目则配有试题解析，满足各层次学生学习需求。

教材编写团队来自全国9所高职高专院校，由护理解剖骨干教师、护理应用解剖专家和临床一线主管护师组成。本教材的编写得到各编者所在单位的大力支持和帮助，在此致以最诚挚的感谢！

由于作者水平有限，加之时间仓促，书中难免有不妥和疏漏之处，敬请读者批评指正，以利改进。同时，也欢迎学习者访问 www.icve.com.cn（智慧职教）搜索刘晓梅教师团队主讲的“正常人体结构”课程学习交流。

刘晓梅

2017年4月

目　录

第一章　绪论

绪论 PPT

3D 解剖学姿势

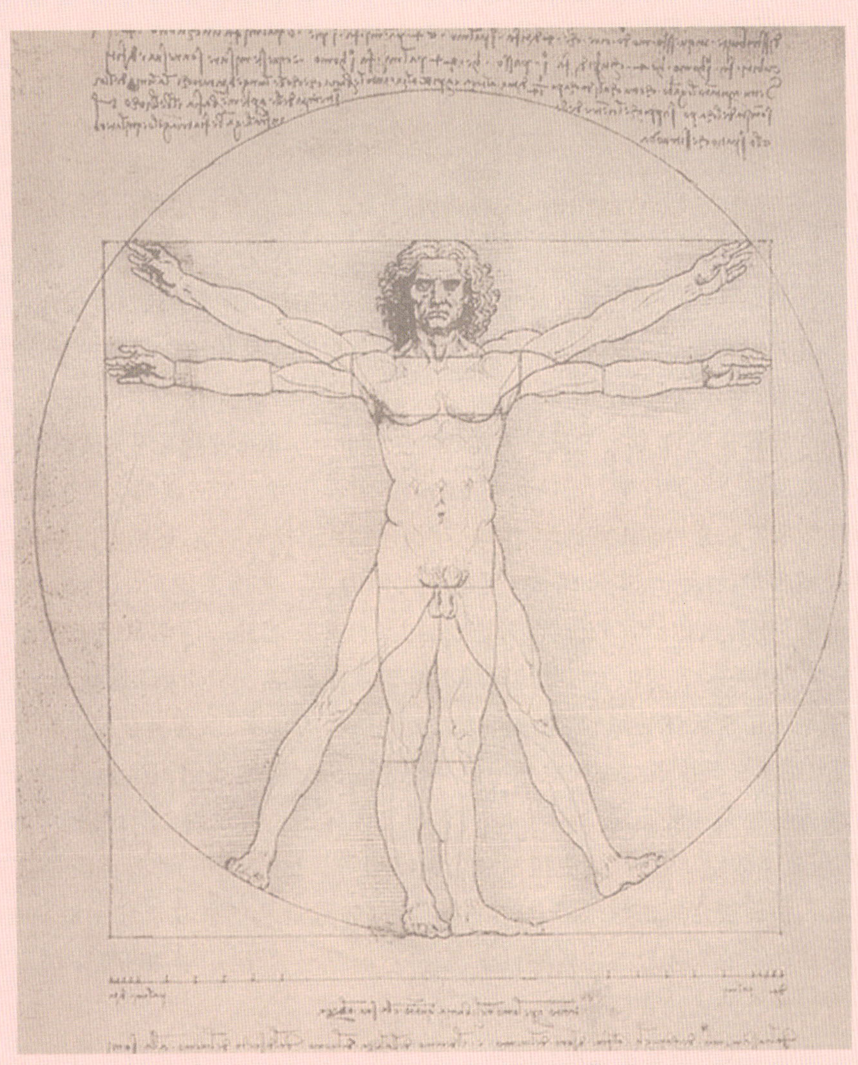

案例导学

患者，女，20岁，1周前右侧臀部肌内注射药物，随后大腿后侧出现放射性麻木疼痛，右下肢行走困难，脊柱侧弯，卧床时膝部微屈。查体：患侧坐骨神经分布区域髂点、臀点和腓点有明显的压痛点，坐骨神经牵拉试验阳性，Lasegue征阳性，膝反射亢进，跟腱反射消失，足不能背屈，皮肤感觉障碍。初步诊断：医源性坐骨神经损伤。

问题与思考：

1. 你认为发生医源性坐骨神经损伤的原因是什么？
2. 如何避免类似的医疗事故发生？

预习任务

通过在线课程学习，解答以下问题。

1. 正常人体结构这门课程包括哪些内容？
2. 什么是解剖学姿势？
3. 说出人体的三个轴和三个面。

一、正常人体结构的研究内容及其在护理专业中的地位

正常人体结构是研究正常人体器官的组成、形态结构、相关功能及其发生发展规律的一门科学。正常人体结构属于生物学中的形态学范畴，其内容包括传统学科中的解剖学、组织学和胚胎学三部分内容，即广义的解剖学。

解剖一词具有剖割、切开之意。**大体解剖学**(gross anatomy)即是用刀剖割和肉眼观察的方法研究正常人体形态结构的科学。根据研究方法的不同可分为系统解剖学 、局部解剖学、断层解剖学；按照应用领域不同分为临床解剖学、护理应用解剖学、比较解剖学、运动解剖学、艺术解剖学等。

系统解剖学(systematic anatomy)是按照人体的器官功能系统(如运动系统、消化系统、生殖系统等)阐述正常人体器官的位置、形态、结构及相关功能的一门学科。它是医学的支柱学科之一，是医学及相关医学专业学习其他课程的基础。**组织学**(histology)是解剖学的一个分支，是借助显微镜研究正常人体的细胞、组织和器官微细结构的科学，以细胞学发展为基础，与生物化学、病理学、生殖学交叉渗透。现代医学中的一些重大研究课题如组织工程、组织分化、衰老调控等与组织学密切相关。**胚胎学**(embryology)是研究人体出生前发生、发育过程中形态结构变化规律的科学，包括个体发生过程、发生机制和先天畸形等。试管婴儿、动物克隆等是现代胚胎技术的重大成就。**护理应用解剖学**(nursing applied anatomy)是从护理临床应用的角度出发，研究与护理应用密切联系的人体形态结构的科学，是将系统解剖学、组织学和胚胎学的基础知识与护理实践过程有机整合而成的一门科学。

恩格斯说：**“没有解剖学就没有医学”**。医学中1/3以上的名词来自解剖学，现代临床实践和护理应用中涉及众多的解剖学知识。医务人员只有充分认识正常人体的形态结构，才能正确理解人体的生理功能、病理现象、疾病的发生发展规律，进而对患者做出正确的健康评估，采取相应的措

施。护理操作技术中有相当一部分操作和解剖结构密切相关，例如肌内注射、静脉穿刺、导尿术、插胃管术等，掌握并运用好解剖结构特点，可以大大提高操作项目的成功率。

学习本门课程的目的是从护理专业角度出发，掌握正常人体的形态结构，为学习专业的其他基础课程和技能课程奠定必要的形态学基础。每一位护理、助产及相关医学专业的学生都必须学好正常人体结构这门课程。

二、人体的组成和分部

（一）人体的组成

人体结构和功能的基本单位是**细胞**。许多形态结构相似、生理功能相关的细胞，由细胞外基质结合在一起，形成**组织**。人体的组织包括上皮组织、结缔组织、肌组织和神经组织等。几种不同的组织有机地组合，构成具有一定形态、完成特定功能的**器官**，如胃、肺、肾、心等。许多功能相关的器官联合起来，完成人体某一方面的生理功能，构成**系统**。

人体由运动系统、消化系统、呼吸系统、泌尿系统、生殖系统、感觉器官、脉管系统、神经系统、内分泌系统等组成。其中，消化系统、呼吸系统、泌尿系统和生殖系统的大多数器官都位于胸、腹、盆腔之内，并借一定的管道与外界相通，总称**内脏**。各器官和系统在神经-体液的调节下，密切配合，相互协调，共同构成一个完整、统一的有机体，进行正常的生命活动。

（二）人体的分部

根据外形，人体可分为头、颈、躯干、四肢 4 个部分。**头**分为后上部的**颅**和前下部的**面**；**颈**分为前面的**颈部**和后面的**项部**；躯干分为**胸部**、**腹部**、**盆部**和**会阴部**，胸部后面又称**背部**，腹部后面又称**腰部**；四肢包括**上肢**和**下肢**，上肢又分为**肩**、**臂**、**前臂**和**手**，下肢又分为**臀**、**股**（**大腿**）、**小腿**和**足**。

三、正常人体结构的常用术语

在日常生活过程中，人体各部与器官结构的位置关系不是恒定不变的，为了能准确描述人体各器官的形态结构和位置，需要有公认的统一标准和规范化的语言，这在临床上书写病人的检查记录和病例尤为重要。因此规定了解剖学姿势、方位、轴和面等术语。

解剖学方位术语

（一）解剖学姿势

人体直立，两眼向前平视，上肢下垂于躯干两侧，手掌向前，两足并立，足趾向前的姿势，称**解剖学姿势**（图 1-1）。在观察和描述人体结构及各器官的相互关系时，不管所描述的标本、模型、局部或病人处于直立、倒立、仰卧、俯卧、侧卧等任何位置，都必须以解剖学姿势为依据。

（二）方位

1. 上和下　近头顶者为**上**，近足底者为**下**。如眼在鼻的上方，口在鼻的下方。上和下也可称**颅侧**和**尾侧**。

2. 前和后　近腹者为**前**，近背者为**后**。如气管在前，脊柱在后。前和后也可称**腹侧**和**背侧**。

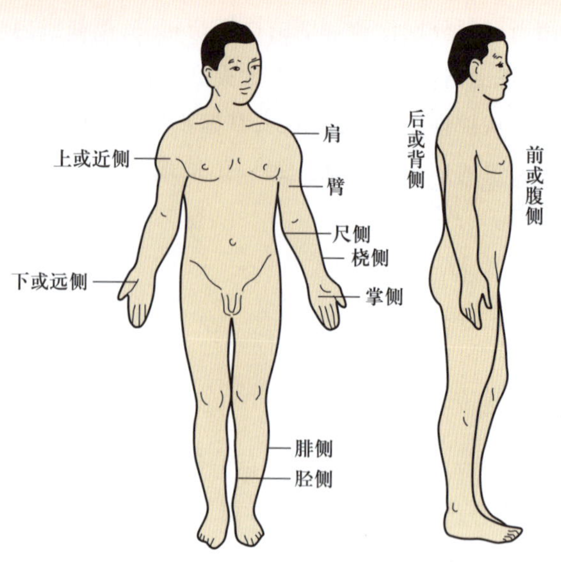

图 1-1　解剖学姿势和方位术语

3. 内和外　内和外是描述空腔器官相互位置关系的术语。在腔内或近腔者为**内**，在腔外或远离腔者为**外**。

4. 内侧和外侧　以正中矢状面为准，距其近者为**内侧**，远者为**外侧**。在四肢，前臂和手的内侧又称**尺侧**，外侧又称**桡侧**；小腿和足的内侧又称**胫侧**，外侧又称**腓侧**。

5. 浅和深　以体表或器官表面为准，距其近者为**浅**，远者为**深**。

6. 近侧和远侧　在四肢，距其附着部位近者为**近侧**，远者为**远侧**。

（三）轴

轴是通过人体某部或者某结构的假想线。每一个关节的运动都是围绕着轴来进行的。根据解剖学姿势，可设置 3 种互相垂直的轴（图 1-2）。

人体的分部及轴和面

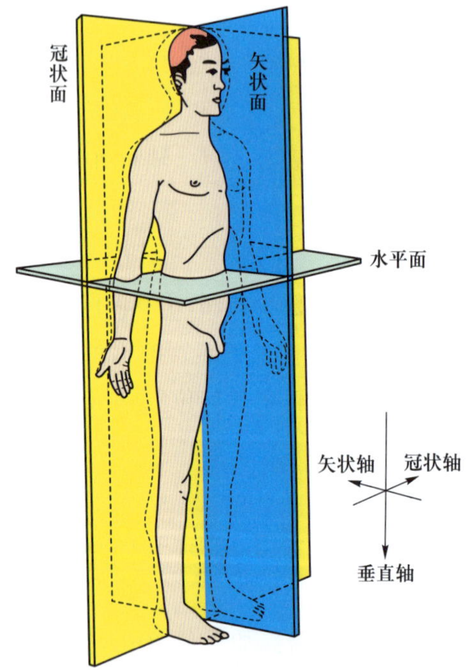

图 1-2　人体的轴和面

1. 垂直轴　垂直轴是上下方向，与身体长轴平行，垂直于地面的轴线。

2. 矢状轴　矢状轴是前后方向，与身体的长轴和冠状轴互相垂直的轴线，又称腹背轴。

3. 冠状轴　冠状轴是左右方向，与身体的长轴和矢状轴互相垂直的轴线，又称额状轴。

（四）面

在解剖学姿势下，人体或者局部均可以设置相互垂直的 3 个切面（见图 1-2）。

1. 矢状面　矢状面是沿前后方向将人体分成左、右两部分的纵切面。其中，通过人体正中线的矢状面称**正中矢状面**，将人体分成左、右对称的两半。

2. 冠状面　冠状面是沿左右方向将人体分成前、后两部分的纵切面，又称**额状面**。

3. 水平面　水平面是与矢状面和冠状面相互垂直，且与地面平行，将人体分为上、下两个部分的切面，又称**横切面**。

在解剖某些器官时，沿器官长轴所做的切面称**纵切面**，与器官长轴垂直的切面称**横切面**。

四、正常人体结构常用研究技术

（一）人体解剖学研究技术

1. 常规标本　学习人体解剖学时所观察的标本，一般是经过甲醛溶液浸泡固定的人体或者离体器官。为了方便观察和学习，标本需要经过加工制作，剔除脂肪等组织，暴露血管、神经等结构。

2. 铸型标本　为了更清楚地观察人体的管道，如血管、支气管、肝管、胰管等，将填充剂（耐酸、耐碱的高分子化合物）用注射器灌注到相应管道内，待填充剂硬化后，用酸或碱将其他组织腐蚀掉，留下来的就是该管道的铸型标本（图 1-3）。

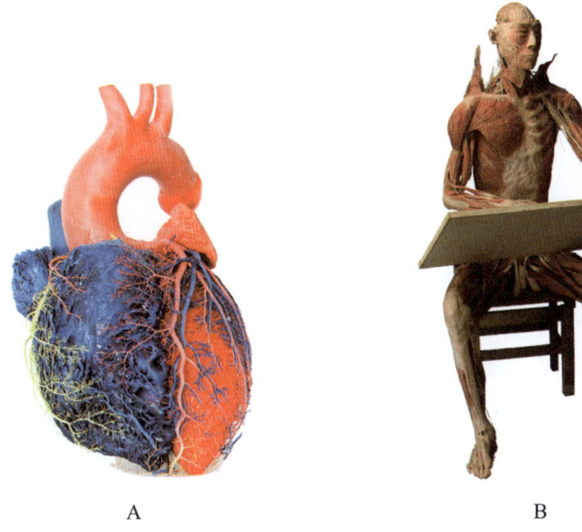

A　　　　B

图 1-3　解剖学标本

A. 铸型标本；B. 塑化标本

3. 塑化标本　为了使标本的表面保持原有的状态，采用硅胶、环氧树脂等活性高分子多聚物对人体标本进行渗透，形成塑化标本。这种标本干燥、无味、耐用，可以长期保存，多用于陈列馆、展馆观摩学习（图 1-3）。

4. 虚拟人　使用高精度的铣床将冷冻的人体铣削成 0.1 mm 厚的若干个连续的标本断面，对各个断面进行图像扫描，最后进行三维重构整合成**虚拟人**，又称**可视人**。临床上通过虚拟人技术对人体很多器官进行重建，该技术已经广泛应用于临床。

知识拓展

遗体捐献者

——学习解剖的“无语良师”

所有解剖教学用的尸体材料源于社会各界人士的无偿捐献。捐献者生前为祖国和社会做了积极的贡献，逝后又无私地奉献自己的遗体，为祖国医学事业的发展继续做贡献。他们用世界最完美的肢体语言，在沉默中为后人诠释生命的真谛；他们是我们学习解剖学的“无语良师”，这种崇高的思想境界和无私奉献的精神，永远值得我们尊敬和缅怀。我们要学习“无语良师”的大爱和奉献精神，虔敬谦恭地学习，懂得敬畏生命，关爱他人，努力成为一位优秀的医护人员。

（二）组织胚胎学研究技术

1. 组织切片制作和光学显微镜技术　通过光学显微镜来研究人体的微细结构，必须把所要研究的结构制作成组织切片。为了更好地观察组织、细胞的形态结构，切片要经过染色。最常用的切片是石蜡切片，厚 5~7 μm。新鲜组织经过取材、固定、脱水、透明、包埋、切片、染色、封固等步骤制成切片标本。最常用的染色方法是**苏木精-伊红染色法**(hematoxylin-eosin staining)，简称**HE 染色法**。苏木精为碱性染料，主要使细胞核内的染色质和胞质内的核糖体染成蓝紫色；伊红为酸性染料，主要使细胞质和细胞外基质中的成分染成红色。易于被酸性染料或者碱性染料着色的性质分别称**嗜酸性**或**嗜碱性**。

光学显微镜下可见光源分辨率最高可达 0.2 μm。现代显微镜技术迅速发展，大大提高了组织学研究水平。荧光显微镜主要用于观察组织化学切片；相差显微镜用于观察活细胞；激光共聚焦扫描显微镜可以形成完整的三维图像；双光子显微镜可以观察更厚的标本，对活细胞损伤更小，立体感更强。

2. 电子显微镜技术　电子显微镜以电子束代替光线、以电磁透镜代替光学透镜，最后放大数十万倍乃至数百万倍的物像投射到荧光屏上观察。电子显微镜观察到的结构称**超微结构**或**电镜结构**，分辨率可达到 0.2 nm。**透射电子显微镜**主要用来观察细胞内部和细胞间质的超微结构。**扫描电子显微镜**主要用来观察组织细胞表面的立体结构。

3. 组织工程　是用细胞培养术在体外模拟构建机体组织或器官的技术，旨在为器官缺损患者提供移植替代物。目前正在研究构建的组织器官主要有皮肤、软骨、骨、肌腱、骨骼肌、血管、角膜等，其中皮肤组织工程最为成功。

五、学习正常人体结构的基本观点和方法

人体结构复杂，解剖学名词繁多，一方面学习和记忆需要付出很大的努力，同时必须树立正确的观点，掌握必要的方法才能取得良好的效果。

（一）局部与整体统一的观点

人体各部之间、局部与整体之间既相互依存，又相互影响，在神经体液的调节下，彼此协调，形成一个完整的统一体。研究局部器官组织结构时，要充分考虑其在整体中的位置、毗邻和功能等关系，防止片面、孤立地认识器官与局部。人体解剖学、组织学与胚胎学从不同侧面阐述整个人体，许多内容前后关联、相互印证，贯穿于全书始末。在学习过程中建立从器官到系统，从局部到整体的概念，树立局部与整体统一的观点，对于系统理解和掌握人体的形态结构是非常重要的。

人体结构的整体观

（二）结构与功能相联系的观点

人体结构学是形态学科，每种细胞、组织和器官都有一定的形态结构特点，这些特点是它们行使一定功能的结构基础。同时，器官、系统功能的实现必须依赖于该结构的完美构造。形态结构决定功能，功能影响形态结构，两者密切相关。例如，红细胞呈双凹圆盘状，含有大量血红蛋白，此形态结构有利于红细胞在毛细血管中的运动和携带 O_2 与 CO_2；又如胃作为受纳食物的器官，其结构呈囊袋状，与受纳食物相适应。正确理解形态结构与功能的联系，融会贯通，掌握规律，才能为护理临床应用打下基础。

（三）理论联系实际的学习方法

人体结构学中名词和形态描述比较多，学习这门课程必须坚持理论联系实际，做到三结合：① 图、文结合，图形文字并重，建立感性认识，不但要看，而且要画，可以有效帮助理解和记忆；② 理论学习与标本观察相结合，要特别重视实验课的学习，通过观察标本、模型、组织切片，进一步消化理论知识，建立理性认识，形成记忆，另外，自己是学习解剖知识最好的教科书和活图谱，在活体上触摸定位，把书本上的理论知识与自己的身体结合起来学习，事半功倍；③ 理论知识与护理临床应用相结合，学习正常人体结构为临床服务，学习过程中适度联系护理临床应用，增强对某些结构的认识，举一反三，训练临床思维。

（四）利用数字课程网络资源个性化学习

本教材作为爱课程（中国大学 MOOC）国家精品在线开放课程“人体解剖与组织学”和智慧职教数字课程“正常人体结构”的配套教材，配有大量的在线学习资源，包括微课、3D 模型、自测题、案例分析、课堂讨论等。课程中涉及的护理临床应用，有助于培养护生临床思维。在线数字课程与课堂、教材相结合的学习模式一定会取得良好的效果。

在线测试

回顾思考

1. 名词解释

HE 染色　正中矢状面　内脏

2. 解剖学姿势与立正的姿势有何不同？

3. 通过绪论的学习，你怎样认识正常人体结构学？对这门课程有何学习规划？

（刘晓梅）

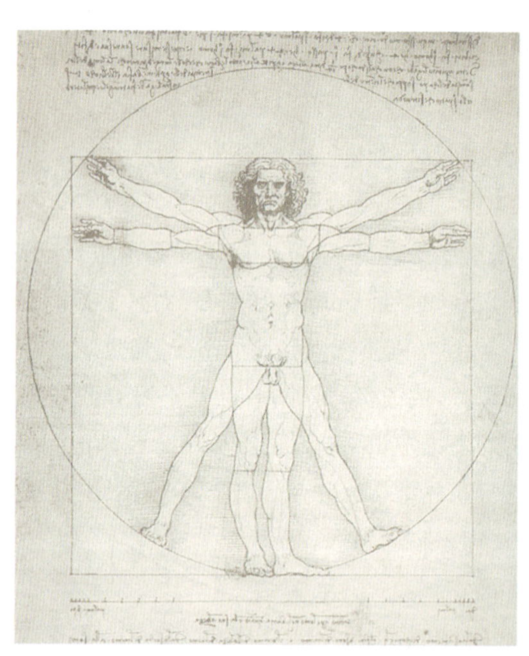

第二章　基本组织

基本组织 PPT

食管——切片

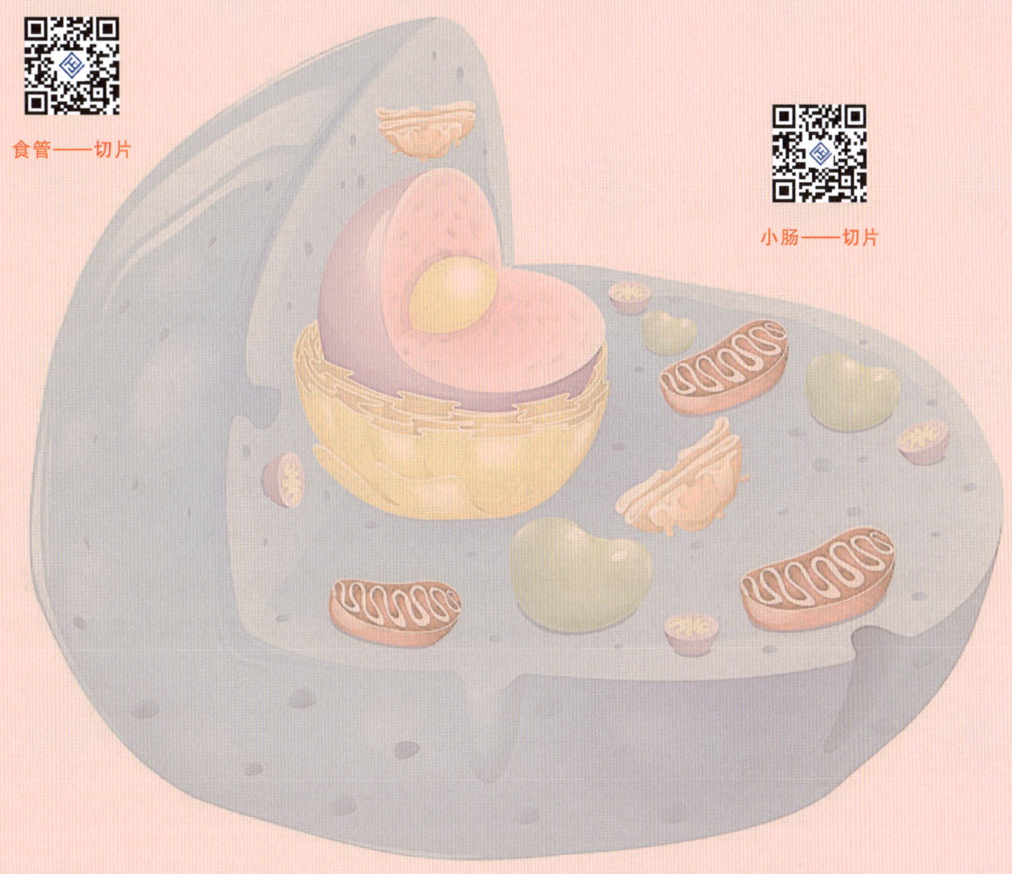

小肠——切片

案例导学

患者，男，11岁，因“呼吸困难1 h”就诊。1 h前参加学校组织的春游活动后，出现鼻、眼睑发痒，流清涕，打喷嚏，继而出现气喘、胸闷、烦躁不安，不能平卧，呼吸困难以呼气时为主。查体：双肺可闻及广泛哮鸣音，呼气末更明显。血常规检查：嗜酸性粒细胞比例增高（11%）。初步诊断：支气管哮喘。

问题与思考：

1. 说出分布于支气管黏膜的上皮类型。
2. 说出血常规检查中血细胞的分类和计数的正常值。
3. 嗜酸性粒细胞异常增多临床上常见于哪些疾病？

组织由细胞和细胞外基质组成。人体的基本组织可分为4类，即上皮组织、结缔组织、肌组织和神经组织。

第一节　上皮组织

预习任务

通过在线课程学习，解答以下问题。

1. 被覆上皮有哪几类？分布在哪些部位？有何特点？
2. 内分泌腺和外分泌腺的主要区别是什么？

上皮组织(epithelial tissue)简称上皮，由排列紧密的上皮细胞和极少量的细胞外基质组成。上皮细胞有明显的**极性**，朝向空腔或体表的一面，称**游离面**；与游离面相对朝向深部的一面，称**基底面**，以一薄层基膜与结缔组织相连；上皮细胞之间的连接面为**侧面**。上皮内一般无血管，所需营养由结缔组织中的血管透过基膜供给。上皮内含有丰富的神经末梢。

上皮组织可分为被覆上皮和腺上皮两大类。被覆上皮具有保护、吸收、分泌和排泄等功能，腺上皮具有分泌功能。此外，体内还有少量特化的上皮，如能感受特定理化刺激的感觉上皮，具有收缩能力的肌上皮等。

一、被覆上皮

被覆于人的体表或衬贴在体腔和有腔器官腔面的上皮，称**被覆上皮**(covering epithelium)。根据其细胞排列的层数和细胞的形状来分类和命名(表2-1)。

表 2-1　被覆上皮的类型、分布和功能

分类		分布	形态特点	功能
单层上皮	单层扁平上皮	内皮：心、血管和淋巴管 间皮：胸膜、腹膜和心包膜 其他：肺泡和肾小囊壁层	细胞扁平	保持光滑，减少摩擦
	单层立方上皮	肾小管、甲状腺滤泡和小叶间胆管	细胞立方形	分泌、吸收和排泄
	单层柱状上皮	胃、肠、胆囊、子宫和输卵管等	柱状细胞为主，有的夹有杯状细胞	分泌、吸收为主
	假复层纤毛柱状上皮	呼吸道	看似多层，实为单层，各种细胞基底部均附着于基膜，柱状细胞游离面有纤毛	分泌、清洁、保护功能
复层上皮	复层扁平上皮	角化的：皮肤 未角化的：口腔、食管和阴道等	由多层细胞组成，表层细胞呈扁平鳞片状，基底细胞为矮柱状	耐摩擦，保护作用、再生能力强
	变移上皮	肾盏、肾盂、输尿管和膀胱等	细胞形状和层数随器官的空虚和扩张状态而变化	保护作用
	复层柱状上皮	眼睑结膜、男性尿道	多层柱状细胞	保护作用

被覆上皮

（一）单层上皮

1. **单层扁平上皮**（simple squamous epithelium）　又称单层鳞状上皮，由一层扁平形细胞构成。表面观，细胞呈不规则形，细胞边缘呈锯齿状嵌合，核扁圆形，居中；侧面观，细胞扁平，细胞质少，含核的部分略厚（图 2-1）。衬于心、血管及淋巴管内表面的单层扁平上皮称**内皮**，其表面光滑，有利于血液和淋巴的流动。分布于胸膜、腹膜及心包膜表面的单层扁平上皮称**间皮**，其表面光滑湿润，可减少器官间的摩擦，有利于内脏的活动。单层扁平上皮也分布于肺泡壁、肾小囊壁层等处。

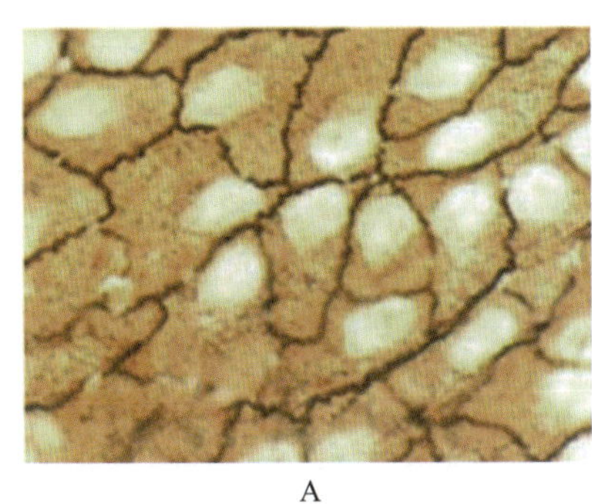
A

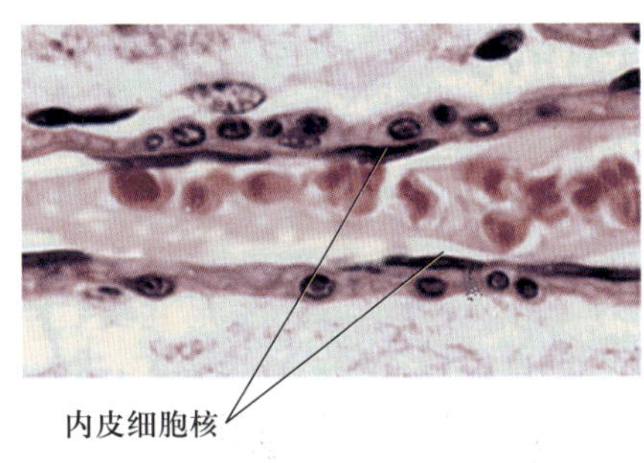

B

图 2-1　单层扁平上皮

A. 间皮（镀银染色）；B. 血管内皮

2. **单层立方上皮**（simple cuboidal epithelium）　由一层立方形细胞构成。表面观，细胞呈多边形；侧面观，细胞呈立方形，核圆形、居中（图 2-2）。单层立方上皮多构成滤泡壁和小管的管壁，如甲状腺滤泡、肾小管、小叶间胆管等，以分泌、吸收功能为主。

3. **单层柱状上皮**（simple columnar epithelium）　由一层棱柱状细胞构成。表面观，细胞呈六角形或多角形；侧面观，细胞为柱状，游离面常有微绒毛，以扩大表面积，核长椭圆形，近基底部

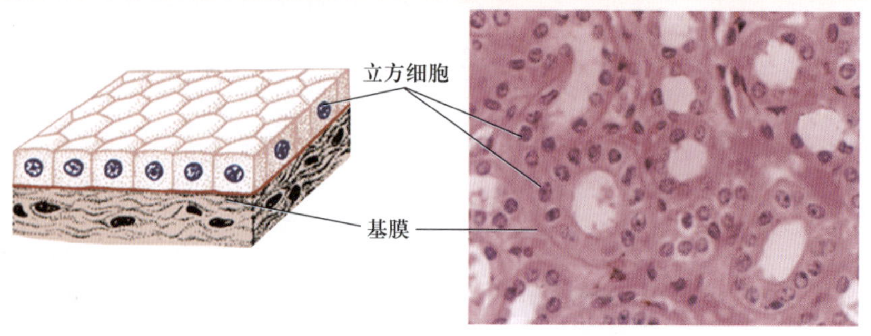

图 2-2 单层立方上皮(右图肾小管)

(图 2-3)。主要分布于胃肠、胆囊、子宫和输卵管等的腔面,具有吸收与分泌功能。肠的单层柱状上皮还含有许多分散的**杯状细胞**,此种细胞形如高脚杯状,顶部膨大,富含分泌颗粒;基部细窄,有倒置的三角形胞核。杯状细胞能分泌黏液,对上皮细胞起润滑和保护作用。

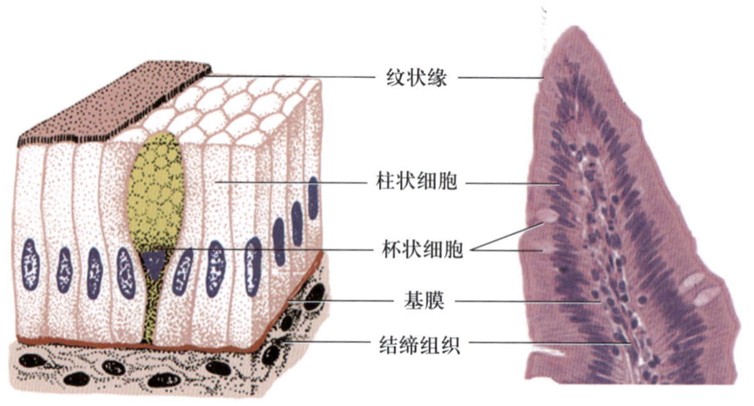

图 2-3 单层柱状上皮(右图小肠绒毛)

4. **假复层纤毛柱状上皮**(pseudostratified ciliated columnar epithelium) 由高矮不一的柱状细胞、梭形细胞、锥体形细胞和杯状细胞构成,各细胞基底面均附于基膜,但只有柱状细胞和杯状细胞的高度可达上皮的游离面。侧面观,上述细胞高低不等,核也位于不同平面,颇似复层,但实为单层,又因柱状细胞游离面有纤毛,故称假复层纤毛柱状上皮(图 2-4)。纤毛能做节律性摆动,将黏液连同黏附的灰尘、细菌等推向咽部。这种上皮主要分布在呼吸道的黏膜,具有分泌、清洁和保护作用。

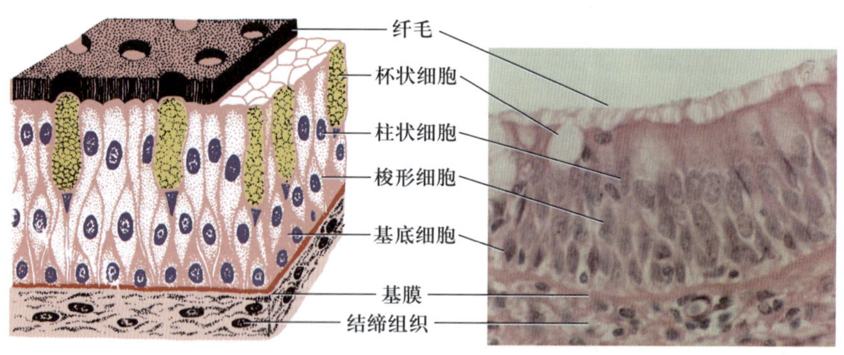

图 2-4 假复层纤毛柱状上皮(右图气管黏膜)

吸烟损害呼吸道黏液-纤毛排送系统

呼吸道具有黏液-纤毛排送系统，有很强的自净和防御功能。吸烟可导致黏膜上皮纤毛粘连、倒伏，甚至脱落，杯状细胞增多，黏液分泌增加，纤毛排送黏液的速度减慢，易继发感染。吸烟者比不吸烟者支气管炎患病率高2~8倍。

（二）复层上皮

1. **复层扁平上皮**(stratified squamoua epithelium)　由多层细胞紧密排列共同构成，是最厚的上皮，因表层细胞是扁平鳞片状，又称**复层鳞状上皮**(图2-5)。浅表为多层扁平细胞，中间是数层多边形细胞，基底部为一层矮柱状细胞。基底部细胞为具有分裂增殖能力的干细胞，新生的细胞不断向表面推移，以补充衰老或损伤而脱落的浅表细胞。

根据复层扁平上皮浅层细胞是否角化，又分为两种：分布于口腔、食管、阴道等腔面的复层扁平上皮，浅层的扁平细胞仍有细胞核，很少含角蛋白，称**未角化的复层扁平上皮**；分布于皮肤表皮的复层扁平上皮，浅层扁平细胞的细胞核和细胞器消失，细胞质内充满了角质蛋白，细胞干硬并不断脱落，称**角化的复层扁平上皮**。复层扁平上皮有耐摩擦与防止异物侵入等功能，受损伤后再生能力较强。

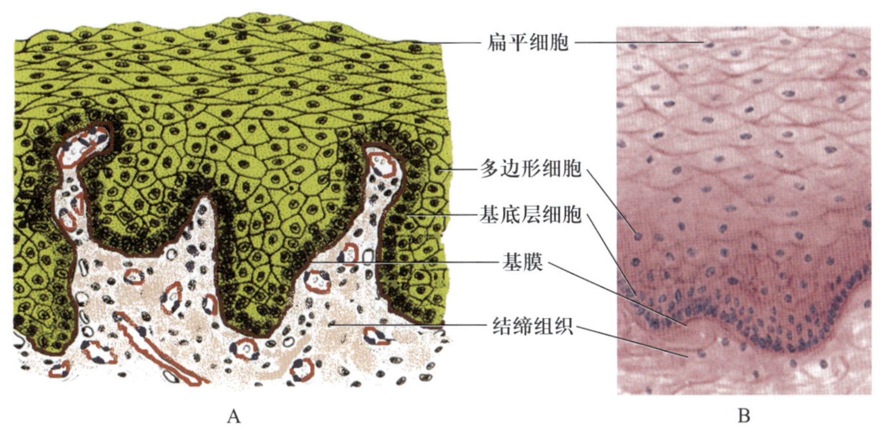

图2-5　复层扁平上皮

A. 食管黏膜；B. 皮肤

2. **变移上皮**(transitional epithelium)　由多层细胞构成，可分为表层细胞、中间层细胞和基底细胞。其表层细胞大而厚，有的细胞含有2个核，一个细胞可以覆盖几个中间层细胞，称**盖细胞**。因细胞的层数和形状随器官空虚与充盈状态而变化，故称**变移上皮**。膀胱空虚时，细胞呈大立方形，细胞层数变多，上皮变厚；膀胱充盈扩张时，细胞呈扁平形，细胞层数减少，上皮变薄(图2-6)。变移上皮主要分布于肾盏、肾盂、输尿管、膀胱黏膜，具有保护作用。

3. **复层柱状上皮**(stratified columnar epithelium)　由数层细胞组成，其深部为一层或几层多边形细胞，浅部为一层排列较整齐的矮柱状细胞。这种上皮主要分布在睑结膜和男性尿道等处。

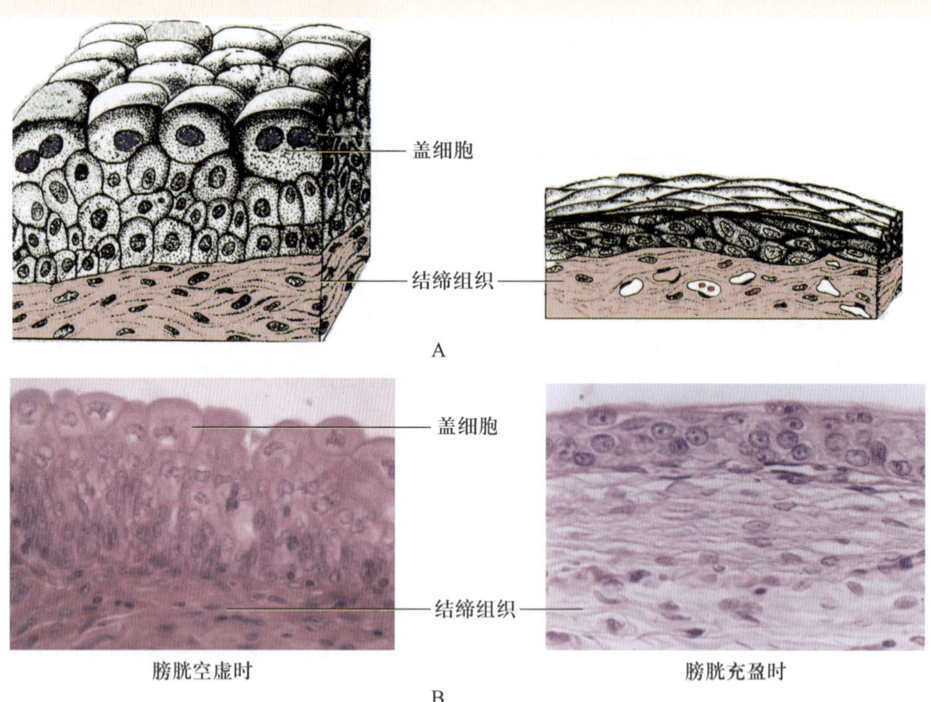

图 2-6　变移上皮

A. 变移上皮；B. 膀胱黏膜

二、腺上皮和腺

腺细胞具有分泌功能，其分泌物有酶类、黏液和激素等。由腺细胞构成的以分泌功能为主的上皮，称**腺上皮**(glandular epithelium)。以腺上皮为主构成的器官，称**腺**(gland)。腺体没有导管，分泌物直接释放入血液，称**内分泌腺**，如甲状腺、肾上腺等。腺体具有导管，分泌物经导管排至体表或中空器官的腔内，称**外分泌腺**。如唾液腺、汗腺、肠腺等。本节只介绍外分泌腺(图 2-7)。

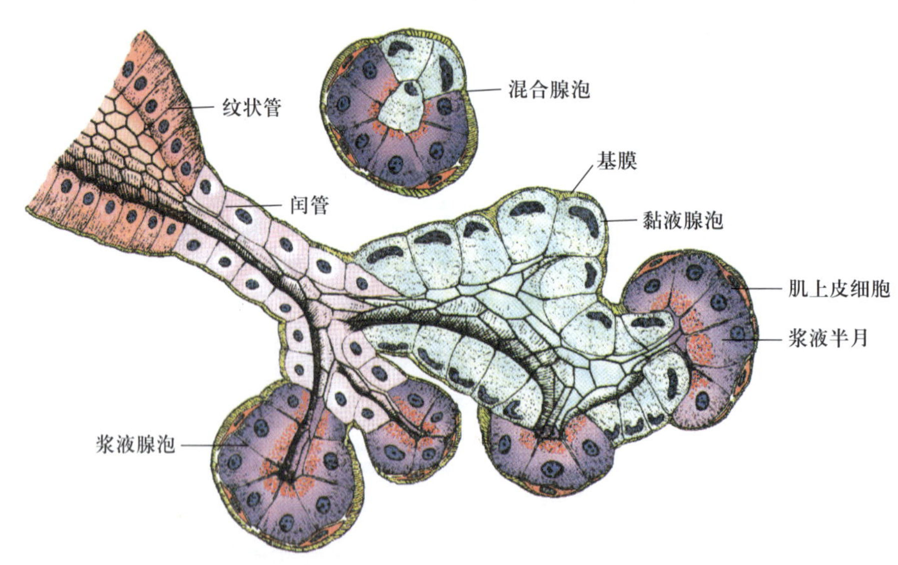

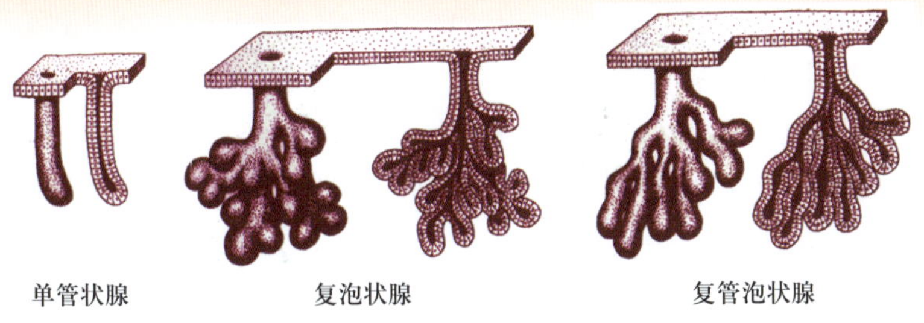

图 2-7　外分泌腺导管结构与分类

根据细胞数目不同，外分泌腺可分为单细胞腺和多细胞腺。杯状细胞属于单细胞腺；多数外分泌腺属于多细胞腺，一般由分泌部和导管两部分组成。

（一）分泌部

分泌部由一层腺细胞围成，中央有腔，呈管状、泡状或管泡状。泡状和管泡状的分泌部常称**腺泡**。腺细胞有浆液性腺细胞、黏液性腺细胞两种，可以分别组成**浆液性腺泡**和**黏液性腺泡**，由这两种腺细胞共同组成的腺泡称**混合性腺泡**。

（二）导管

导管由单层或复层上皮构成，根据导管有无分支，可分为单腺和复腺。结合分泌部的形状，外分泌腺的形态可分为**单管状腺**、**单泡状腺**、**复管状腺**、**复泡状腺**和**复管泡状腺**等（图 2-7）。

三、上皮细胞的特化结构

上皮细胞形成一些特化结构以适应机体功能的需要，这些结构也可见于其他组织的细胞，上皮细胞最典型。其中，除了纤毛和较厚的基膜外，其余结构都只能在电镜下观察到。

（一）上皮细胞的游离面

1. **微绒毛**（microvillus）　是上皮细胞游离面的细胞膜和细胞质伸出的微细指状突起，内含微丝，电镜下清晰可见（图 2-8）。光镜下，小肠绒毛上的**纹状缘**就是由密集排列的细长的微绒毛构成（图 2-3）；肾近曲小管上皮细胞的微绒毛较短，称**刷状缘**。微绒毛可使细胞的表面积显著扩大，有利于细胞的吸收功能。

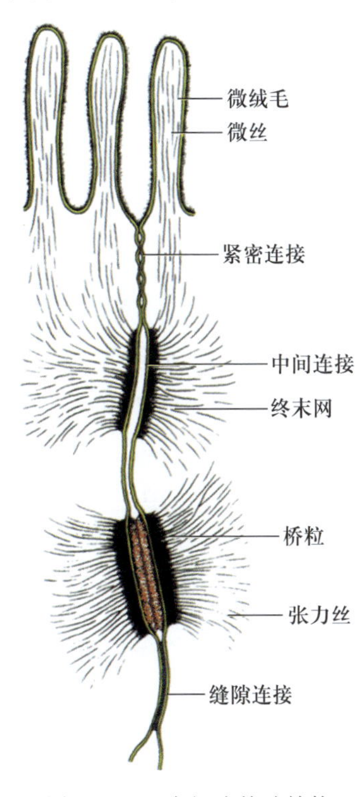

图 2-8　上皮细胞特殊结构

2. **纤毛**（cilium）　是上皮细胞质膜和胞质向表面伸出的较长突起，内含纵行的微管，纤毛较微绒毛粗而长，光镜下即清晰可见（图 2-4）。纤毛有定向摆动功能，将表面的分泌物和细颗粒物质向一定方向推送。在活体内，可见到纤毛像风吹麦浪一样，协调一致地节律性摆动。

（二）上皮细胞的基底面

1. **基膜** 是上皮细胞基底面与深部结缔组织之间的薄膜，起支持、连接作用。基膜是**半透膜**，有利于上皮组织与结缔组织之间进行物质交换。

2. **质膜内褶** 上皮细胞基底面的细胞膜向细胞质内陷构成的特殊结构，称质膜内褶。质膜内褶常见于肾小管上皮细胞的基底面，扩大细胞基底部的表面积，有利于水和电解质的重吸收。

（三）上皮细胞的侧面

上皮细胞的侧面分化出一些特殊结构称**细胞连接**，主要有紧密连接、中间连接、桥粒和缝隙连接。细胞之间凡有两个或两个以上细胞连接紧邻存在，则称**连接复合体**（图 2-8）。它们能牢固连接相邻的上皮细胞，起到支持、固定、物质交换和传递信息的作用。

第二节 结缔组织

预习任务

通过在线课程学习，解答以下问题。

1. 固有结缔组织分为哪几类？
2. 疏松结缔组织由哪些细胞、纤维构成？
3. 试述骨单位的结构。
4. 试述血细胞的分类和正常值。

结缔组织

结缔组织（connective tissue）由细胞和细胞外基质构成。细胞种类较多，无极性；细胞外基质包括纤维和基质以及不断循环更新的组织液。广义的结缔组织包括松软的固有结缔组织，液态的血液和淋巴，以及呈固态比较坚硬的软骨和骨。通常所说的结缔组织是指**固有结缔组织**。结缔组织一般不直接与外界环境相接触，属于机体内环境，广泛分布于细胞之间、组织之间、器官之间及器官内部，具有支持、连接、保护、防御、修复和营养等多种功能。

结缔组织都起源于胚胎时期的间充质，**间充质**是胚胎时期分散的中胚层组织，由星形的间充质细胞和无定形基质构成。**间充质细胞**是分化程度很低的干细胞，能分化成多种结缔组织细胞、血管内皮细胞、血细胞和肌细胞等。

一、固有结缔组织

固有结缔组织（connective tissue proper）根据组织中的细胞类型和细胞外基质内的纤维种类和含量不同，可分为疏松结缔组织、致密结缔组织、脂肪组织和网状组织。

（一）疏松结缔组织

疏松结缔组织（loose connective tissue）又称**蜂窝组织**，广泛存在于器官及组织之间。其特点是细胞种类多，分布疏散，基质多，纤维较少，具有连接、支持、防御和创伤修复等作用（图 2-9）。

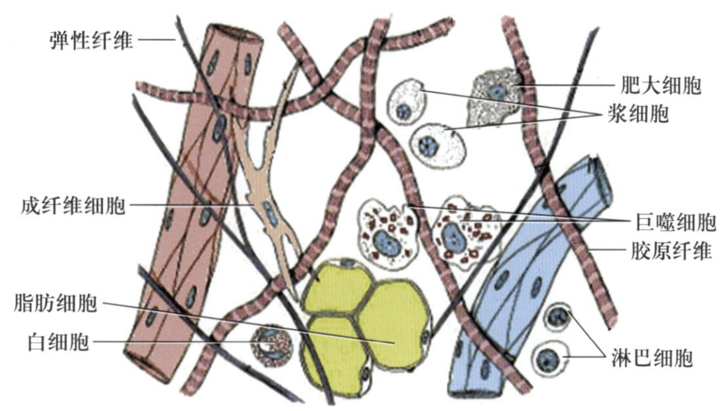

图 2-9 疏松结缔组织铺片

1. 细胞

（1）**成纤维细胞**（fibroblast）：是疏松结缔组织中最主要的细胞，数量最多。细胞扁平有多突起，胞质弱嗜碱性，核椭圆，核仁清楚。电镜下，有丰富的粗面内质网、游离核糖体及发达的高尔基复合体。成纤维细胞能合成各种纤维和无定形基质。细胞处于静止状态时，体积变小，呈长梭形，称**纤维细胞**。当组织损伤时，纤维细胞又可转变为功能活跃的成纤维细胞，参与组织再生和修复。

（2）**巨噬细胞**（macrophage）：由血液中单核细胞穿出血管后进入结缔组织分化而成，是一种免疫细胞。包括功能活跃游走的巨噬细胞和定居的巨噬细胞，后者又称**组织细胞**。巨噬细胞一般呈卵圆形，有短而粗的突起，功能活跃时因伸出较长的伪足而呈不规则形；胞质丰富，嗜酸性，含有异物颗粒和空泡；细胞核小而圆，染色深。电镜下，细胞表面有许多皱褶，微绒毛及伪足，胞质内含有大量的初级溶酶体、次级溶酶体、吞噬体和残余体等（图 2-10）。巨噬细胞具有强大的吞噬功能，吞噬和清除异物、衰老或损伤的细胞；能捕获、处理和呈递抗原，参与免疫应答；分泌溶菌酶、干扰素、补体等多种生物活性物质，参与调节机体的防御功能。

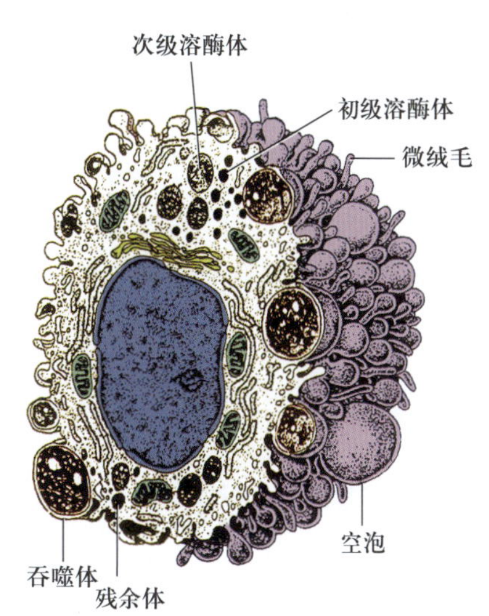

图 2-10 巨噬细胞超微结构

（3）**浆细胞**（plasma cell）：来源于血液中的 B 淋巴细胞，在一般结缔组织内数量很少，在消化管、呼吸道黏膜的结缔组织和慢性炎症病灶内数量较多。细胞呈圆形或卵圆形；胞质呈嗜碱性；核圆，常偏于细胞的一侧，染色质呈块状，在核膜内侧呈辐射状分布。电镜下，胞质内含大量平行排列的粗面内质网和高尔基复合体。浆细胞合成分泌免疫球蛋白，即**抗体**，参与体液免疫。

（4）**肥大细胞**（mast cell）：常沿小血管和毛细血管周围成群分布，在皮肤、呼吸道、消化道的结缔组织内较多。细胞较大，呈圆形或椭圆形；核小，色深居中；甲苯胺蓝染色时，胞质充满紫红色的**异染颗粒**。颗粒中含有肝素、组织胺、白三烯（或称慢反应物质）及嗜酸粒细胞趋化因子等，这些物质与过敏反应有关。

（5）**脂肪细胞**（fat cell）：细胞体积大，呈球形、多边形；细胞内含有脂滴，细胞质和细胞核被脂滴挤到一侧，在HE染色标本中，脂滴被乙醇等溶解，呈空泡状（图2-9）。脂肪细胞能合成、贮存脂肪，参与脂质代谢。

（6）未分化的间充质细胞：保留着多向分化的潜能，在创伤和炎症修复时，可增殖分化为成纤维细胞、新生血管壁的内皮细胞等。

（7）白细胞：白细胞从微静脉和毛细血管渗出而进入结缔组织，主要为中性粒细胞和淋巴细胞，行使防御功能。

2. 纤维

（1）**胶原纤维**（collagenous fiber）：是结缔组织中含量最多的纤维，新鲜时呈白色，又称**白纤维**。HE染色时呈粉红色，纤维粗细不等，呈波纹状，有分支并交织成网。电镜下，胶原纤维由更细的**胶原原纤维**构成，有明显的明暗交替的周期性横纹，横纹周期约64 nm（图2-9）。胶原纤维化学成分为Ⅰ型胶原蛋白，韧性大、抗拉力强。

（2）**弹性纤维**（elastic fiber）：数量少，分布很广，新鲜时呈黄色，又称**黄纤维**。光镜下呈细丝状，常卷曲，有分支，交织成网（图2-9）。弹性纤维由弹性蛋白和微原纤维组成，富有弹性，韧性小，其弹性随年龄增长而减弱。

弹性纤维与胶原纤维混合交织在一起，使疏松结缔组织兼有弹性和韧性，有利于所在器官和组织保持形态和位置的相对恒定，又具有一定的可变性。

（3）**网状纤维**（reticular fiber）：数量较少，纤维细，分支多且交织成网。网状纤维主要由Ⅲ型胶原蛋白构成，在HE染色切片中与胶原纤维一样呈粉红色，难以分辨，但用银染法处理呈黑色，又称**嗜银纤维**。网状纤维主要存在于网状组织，也分布在结缔组织与其他组织交界处，如基膜。

3. 基质　是无色透明的胶状物质，充填于纤维与细胞之间。

（1）蛋白聚糖：又称蛋白多糖，是基质的主要成分，是由氨基聚糖（占80%～90%）与蛋白质以共价键结合而成的聚合体。氨基聚糖，又称糖胺多糖或黏多糖，包括透明质酸、硫酸软骨素、硫酸角质素等。大量蛋白聚糖聚合体，形成有许多微小孔隙的分子筛（图2-11）。分子筛允许小于

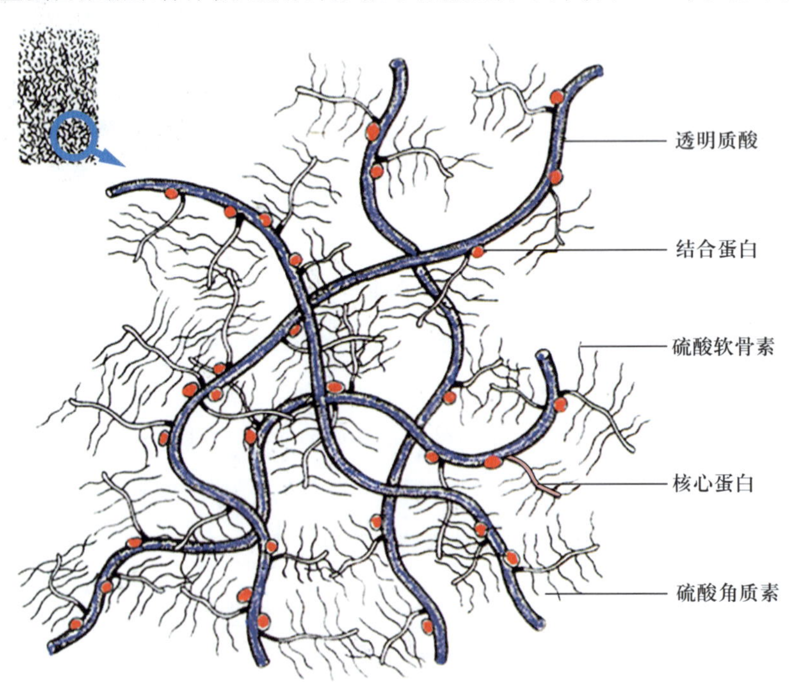

图2-11　分子筛

孔隙的水、营养物、激素等通过；防止大于孔隙的大分子物质、细菌和肿瘤细胞的扩散，使基质成为限制细菌、炎症蔓延的防御屏障。但癌细胞、溶血性链球菌和蛇毒等产生或含有透明质酸酶，分解透明质酸而破坏分子筛，导致感染和肿瘤的扩散。

（2）**组织液**（tissue fluid）：是从毛细血管动脉端渗出至基质的液体，然后经毛细血管静脉端或毛细淋巴管回流入血液或淋巴，此过程处于不断更新的动态平衡之中，有利于血液与组织细胞进行物质交换。当心肺功能不全、水盐代谢失调或蛋白代谢障碍等疾病时，可引起组织液的渗出和回流失去平衡，形成脱水或水肿。

知识拓展

急性蜂窝织炎

急性蜂窝织炎是指皮下、筋膜下、肌间隙或深部蜂窝组织的一种急性弥漫性化脓性感染，俗称“无名肿毒”。常因皮肤或软组织损伤而引起，亦可由局部化脓性感染灶扩散而发生。其特点是病变不易局限，与周围正常组织没有明显界限。溶血性链球菌引起的急性蜂窝织炎，由于链激酶和透明质酸酶的作用，病变扩散迅速，有时能引起败血症。

预防和护理要点：注意个人卫生，积极治疗小的皮肤感染灶，处理开放性创伤对预防本病发生有重要意义。患者应控制感染，维持正常体温；卧床休息，多饮水；抬高患肢以减轻局部肿胀和疼痛；全身症状重者，对症治疗。

（二）致密结缔组织

致密结缔组织（dense connective tissue）以纤维为主要成分，细胞较少，纤维粗大，排列致密，支持、连接和保护作用较强。

1. 规则致密结缔组织　分布在肌腱、腱膜及大部分韧带处，粗大密集的胶原纤维顺着受力的方向平行排列成束。纤维束之间有成行排列的**腱细胞**，为一种形态特殊的成纤维细胞（图 2-12）。

2. 不规则致密结缔组织　分布在真皮、硬脑膜及多数器官的被膜。粗大的胶原纤维纵横交织成网。纤维之间含少量基质和成纤维细胞（图 2-13）。

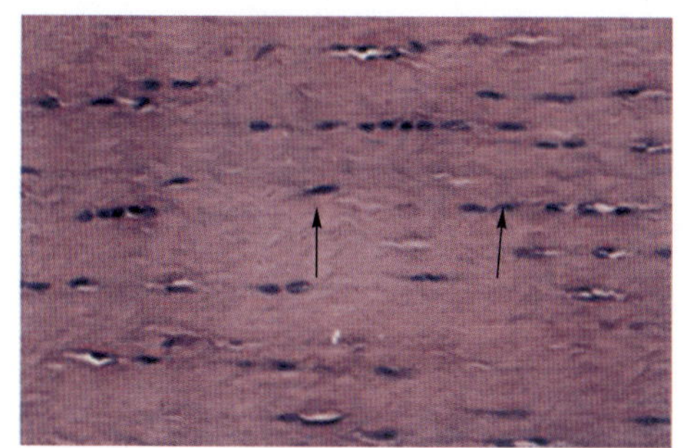

图 2-12　规则致密结缔组织（↑腱细胞核）

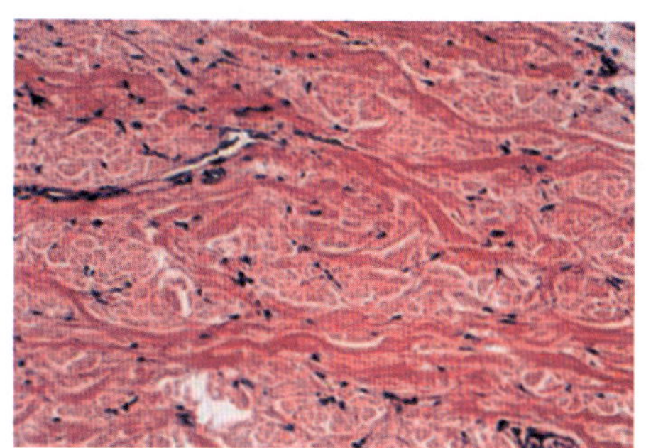

图 2-13　不规则致密结缔组织（真皮）

（三）脂肪组织

脂肪组织（adipose tissue）由大量脂肪细胞聚集而成，成群的脂肪细胞被疏松结缔组织分隔成许多脂肪小叶(图 2-14)。脂肪组织主要分布在皮下、肾脂肪囊、网膜和黄骨髓等处,具有贮存脂肪、保护脏器、缓冲震荡和维持体温等作用。

(四) 网状组织

网状组织(reticular tissue)主要分布于造血组织如髓、脾、淋巴结等处,由网状细胞、网状纤维和基质构成(图 2-15)。在体内,网状组织不单独存在,而是构成造血组织和淋巴组织的支架,为血细胞发生和淋巴细胞发育提供适宜的微环境。

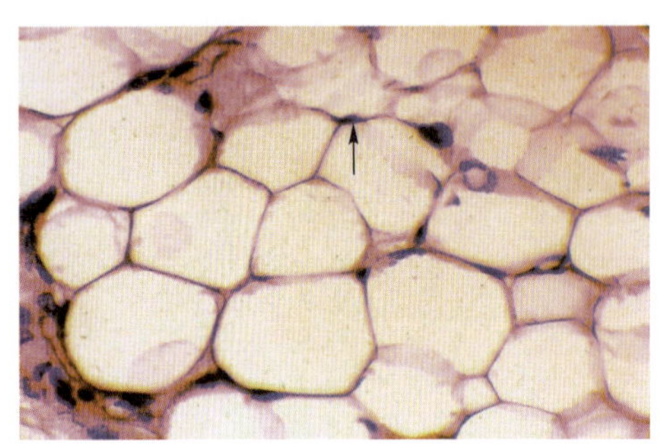

图 2-14　脂肪组织(↑细胞核)

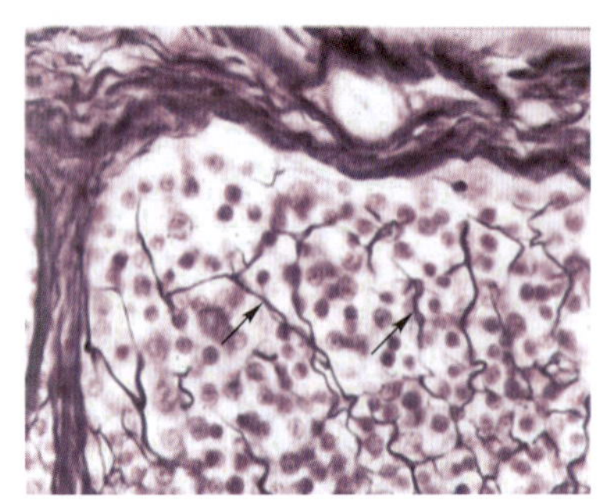

图 2-15　网状组织(↑网状纤维)

二、软骨

(一) 软骨组织

软骨组织由软骨细胞和软骨基质构成。软骨细胞单个或多个聚集成群,包埋在基质中。在软骨组织中央,由一个幼稚的软骨细胞分裂形成多个软骨细胞聚集成群,称**同源细胞群**。软骨基质即软骨组织的细胞外基质,由基质和纤维组成,基质呈固态凝胶状,纤维散在其中。软骨组织内无血管、淋巴管和神经,物质代谢依靠组织液从软骨膜渗透至软骨深部。

(二) 软骨

软骨(cartilage)由软骨组织及其周围的软骨膜构成。根据软骨基质内所含纤维成分不同,可将软骨分为 3 种。

1. **透明软骨**(hyaline cartilage)　分布于呼吸道、肋软骨和关节软骨等处,因新鲜时呈半透明状而得名。透明软骨具有较强的抗压性,并有一定的弹性和韧性。纤维成分主要是交织排列的胶原原纤维,由于纤维很细,且折光率与基质接近,故于 HE 染色切片上不能分辨(图 2-16)。

2. **弹性软骨**(reticular cartilage)　分布于耳郭和会厌等处。与透明软骨结构相似,基质中含大量交织成网的弹性纤维,故有较强的弹性(图 2-17)。

3. **纤维软骨**(stratified cartilage)　分布于椎间盘、关节盘、耻骨联合等处。基质内含大量胶原纤维束,平行或交叉排列,故韧性强大,呈不透明的乳白色。

三、骨

骨是由骨组织、骨膜和骨髓构成的坚硬器官。骨中含有大量钙、磷等矿物质,是钙和磷的贮存库。

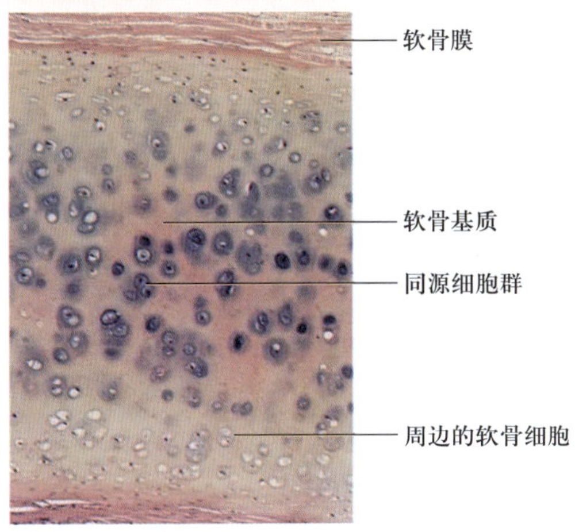

图 2-16　透明软骨

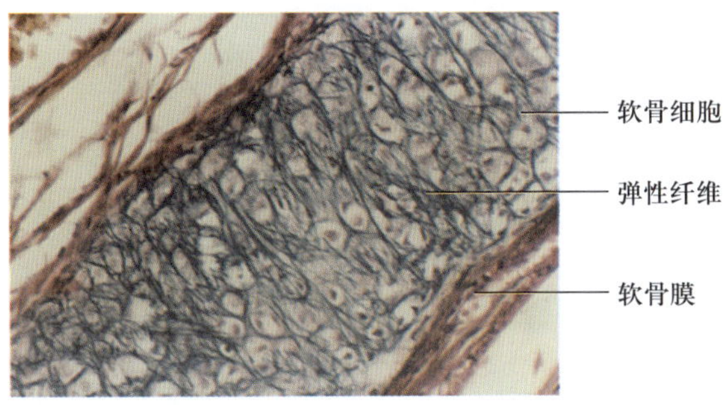

图 2-17　弹性软骨(耳郭)

(一) 骨组织

骨组织是坚硬而有一定韧性的结缔组织,由多种细胞成分和骨基质构成(图 2-18)。

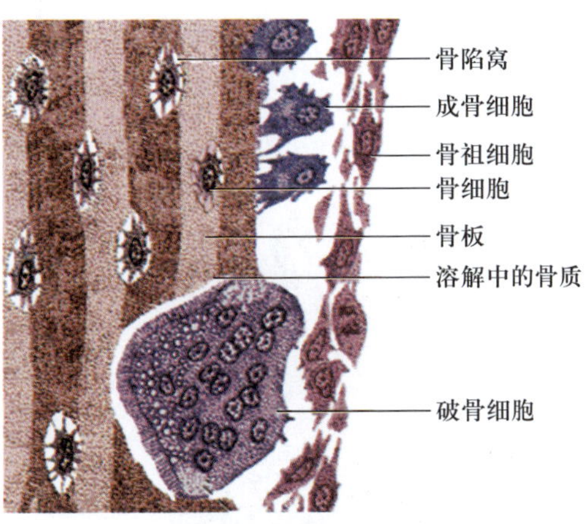

图 2-18　骨组织的骨板和各种骨细胞

1. **骨基质**　简称**骨质**,即骨组织中钙化的细胞外基质,由有机成分和无机成分构成。有机成分为大量胶原纤维和少量无定形基质。胶原纤维粗大,排列规律,总量占有机成分的 90%,主要由Ⅰ型胶原蛋白构成。基质的主要成分是蛋白聚糖及其复合物,具有黏合作用。无机成分又称**骨盐**,主要为羟基磷灰石结晶。胶原纤维平行层状排列,借基质黏合在一起,钙盐密集而规则

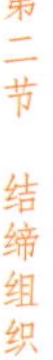

地沉积在胶原纤维间，形成既坚硬又有韧性的**骨板**，相邻两层骨板的纤维相互垂直，增加了骨的强度。骨的内部结构符合生物力学原理，并可进行适应性更新和改建。

2. 骨细胞　骨组织的细胞包括**骨祖细胞**、**成骨细胞**、**骨细胞**和**破骨细胞** 4 种（图 2-18）。骨细胞数量最多，埋于骨质内，其余各种细胞均位于骨质边缘。骨祖细胞是骨组织的干细胞，可增殖分化为成骨细胞。成骨细胞分泌胶原纤维和基质，形成骨组织的细胞外基质，被钙化之前称类骨质。类骨质钙化为坚硬骨质，成骨细胞转变为骨细胞。骨细胞埋于骨板内或者骨板间的骨质内，具有溶骨和成骨的作用，参与调节钙磷的平衡。破骨细胞一种多核的大细胞，含有 2～50 个核，有溶解和吸收骨基质的作用。

知识拓展

骨质疏松症

骨质疏松症是以骨量减少、骨钙溶出、骨的强度下降、骨的微观结构退化为特征，致使骨的脆性增加以及易于发生骨折的全身性骨骼疾病。老年人和绝经后妇女为骨质疏松症高发人群。骨质疏松症主要表现为腰背疼痛、身长缩短（缩短 3～6 cm）、驼背，严重时可出现骨折。

预防和护理要点：加强生活护理，注意保暖，预防摔跤；摄入高蛋白质、高能量、高纤维素、高维生素饮食，摄入足够的钙；休息、物理疗法、温热敷等可以减轻疼痛；适量负重性质的运动项目，如跑步、举重、走路等，有益于骨代谢。但运动对骨质只能维持，而无法增加，一定要配合药物才能有效治疗。

（二）长骨的结构

长骨由骨松质、骨密质、骨膜、骨髓及血管神经等构成。

1. 骨松质　分布于长骨两端的骨骺和短骨的中心，数层不规则排列的骨板形成针、片状骨小梁，交错成为多孔的网格样结构，网眼内充满红骨髓和血管。

2. 骨密质　分布于长骨的骨干和骨骺的外表面，其骨板排列很规则，按骨板的排列方式分为环骨板、骨单位和间骨板（图 2-19，图 2-20）。

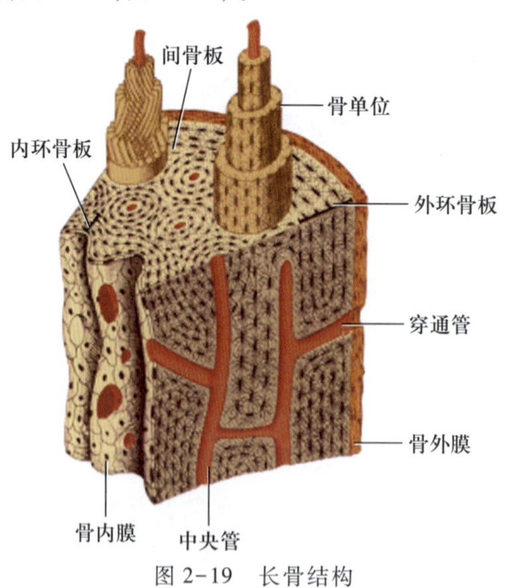

图 2-19　长骨结构

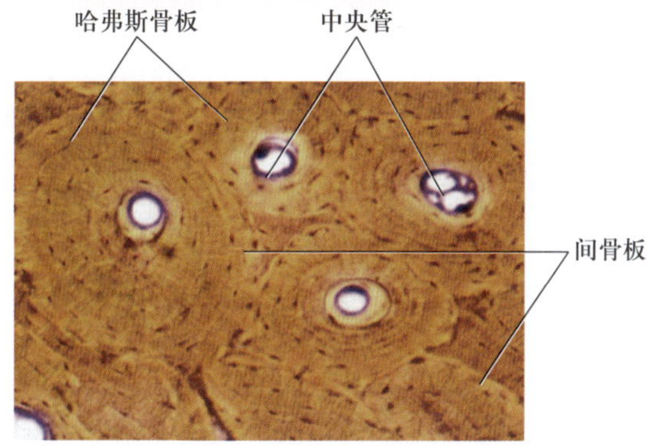

图 2-20　骨磨片

（1）环骨板：环绕骨干外表面和内表面的骨板，分别称**外环骨板**和**内环骨板**。外环骨板较厚，由数层到十多层骨板整齐地环绕骨干排列。内环骨板较薄，仅由几层骨板组成，而且排列不规则。横向穿越外环骨板和内环骨板的小管称**穿通管**，内有血管和神经。

（2）骨单位：又称**哈弗斯系统**（Haversian system），位于内、外环骨板之间，呈长筒状，其方向与骨干长轴一致，是骨密质的基本结构单位。骨单位由 4~20 层同心圆样排列的**哈弗斯骨板**围绕**中央管**构成。中央管内有来自穿通管的血管、神经纤维和结缔组织。

（3）间骨板：位于骨单位之间或骨单位与环骨板之间，是原有骨单位或内外环骨板被吸收的残留部分，呈扇形或不规则形，其中无血管通道（图 2-20）。

3. 骨膜　分为**骨外膜**和**骨内膜**。通常说的骨膜是指骨外膜。除关节面以外，骨外膜覆盖在骨外表面，较厚。骨内膜内衬在骨髓腔、中央管和穿通管内表面及覆盖在骨小梁表面，很薄。骨膜内有血管和神经，深部有骨祖细胞。骨膜对骨的营养、生长、修复、重建起重要作用，在处理骨折损伤时应注意保护骨膜。

（三）骨的发生

骨是由胚胎时期的间充质发生而来，出生后仍继续生长发育，直到成年才停止生长，但骨内部的改建持续终生。

骨发生有**膜内成骨**和**软骨内成骨**两种方式。膜内成骨是先由间充质分化为胚胎性结缔组织膜，然后在此膜内成骨，顶骨、额骨和锁骨等以此方式发生。软骨内成骨是在将要形成骨的部位先形成透明软骨雏形，继而逐步骨化成骨，四肢骨、躯干骨和部分颅底骨以此方式发生。

四、血液

血液是一种液态的结缔组织，由血浆和血细胞组成，成年人的循环血量约 5 L，占体重的 7%~8%。**血浆**相当于细胞间质，约占血液容积的 55%。血细胞混悬于血浆中，约占血液容积的 45%，包括**红细胞**、**白细胞**和**血小板**。从血管中抽出少量血液，加入抗凝剂（如枸橼酸钠），静置或离心沉淀后，血液可分为 3 层（图 2-21），上层淡黄色的为血浆，下层暗红色为红细胞，中间乳白色的薄层为白细胞和血小板。

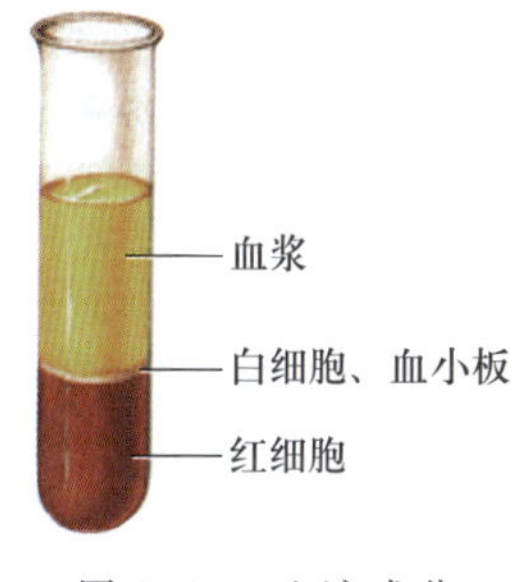

图 2-21　血液成分

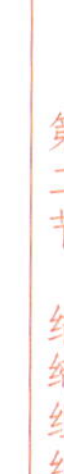

(一) 血细胞

血细胞主要在红骨髓内生成。血细胞的形态、数量、百分比及血红蛋白含量的测定结果称**血象**(图 2-22)。患病时,血象常有显著变化,成为诊断疾病的重要指标。用瑞特(Wright)或吉姆萨(Giemsa)染色的血液涂片,是最常用的观察血细胞形态的方法。

- 血细胞
  - 红细胞 (RBC)
    - 男 (4.0~5.5) × 10^{12}/L　血红蛋白: 120~160 g/L
    - 女 (3.5~5.0) × 10^{12}/L　血红蛋白: 110~140 g/L
  - 白细胞 (WBC) (4.0~10.0) × 10^9/L
    - 粒细胞
      - 中性粒细胞: 50%~70%
      - 嗜碱性粒细胞: 0~1%
      - 嗜酸性粒细胞: 0.5%~5%
    - 无粒细胞
      - 单核细胞: 3%~8%
      - 淋巴细胞: 20%~40%
  - 血小板 (PLT) (100~300) × 10^9/L

图 2-22　血细胞分类和计数的正常值

1. **红细胞**(erythrocyte,red blood cell,RBC)　呈双凹圆盘状,直径约 7.5 μm,中央较薄,周边较厚(图 2-23)。成熟的红细胞无核,无细胞器,胞质内充满**血红蛋白**(hemoglobin,Hb),使血液呈红色。正常成人血液中血红蛋白的含量,男性为 120~160 g/L,女性为 110~140 g/L。血红蛋白具有结合和运输氧(O_2)和二氧化碳(CO_2)的功能。红细胞和血红蛋白的数值可因生理或病理变化而改变。人体外周血红细胞数量、血红蛋白含量低于正常称之为**贫血**。

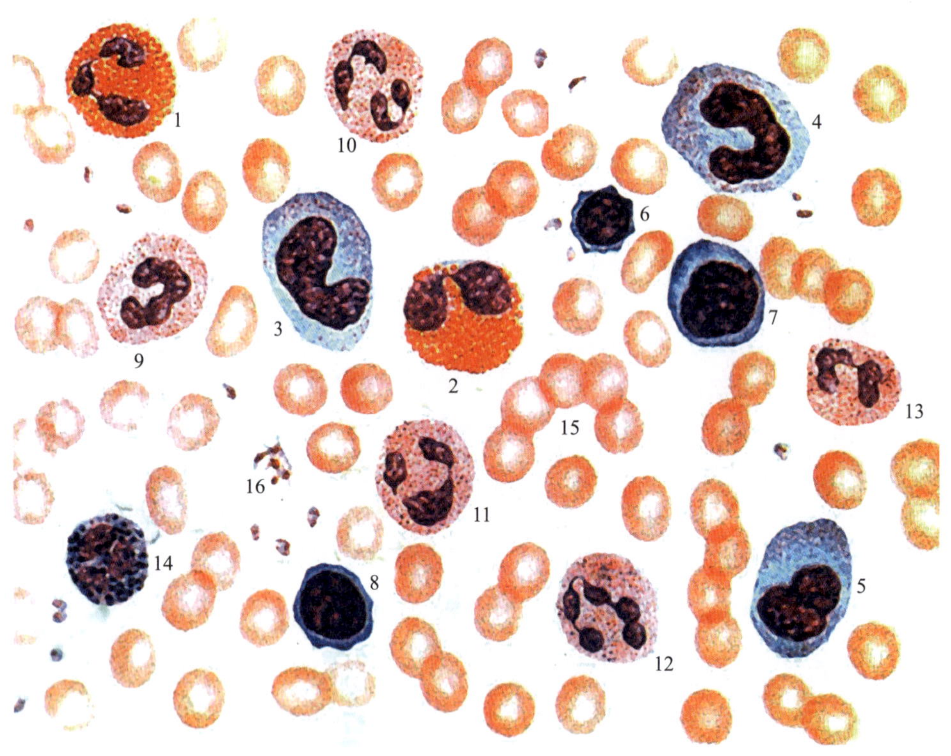

图 2-23　血细胞仿真图

1~2:嗜酸性粒细胞;3~5:单核细胞;6~8:淋巴细胞;9~13:中性粒细胞;14:嗜碱性粒细胞;15:红细胞;16:血小板

血红蛋白与一氧化碳中毒

血红蛋白对一氧化碳(CO)的亲和力比对 O_2 的亲和力大得多,结合后不易解离。当空气中CO浓度较高时,大量Hb与吸入的CO结合,失去了运输 O_2 的功能,造成组织缺氧。轻者有头晕,头痛,心悸,呕吐及视物模糊等症状。重者口唇、指甲、皮肤黏膜出现樱桃红色,多汗、心率加速,迅速进入昏迷状态甚至死亡。

预防和护理要点:将患者放至空气新鲜、通风良好处,松开衣服,避免衣服过紧造成血液循环及呼吸不畅。因中毒者多发生在冬季,也要注意保暖。心搏、呼吸骤停者立即行心肺复苏。早期进行高压氧治疗,可使Hb恢复正常携氧功能,迅速纠正组织缺氧。

2. **白细胞**(leukocyte, white blood cell, WBC) 数量少,种类多,为无色有核、球形的细胞,体积较红细胞大,能做变形运动,可穿过毛细血管进入周围组织(图2-23)。根据白细胞有无特殊颗粒可分为有粒白细胞和无粒白细胞。前者包括中性粒细胞、嗜酸性粒细胞和嗜碱性粒细胞;后者包括淋巴细胞和单核细胞。白细胞的数量可受生理状况的影响,如劳动、运动、饭后以及妇女月经期时其数量均可增加,若数量明显增多或减少则为病理现象。

白细胞分类

(1) **中性粒细胞**(neutrophil):是数量最多的白细胞,直径10~12 μm;细胞核呈杆状或分为2~5叶;细胞质中含有许多细小、均匀分布、染成淡红色或淡紫色的中性颗粒,包括嗜天青颗粒和特殊颗粒两种。中性粒细胞具有很强的趋化作用和吞噬功能,能吞噬细菌和异物。中性粒细胞在吞噬和处理大量细菌后,自身也死亡,成为**脓细胞**,与坏死组织及细菌一起形成脓液。体内有化脓性细菌急性感染时,白细胞总数和中性粒细胞数目增多。

(2) **嗜碱性粒细胞**(basophil) 数量最少,直径10~12 μm;细胞核呈S形或不规则形,染色淡,常被颗粒遮盖而轮廓不清;细胞质中含有染成紫蓝色的嗜碱性颗粒。颗粒内有肝素、组胺、中性粒细胞趋化因子、嗜酸性粒细胞趋化因子等,功能与肥大细胞相似。肝素具有抗凝血作用。组胺等物质与嗜碱性粒细胞分泌的白三烯,能启动针对病原体的炎症反应,也参与过敏反应。

(3) **嗜酸性粒细胞**(eosinophil):直径10~15 μm,细胞核常分两叶;细胞质中含有许多粗大的,分布均匀、染成亮红色的嗜酸性颗粒。嗜酸性粒细胞能做变形运动,有选择地吞噬抗原-抗体复合物;释放组胺酶灭活组胺,从而减轻过敏反应;借助免疫物质,杀灭寄生虫。在过敏性疾病和寄生虫病时,嗜酸性粒细胞增多。

(4) **单核细胞**(monocyte):是体积最大的白细胞,直径14~20 μm,细胞核呈肾形、马蹄铁形或扭曲折叠的不规则形;细胞质弱嗜碱性,常染成灰蓝色,内有少量嗜天青颗粒。颗粒内有水解酶和溶菌酶等。单核细胞在血液中停留12~48 h后进入结缔组织或其他组织,分化为巨噬细胞、尘细胞、库普弗细胞等具有吞噬功能的细胞。

(5) **淋巴细胞**(lymphocyte):可分大、中、小3种,血液中的淋巴细胞大部分是直径为6~8 μm的小淋巴细胞,小部分是直径为9~12 μm的中淋巴细胞。在淋巴组织中还有直径为13~20 μm大淋巴细胞,但是不存在于血液中。细胞核呈圆形或椭圆形,一侧常有凹陷,体积大;细胞质少,呈晴空一样的蔚蓝色,内含少量嗜天青颗粒。

淋巴细胞来源于骨髓、淋巴器官和淋巴组织。根据淋巴细胞的来源、形态特点和功能不同可分为以下 3 类：① 胸腺依赖淋巴细胞，简称 T **细胞**，产生于胸腺，是细胞免疫的主要细胞，有杀伤靶细胞的作用。② 骨髓依赖淋巴细胞，简称 B **细胞**，产生于骨髓，在抗原刺激下，B 细胞经过多次分裂，转变成浆细胞，参与体液免疫。③ 自然杀伤细胞，简称 NK **细胞**，主要存在于脾和血液中，不需先经抗原致敏，便可杀伤某些感染病毒的细胞和肿瘤细胞。

3. **血小板**（blood platele）　是骨髓中的巨核细胞脱落下来的胞质小块，直径 2~4 μm，呈双凸圆盘状。在血涂片上，血小板呈不规则形，常成群分布于血细胞之间（图 2-23）。血小板周围部分呈浅蓝色，中央部分有紫蓝色颗粒。血小板参与止血和凝血。血小板数量显著减少或功能障碍时，可导致皮肤或黏膜出血。此外血小板还有保护血管内皮，参与内皮修复，防止动脉粥样硬化等作用。

（二）血细胞的发生

血液中各类血细胞都有一定的寿命，每天都有一定数量的血细胞衰老、死亡，同时又有相同数量的血细胞在骨髓生成进入血流，从而保持外周血中血细胞数量和质量的动态平衡。红细胞寿命约为 120 天；多数白细胞在血液中停留 6~48 h，进入结缔组织或者其他组织存活 2~15 天；血小板寿命为 7~14 天。衰老的血细胞多被脾、骨髓和肝的巨噬细胞吞噬分解。

人体原始的血细胞发生于胚胎卵黄囊壁的血岛，第 6 周迁入肝的造血干细胞开始造血，第 12 周脾内造血干细胞增殖分化产生各种血细胞；从胚胎后期至出生后，红骨髓成为造血主要部位。红骨髓中充满不同发育阶段的血细胞，发育成熟后进入血液循环。所有血细胞均来源于造血干细胞，造血干细胞在一定条件下增殖分化为各类造血祖细胞，造血祖细胞再进一步定向增殖分化为各类成熟血细胞。

知识拓展

造血干细胞移植与中华骨髓库

造血干细胞移植是将造血干细胞移植给患者，利用造血干细胞具有不断自我复制和分化的能力，使患者重建正常造血等功能。目前主要应用于白血病等治疗，并获得了较好的疗效。根据造血干细胞来源的不同可分为骨髓移植、外周血干细胞移植和脐带血干细胞移植。

中国造血干细胞捐献者资料库，又称中华骨髓库，其前身是“中国非血缘关系骨髓移植供者资料检索库”。根据 HLA（人类白细胞抗原）分型，为重症血液病等患者检索配型相合的造血干细胞捐献者。

要发扬人道主义精神，争做无偿献血和造血干细胞捐献志愿者。“你的善举将使患者获得新生！”

第三节　肌组织

预习任务

通过在线课程学习，解答以下问题。

1. 比较 3 种肌组织的分布和光镜结构特点。
2. 骨骼肌纤维和心肌纤维的超微结构有何不同？

肌组织(muscle tissue)主要由具有收缩功能的肌细胞组成。肌细胞之间有少量结缔组织、血管及神经。肌细胞细而长,呈纤维状,故又称**肌纤维**。其细胞膜称肌膜,细胞质称肌质。肌组织分为骨骼肌、心肌与平滑肌 3 种,前两者属于**横纹肌**。骨骼肌受躯体神经支配,属于随意肌;心肌和平滑肌受内脏神经支配,属于不随意肌。

肌组织

一、骨骼肌

骨骼肌(skeletal muscle)借肌腱附着于骨骼上。包在整块肌肉外面的致密结缔组织膜称肌外膜。肌外膜的结缔组织及血管、神经深入肌肉内,分隔包围成大小不等的肌束,称肌束膜。分布在每条肌纤维周围的结缔组织膜称肌内膜。

(一)骨骼肌纤维的光镜结构

骨骼肌纤维呈细长圆柱状,有明显的横纹,直径 10~100 μm,长度不等,长者可达 10 cm 以上;细胞核呈扁椭圆形,位于肌膜下方,一条肌纤维有多个甚至上百个细胞核(图 2-24)。骨骼肌纤维的肌质内有许多与细胞长轴平行排列的**肌原纤维**,呈细丝状,每条肌原纤维均有明暗相间的带,各条肌原纤维的明带和暗带都整齐地排列在同一平面上,构成了骨骼肌纤维明暗相间的**周期性横纹**。**明带**着色较浅,又称 **I 带**;**暗带**着色较深,又称 **A 带**。A 带的中部有色浅的 H 带,H 带的中央有一条色深的中线,称 **M 线**;在 I 带正中央有一深色线称 **Z 线**。相邻 2 个 Z 线之间的一段肌原纤维,称**肌节**(sarcomere)。每个肌节由$\frac{1}{2}$I 带+A 带+$\frac{1}{2}$I 带组成,肌节是肌原纤维结构和功能的基本单位(图 2-25)。

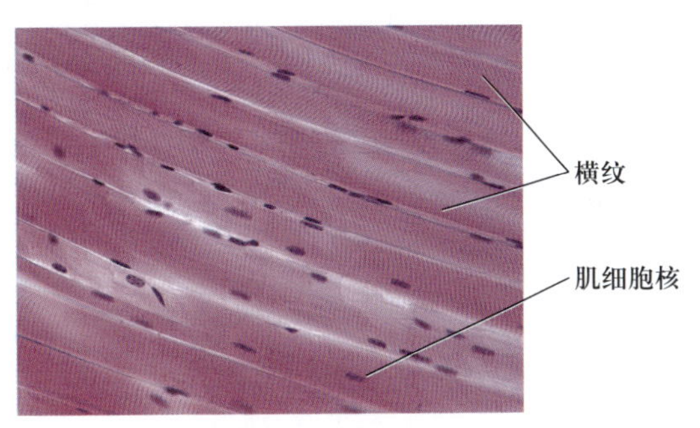

图 2-24　骨骼肌(光镜)

(二)骨骼肌纤维的超微结构

1. **肌原纤维**(myofibril)　由粗肌丝和细肌丝组成。两种肌丝穿插平行排列(图 2-25)。**粗肌丝**位于肌节中部,中间固定于 M 线,两端游离。粗肌丝由肌球蛋白分子集合而成。**细肌丝**一端固定于 Z 线,另一端插入粗肌丝之间,达 H 带外缘,末端游离。细肌丝由肌动蛋白、原肌球蛋白和肌钙蛋白 3 种蛋白分子组成。

目前认为骨骼肌的收缩机制是肌丝滑动原理。肌纤维收缩时,固定在 Z 膜上的细肌丝沿着粗肌丝向 M 线方向滑动,这时 I 带变窄,H 带缩窄或消失,A 带长度不变,肌节缩短。

2. **横小管**(transverse tubule)　是肌膜向细胞内凹陷形成的许多横向走行的细小管道,环绕在每条肌原纤维的周围。人体骨骼肌纤维的横小管都位于明暗带交界处的各个水平面上。横小管可将肌膜的兴奋迅速传导至肌纤维内部,引起同一条肌纤维上每一个肌节同步收缩。

3. **肌质网**(sarcoplasmic reticulum)　又称肌浆网,是肌纤维内的滑面内质网,位于相邻两个横小管之间,包绕每条肌原纤维周围,又称**纵小管**。肌质网膜上有丰富的钙泵(一种 ATP 酶),能将肌质中的 Ca^{2+} 泵入肌质网中,以调节肌质中 Ca^{2+} 浓度。纵小管末端在靠近横小管处膨大,并相

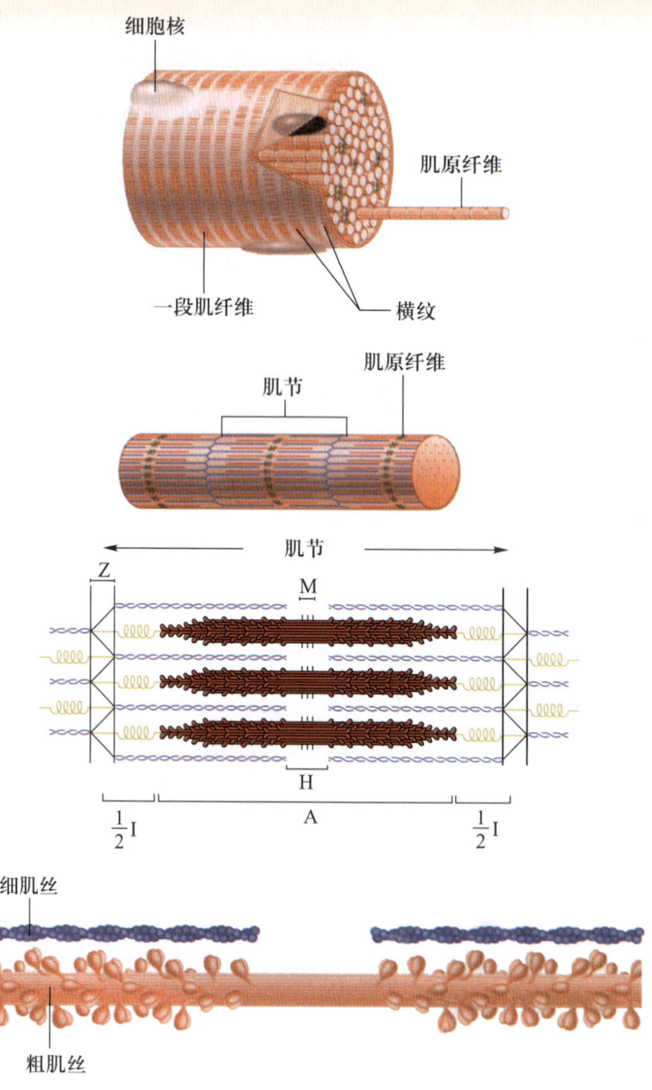

图 2-25　骨骼肌肌原纤维

互连接，形成**终池**。横小管及其两侧的终池共同构成**三联体**（triplet）（图 2-26）。三联体是骨骼肌纤维兴奋收缩的结构基础。

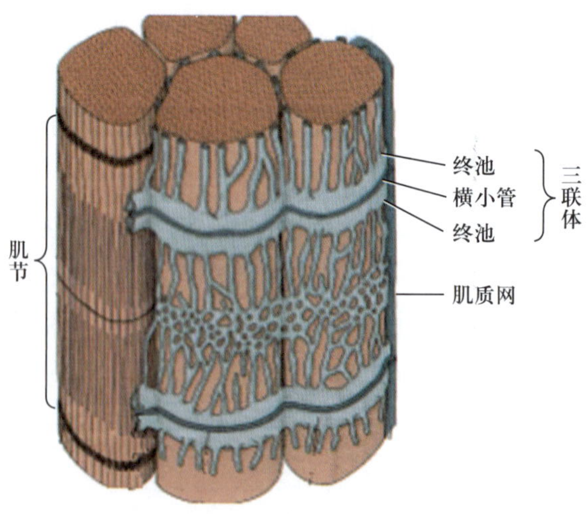

图 2-26　骨骼肌纤维超微结构

二、心肌

心肌(cardiac muscle)分布于心壁,收缩有自动节律性。

(一)心肌纤维的光镜结构

心肌纤维呈短圆柱状,有分支,相互吻合成网。心肌纤维一般只有一个细胞核,呈椭圆形,位于细胞的中央,有时亦可见双核。心肌纤维也有横纹,但不如骨骼肌纤维明显。心肌纤维相互连接处有心肌膜的特化结构,称**闰盘**(intercalated disk),呈着色较深的横行或阶梯状的细线,与肌纤维长轴垂直(图 2-27)。

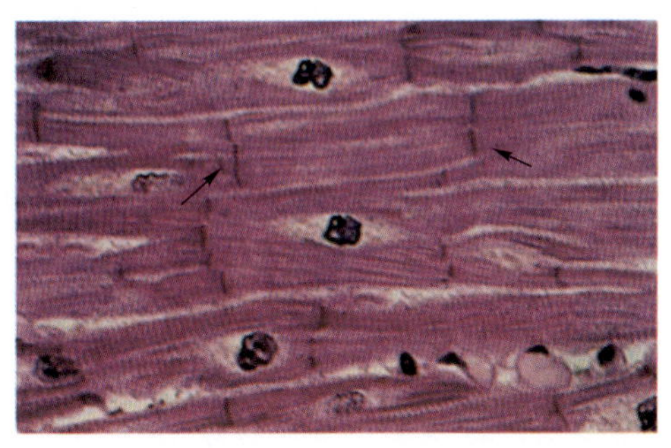

图 2-27　心肌(光镜,↑闰盘)

(二)心肌纤维的超微结构

心肌纤维与骨骼肌纤维不同的超微结构特点:① 肌丝不集合成肌原纤维,而形成肌丝束,故有横纹,但不明显。② 横小管管径较粗,位于 Z 线水平。③ 纵小管稀疏,终池少而小,多见横小管与一侧的终池紧贴形成**二联体**(diad)(图 2-28)。因此,心肌纤维的贮存钙的能力低,收缩前需要从细胞外摄取 Ca^{2+}。④ 闰盘是心肌纤维的连接结构,切面上呈阶梯状,增大了接触面积,使心房肌和心室肌整体收缩和舒张同步化。

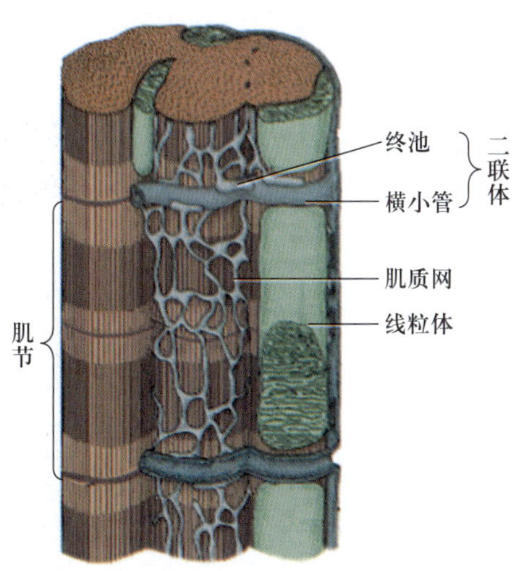

图 2-28　心肌纤维超微结构

三、平滑肌

平滑肌(smooth muscle)广泛分布于消化管、呼吸道和血管的壁内。平滑肌纤维呈长梭形;核单个,呈长椭圆形,位于细胞中央;肌纤维没有横纹。每个肌纤维的粗部与邻近肌纤维两端的细部相嵌合,因此在横切面的直径显得粗细不等(图 2-29)。

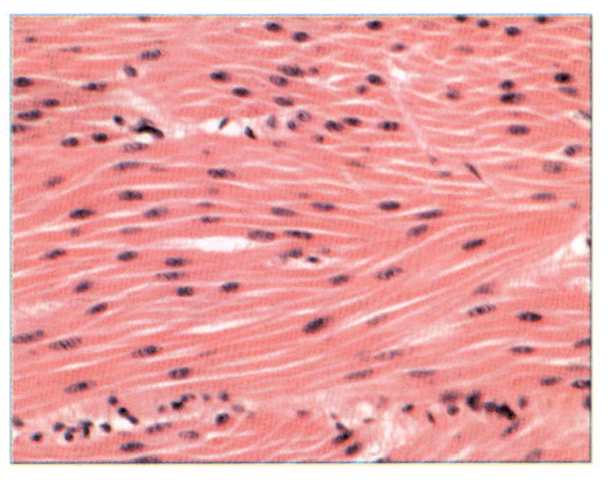

图 2-29　平滑肌纵切面

第四节 神经组织

预习任务

通过在线课程学习，解答以下问题。

1. 以多级神经元为例，试述神经元的形态结构和功能。

2. 什么是化学突触？ 简述其超微结构。

神经组织

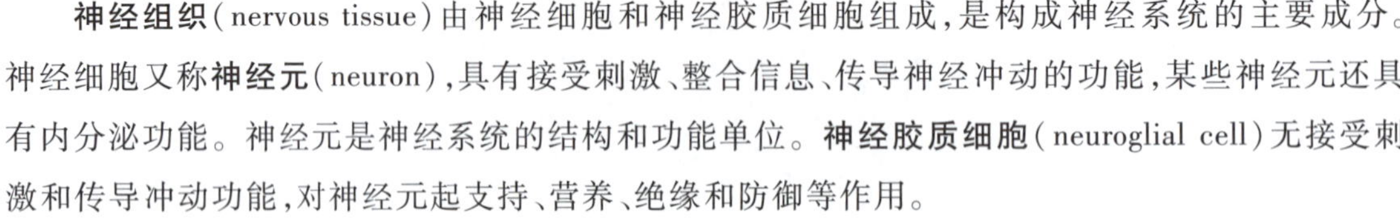

神经组织(nervous tissue)由神经细胞和神经胶质细胞组成,是构成神经系统的主要成分。神经细胞又称**神经元**(neuron),具有接受刺激、整合信息、传导神经冲动的功能,某些神经元还具有内分泌功能。神经元是神经系统的结构和功能单位。**神经胶质细胞**(neuroglial cell)无接受刺激和传导冲动功能,对神经元起支持、营养、绝缘和防御等作用。

一、神经元

(一) 神经元的一般形态结构

神经元的形态多样,均可分为胞体和突起两部分(图 2-30,图 2-31)。

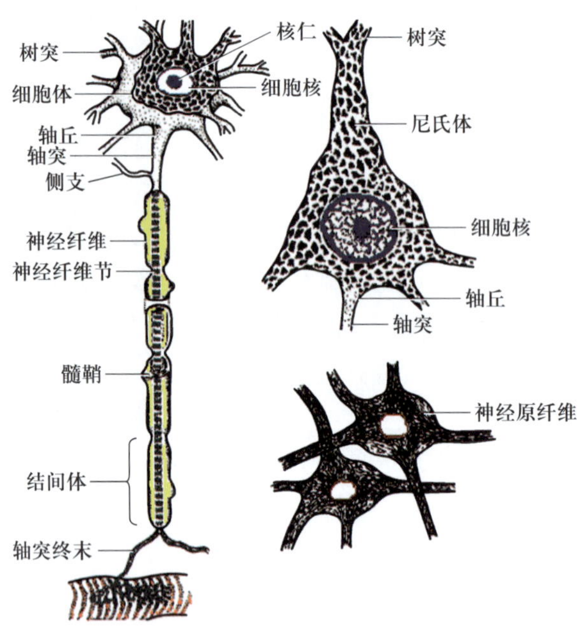

图 2-30 神经元和神经纤维结构

1. 胞体 神经元胞体存在于脑皮质、脊髓灰质、神经节和神经核团内,是神经元的代谢和营养中心。胞体大小不一,形态各异,有星形、锥体形、梭形、圆形等。

(1) 细胞膜:是可兴奋膜,具有接受刺激、处理信息、产生和传导冲动的功能。细胞膜蛋白中,有些是离子通道,如 Na^{+}通道、K^{+}通道、Ca^{2+}通道等;有些是受体,受体与相应的神经递质结合后，可以使离子通道开放。

（2）细胞质：胞体内除一般细胞器外，其特征性结构为尼氏体和神经原纤维，此外还可见脂褐素颗粒等。

1）**尼氏体**（Nissl body）：又称**嗜染质**，具有强嗜碱性，分布均匀。光镜下呈蓝紫色颗粒状或小块状嗜碱性物质，散在分布于核周细胞质和树突内，而轴突内缺如（图 2-30）。电镜下，由发达的粗面内质网和游离核糖体组成，具有活跃地合成蛋白质的功能，能合成结构蛋白、神经递质、神经调质等。当神经元损伤或处于中毒及疲劳时，尼氏体数量可减少、解体或消失。受损伤神经元复原后，尼氏体又重新恢复，故尼氏体形态结构可作为判定神经元功能状态的一种标志。

2）**神经原纤维**（neurofibril）：光镜下为细丝状、交织成网，并伸入突起内，苏木精-伊红（HE）染色不能分辨，银染色呈棕黑色（图 2-30）。电镜下，由许多神经丝和神经微管聚集成束而形成。神经原纤维构成细胞的骨架，起支持作用，并参与神经元内物质（包括神经递质、代谢产物及离子）的运输等。

（3）细胞核：大而圆，位于细胞体中央，核仁大而明显。

2. **突起**　神经元突起可分为**树突**（dendrite）和**轴突**（axon）（图 2-30）。

（1）树突：每个神经元可有一个或多个树突，形如树枝状。在树突的表面常见许多棘状的小突起，是形成突触的主要部位。树突能够接受刺激，并将冲动传向胞体。

（2）轴突：每个神经元只有一个轴突，从胞体发出轴突的部位多呈圆锥形，着色淡，无尼氏体，称**轴丘**（图 2-31）。轴突细而长，表面光滑，有的有侧支，末端分支较多，形成轴突终末。轴突的主要功能是传导神经冲动。

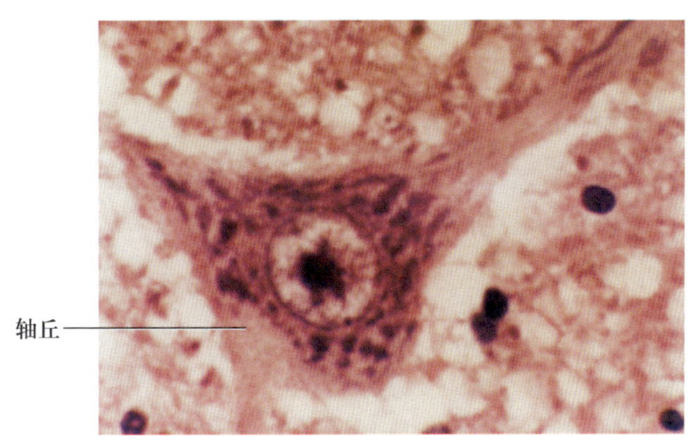

图 2-31　神经元（HE 染色）

（二）神经元的分类

1. 根据突起的数目分类

（1）假单极神经元：从细胞体发出一个突起，后又分为两支，一支分布到其他组织和器官，称周围突；另一支进入中枢神经系统，称中枢突，分布于脊神经节和脑神经核。

（2）双极神经元：从细胞两端各发出一个突起，即一个树突和一个轴突，多起联络作用。分布于视网膜、前庭神经节、蜗神经节等处。

（3）多极神经元：有一个轴突和多个树突，主要分布于中枢神经系统，如脊髓前角运动神经元、大脑锥体细胞、小脑浦肯野细胞等（图 2-32）。

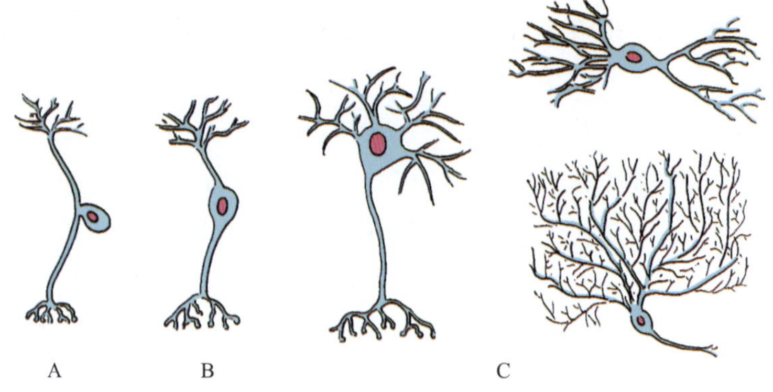

图 2-32　神经元分类（按突起数目）

A. 假单极神经元；B. 双极神经元；C. 多极神经元

2. 根据功能分类

（1）感觉神经元：又称传入神经元，多为假单极神经元，主要位于脑、脊神经节内，其周围突的末梢分布在皮肤、肌等处，接受刺激，并将刺激转为神经冲动，再经中枢突传向中枢。如脊神经节内的假单极神经元。

（2）运动神经元：又称传出神经元，多为多极神经元，主要位于脑、脊髓内，将神经冲动传给肌组织或腺而产生效应。如脊髓前角运动神经元等。

（3）联络神经元：又称中间神经元，主要为双极神经元，在神经元之间起信息加工和传递作用。人类联络神经元的数量约占神经元总数的 99%。

二、突触

神经元与神经元之间，或神经元与非神经元之间传递信息的结构称**突触**（synapse）。

（一）突触的分类

1. 根据神经冲动传导方向　突触可分为**轴-树突触**、**轴-棘突触**和**轴-体突触**，偶见轴-轴突触和树-树突触（图 2-33）。

2. 根据神经冲动传导方式　突触可分为**电突触**和**化学突触**两类。电突触是神经元之间的缝隙连接，电流可以迅速通过缝隙连接而传递信息（图 2-33）。化学突触以神经递质或神经调质作为信息传递的媒介，通常所说的突触是指化学突触。

（二）突触的结构

电镜下，突触的结构包括**突触前成分**、**突触间隙**和**突触后成分** 3 部分。突触前成分一般是神经元的轴突终末，呈球状膨大，在银染色切片上呈棕黑色的圆形颗粒，称**突触小体**。突触前成分内有许多突触小泡，突触小泡内含有**神经递质**或神经调质。突触前成分和突触后成分彼此相对的细胞膜增厚，分别称**突触前膜**和**突触后膜**，两者之间狭窄的间隙为**突触间隙**，宽 15~30 nm。突触后膜上有能结合特定神经递质的受体及离子通道（图 2-33）。

神经冲动传至突触前膜时，突触小泡接触突触前膜，以胞吐方式将神经递质释放到突触间

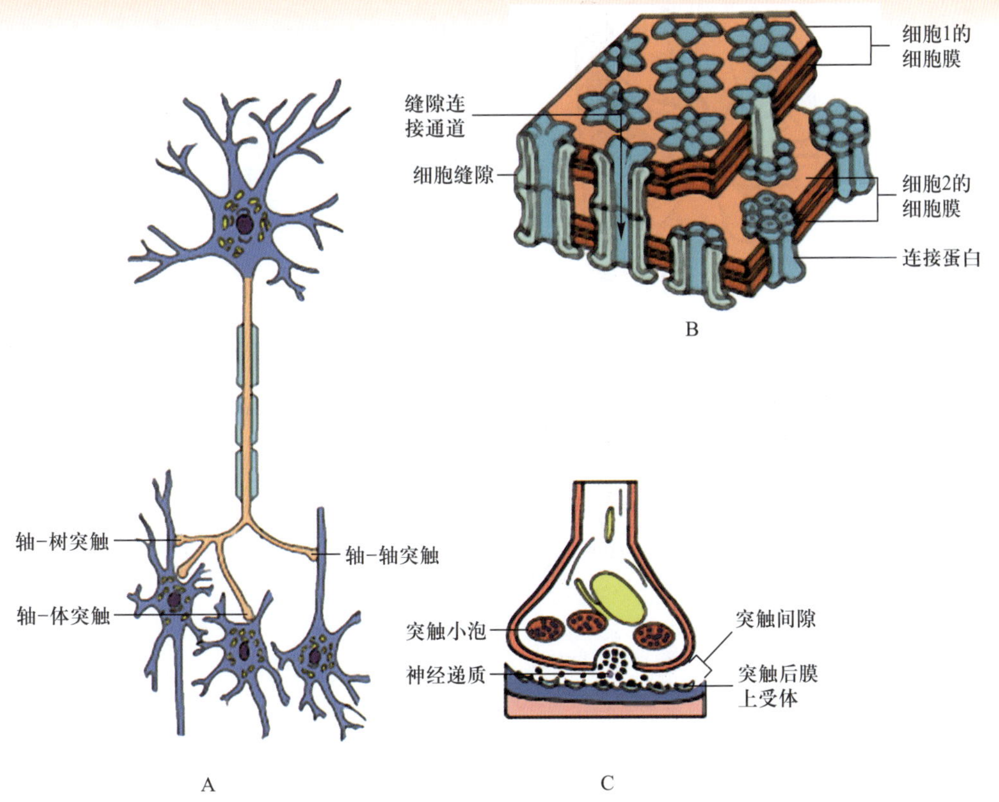

图 2-33　突触结构

A. 突触连接方式；B. 电突触；C. 化学突触

隙，然后神经递质与突触后膜上的特异性受体结合，引起突触后膜产生兴奋性或抑制性电变化，从而使突触后神经元或效应细胞兴奋或抑制。神经递质产生上述效应后，立即被相应的酶分解而失去活性，以保证突触传递的灵敏性。

三、神经胶质细胞

神经胶质细胞广泛分布于中枢神经系统和周围神经系统，形态各异，均有突起，但无树突和轴突之分（图 2-34）。

（一）中枢神经系统的神经胶质细胞

1. 星形胶质细胞　是神经胶质细胞中体积最大、数量最多的一种，分为**原浆性星形胶质细胞**和**纤维性星形胶质细胞**。细胞星形，胞体发出许多突起，有些突起末端形成脚板，附着于毛细血管壁上，参与构成**血脑屏障**（blood brain barrier）。血脑屏障能防止血液中的毒素及其他有害物质进入脑实质内。

星形胶质细胞起支持、绝缘和营养神经元的作用。星形胶质细胞还能分泌神经营养因子和多种生长因子，对神经元的分化以及创伤后神经组织的修复和瘢痕形成具有重要意义。

2. 少突胶质细胞　体积小、分支少，是中枢神经系统形成神经纤维髓鞘的细胞。

3. 小胶质细胞　由血液中的单核细胞衍变而来，有吞噬功能。

4. 室管膜细胞　贴附在各脑室的腔面和脊髓中央管腔面，呈立方形或柱状，形成室管膜，可产生脑脊液。

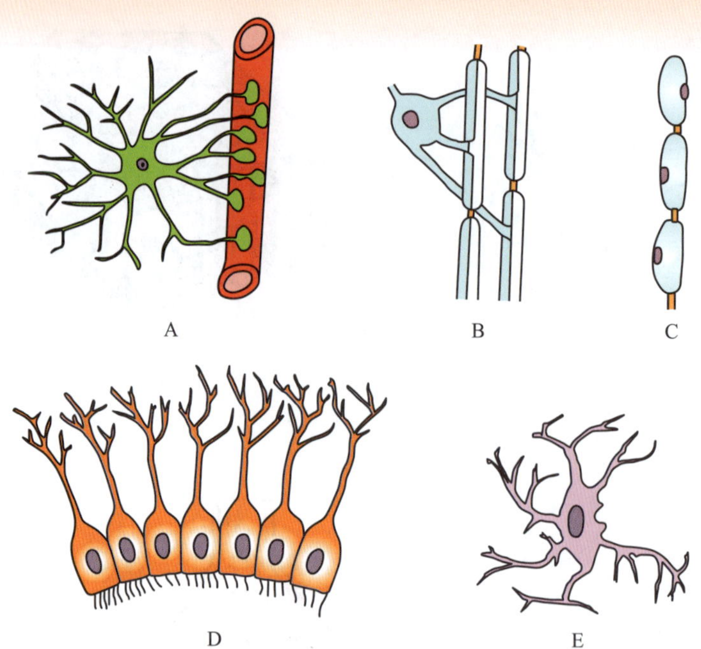

图 2-34 神经胶质细胞

A. 星形胶质细胞;B. 少突胶质细胞;C. 施万细胞;

D. 室管膜细胞;E. 小胶质细胞

（二）周围神经系统的神经胶质细胞

1. **施万细胞** 是周围神经系统中主要的神经胶质细胞,又称神经膜细胞,包缠在神经元突起的周围,形成周围神经的髓鞘和神经膜。施万细胞还能合成和分泌神经营养因子,促进受损伤的神经元存活及轴突的再生。

2. 卫星细胞 是神经节内包裹神经元细胞体的一层扁平或立方形细胞,又称**被囊细胞**,有营养和保护神经节细胞的功能。

知识拓展

脑神经可塑性

人的大脑约有140亿个神经细胞,新生儿和成人数量基本相同。平时参加活动的只有1/3左右。遗传和生物学因素决定脑发育的可能范围,而环境条件则决定能否最大限度地挖掘大脑潜能。大脑就像一块巨大的海绵,不断从环境中吸取各种感觉经验,对自身进行塑造和修饰,不断地建立神经信息高速公路。虽然神经细胞的再生能力很弱,但脑损伤的可塑性强,可以通过轴突绕道投射,树突出现不寻常的分叉,并产生非常规的神经轴突恢复兴奋传递等方式发挥代偿作用。

四、神经纤维和神经

（一）神经纤维

神经纤维(nerve fiber)是由神经元的长突起(包括轴突或长树突)外包神经胶质细胞构成。

根据外包的胶质细胞是否形成髓鞘，分为有髓神经纤维和无髓神经纤维。

1. 有髓神经纤维　神经元的长轴突外包髓鞘，构成**有髓神经纤维**（myelinated nerve fiber），大部分脑神经和脊神经属于有髓神经纤维（图 2-35，图 2-36）。**髓鞘**是由施万细胞（或者少突胶质细胞）的细胞膜呈同心圆状包卷长突起并相互融合而成。髓鞘呈节段性包绕轴索，相邻两个施万细胞的连接处无髓鞘，称**郎飞结**（Ranvier's node）。两个相邻郎飞结之间的一段神经纤维称**结间体**。

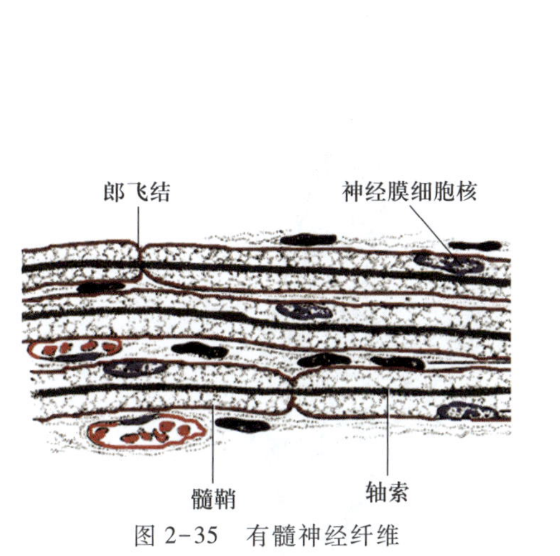

图 2-35　有髓神经纤维

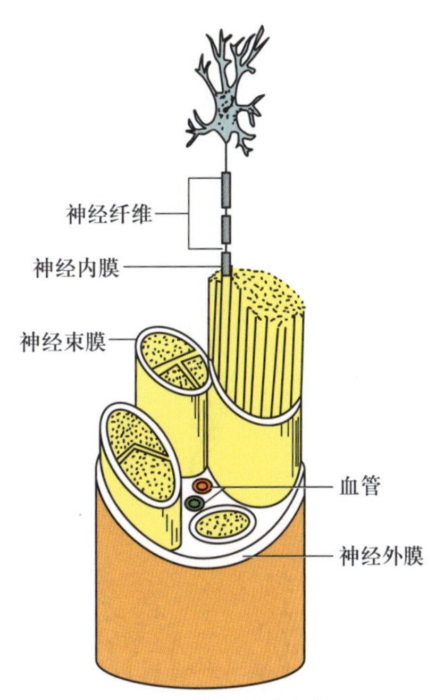

图 2-36　神经纤维与神经

髓鞘的主要成分为髓磷脂，电阻大，在组织液与轴膜之间起绝缘作用。因此神经冲动在有髓神经纤维上从一个神经纤维节跳跃到下一个神经纤维节，称**跳跃式传导**。节间段愈粗、愈长，跳跃式传导的速度愈快。另外，髓鞘的绝缘作用使兴奋在传导时不易向周围扩散，能确保反应的精确。

2. 无髓神经纤维　较细，轴索外面的神经膜细胞较薄，不形成髓鞘。自主神经的节后纤维、嗅神经和部分感觉神经纤维属于无髓神经纤维。无髓神经纤维神经冲动传导是连续式的，传导速度比有髓神经纤维慢得多。

（二）神经

周围神经系统的神经纤维集合成神经纤维束，若干条神经束聚集在一起构成**神经**（nerve）。包绕在每条神经纤维外面的薄层结缔组织膜称神经内膜；包绕在神经纤维束外面的薄层结缔组织称神经束膜；包绕在神经表面的结缔组织膜称神经外膜（图 2-36）。

五、神经末梢

周围神经纤维的终末部分在全身各组织或器官内形成的结构，称**神经末梢**（nerve ending）。按其功能可分为感觉神经末梢和运动神经末梢两大类。

（一）感觉神经末梢

感觉神经末梢是感觉神经纤维的终末部分与所在组织共同形成的结构，又称**感受器**。能接受外、内环境的各种刺激，并将刺激转化为神经冲动，传向中枢。感觉神经末梢可分游离神经末梢和有被囊神经末梢两类（图 2-37）。

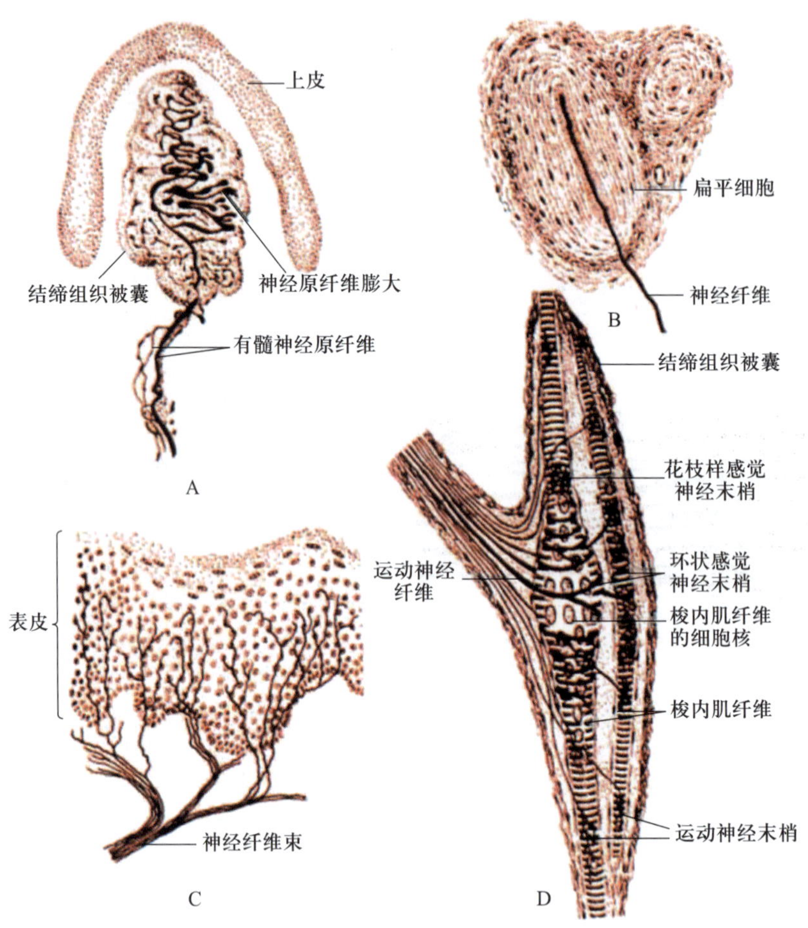

图 2-37　各种感觉神经末梢

A. 触觉小体；B. 环层小体；C. 游离神经末梢；D. 肌梭

1. 游离神经末梢　由较细的神经纤维的终末反复分支而成，其裸露的细支广泛分布于表皮、角膜、黏膜上皮等，能感受痛、冷、热的刺激。

2. 有被囊神经末梢　神经纤维末梢外面包裹有结缔组织被囊，称**有被囊神经末梢**，其种类较多。

（1）触觉小体：呈卵圆形，多分布在皮肤的真皮乳头内，以手指掌侧的皮肤居多，感受触觉。

（2）环层小体：是体积较大的卵圆形或球形小体，由数十层同心圆状排列的扁平细胞组成。广泛分布在皮下组织、骨膜、韧带和关节囊等处，感受压觉和振动觉。

（3）肌梭：是分布在骨骼肌内的梭形小体，能感受肌纤维的收缩变化。

（二）运动神经末梢

运动神经末梢是运动神经纤维分布到肌组织和腺的终末结构，支配肌的收缩和调节腺细胞分泌，可分为躯体运动神经末梢和内脏运动神经末梢两类。

1. 躯体运动神经末梢　运动神经元轴突抵达骨骼肌时反复分支，每一分支形成葡萄状终末，并与一条骨骼肌纤维建立突触连接，连接区域呈椭圆形板状隆起，故称**运动终板**或**神经肌连接**（图 2-38，图 2-39）。支配骨骼肌的运动。

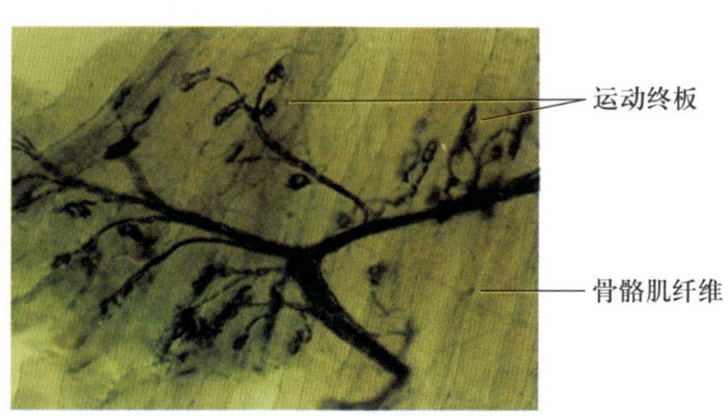

图 2-38　运动终板（氯化金染色）

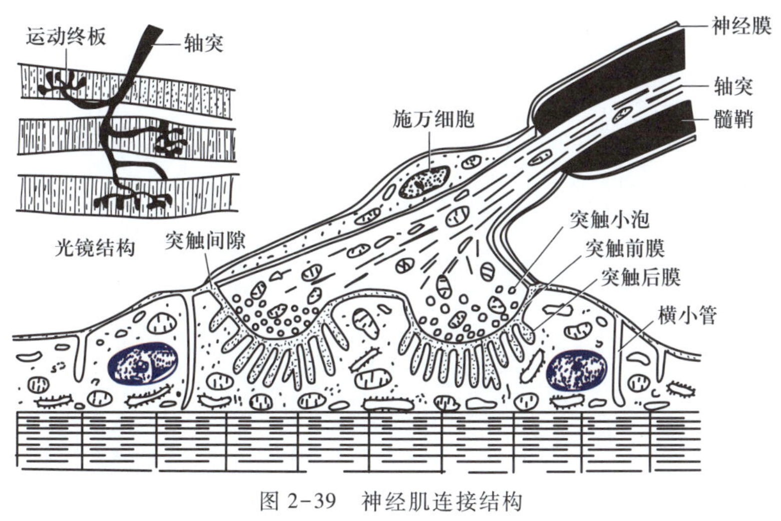

图 2-39　神经肌连接结构

2. 内脏运动神经末梢　分布于内脏及血管的平滑肌、心肌和腺体等处，其神经纤维较细，无髓鞘，分支末端呈串珠样膨体贴附于肌纤维表面或穿行于腺细胞之间。支配平滑肌、心肌的运动和腺体的分泌。

回顾思考

1. 名词解释

骨单位　肌节　闰盘　突触　有髓神经纤维　内皮　尼氏体

2. 疏松结缔组织中有哪几种细胞和纤维？各种细胞的功能如何？

3. 血液中有哪些细胞？其功能是什么？

4. 试比较 3 种肌纤维的异同。

5. 试述神经元的结构和功能。

（万爱军）

在线测试

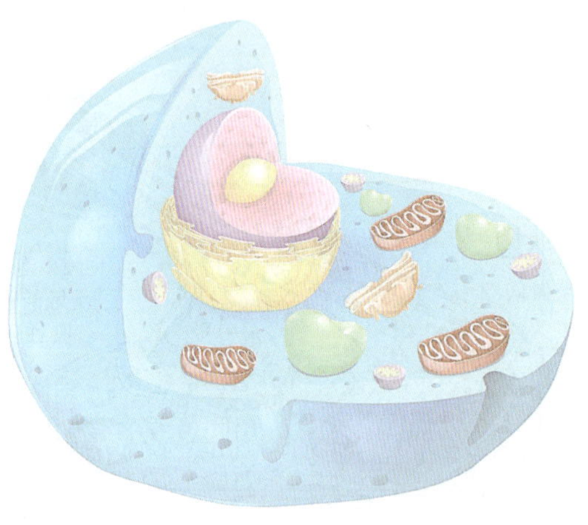

第三章　运动系统

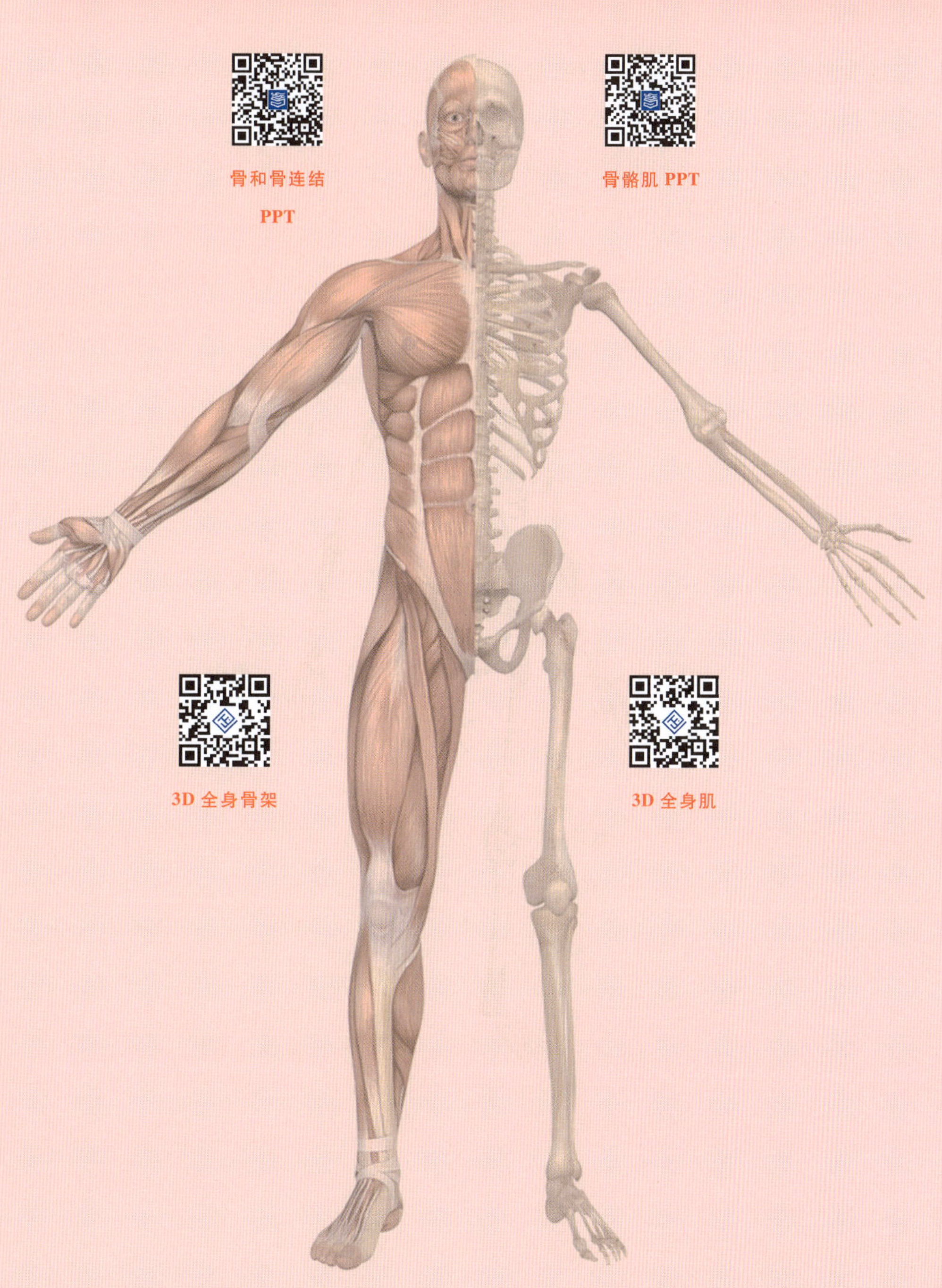

案例导学

患者，男，45岁。因腰痛2年，加重伴左下肢放射痛、麻木1月余入院。查体：脊柱生理弯曲存在，腰部棘突间隙压痛、叩痛阳性，并行左下肢放射，腰椎活动明显受限。左下肢直腿抬高试验50°阳性。左下肢小腿外侧痛温觉及触觉减退。双侧跟腱反射、膝跳反射减弱。辅助检查：腰椎MRI检查发现“腰4~5椎间盘突出”。入院诊断：腰椎间盘突出症。

问题与思考：

1. 椎骨之间的连结方式包括哪些？
2. 硬膜外麻醉注射选择什么部位？
3. 麻醉穿刺经过哪些韧带？

运动系统(locomotor system)由**骨**、**骨连结**和**骨骼肌**组成，约占成人体重的60%。全身各骨通过骨连结构成**骨骼**(图3-1)，形成人体的支架，对人体起着运动、支持和保护等作用。骨骼肌附于骨，收缩时以关节为支点牵引骨改变位置和角度，产生运动。在运动过程中，骨起杠杆作用，关节是运动的枢纽，骨骼肌为运动的动力器官。

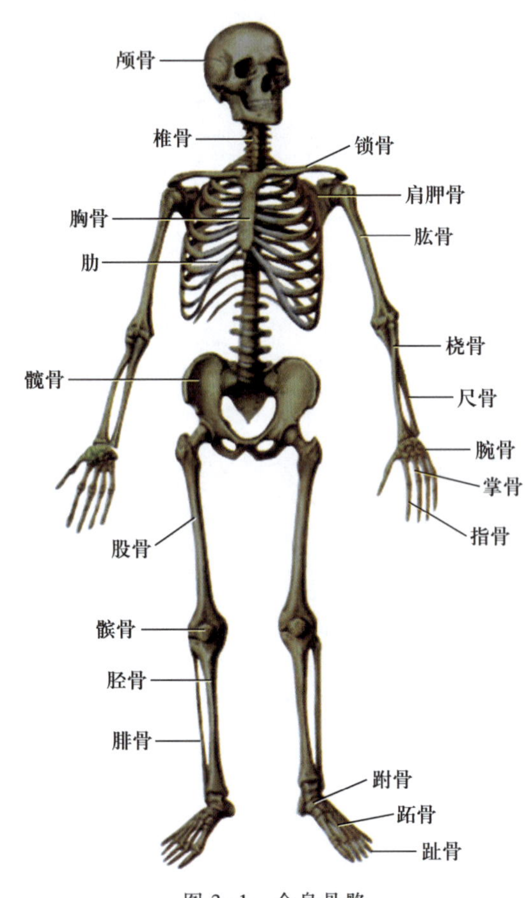

图3-1 全身骨骼

第一节 骨与骨连结

预习任务

通过在线课程学习，解答以下问题。

1. 说出运动系统的组成和功能。
2. 说出骨的形态和构造；关节的基本结构。
3. 颈椎、胸椎、腰椎有何异同？ 椎骨是如何连结的？ 胸廓是如何构成的？
4. 上肢骨有哪些？ 说出肩关节、肘关节和腕关节的主要结构特点和功能。
5. 下肢骨有哪些？ 说出髋关节、膝关节和踝关节的主要结构特点和功能。
6. 说出骨盆的组成、分部、女性骨盆的特点。
7. 脑颅骨和面颅骨各由哪些骨构成？

一、概述

骨(bone)是坚硬的器官,具有一定的形态和功能。成人有 206 块骨,按其部位可分为颅骨、躯干骨和四肢骨。

骨与骨之间的连结装置称**骨连结**。根据连结形式的不同,骨连结可分为直接连结和间接连结。

(一) 骨的形态

骨形态不一,一般可将骨分为长骨、短骨、扁骨和不规则骨(图 3-2)。

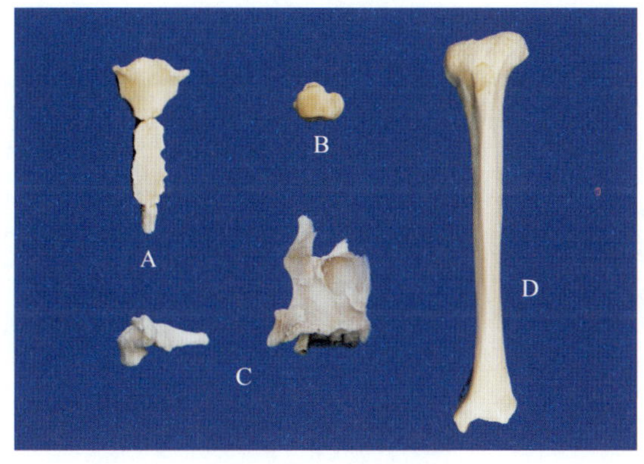

图 3-2　骨的形态

A. 扁骨;B. 短骨;C. 不规则骨;D. 长骨

骨的形态和分类

1. 长骨　呈中空的长管状,分为一体两端。体又称**骨干**,位于中部,细长,内有空腔称**骨髓腔**,容纳骨髓。骨两端的膨大部分称**骺**,骺的表面有光滑的关节面。长骨多分布于四肢,如肱骨、股骨等。

2. 短骨　一般呈立方形,分布于连结牢固且运动灵活的部位,如腕骨、跗骨等。

3. 扁骨　宽扁，呈板状，主要构成颅腔、胸腔和盆腔的壁，起保护作用，如顶骨、胸骨、髋骨等。

4. 不规则骨　形状不规则，主要分布于躯干、颅底和面部，如椎骨、颞骨和上颌骨等。有些不规则骨内具有含气的腔，称**含气骨**，如上颌骨，发音时能起共鸣作用，并能减轻骨的重量。此外，尚有发生于某些肌腱内的籽骨，具有在运动中减少摩擦和转变肌牵引方向的功能。髌骨是人体最大的籽骨。

（二）骨的构造

骨由骨膜、骨质和骨髓构成（图 3-3）。

1. 骨膜　除关节面外，新鲜骨的表面都覆盖有**骨膜**。骨膜由纤维结缔组织构成，有丰富的血管和神经，对骨的营养、生长、再生和感觉有重要作用。因此，在骨科手术中应注意保护骨膜。

2. 骨质　由骨组织构成，分骨密质和骨松质。**骨密质**质地致密，主要分布于长骨的骨干和其他骨的表面；**骨松质**较疏松，呈海绵状，由相互交织的骨小梁排列而成，主要分布于长骨两端膨大处以及其他骨的内部。在颅盖诸骨，骨密质位于内外表面，称**内板**和**外板**；骨松质存在于内、外板之间，称**板障**，有板障静脉通过。

3. 骨髓　充填在长骨的骨髓腔及骨松质间隙内，分为红骨髓和黄骨髓。**红骨髓**含有发育阶段不同的红细胞和其他幼稚型血细胞，呈红色，有造血功能。胎儿和幼儿的骨髓全部是红骨髓。5 岁以后，长骨骨髓腔内的红骨髓逐渐被脂肪组织取代，呈黄色，称**黄骨髓**，失去造血能力。当机体失血过多时，黄骨髓可转变为红骨髓，恢复造血功能。髂骨、胸骨、胫骨的近侧端骨松质内的骨髓终生为红骨髓，临床上多从这些骨抽取红骨髓进行造血功能的检查。

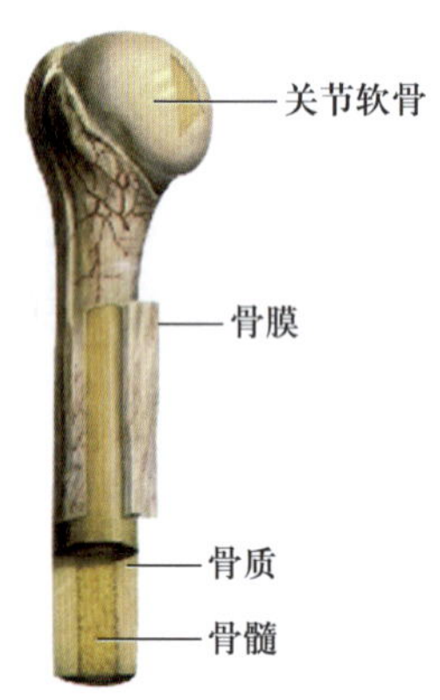

图 3-3　骨的构造

（三）骨的化学成分和物理特性

骨的化学成分包括有机质和无机质。有机质主要是骨胶原纤维束和黏多糖蛋白，使骨具有韧性和弹性。无机质主要是羟磷灰石结晶，使骨有一定的硬度和脆性。幼儿时期骨的有机质和无机质各占 50%，故弹性较大、柔软，易发生变形。成年人骨中有机质和无机质的比例约为 3 : 7，因而具有很大硬度和一定的弹性，较坚韧。老年人骨的无机质所占比例更大，但因激素水平下降，影响钙、磷的吸收和沉积，骨质出现多孔，骨组织的总量减少，易发生骨折。

知识拓展

老年性骨质疏松症

随着我国老龄化加重，骨质疏松症以腰背酸痛、脊柱变形和非外伤骨折为主要表现；已成为困扰老年人健康的重要因素。因此老年骨质疏松症的治疗和预防也成为老年健康关注的焦点。把关爱老人作为大学生的德育必修课，使年轻人增加了对老年人的了解，在全社会营造起浓浓的尊老、孝老、爱老、助老的舆论氛围，使每个家庭幸福美满、整个社会更加和谐美好。

（四）直接连结

直接连结是指骨与骨之间借致密结缔组织、软骨或骨相连。因骨与骨之间无间隙，故运动范围极小或完全不能运动。根据连结组织的不同，可分为纤维连结、软骨连结和骨性结合 3 种类型（图 3-4）。

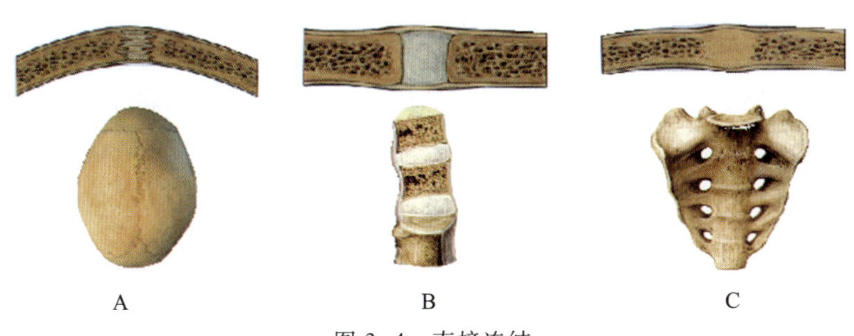

图 3-4　直接连结

A. 纤维连结；B. 软骨连结；C. 骨性结合

1. 纤维连结　是两骨之间借助纤维结缔组织相连。如颅骨的缝连结、椎骨棘突间的韧带连结和前臂骨间膜等。

2. 软骨连结　是两骨之间借助软骨相连。软骨具有弹性和韧性，有缓冲震荡的作用，如椎体间的椎间盘和耻骨间的耻骨联合。

3. 骨性结合　纤维连结和软骨连结如发生骨化，则成为骨性结合，如各骶椎之间的骨性融合，坐骨、耻骨和髂骨之间的骨性结合。骨性结合较坚固，骨化后原相邻两骨连成一体，无间隙，不能活动。

（五）间接连结

间接连结又称**关节**（articulation），是骨与骨之间借膜性的结缔组织囊相连，相对的骨面之间具有腔隙的一种连结（图 3-5）。关节是人体骨连结的主要形式，一般有较大的活动性。

1. 关节的基本结构　每个关节都具有关节面、关节囊和关节腔 3 种基本结构。

（1）关节面：**关节面**是构成关节各骨的接触面，通常为一凸一凹，分别称**关节头**和**关节窝**。关节面的表面有薄层关节软骨覆盖，光滑而有弹性，可减少关节面之间的摩擦，缓冲震荡和冲击。关节软骨内无血管、神经和淋巴管，营养由滑液供给。

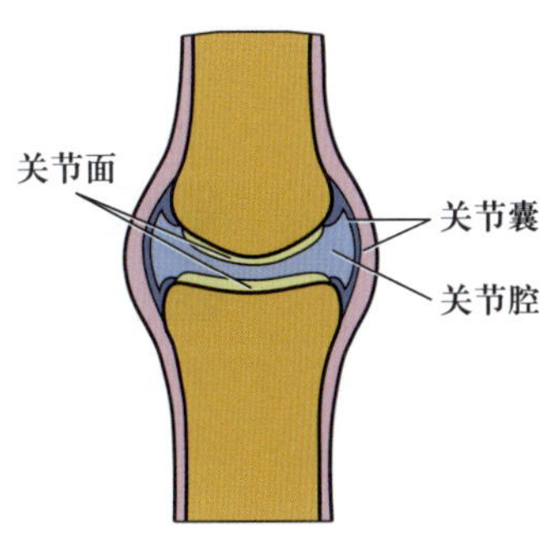

图 3-5　关节的基本结构

（2）关节囊：**关节囊**为包绕在关节周围的结缔组织囊，分内、外两层。外层厚而坚韧，由致密结缔组织构成，称**纤维层**。内层薄而光滑，称**滑膜层**，衬贴于纤维膜内，并附于关节软骨周缘。滑膜层富含血管，能产生滑液，营养关节软骨和润滑关节，减少关节运动时的摩擦。

（3）关节腔：**关节腔**是由关节软骨和关节囊滑膜层共同围成的密闭腔隙。关节腔内有少量滑液，内呈负压，对维持关节的稳定性有一定的作用。

2. 关节的辅助结构　除具备上述基本结构外，某些关节还具有韧带、关节盘和关节唇等辅助结构，以增加关节的灵活性和增强关节的稳固性。

3. 关节的运动

（1）屈和伸：是关节沿冠状轴进行的一组运动。运动时组成关节的两骨相互靠拢，角度变小，称**屈**；相反，角度增大，称**伸**。在踝关节，足上抬，足背向小腿前面靠拢为伸，又称**背屈**；足尖下垂为屈，又称**跖屈**。

（2）内收和外展：是关节沿矢状轴进行的一组运动。运动时骨向正中矢状面靠拢，称**内收**；反之，骨远离正中矢状面，称**外展**。

（3）旋内和旋外：是关节沿垂直轴进行的一组运动，统称**旋转**。骨向前内侧旋转，称**旋内**；反之，向后外旋转，称**旋外**。在头和脊柱则向左、向右为旋转。在前臂，将手背转向前的运动称**旋前**，将手背转向后的运动称**旋后**。

（4）**环转**：屈、外展、伸和内收 4 种动作的连续运动，称**环转**。运动时，骨的近侧端在原位转动，骨的远侧端做圆周运动。

二、躯干骨及其连结

躯干骨共 51 块，由 24 块椎骨、1 块骶骨、1 块尾骨、12 对肋和 1 块胸骨组成。它们借骨连结构成脊柱和骨性胸廓。

（一）躯干骨

1. 椎骨

（1）椎骨的一般形态：**椎骨**（vertebrae）一般由椎体和椎弓组成（图 3-6）。**椎体**位于前方，呈矮圆柱状；**椎弓**位于后方，呈半环形。椎体与椎弓共同围成**椎孔**，所有椎孔连成**椎管**，容纳脊髓。椎弓与椎体相连的缩窄部分称**椎弓根**。椎弓根上、下缘各有一切迹，分别称**椎上切迹**和**椎下切迹**。相邻椎骨的椎上切迹和椎下切迹共同围成**椎间孔**，有脊神经和血管通过。两侧椎弓根向后内扩展变宽的部分，称**椎弓板**，两侧椎弓板在中线上会合。由椎弓板上发出 7 个突起：1 个**棘突**，由椎弓后面正中伸向后方；1 对**横突**，伸向两侧；**上关节突** 1 对，伸向上；**下关节突** 1 对，伸向下。

椎骨的结构特点

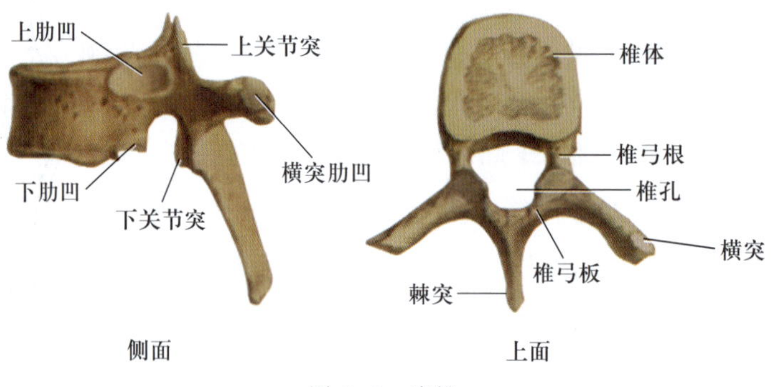

图 3-6 胸椎

（2）各部椎骨的形态特征

1）颈椎：共 7 块。颈椎的椎体较小，横突根部有**横突孔**，孔内有椎动脉和椎静脉通过。第 2～6颈椎棘突短，末端分叉（图 3-7）。

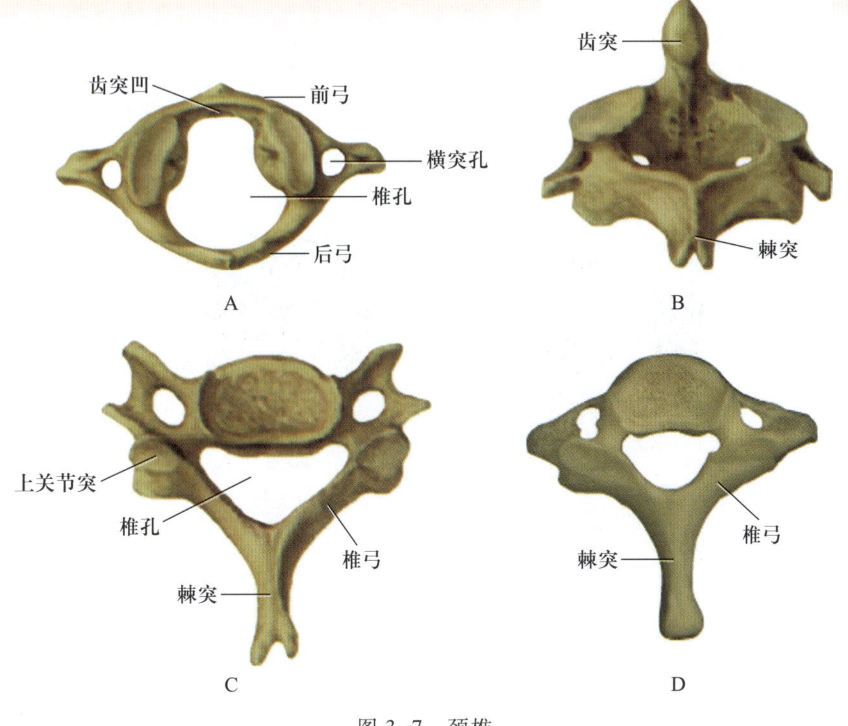

图 3-7　颈椎

A. 寰椎；B. 枢椎；C. 第 6 颈椎；D. 隆椎

第 1 颈椎又称**寰椎**，呈环状，无椎体、棘突和关节突，由前弓、后弓和 2 个侧块构成（图 3-7）。前弓后面正中有**齿突凹**，与第 2 颈椎的齿突相关节。

第 2 颈椎又称**枢椎**，由椎体向上发出的指状突起称**齿突**（图 3-7），与寰椎的齿突凹相关节。

第 7 颈椎又称**隆椎**，棘突最长，末端不分叉（图 3-7），当头前屈时特别隆出，活体易于触及，是临床计数椎骨序数的标志。

2）胸椎：12 块，椎体两侧上、下缘近椎弓根处各有一半圆形浅凹，分别称**上肋凹**和**下肋凹**，与肋头相关节。在横突末端前面，有圆形的**横突肋凹**，与肋结节相关节。胸椎棘突较长，向后下方倾斜，呈叠瓦状排列（图 3-6）。

3）腰椎：5 块，椎体大，棘突宽短，呈板状，水平伸向后方（图 3-8）。腰椎棘突之间的间隙较大，下部腰椎之间的棘突间隙是腰椎穿刺的部位。

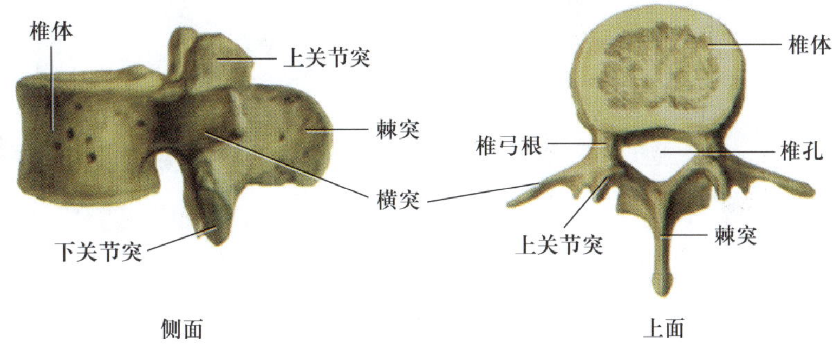

图 3-8　腰椎

4）骶骨：1 块，由 5 块骶椎融合而成。骶骨呈三角形（图 3-9），底朝上，前缘中部向前隆凸，称**岬**，是女性骨盆径线测量的重要标志。骶骨侧面各有一关节面，称**耳状面**，与髂骨的耳状面构成骶髂关节。骶骨前面光滑凹陷，可见 4 对**骶前孔**；后面粗糙，正中线上有骶椎棘突结合成的**骶正中嵴**，嵴的外侧有 4 对**骶后孔**；内有**骶管**，其下端开放形成三角形的**骶管裂孔**，裂孔两侧向下的突起称**骶角**，在体表易触摸，是临床进行骶管麻醉时确认骶管裂孔的体表标志。

5）尾骨：1 块，由 3~4 块退化的尾椎融合而成，上接骶骨，下端游离为**尾骨尖**（图 3-9）。

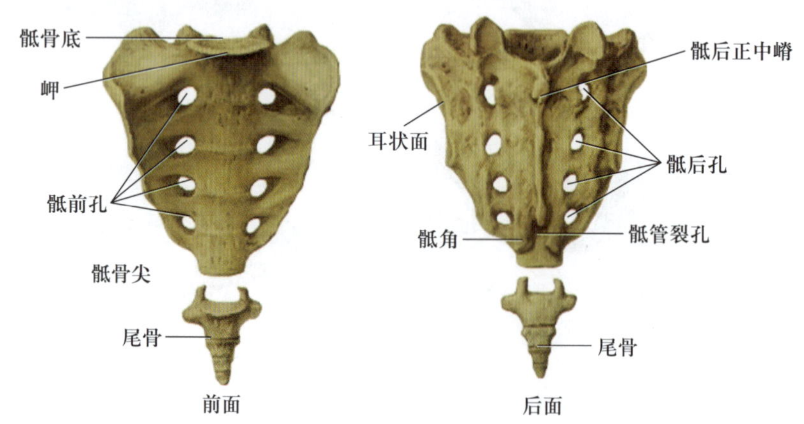

图 3-9　骶骨和尾骨

2. **胸骨**（sternum）　位于胸前壁正中，长而扁，自上而下由**胸骨柄**、**胸骨体**和**剑突** 3 部分组成（图 3-10）。胸骨柄上缘中部凹陷，称**颈静脉切迹**。胸骨柄与胸骨体连结处微向前突，称**胸骨角**，两侧平对第 2 肋，是胸部计数肋序数的重要骨性标志。剑突扁而薄，下端游离。

3. **肋**（ribs）　共 12 对，第 1~7 对肋前端直接与胸骨相连，称**真肋**；第 8~10 对肋前端不直接与胸骨相连，称**假肋**；第 11~12 对肋前端游离，称**浮肋**。

肋由**肋骨**和**肋软骨**两部分组成。肋骨后端膨大称**肋头**，与胸椎的上、下肋凹相关节。肋头外侧稍细的部分称**肋颈**。肋颈外侧的隆起称**肋结节**，与胸椎的横突肋凹相关节。肋骨后份急转处称**肋角**。肋骨内面近下缘处有一浅沟，称**肋沟**，内有肋间神经和肋间后血管走行（图 3-11）。肋软骨位于肋骨的前端，由透明软骨构成，终身不骨化。

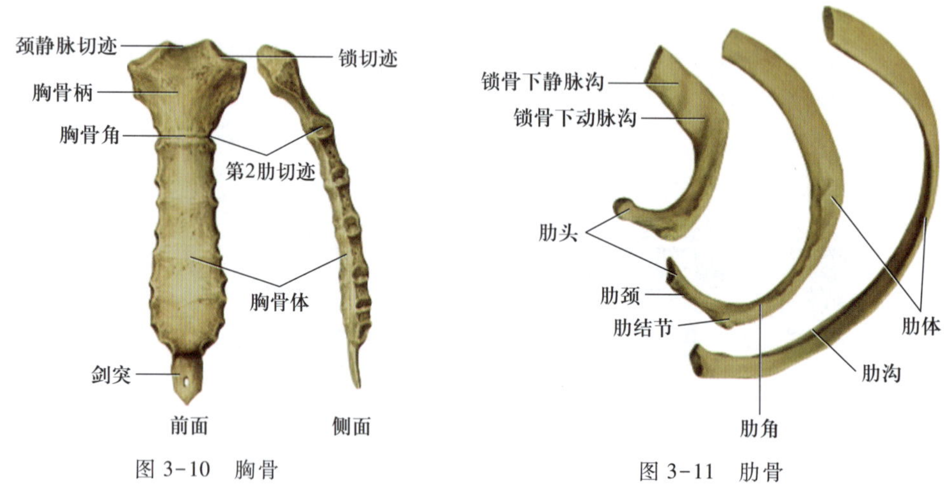

图 3-10　胸骨

图 3-11　肋骨

（二）躯干骨的骨性标志

躯干骨主要的骨性标志有第 7 颈椎棘突、腰椎棘突、骶角、颈静脉切迹、胸骨角、剑突、肋弓等。

（三）躯干骨的连结

躯干骨借骨连结分别构成脊柱和胸廓。

1. **脊柱**（vertebral column） 由 24 块椎骨、1 块骶骨和 1 块尾骨借骨连结形成，构成人体的中轴，上端承载颅，下接髋骨。

（1）椎骨间的连结：包括椎间盘、韧带和关节。

1）椎间盘：成年人有 23 个椎间盘，第 1 颈椎与第 2 颈椎之间、骶骨和尾骨之间没有椎间盘，其余椎体之间都有椎间盘相连。

椎间盘（intervertebral discs）是连结相邻两个椎体之间的纤维软骨盘。由周围部的**纤维环**和中央部的**髓核**构成（图 3-12）。纤维环为多层纤维软骨按同心圆排列构成，牢固连结相邻两个椎体，保护髓核并限制髓核向周围膨出。髓核为富有弹性的胶状物质，当脊柱运动时，髓核在纤维环内可发生轻微的变形和运动。

各部椎间盘厚薄不一，腰部最厚，颈部次之，中胸部最薄。因此，腰部和颈部活动度较大。纤维环后外侧较薄弱，当猛烈弯腰或做一些激烈活动时，可使纤维环破裂，髓核向纤维环外突出，突入椎管或椎间孔，压迫脊髓或脊神经，临床上称**椎间盘突出症**。

2）韧带：包括纵贯脊柱的 3 条长韧带和 2 种短韧带（图 3-13）。① **前纵韧带**是位于椎体和椎间盘前面的长韧带，上起枕骨大孔前缘，下至第 1 或第 2 骶椎，具有防止脊柱过度后伸和椎间盘向前突脱出的作用。② **后纵韧带**是位于椎体和椎间盘后面的长韧带，上起枢椎，向下至骶管前壁，可以防止脊柱过度前屈。③ **棘上韧带**起自第 7 颈椎棘突，向上移行为**项韧带**，向下分别连于胸、腰、骶、尾椎各棘突尖之间，前方与棘间韧带融合，有限制脊柱过度前屈的作用。④ **黄韧带**由黄色的弹力纤维构成，连结相邻两椎弓板之间，协助围成椎管，并限制脊柱过度前屈。⑤ **棘间韧带**为连结相邻两棘突之间的短韧带，前接黄韧带，后方移行为棘上韧带或项韧带，有限制脊柱过度前屈并维持脊柱直立姿势的作用。

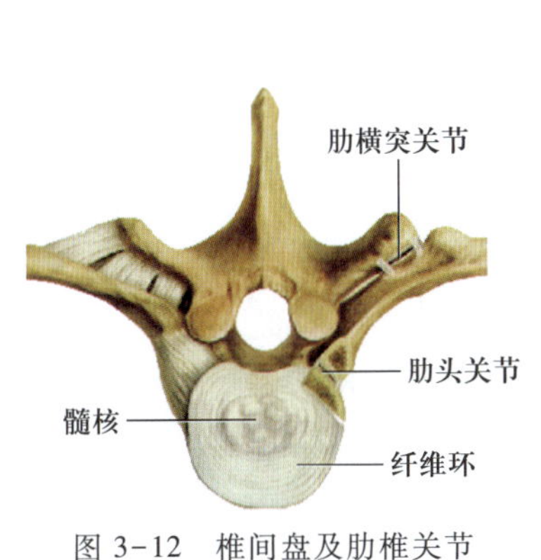

图 3-12 椎间盘及肋椎关节

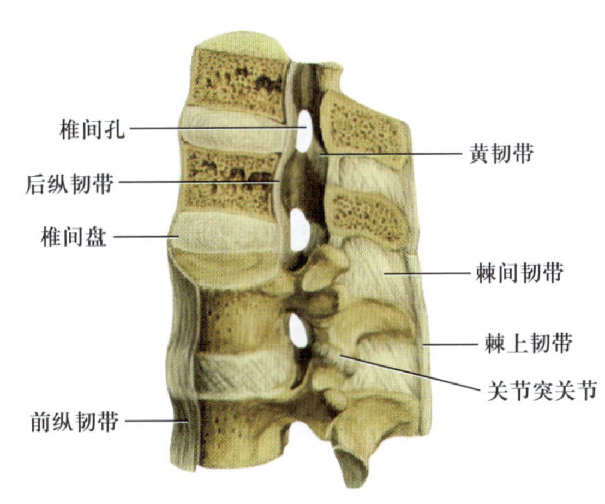

图 3-13 椎骨间的连结

3）关节：**关节突关节**由相邻椎骨的上、下关节突构成，运动幅度很小；**寰枢关节**由寰椎和枢椎构成，可使头部连同寰椎做旋转运动。此外，还有寰椎两侧块的上关节面和枕骨的枕髁构成**寰枕关节**，左、右两侧寰枕关节联合运动，可使头做前俯、后仰和侧屈运动。

（2）脊柱的整体观：成年男性脊柱长约 70 cm，女性略短。椎间盘的总厚度约占脊柱全长的 1/4。老年人因椎间盘变薄、骨质萎缩，脊柱可变短。

1）脊柱前面观：椎体自上而下逐渐增宽（图3-14），第2骶椎为最宽，这与椎体承受的重力不断增加有关。自骶骨耳状面以下，由于重力经髋关节传至下肢骨，椎体已不负重，体积逐渐变小。

2）脊柱后面观：各椎骨棘突在背部正中连成一纵嵴，其两侧与横突之间形成脊柱沟，容纳竖脊肌。颈椎棘突短而分叉，近水平位，但第7颈椎棘突则长而突出；胸椎棘突长，斜向后下方，呈叠瓦状排列，棘突间隙窄；腰椎棘突呈板状，水平向后伸，棘突间隙较宽（图3-14）。

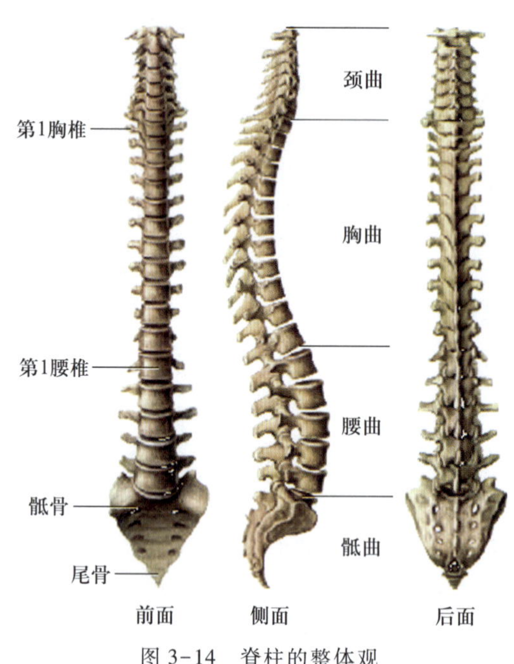

图3-14　脊柱的整体观

3）脊柱侧面观：脊柱自上向下有颈、胸、腰、骶4个生理性弯曲。其中**颈曲**和**腰曲**凸向前，**胸曲**和**骶曲**凸向后（图3-14）。脊柱的弯曲增大了脊柱的弹性，对维持人体重心的平衡，缓冲震荡，保护脑和内脏器官有着重要的意义。

（3）脊柱的功能和运动：脊柱是躯干的支柱，具有支持体重、传递重力的作用；脊柱有保护脊髓和脊神经根的作用；脊柱参与胸腔、腹腔和盆腔的构成，具有支持和保护腔内器官的作用。

脊柱有很大的运动性，虽然相邻两椎骨之间的活动有限，但整个脊柱的活动范围较大，可作前屈、后伸、侧屈、旋转和环转运动。由于颈、腰部运动灵活，故损伤多见。

2. **胸廓**（thorax）　由12块胸椎、12对肋和1块胸骨连结而成。

（1）肋骨的连结：构成胸廓的主要关节有肋椎关节和胸肋关节。

1）肋椎关节：包括肋头关节和肋横突关节（图3-12）。**肋头关节**由肋头与相应胸椎体的上、下肋凹构成。**肋横突关节**由肋结节与相应胸椎横突肋凹构成。

胸廓的组成和功能

2）胸肋关节：由第2~7肋软骨与胸骨相应的肋切迹构成。第1肋与胸骨柄之间为软骨连结，第8~10肋软骨的前端依次与上位肋软骨下缘构成软骨间连结，形成**肋弓**。第11~12肋前端游离于腹壁肌层中。

（2）胸廓的整体观：胸廓呈前后略扁的圆锥形，上窄下宽，有上、下两口。**胸廓上口**较小，由胸骨柄上缘、第1肋和第1胸椎围成，向前下方倾斜，是颈部与胸部的通道。**胸廓下口**较大，由第12胸椎、第12肋与第11肋前端、肋弓和剑突围成（图3-15）。左右两侧肋弓在中线构成向下开放的**胸骨下角**，角的尖部有剑突。相邻两肋之间称**肋间隙**。

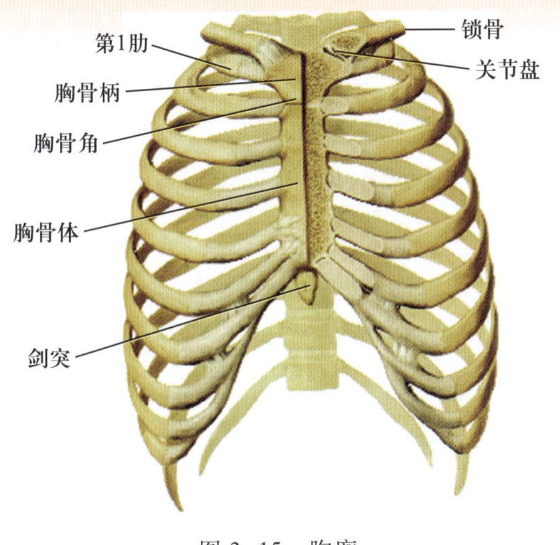

图 3-15　胸廓

(3) 胸廓的功能：胸廓具有一定的弹性和活动性，以缓冲外力，起着支持和保护胸腹腔脏器的作用。胸廓参与呼吸运动，吸气时，在肌的作用下，肋前端上提，胸骨抬高、前移，肋体向外扩展，胸腔容积增大；呼气时，胸廓做相反的运动，使胸腔容积减小。

三、颅骨及其连结

颅(skull)位于脊柱的上方，由 23 块颅骨围成。

(一) 颅骨

颅骨按所在位置，分为后上部的**脑颅骨**和前下部的**面颅骨**。

1. 脑颅骨　脑颅骨 8 块，围成颅腔，支持和保护脑。脑颅骨包括成对的**颞骨**和**顶骨**，不成对的**额骨**、**筛骨**、**蝶骨**和**枕骨**(图 3-16)。颅腔的顶称**颅盖**，由前向后依次由额骨、左右顶骨和枕骨构成。颅腔的底称**颅底**，由中部的蝶骨、前部的筛骨和额骨、两侧的颞骨和后部的枕骨构成。

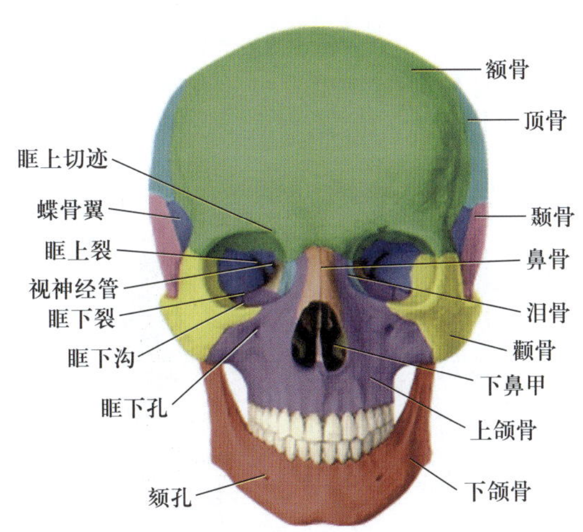

图 3-16　颅的前面观

2. 面颅骨　面颅骨 15 块，构成面部支架，并围成眶、骨性鼻腔和骨性口腔，容纳视觉、嗅觉和味觉器官。面颅骨成对的有**上颌骨**、**腭骨**、**颧骨**、**鼻骨**、**泪骨**和**下鼻甲**，不成对的有**犁骨**、**下颌骨**

和**舌骨**(图 3-16)。上颌骨位于面颅中央,与大部分面颅骨相接。上颌骨的内上方为长方形的鼻骨,外上方为颧骨,下方为下颌骨,后方为腭骨,后下方为舌骨。眶内侧壁的前份为泪骨。骨性鼻腔外侧壁的下部连有下鼻甲。下鼻甲的内侧为犁骨,其参与鼻中隔的形成。

面颅骨中有 2 块特殊颅骨:① **下颌骨**,呈马蹄形,分中部的**下颌体**及两侧的**下颌支**。下颌体呈凸向前的弓形,上缘为**牙槽弓**,有容纳下颌牙的**牙槽**。下颌体的前外侧有一对**颏孔**。下颌支呈长方形,上端有两个突起,前方的称**冠突**,后方的称**髁突**,髁突上端膨大称**下颌头**,下方缩细称**下颌颈**。下颌支后缘与下颌体下缘相接处,称**下颌角**。下颌支内面的中央有一开口,称**下颌孔**,经下颌管通颏孔(图 3-17)。② **舌骨**,呈开口向后的"U"形,中间部称**舌骨体**,由体向后伸出的长突称**大角**,体与大角结合处向上伸出的短突称**小角**(图 3-18)。舌骨体和大角均可在体表摸到。

(二) 颅的整体观

1. 颅的上面观　颅盖各骨之间借缝相连,位于额骨与顶骨之间的称**冠状缝**;两顶骨之间的称**矢状缝**;两顶骨与枕骨之间的称**人字缝**。顶骨中央最隆凸处,称**顶结节**。

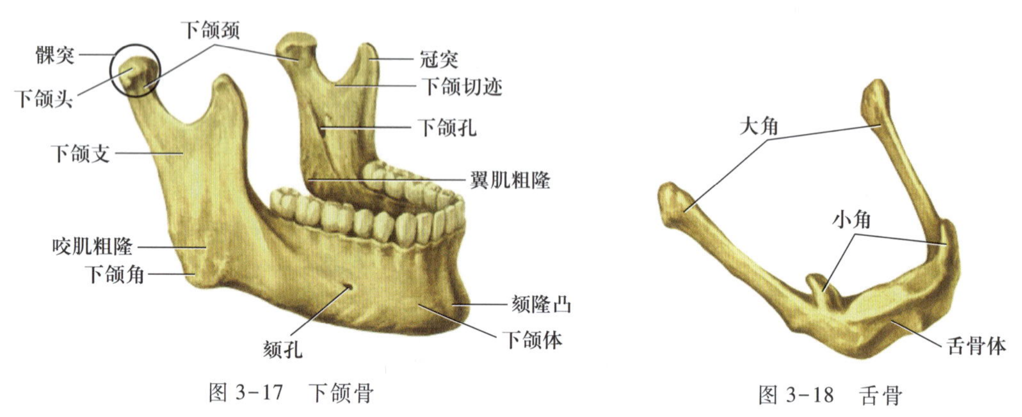

图 3-17　下颌骨

图 3-18　舌骨

2. 颅的侧面观　颅的侧面中部有**外耳门**,向内通向外耳道。外耳门前方的弓形骨桥称**颧弓**,后下方的突起为**乳突**,二者均可在体表摸到。颧弓上方为**颞窝**,其下方为**颞下窝**。在颞窝前下部,额骨、顶骨、颞骨和蝶骨汇合处形成 H 形的缝,该区域称**翼点**(pterion),其内面有脑膜中动脉前支经过,此处骨质薄弱,骨折时易损伤该血管引起颅内出血。针灸的"太阳穴"即位于翼点(图 3-19)。

颅的侧面观和前面观

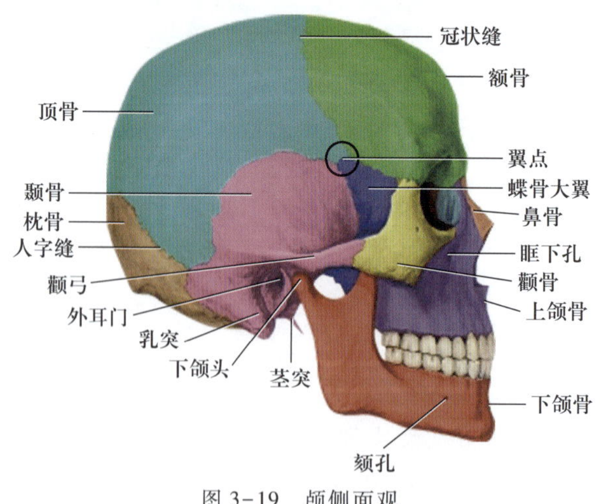

图 3-19　颅侧面观

3. 颅的前面观　颅的前面中央有一大孔，称**梨状孔**，向后通骨性鼻腔。梨状孔的外上方为眶，下方为骨性口腔。

（1）眶：呈四棱锥体形，容纳眼球及眼副器。眶口朝向前，略呈方形，由 4 缘围成（图 3-16）。眶上缘的内、中 1/3 交界处有**眶上孔**或**眶上切迹**，眶下缘的中点下方有**眶下孔**。眶尖朝向后内，尖端有**视神经管**，向后与颅中窝相通。眶有 4 个壁，上壁前部外侧面有一深窝，称**泪腺窝**，容纳泪腺。内侧壁最薄，前下部有**泪囊窝**，容纳泪囊，此窝向下经**鼻泪管**通向鼻腔。外侧壁较厚，与上壁交界处的后部有**眶上裂**，向后通颅中窝；外侧壁与下壁交界处的后部有**眶下裂**，向后通颞下窝。

（2）骨性鼻腔：位于面颅中央，由筛骨垂直板和犁骨构成的骨性鼻中隔将其分为左右两部分。骨性鼻腔前方的开口为**梨状孔**，后方的开口成对，称**鼻后孔**，通鼻咽。骨性鼻腔的上壁为筛板，下壁为骨腭，外侧壁自上而下有 3 个向下弯曲的骨片，分别为**上鼻甲**、**中鼻甲**和**下鼻甲**，鼻甲的下方有相应的鼻道，分别称**上鼻道**、**中鼻道**和**下鼻道**（图 3-20）。上鼻甲的后上方与蝶骨体之间有一浅窝，称**蝶筛隐窝**。

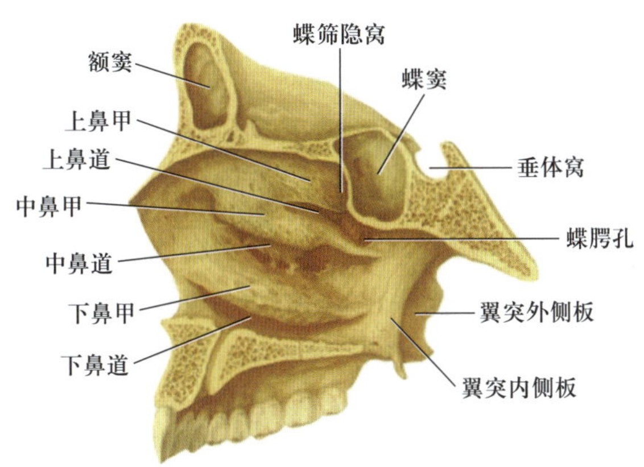

图 3-20　骨性鼻腔外侧壁

（3）**鼻旁窦**（paranasal sinuses）　位于鼻腔周围颅骨内的含气空腔，包括上颌窦、额窦、蝶窦和筛窦（图 3-21），均开口于鼻腔。**上颌窦**最大，位于上颌骨体内，开口于中鼻道；**额窦**位于额骨内，居眉弓深面，左右各一，开口于中鼻道；**蝶窦**位于蝶骨体内，被薄骨板分为左右两腔，向前开口于蝶筛隐窝；**筛窦**位于筛骨内，呈蜂窝状，分前、中、后 3 群筛小房，前、中群开口于中鼻道，后群开口于上鼻道。鼻旁窦具有发音共鸣和减轻颅骨重量的作用。

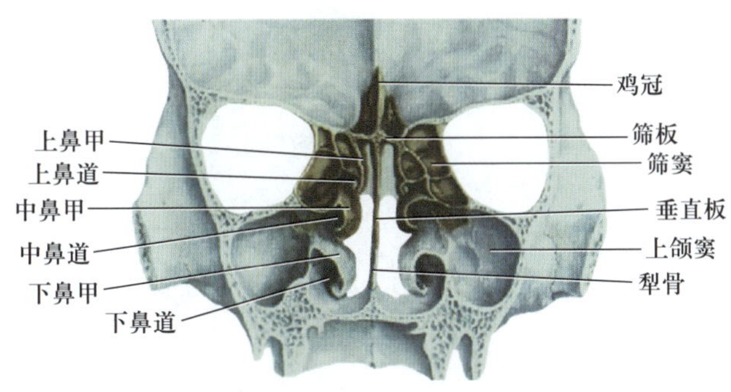

图 3-21　颅的冠状切面

（4）骨性口腔：由上颌骨、腭骨和下颌骨围成，向后通口咽。

4. 颅底内面观　颅底内面从前向后呈由高到低的阶梯状，可分为颅前窝、颅中窝和颅后窝 3 部分（图 3-22）。

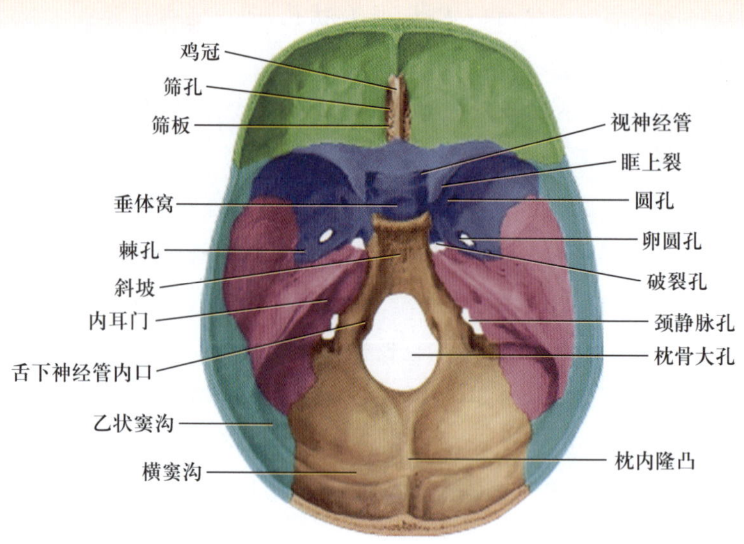

图 3-22　颅底内面

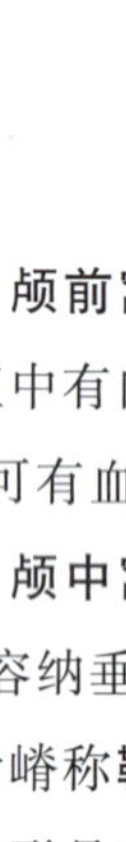

（1）**颅前窝**:位置最浅,中部凹陷处称**筛板**,板上有许多小孔称**筛孔**,向下与骨性鼻腔相通。筛板的正中有向上的突起称**鸡冠**。筛板的外侧为额骨,构成眶上壁。筛板较薄,颅前窝骨折多发生于此,可有血液甚至脑脊液鼻漏或眼部出现溢血斑。

（2）**颅中窝**:中部隆起,由蝶骨体构成。蝶骨体上面呈马鞍状,称**蝶鞍**。蝶鞍中部的凹窝称**垂体窝**,容纳垂体。垂体窝的前外侧有**视神经管**,管的外侧有**眶上裂**,均与眶相通。垂体窝后界高起的骨嵴称**鞍背**。蝶骨体两侧由前内向后外依次有**圆孔**、**卵圆孔**和**棘孔**。卵圆孔和棘孔后方的三棱锥形骨突为**颞骨岩部**。岩部外侧较平坦称**鼓室盖**,为中耳鼓室的上壁。

（3）**颅后窝**:较深,中央有**枕骨大孔**,向下通椎管。枕骨大孔的前上方的平坦斜面称**斜坡**,前外侧缘上有**舌下神经管内口**,后上方的隆起称**枕内隆凸**,此凸两侧有**横窦沟**,继转向前下内改称**乙状窦沟**,末端终于**颈静脉孔**。颞骨岩部后面中央有**内耳门**,通**内耳道**。

颅底的内面观和外面观

5. 颅底外面观　颅底外面可分前、后两部(图 3-23)。前部较低,牙槽弓围绕的部分称**骨腭**,由上颌骨和腭骨水平板构成。骨腭后上方的一对孔为**鼻后孔**,孔两侧的垂直骨板为**翼突**,翼突根部的后外侧依次有卵圆孔和棘孔。

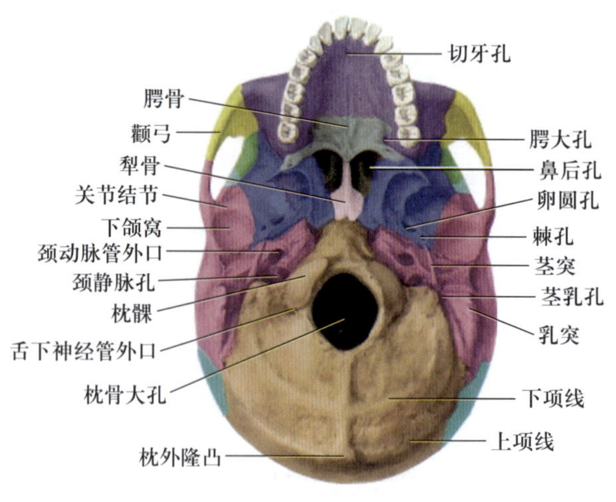

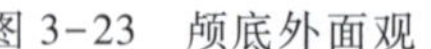

图 3-23　颅底外面观

后部中央为**枕骨大孔**，其后上方的隆起称**枕外隆凸**。枕骨大孔两侧有椭圆形的关节面，称**枕髁**，与寰椎构成关节。枕髁根部前外侧有**舌下神经管外口**。枕髁外侧有**颈静脉孔**。颈静脉孔的前方有**颈动脉管外口**，向内通**颈动脉管**。颈静脉孔的后外侧有细长的突起，称**茎突**，茎突根部后方有**茎乳孔**，向内通**面神经管**。颧弓根部的后方有**下颌窝**，窝前的横行突起为**关节结节**。

（三）颅骨的骨性标志

颅骨重要的骨性标志：眶上缘、眶下缘、眶上孔、眶下孔、颏孔、颧弓、翼点、下颌头（张口、闭口时最清楚）、下颌角、乳突、枕外隆凸。

（四）颅骨的连结

1. 颅骨的纤维连结和软骨连结　颅骨的连结大多为缝和软骨连结。随着年龄的增长，有些缝和软骨连结可转化为骨性结合。舌骨与颞骨茎突之间为韧带连结。

2. 颞下颌关节　**颞下颌关节**又称**下颌关节**，由颞骨的下颌窝、关节结节与下颌骨的下颌头构成。关节囊松弛，前部较薄弱，外侧有韧带加强；关节囊内有关节盘，将关节腔分为上、下两部分（图 3-24）。颞下颌关节属于联合关节，两侧联合运动可使下颌骨上提、下降、前移、后退和侧方运动。如张口过大，下颌头可滑到关节结节前方，造成下颌关节脱位，口不能闭合。

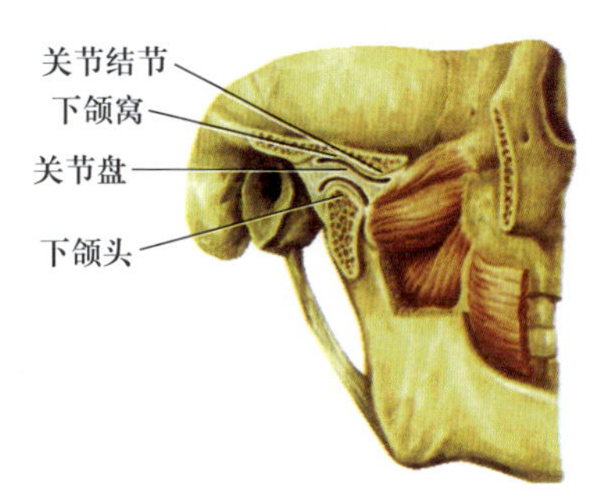

图 3-24　颞下颌关节

（五）新生儿颅的特征

新生儿颅顶各骨尚未完全发育，骨与骨之间仍保留有一定面积的结缔组织膜，面积较大者称**颅囟**（图 3-25）。其中位于两顶骨与额骨之间的称**前囟**，呈菱形，最大，1~2 岁时闭合。位于两顶骨与枕骨之间的称**后囟**，呈三角形，出生后不久即闭合。

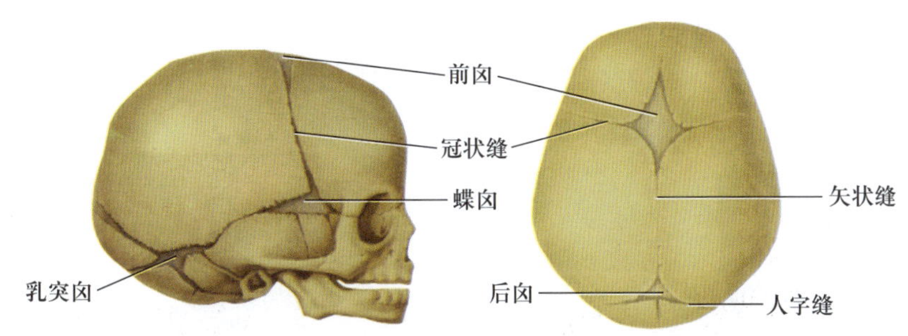

图 3-25　新生儿颅囟

知识拓展

前、后囟穿刺术

新生儿在四肢、头皮及颈部的浅静脉穿刺失败后，可改用前囟或后囟穿刺取血。前、后囟穿刺术是将针穿入左右颅顶骨之间矢状沟下方的上矢状窦内。经囟穿刺取血方法简便，成功率高，适用于前囟、后囟未闭合的婴幼儿。前囟穿刺取仰卧位，后囟穿刺取俯卧位，操作者站在患儿头侧，助手右手托着颈部，左手固定头部，使上矢状窦与操作台面垂直。前囟的穿刺点选择在前囟的后角正中，后囟的穿刺点选择在后囟正中。穿刺针穿经皮肤、浅筋膜、帽状键膜及囟的膜性结构达上矢状窦。

四、四肢骨及其连结

四肢骨包括上肢骨和下肢骨。由于人类直立，上肢成为灵活的劳动器官，因而上肢骨形体较小，骨连结灵活。下肢主要起着支持和负重的作用，因而下肢骨粗壮强大，骨连结稳固。

（一）上肢骨及其连结

1. 上肢骨　上肢骨每侧 32 块，由锁骨、肩胛骨、肱骨、尺骨、桡骨和手骨组成。

（1）**锁骨**（clavicle）：架于胸廓前上方，呈"～"形，全长均可在体表摸到。锁骨内侧端粗大，称**胸骨端**，与胸骨柄相关节；外侧端扁平，称**肩峰端**，与肩胛骨的肩峰相关节。内侧 2/3 凸向前，外侧 1/3 凸向后。锁骨骨中、外 1/3 交界处较细，骨折多发生在此处（图 3-26）。

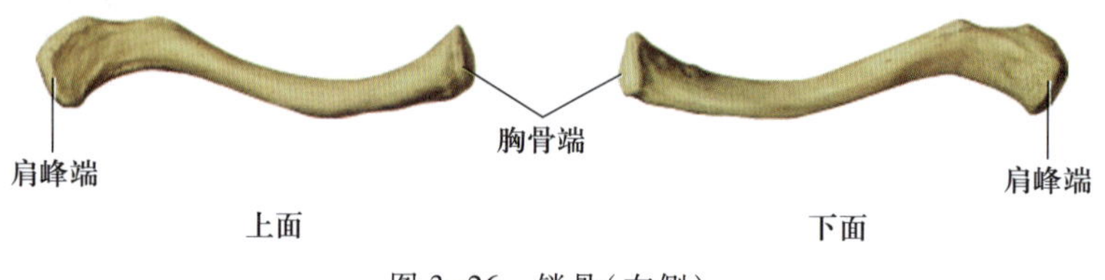

图 3-26　锁骨（右侧）

（2）**肩胛骨**（scapula）：为贴附于胸廓后外侧三角形扁骨，有两面、三缘、三角（图 3-27）。肩胛骨前面微凹称**肩胛下窝**，后面有一横嵴，称**肩胛冈**。肩胛冈的外侧端突起，称**肩峰**，是肩部最高点。肩胛冈上、下方的浅窝，分别称**冈上窝**和**冈下窝**。肩胛骨上缘最短，外侧有一向前的指状突起，称**喙突**；内侧缘（脊柱缘）较长，薄而锐利；外侧缘（腋缘）短而肥厚。肩胛骨的上角平对第 2 肋，下角平对第 7 肋，是计数背部肋的骨性标志。外侧角肥厚，有一朝向外侧的浅窝，称**关节盂**，与肱骨头相关节。关节盂的上、下方各有一小隆起，分别称**盂上结节**和**盂下结节**。

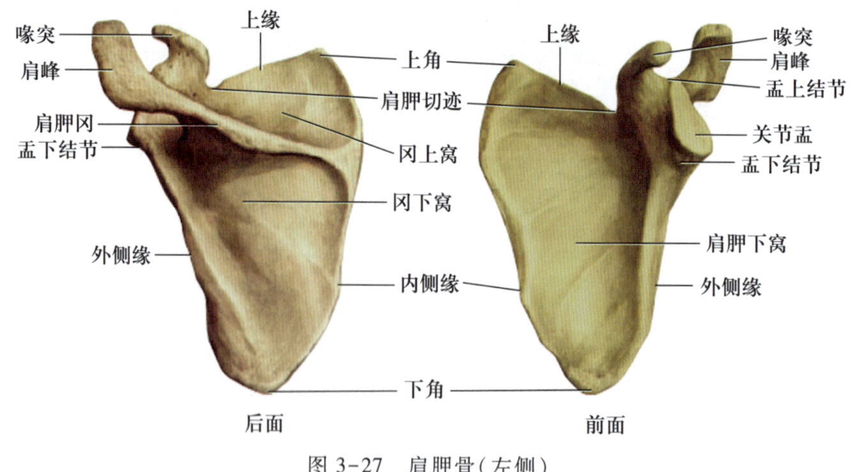

图 3-27　肩胛骨（左侧）

（3）**肱骨**（humerus）：位于臂部，上端膨大，内上部呈半球形称**肱骨头**，与肩胛骨的关节盂形成肩关节。肱骨头的前、外侧各有一个隆起，分别称**小结节**和**大结节**，两结节向下延伸，分别形成**小结节嵴**和**大结节嵴**，两结节之间的纵沟称**结节间沟**。肱骨上端与体交界处较细，称**外科颈**，是骨折的好发部位。肱骨体中部外侧面有粗糙的**三角肌粗隆**，后面有从内上斜向外下的浅沟，称**桡神经沟**，内有桡神经走行。下端较宽扁，前面外侧部有半球形的**肱骨小头**，内侧部有**肱骨滑车**。肱骨滑车后面上方的深窝称**鹰嘴窝**。下端两侧的突起分别称**内上髁**和**外上髁**，在内上髁的后下方有**尺神经沟**，内有尺神经走行（图 3-28）。

上肢骨

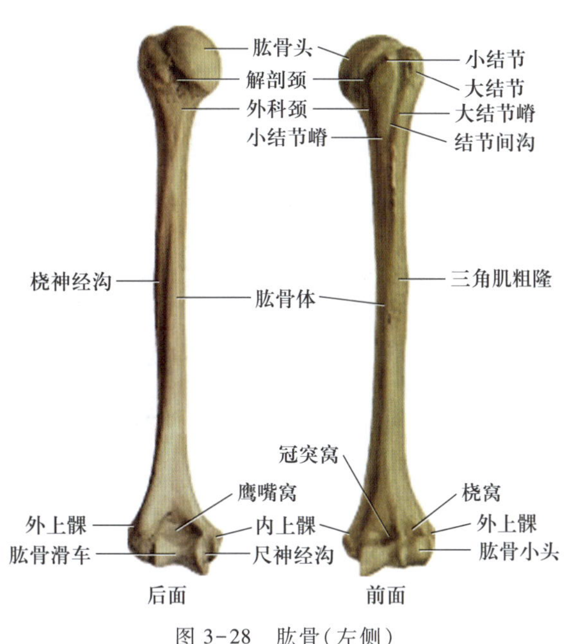

图 3-28　肱骨（左侧）

（4）**尺骨**（ulna）：位于前臂内侧，分一体两端（图 3-29）。上端前面有一半月形关节面，称**滑车切迹**，与肱骨滑车相关节。滑车切迹的上、下方各有一突起，分别称**鹰嘴**和**冠突**。冠突外侧面有一凹面，称**桡切迹**，与桡骨头相关节。尺骨下端称**尺骨头**，头后内侧向下的突起，称**尺骨茎突**。

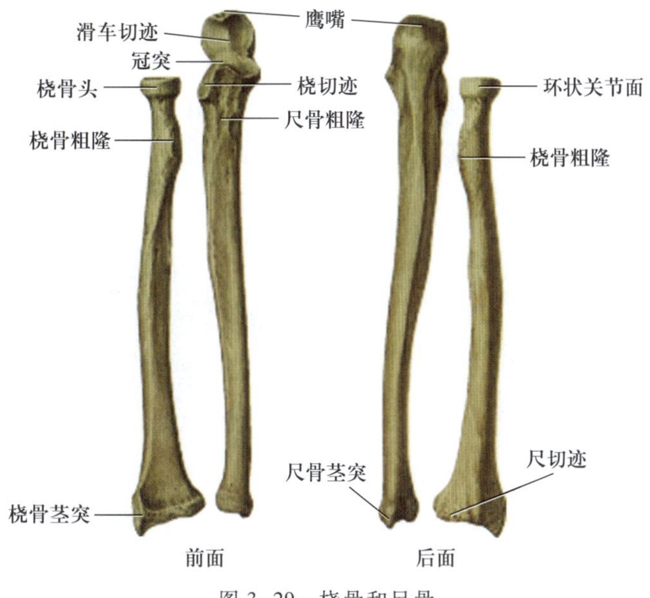

图 3-29　桡骨和尺骨

（5）**桡骨**（radius）：位于前臂外侧，分一体两端。上端呈短圆柱状，称**桡骨头**，其上面有**关节凹**，与肱骨小头相关节；桡骨头周缘有**环状关节面**，与尺骨相关节。桡骨头下方略细，称**桡骨颈**。桡骨颈的内下方有粗糙的隆起，称**桡骨粗隆**。桡骨下端膨大，下面有**腕关节面**与腕骨相关节；外侧向下的突起称**桡骨茎突**；下端内面的关节面称**尺切迹**，与尺骨头相关节（图 3-29）。

（6）手骨：包括腕骨、掌骨和指骨（图 3-30）。**腕骨** 8 块，排列成两列，每列 4 块，由外侧向内侧，近侧列为手舟骨、月骨、三角骨和豌豆骨；远侧列为大多角骨、小多角骨、头状骨和钩骨。掌骨 5 块，从外侧向内侧依次为第 1～5 掌骨，每块掌骨近侧端为底，中间部为体，远侧端为头。指骨 14 节，除拇指只有 2 节，其余各指均为 3 节，称近节指骨、中节指骨、远节指骨。

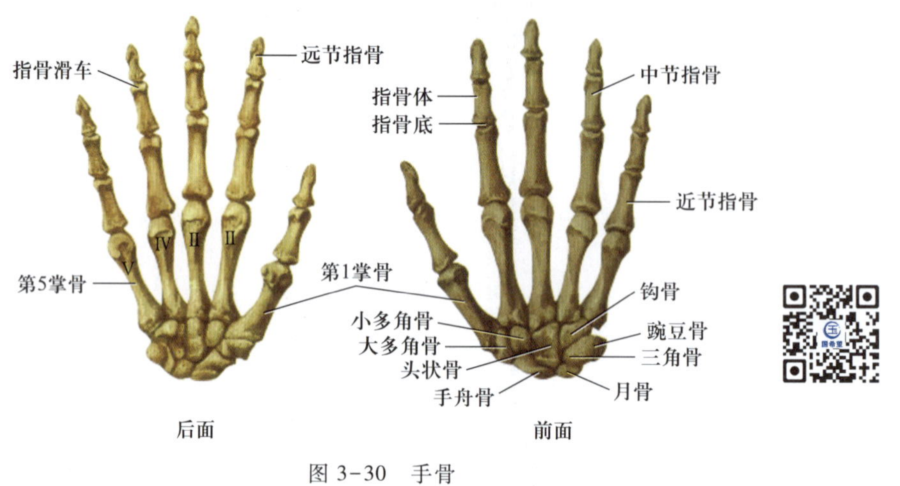

图 3-30　手骨

2. 上肢骨主要的骨性标志　有锁骨、肩胛冈、肩峰、肩胛骨上角、肩胛骨下角、肱骨内上髁、肱骨外上髁、尺骨鹰嘴、尺骨茎突、桡骨茎突等。

3. 上肢骨的连结

（1）胸锁关节和肩锁关节：**胸锁关节**由锁骨的胸骨端与胸骨的锁切迹构成。**肩锁关节**由锁骨的肩峰端和肩胛骨的肩峰构成。它们均是微动关节，活动度小，主要起支持和连结作用。

（2）**肩关节**（shoulder joint）：由肱骨头与肩胛骨的关节盂构成（图 3-31）。肱骨头大，关节盂小而浅，关节囊薄而松弛，囊内有起自盂上结节的肱二头肌长头腱越过肱骨头上方。肩关节的前部、后部、上部和外侧部有肌、韧带和肌腱加强，囊的下壁没有肌腱和韧带加强，最为薄弱，故肩关节脱位时，肱骨头常从下壁脱出。肩关节运动灵活，运动幅度大，可做前屈和后伸、内收和外展、旋内和旋外、环转运动。

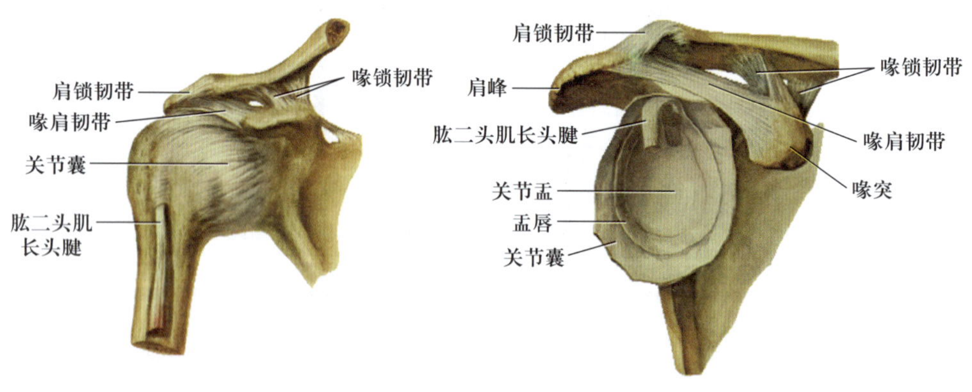

图 3-31　肩关节

（3）**肘关节**（elbow joint）：由肱骨下端和桡、尺骨上端构成，包括肱尺关节、肱桡关节和桡尺近侧关节。**肱尺关节**由肱骨滑车与尺骨的滑车切迹构成（图 3-32）。**肱桡关节**由肱骨小头与桡骨头关节凹构成。**桡尺近侧关节**由桡骨的环状关节面与尺骨的桡切迹构成。

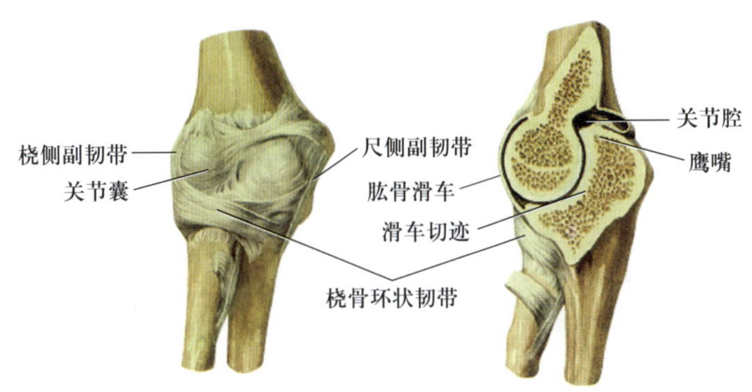

图 3-32　肘关节

肘关节是 3 个关节包在一个关节囊内，形成复合关节。关节囊的前、后壁薄而松弛，关节囊两侧壁厚而紧张，有**尺侧副韧带**和**桡侧副韧带**加强（图 3-32）。在桡骨头周围有**桡骨环状韧带**环绕，可防止桡骨头脱出。4 岁以前的幼儿，桡骨头尚在发育之中，环状韧带松弛，在肘关节伸直位猛力牵拉前臂时，桡骨头可部分脱出，发生**桡骨头半脱位**。肘关节的运动以肱尺关节为主，主要做冠状轴上的屈、伸运动。

（4）桡骨和尺骨的连结：包括桡尺近侧关节、桡尺远侧关节和前臂骨间膜。桡尺远侧关节由桡骨的尺切迹与尺骨头构成（图 3-33）。桡尺近侧和远侧关节是联动关节，前臂可做旋转运动。当桡骨转至尺骨前方并与之相交叉时，手背向前，称**旋前**；与此相反的运动，即桡骨转回到尺骨外侧，称**旋后**。

（5）手关节：包括桡腕关节、腕骨间关节、腕掌关节、掌指关节、指骨间关节（图 3-33）。

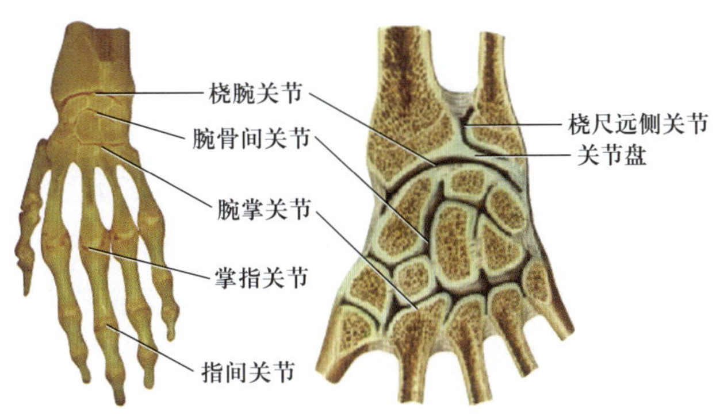

图 3-33　手关节

桡腕关节（radiocarpal joint）又称**腕关节**，由桡骨下端的腕关节面和尺骨下方的关节盘与手舟骨、月骨、三角骨的近侧关节面构成。关节囊前后较松弛，周围有韧带加强。桡腕关节可做屈、伸、内收、外展和环转运动。

（二）下肢骨及其连结

1. 下肢骨　每侧 31 块，由髋骨、股骨、髌骨、胫骨、腓骨和足骨组成。

（1）**髋骨**(hip bone)：位于盆部，由髂骨、坐骨和耻骨在**髋臼**处融合而成(图 3-34)。髋臼前下方的大孔称**闭孔**。

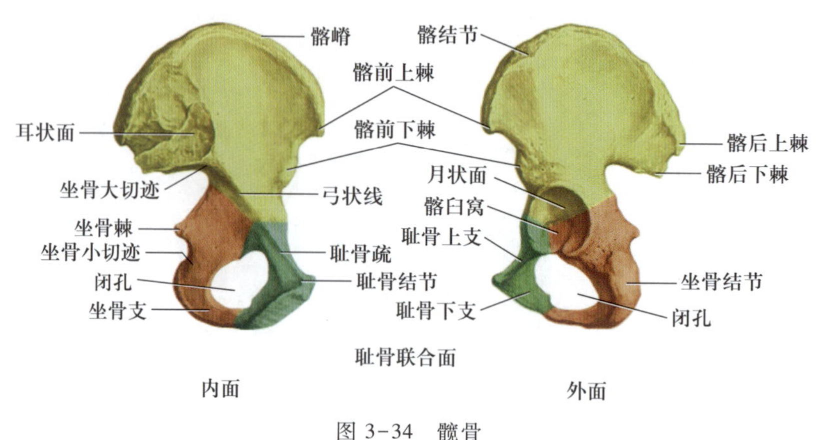

图 3-34　髋骨

1）髂骨：构成髋骨的上部，分髂骨翼和髂骨体两部分。髂骨翼上缘厚钝，称**髂嵴**。两侧髂嵴最高点的连线平对第 4 腰椎棘突，是腰椎穿刺的定位标志。髂嵴前、后端的突出部分别称**髂前上棘**、**髂后上棘**。两棘下方各有一突起，分别称**髂前下棘**和**髂后下棘**。髂前上棘后方 5～7 cm处向外侧的突起，称**髂结节**。髂骨翼内面的浅窝称**髂窝**，下端为**弓状线**，弓状线后端有**耳状面**。

2）坐骨：构成髋骨的后下部，分为一体和一支。**坐骨体**下部的粗糙面称**坐骨结节**，其后上方的三角形突起称**坐骨棘**。坐骨棘上、下方的凹陷分别称**坐骨大切迹**和**坐骨小切迹**。坐骨结节向前内上方延为**坐骨支**。

3）耻骨：构成髋骨的前下部，分一体和上支、下支。**耻骨上支**上面的骨嵴称**耻骨梳**，向后与弓状线相续，向前终止于**耻骨结节**。耻骨结节到耻骨联合面上缘之间的骨嵴称**耻骨嵴**。两支移行处的内侧粗糙面称**耻骨联合面**。

（2）**股骨**(femur)：位于大腿，为人体最长的长骨，约为身高的 1/4，分一体和两端(图 3-35)。上端有朝向内上方的**股骨头**，头关节面近中央处有一小凹，称**股骨头凹**，有股骨头韧带附着。股骨头下外侧的缩细部分称**股骨颈**。股骨颈骨折按骨折线分头下骨折、经颈骨折和基底骨折。头下骨折和经颈骨折属于囊内骨折，由于股骨头的血液循环大部分中断，因而骨折不易愈合，易造成股骨头缺血坏死。基底骨折由于两骨折断的血液循环良好而较易愈合。颈与体相连处有 2 个隆起，内下方较小的称**小转子**，外上方较大的称**大转子**。大、小转子之间，前面有**转子间线**，后面有**转子间嵴**。股骨体略弓向前，后面有纵行的骨嵴，称**粗线**。粗线上端的外侧部粗糙，称**臀肌粗隆**。股骨下端有 2 个突向后的膨大，分别称**内侧髁**和**外侧髁**。两髁侧面的最突起处分别称**内上髁**和**外上髁**。

（3）**髌骨**(patella)：位于股骨下端的前方，是全身最大的籽骨(图 3-36)。髌骨呈尖向下的三角形。

（4）**胫骨**(tibia)：位于小腿内侧部，为粗大的长骨，分一体两端(图 3-37)。上端膨大，有与股骨内、外侧髁相对应的**内侧髁**和**外侧髁**。胫骨前缘锐利，体表可触及。两髁之间的粗糙小隆起称**髁间隆起**。外侧髁的后下方有**腓关节面**，与腓骨头相关节。上端前面有粗糙的隆起，称**胫骨粗隆**。胫骨下端内侧有向下的突起，称**内踝**，下面有关节面与距骨相关节。

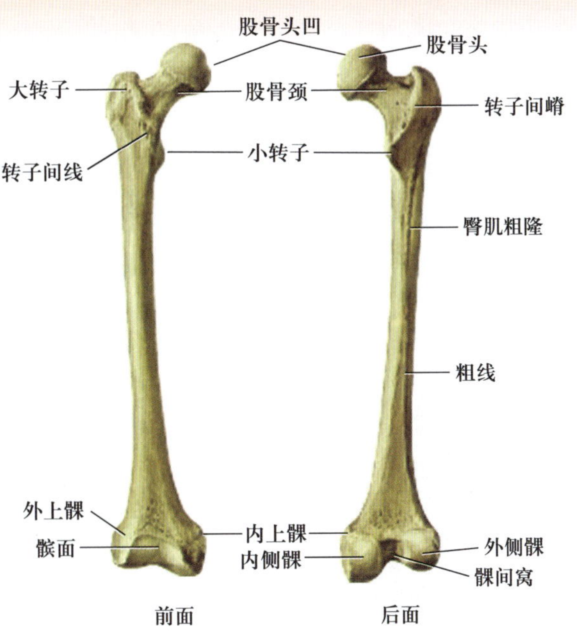

图 3-35　股骨

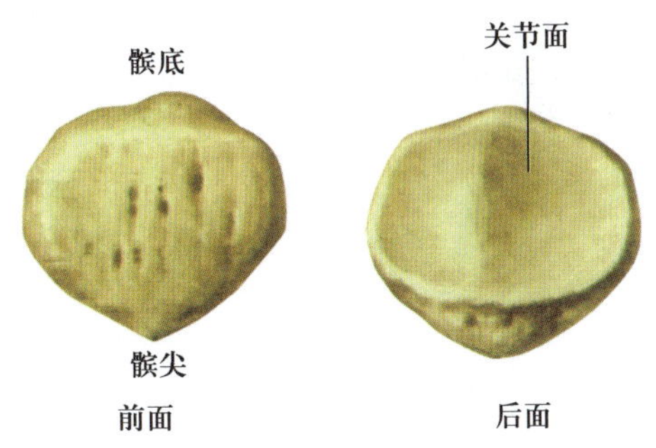

图 3-36　髌骨

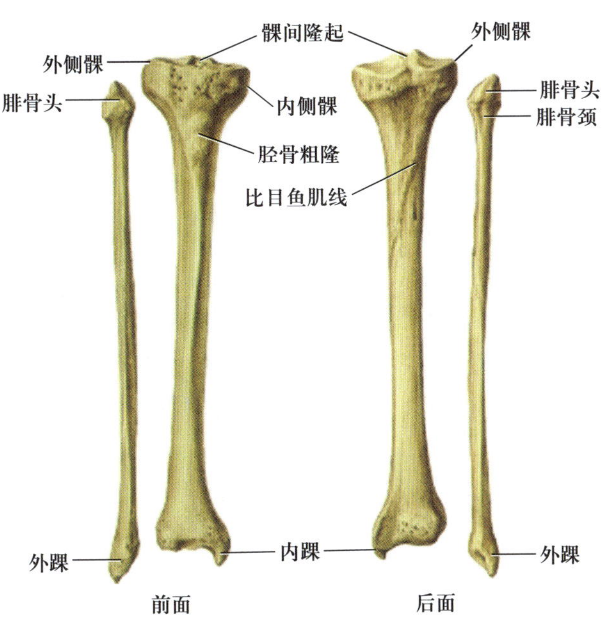

图 3-37　胫骨和腓骨（右侧）

（5）**腓骨**（fibula）：位于小腿外侧，细长，分一体两端（图 3-37）。上端膨大称**腓骨头**，头下方缩细称**腓骨颈**。下端膨大称**外踝**。

（6）足骨：包括**跗骨**、**跖骨**、**趾骨**（图 3-38）。跗骨 7 块，构成足跟的为**跟骨**，跟骨上方为**距骨**，距骨前方接足舟骨，足舟骨前方依次与**内侧楔骨**、**中间楔骨**和**外侧楔骨**相关节，外侧楔骨的外侧是**骰骨**。距骨上面的关节面称**距骨滑车**，跟骨后端的隆凸称**跟骨结节**。跖骨 5 块，由内侧向外侧依次为第 1~5 跖骨，每块跖骨也分为底、体、头三部分。趾骨 14 块，踇趾为 2 节，其他各趾均为 3 节。趾骨分为底、体和头。

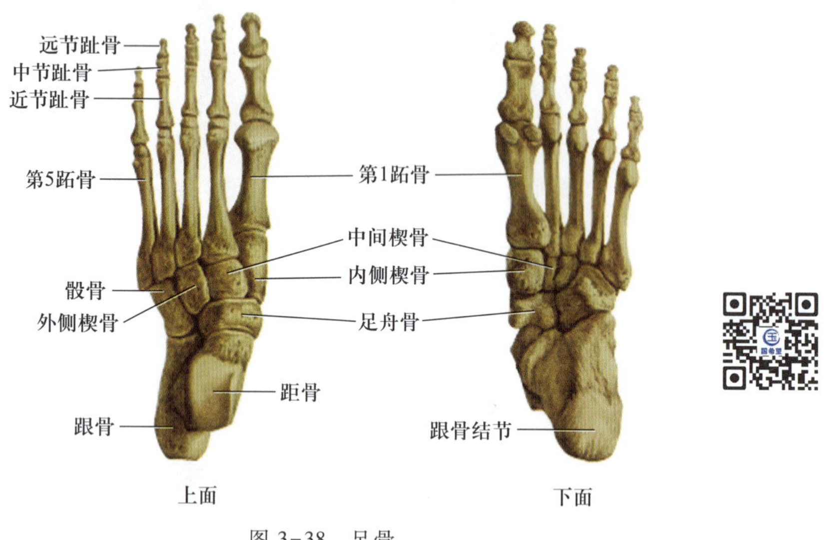

图 3-38　足骨

2. 下肢骨主要的骨性标志　有髂嵴、髂前上棘、髂后上棘、髂结节、耻骨结节、耻骨联合、坐骨结节、股骨大转子、股骨内上髁、股骨外上髁、髌骨、腓骨头、胫骨粗隆、胫骨前缘、内踝、外踝、跟骨结节等。

3. 下肢骨的连结

（1）髋骨的连结：通过关节、韧带和软骨相连。

1）**骶髂关节**：由骶骨与髂骨的耳状面构成。关节面结合紧密，关节囊厚而坚韧，周围韧带加强。骶髂关节具有相当大的稳固性，以适应支持体重的功能。

2）韧带连结：从骶、尾侧缘向外方连至坐骨结节的韧带，称**骶结节韧带**；其前方从骶、尾侧缘连至坐骨棘的韧带，称**骶棘韧带**。上述两条韧带与坐骨大、小切迹共同围成**坐骨大孔**和**坐骨小孔**，有肌肉、肌腱、神经、血管等通过。

3）**耻骨联合**：由两侧的耻骨联合面借纤维软骨构成的**耻骨间盘**连结构成。耻骨间盘中往往出现一矢状位的裂隙，女性较男性厚，裂隙较大，孕妇和经产妇尤为显著。

4）**骨盆**（pelvis）：由骶骨、尾骨和左右髋骨连结而成。骨盆借骶骨岬、弓状线、耻骨梳和耻骨联合上缘构成的**界线**，分为上方的**大骨盆**和下方的**小骨盆**（图 3-39）。大骨盆的内腔是腹腔的一部分；小骨盆的内腔，称**骨盆腔**。两侧的坐骨支和耻骨下支连成**耻骨弓**，其间的夹角称**耻骨下角**。

自青春期开始，男、女性骨盆出现差异。女性骨盆的形态特点与妊娠和分娩有关，主要有以下特征：骨盆外形宽短，骨盆上口近似圆形，骨盆下口较宽，耻骨下角较大，盆腔宽短，呈圆桶形（图 3-39）。男、女性骨盆的形态差异见表 3-1。

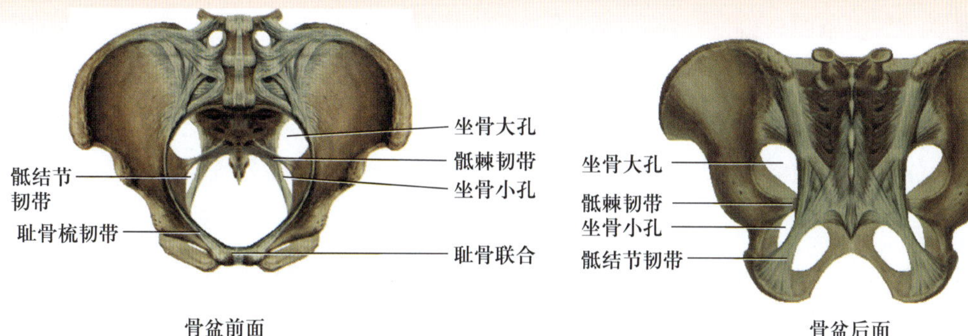

骨盆前面　　骨盆后面

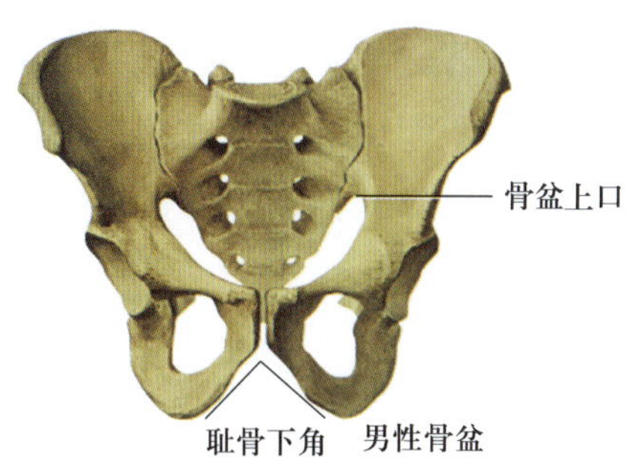

男性骨盆

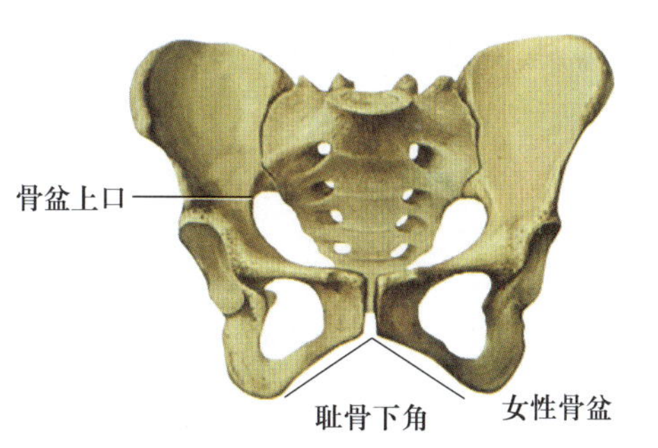

女性骨盆

图 3-39　骨盆及韧带

骨盆

表 3-1　男、女性骨盆的形态差异

项目	男性	女性
骨盆形状	窄而长	宽而短
小骨盆上口	较小，呈心形	较大，呈圆形
小骨盆下口	较小	较大
小骨盆腔	狭而长，呈漏斗形	宽而短，呈圆桶形
耻骨下角	70°～75°	90°～100°
耻骨联合	狭而长	宽而短
骶骨	向前弯曲度大	向前弯曲度小

人体直立时，骨盆呈前倾位，小骨盆上口平面与水平面构成 50°～60°的角（女性可呈 60°），称**骨盆倾斜度**。较正常的骨盆位置向前倾斜一定的角度称骨盆前倾。骨盆长时间前倾，不但影响美观，严重会加重下背部及颈部的负担，造成疼痛与肩颈酸痛等问题，甚至影响其他骨骼肌肉健康。

骨盆具有支持体重、传递压力、保护腹腔和盆腔器官及缓冲震动的功能。在女性，骨盆是胎儿娩出的产道。骨盆还可协调躯干与下肢的运动，并可增大下肢运动的幅度。

知识拓展

骨盆测量

骨盆测量是在孕中、晚期使用骨盆测量器来测量骨盆的各条径线，以此来评估骨盆的大小及形状，是决定能否经阴道分娩的重要因素之一。临床上，通常测量：① **髂棘间径**，测量两髂前上棘外缘的距离；② **髂嵴间径**，测量两髂嵴外缘最宽的距离；③ **骶耻外径**，测量第 5 腰椎棘突尖端至耻骨联合上缘中点的距离；④ **坐骨结节间径**，测量两坐骨结节内侧缘的距离；⑤ **耻骨弓角度**，左右手拇指指尖斜着对拢，放置在耻骨联合下缘，左右两拇指平放在耻骨下支的上面，测量两拇指间的角度；⑥ **骨盆对角径**，为耻骨联合下缘至骶岬上缘中点的距离；⑦ 坐骨棘间径，测量两坐骨棘间的距离。

（2）**髋关节**（hip joint）：由髋臼与股骨头构成（图 3-40）。其结构特点是：髋臼深，股骨头大，关节囊厚而坚韧；关节囊的周围有韧带加强，如前面有**髂股韧带**，可限制大腿过伸，对维持人体直立姿势有很大作用；囊内有**股骨头韧带**，连于股骨头与髋臼之间，内有营养股骨头的血管通过。髋关节运动形式与肩关节相同，但由于股骨头深藏于髋臼内，且受韧带的限制，关节囊又较厚，故运动幅度和灵活性均较肩关节小，而具有较大的稳固性，以适应其支持和行走功能。关节囊后下部较薄弱，股骨头易向下方脱位。髋关节可做屈、伸，收、展，旋内、旋外以及环转运动。

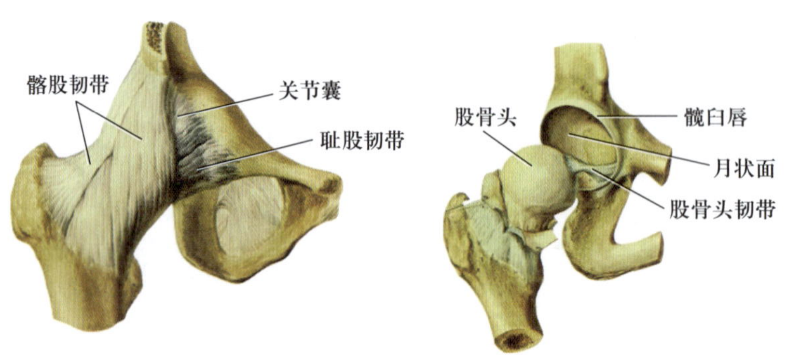

图 3-40　髋关节

（3）**膝关节**（knee joint）：由股骨下端、胫骨上端和髌骨构成（图 3-41），是全身最复杂的关节。其结构特点是：关节囊宽阔而松弛；关节囊前方有强大的**髌韧带**加固，两侧有**胫侧副韧带**和**腓侧副韧带**加强；关节囊内有连于胫骨和股骨间的**前交叉韧带**和**后交叉韧带**，防止胫骨过度前后移动；在股骨和胫骨之间垫有**内侧半月板**和**外侧半月板**，内“C”外“O”形，使两骨的关节面更为适应，从而加强了关节的稳固性和灵活性。膝关节主要做屈、伸运动；半屈位时，还可做轻度旋内、旋外。

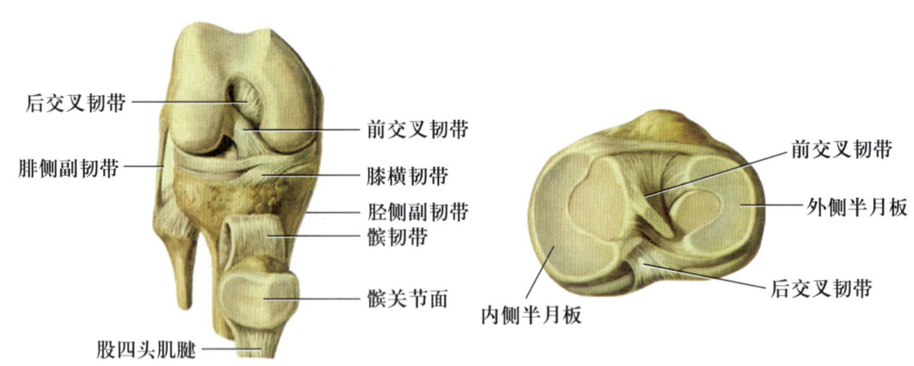

图 3-41　膝关节

（4）胫骨和腓骨的连结：包括 3 部分，两骨上端有胫骨的腓关节面与腓骨头构成的**胫腓关节**；两骨干之间借**小腿骨间膜**相连；两骨下端借韧带相连。胫骨和腓骨间活动度很小。

(5) 足关节:包括距小腿关节、跗骨间关节、跗跖关节、跖趾关节和趾骨间关节(图 3-42)。

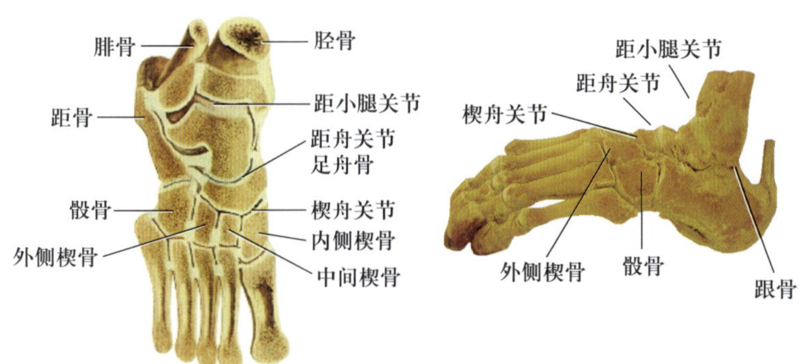

图 3-42 足关节

距小腿关节:又称**踝关节**(ankle joint),由胫、腓骨下端与距骨滑车构成。关节囊前、后部松弛,两侧有韧带加强,内侧韧带强健,外侧韧带薄弱。踝关节能做背屈(伸)和跖屈(屈)运动。距小腿关节与跗骨间关节协同作用时,使足底朝向内侧,称**内翻**;使足底朝向外侧,称**外翻**,内翻幅度大于外翻。在跖屈时,由于较窄的滑车后部进入关节窝内,于是足能做轻微的侧方运动,此时关节不够稳定,故踝关节扭伤多发生在跖屈的情况下。

(6) **足弓**(arches of foot):是足骨借关节和韧带紧密相连,在纵、横方向上都形成凸向上方的弓形结构(图 3-43)。足弓具有弹性,在行走、跑跳和负重时,可缓冲地面对人体的冲击力,还可保护足底的血管和神经。

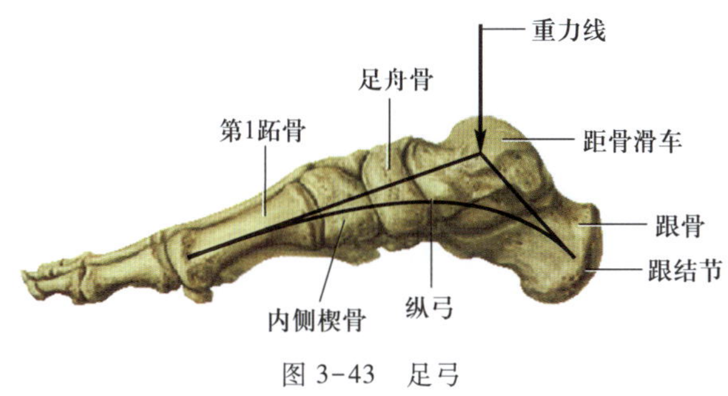

图 3-43 足弓

五、骨与骨连结的护理应用

(一) 压疮

压疮又称压力性溃疡、褥疮,是由于局部组织长期受压,发生持续缺血、缺氧、营养不良而致组织溃烂坏死。

压疮易发生于受压且缺乏脂肪组织保护、无肌肉包裹或肌层较薄的骨隆凸处,与体位密切相关。体位不同,受压点不同,易发部位亦不同(图 3-44)。

仰卧位好发于:枕外隆凸、肩胛部、肘部、骶尾部、足跟。

侧卧位好发于:耳郭、肩峰、肋骨、髋部、股骨大转子、膝关节的内外侧及内外踝。

俯卧位好发于:面颊、耳郭、肩峰、女性乳房、肋缘突出处、男性生殖器、髂前上棘、膝前部和足趾。

压疮的应用解剖

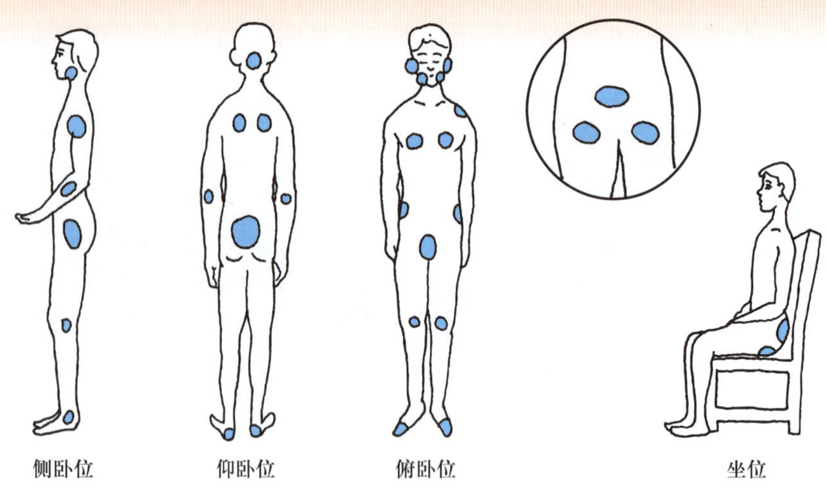

图 3-44　压疮的好发部位

坐位好发于：坐骨结节、肩胛骨、足跟处。

预防压疮主要在于消除其发生的原因与诱因。护士要做到“七勤”，即勤观察、勤翻身、勤擦洗、勤按摩、勤整理、勤更换、勤交班。还应养成在床边交接病人皮肤情况的习惯。

预防压疮口诀：勤翻身，勤擦洗，床铺需要勤整理；勤按摩，勤更换，定时翻身促循环；翻身时，轻抬起，避免拖拉擦破皮。

（二）颅底骨折

颅底骨折是指外力作用于颅底引起的骨折，按部位分为颅前窝骨折、颅中窝骨折、颅后窝骨折。

1. 颅前窝骨折　常累及额骨眶板和筛骨，引起的出血经鼻孔流出；或流进眶内，眶周皮下及球结膜下形成瘀斑，称之为“熊猫”眼征。骨折处脑膜破裂时，脑脊液可经额窦或筛窦由鼻孔流出形成脑脊液鼻漏，空气也可经此逆行进入颅腔内形成颅内积气。筛板及视神经管骨折可引起嗅神经和视神经损伤。

2. 颅中窝骨折　常累及颞骨岩部，脑膜和骨膜均破裂时，脑脊液经中耳由鼓膜裂孔流出形成脑脊液耳漏；如鼓膜完好，脑脊液则经咽鼓管流往鼻咽部，常合并第Ⅶ或第Ⅷ脑神经损伤。如骨折累及蝶骨和颞骨内侧可伤及脑垂体和第Ⅱ、Ⅲ、Ⅳ、Ⅴ及第Ⅵ脑神经；如果伤及颈内动脉海绵窦段，可形成颈内动脉海绵窦瘘而出现搏动性突眼；颈内动脉如在破裂孔或在颈内动脉管处破裂，则可发生致命性鼻出血或耳出血。

3. 颅后窝骨折　骨折累及颞骨岩部后外侧时，多在伤后 2~3 日出现乳突部皮下淤血，骨折累及枕骨基底部时可在伤后数小时出现枕下部肿胀及皮下淤血；骨折累及枕大孔或岩骨尖后缘，尚可出现个别或全部后组脑神经（即第Ⅸ~Ⅻ脑神经）受累的症状，如声音嘶哑、吞咽困难。

（张　波）

第二节 骨骼肌

预习任务

通过在线课程学习，解答以下问题。

1. 说出骨骼肌的分类及各类骨骼肌的形态特点。
2. 说出骨骼肌的构造，理解起止点的意义。
3. 说出各部主要骨骼肌的名称，并指出位置。
4. 自我展示各部主要骨骼肌的主要作用。

一、概述

运动系统的肌均属骨骼肌(muscle)，全身共有600多块。每块肌都有一定的形态、结构和位置，执行一定的功能，有丰富的血管和淋巴管，接受神经支配。

(一) 骨骼肌的形态分类

肌的形态多样，根据外形可分为4类(图3-45)：① **长肌**，呈长梭形或条带状，多分布于四肢；② **短肌**，短而小，多分布于躯干深部；③ **扁肌**，薄片状，多见于躯干浅层；④ **轮匝肌**，环形，位于孔、裂的周围。

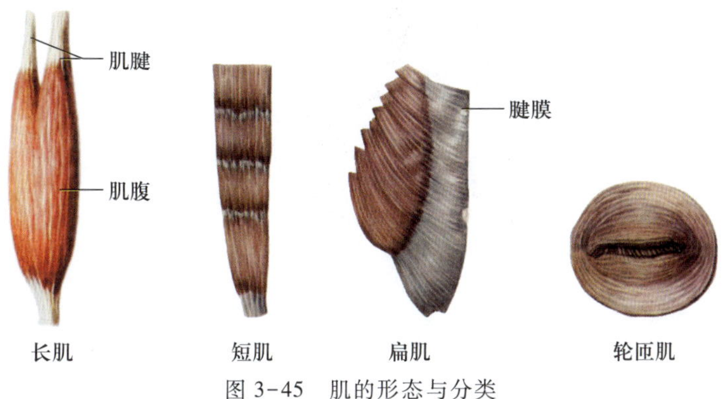

图3-45 肌的形态与分类

(二) 骨骼肌的构造

肌包括肌腹和肌腱。肌的中部是**肌腹**，是肌性部分，可收缩，由骨骼肌纤维构成。肌的两端是**肌腱**，附于骨骼，由致密结缔组织构成，不能收缩，只起力的传递作用。扁肌的肌腱多薄而宽阔，又称**腱膜**(图3-45)。

（三）骨骼肌的起止和配布

通常肌都跨过一个或多个关节，两端附于两块或两块以上骨面（图 3-46）。一般把附于近人体正中面或四肢近侧的一端称**起点**，另一端称**止点**。肌收缩时，一般是止点向起点靠拢。

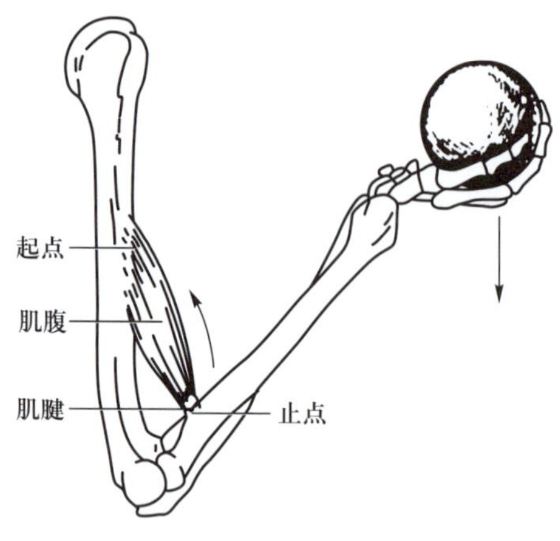

图 3-46　肌的起止点

关节周围肌的配布与其运动轴相关，每一个运动轴的两侧，都配布有作用相反的两群肌。配布在运动轴的同一侧，完成相同运动的肌，称**协同肌**；配布在运动轴两侧、运动作用完全相反的肌或肌群，互称**拮抗肌**。

（四）骨骼肌的辅助结构

骨骼肌的辅助结构有筋膜、滑膜囊和腱鞘等（图 3-47）。

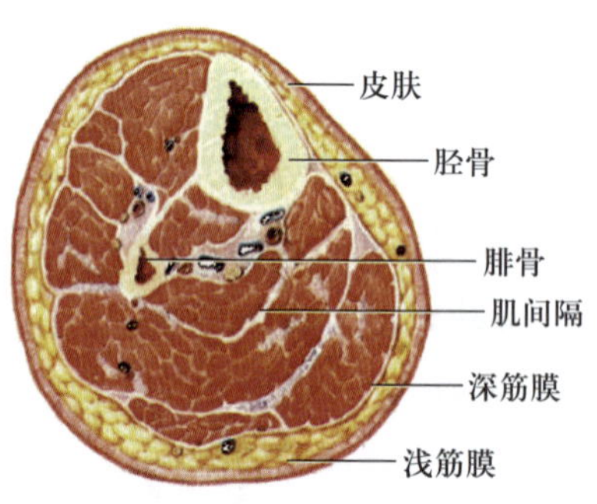

图 3-47　肌的辅助结构

1. 筋膜　分浅筋膜和深筋膜。

（1）浅筋膜：主要成分是由疏松结缔组织，分布于皮肤深面，又称皮下筋膜或皮下组织，内有丰富的血管、淋巴管及神经。

（2）深筋膜：主要成分是致密结缔组织，位于浅筋膜深面的深筋膜又称固有筋膜，包裹骨骼肌。四肢深筋膜向深面穿过肌群，附着于骨面，分隔肌群形成肌间隔。深筋膜还包绕血管和神经，形成血管神经鞘。

2. 滑膜囊　是一密闭的小囊，形扁壁薄，囊壁为结缔组织，内含少量滑液，多见于肌腱与骨面之间，可减少两者的摩擦。

3. 腱鞘　分为内层的腱滑膜鞘和外层的腱纤维鞘。腱滑膜鞘呈套管状，分为脏、壁两层。

脏层包绕于肌腱的周围;壁层与腱纤维鞘相贴。脏、壁两层之间含少量的滑液。当肌收缩时,腱鞘可减少腱与骨面的摩擦。

二、全身骨骼肌

全身骨骼肌包括头颈肌、躯干肌和四肢肌(图 3-48)。

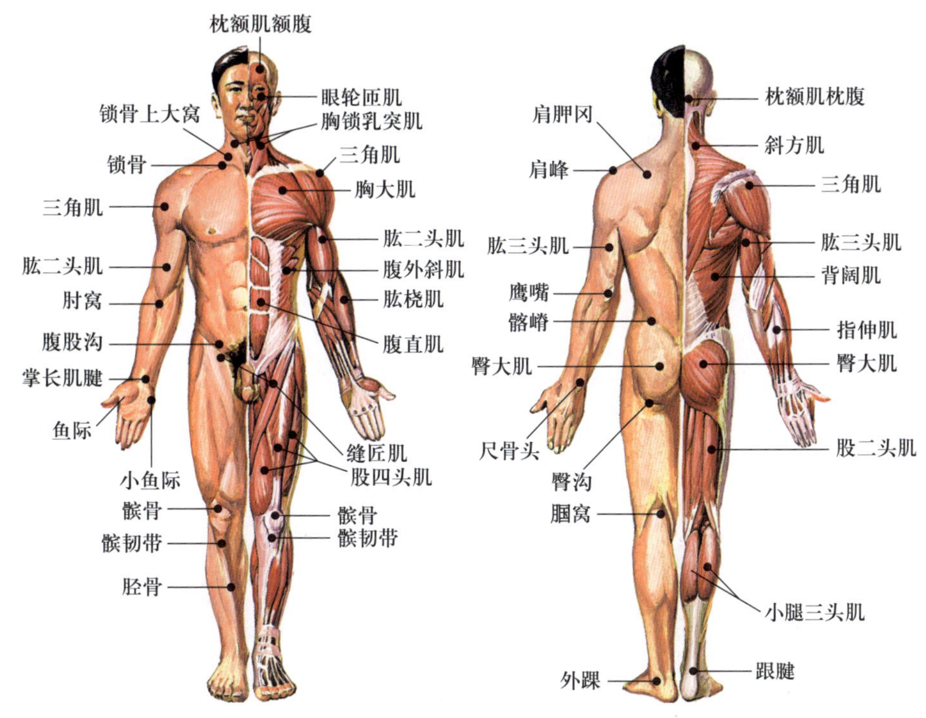

图 3-48 全身肌

(一) 头颈肌

头颈肌可分面肌、咀嚼肌和颈肌 3 部分。

1. **面肌**(facial muscles) 起于颅骨不同部位,止于面部皮肤,收缩可牵动面部皮肤显示不同表情,又称**表情肌**(图 3-49)。

(1) 眼轮匝肌和口轮匝肌:**眼轮匝肌**位于睑裂的周围,收缩时闭合睑裂;**口轮匝肌**环绕口裂的周围,收缩时闭合口裂。

(2) 枕额肌:位于颅顶皮下,中线的两侧,左右各一。它有前后两个肌腹,分别是**额腹**和**枕腹**。两肌腹之间以**帽状腱膜**相连。额腹收缩可扬眉,形成额纹。

2. 咀嚼肌(masticatory muscles) 配布于颞下颌关节的周围,主要有咬肌和颞肌等,两肌都可在体表摸到(图 3-50)。

咬肌位于颧弓和咬肌粗隆之间,收缩时可上提下颌骨。

颞肌起自颞窝,肌束如扇形向下会聚,通过颧弓的深面,止于下颌骨的冠突。颞肌作用是使下颌骨上提,后部肌束可拉下颌骨向后。

3. 颈肌 位于颈部,有颈阔肌、胸锁乳突肌、前斜角肌、中斜角肌、后斜角肌等(图 3-51)。

(1) **颈阔肌**:位于浅筋膜内,薄且宽阔,属于皮肌,有下拉口角的作用。

（2）**胸锁乳突肌**（sternocleidomastoid）：位于颈部两侧皮下，起自胸骨柄前面和锁骨的胸骨端，两头会合斜向后上方，止于颞骨乳突（图 3-51）。其单侧收缩，使头向同侧倾斜，面转向对侧；两侧同时收缩可使头后仰。一侧病变使肌挛缩时，可引起斜颈。

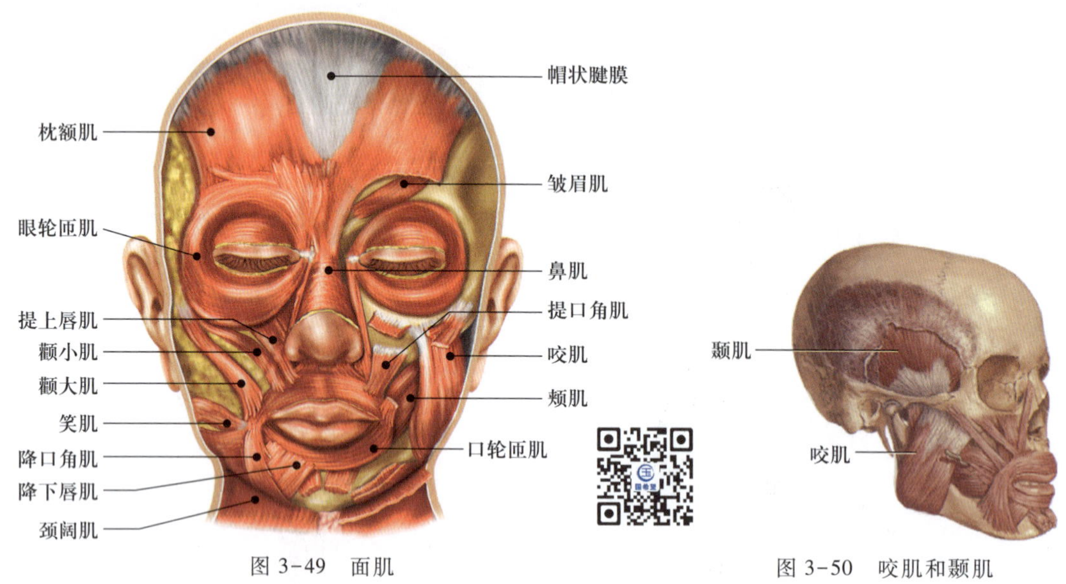

图 3-49　面肌

图 3-50　咬肌和颞肌

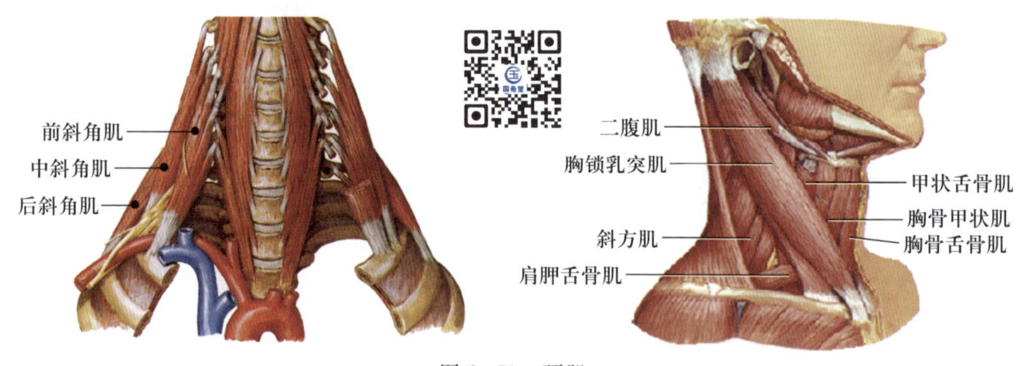

图 3-51　颈肌

（3）前斜角肌、中斜角肌和后斜角肌：位于脊柱颈段两侧的深层，三肌均起于颈椎横突，前、中斜角肌止于第 1 肋，后斜角肌止于第 2 肋。前、中斜角肌与第 1 肋之间的间隙为**斜角肌间隙**，有锁骨下动脉和臂丛通过（图 3-51）。前斜角肌病变可能会压迫这些结构，产生相应的症状，称前斜角肌综合征。

（二）躯干肌

躯干肌

躯干肌包括背肌、胸肌、膈、腹肌和会阴肌。

1. 背肌　位于背部，有斜方肌、背阔肌和竖脊肌等（图 3-52）。

（1）**斜方肌**（trapezius）：位于项部和背上部浅层，为三角形阔肌，左右合在一起呈斜方形。该肌起自上项线、枕外隆凸、项韧带、第 7 颈椎棘突和全部胸椎棘突，止于锁骨外侧 1/3 部、肩峰和肩胛冈（图 3-52）。整肌收缩，可拉肩胛骨向脊柱靠拢；如果固定肩胛骨，两侧同时收缩，可使头后仰。该肌瘫痪时，表现为“塌肩”。

（2）**背阔肌**（lentissimo dorsi）：位于背的下部及胸的后外侧浅层，以腱膜起自下 6 个胸椎的棘突、全部腰椎的棘突、骶正中棘及髂嵴后部等，肌束向外上方集中，以扁腱止于肱骨小结节下方（图 3-52）。该肌收缩，可使肱骨内收、旋内和后伸；当上肢上举固定时，可引体向上。

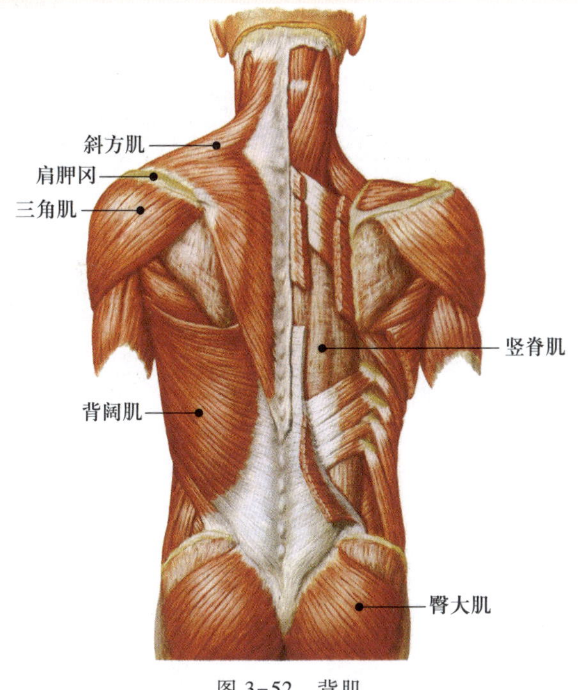

图 3-52　背肌

(3) **竖脊肌**(erector spinae):纵列于棘突两侧,起自骶骨背面和髂嵴的后部,肌束向上,沿途止于椎骨和肋骨,止于颞骨乳突。竖脊肌收缩时使脊柱后伸并仰头,一侧收缩,使脊柱侧屈。

2. 胸肌　参与构成胸壁,有胸大肌、前锯肌和肋间肌等(图 3-53)。

(1) **胸大肌**(pectoralis major):位于胸前壁的上部,位置表浅,宽而厚。起自锁骨内侧半、胸骨和上部肋软骨的前面,各部肌束向外上方集中,止于肱骨大结节下方。胸大肌收缩时可使臂内收和旋内;当上肢上举固定时,可上提躯干。胸大肌也可提肋助吸气。

(2) **前锯肌**(serratus anterior):贴附于胸廓侧壁,一部分为胸大肌、胸小肌所遮盖,以锯齿起于上 8 肋或 9 肋外面,下部锯齿与腹外斜肌的锯齿起点交错,行向后上内,止于肩胛骨的内侧缘及下角(图 3-53)。前锯肌收缩时引肩胛骨向前,使肩胛骨下角旋外,助臂上举。

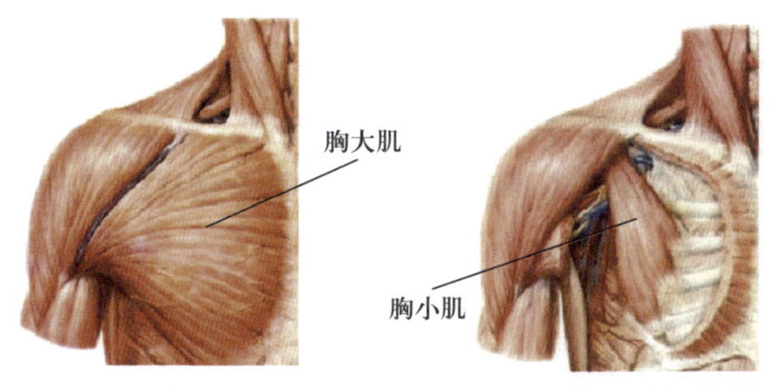

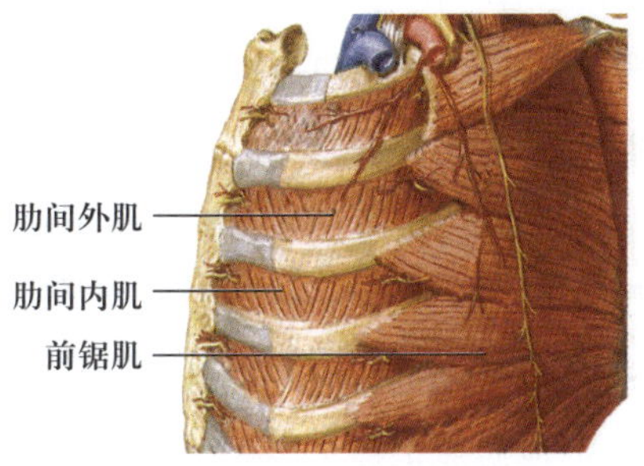

图 3-53　胸肌

(3) 肋间肌:位于肋间隙内,分浅、深两层。浅层称**肋间外肌**(intercostales externi),起于上一肋下缘,肌束斜向前下方,止于下一肋上缘,收缩可提肋助吸气;深层称**肋间内肌**(intercostales interni),起于下一肋上缘,肌束斜向前上方,止于上一肋下缘,收缩可降肋助呼气。

3. **膈**(diaphragm)　位于胸腔和腹腔之间,扁阔、呈穹隆状(图 3-54)。其周围由肌纤维构成,称**周围部**,起于胸廓下口和腰椎前面,向内移行为腱膜,称**中心腱**。膈有主动脉裂孔、食管裂孔和腔静脉孔,分别有主动脉、食管和下腔静脉通过。膈是重要的呼吸肌,收缩时,膈穹隆下降,胸腔容积扩大,以助吸气;舒张时,膈穹隆恢复原位,胸腔容积缩小,以助呼气。

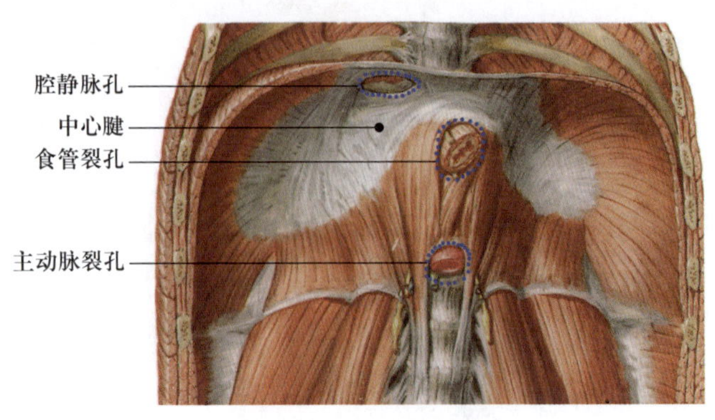

图 3-54 膈

4. 腹肌 位于胸廓下缘和骨盆上缘之间,参与腹壁的组成。包括腹前外侧壁的 3 块扁肌、腹直肌(图 3-55)和腹后壁的腰方肌。

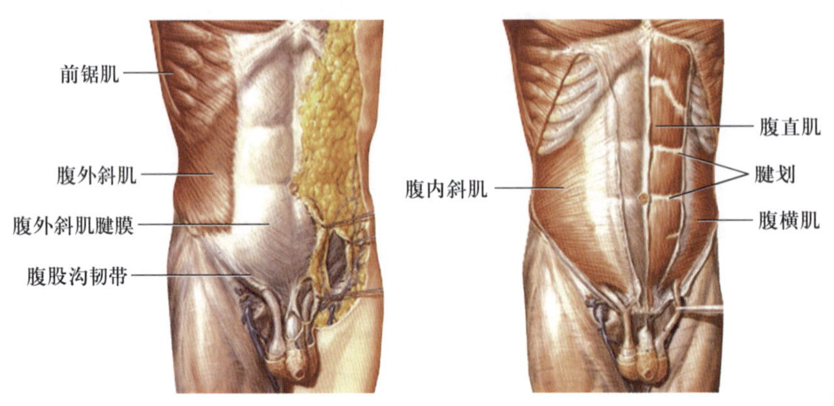

图 3-55 腹前壁肌

(1) **腹外斜肌**(obliquus externus abdominis):位于腹前外侧壁浅层,肌纤维斜向前下,大部分向内侧移行为腱膜。腱膜下缘卷曲增厚,连于髂前上棘和耻骨结节之间,形成**腹股沟韧带**。在耻骨结节外上方,腱膜有一呈三角形的裂孔,称**腹股沟管浅环**(皮下环)。

(2) **腹内斜肌**(obliquus internus abdominis):为腹外斜肌的深面,肌束呈扇形散开,大部分肌束自后向前,延伸至近腹直肌外侧缘处移行为**腹内斜肌腱膜**。

(3) **腹横肌**(transversus abdominis):位于腹内斜肌的深面,肌束横行向前内侧,在近腹直肌外侧缘处移行为**腹横肌腱膜**。

腹内斜肌下部起于腹股沟韧带外侧的肌束向前下越过精索,延续为腱膜,与腹横肌腱膜的相结合,形成**腹股沟镰**,又称**联合腱**,止于耻骨结节外侧的骨面。

(4) **腹直肌**(rectus abdominis):位于腹前壁正中线两侧,周围包有上述 3 对扁肌腱膜形成的**腹直肌鞘**。腹直肌的肌束上下纵行,全长被 3~4 条横行的**腱划**分成几个部分。

(5) 腰方肌:长方形,位于腹后壁脊柱的两侧。

腹肌具有保护腹腔器官的作用;收缩可降肋助呼气;与膈协同收缩时,可增加腹压,有助于排便、排尿、呕吐和分娩。

5. 会阴肌(perineal muscle) 会阴肌是指封闭小骨盆出口处诸肌的总称。按照所在位置分为尿生殖三角肌群和肛门三角肌群(图 3-56)。

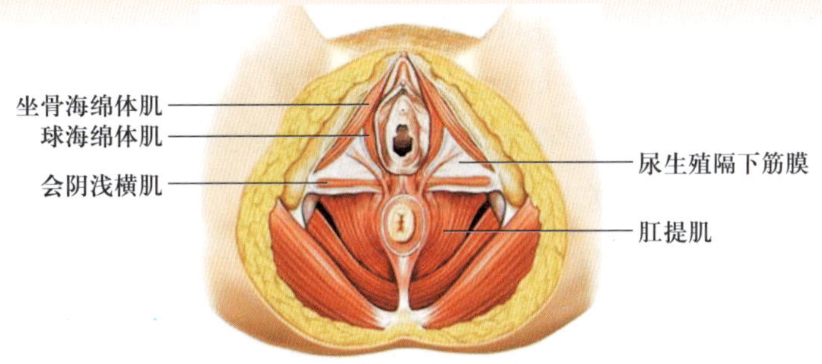

图 3-56　会阴肌

尿生殖三角肌群包括两层，浅层有会阴浅横肌、球海绵体肌和坐骨海绵体肌，深层有会阴深横肌和尿道括约肌。尿道括约肌环绕在尿道周围，在女性环绕尿道和阴道，称尿道阴道括约肌。尿生殖膈由尿生殖膈上、下筋膜及其间的会阴深横肌和尿道括约肌构成，男性有尿道通过，女性有尿道和阴道通过。

肛门三角肌群包括肛提肌、尾骨肌和肛门外括约肌，前两肌参与盆膈的构成；后者为环绕肛门的骨骼肌，可随意括约肛门。盆膈由盆膈上、下筋膜及其间的肛提肌和尾骨肌构成，为盆腔的底，有直肠通过。

会阴中心腱位于肛门和生殖器之间皮肤深面的腱性结构，肛门外括约肌、球海绵体肌、会阴浅横肌、会阴深横肌、尿道括约肌（女性为尿道阴道括约肌）、肛提肌等均有肌纤维附于中心腱，具有加固盆底、承托盆内脏器的作用。

（三）四肢肌

四肢肌包括上肢肌和下肢肌。上肢肌数目较多而细小，适应于完成精细灵巧的动作；下肢肌数目相对较少且粗壮，与支持体重、行走的功能相适应。

上肢肌

1. 上肢肌　按其所在部位，分为肩肌、臂肌、前臂肌和手肌（图 3-57）。

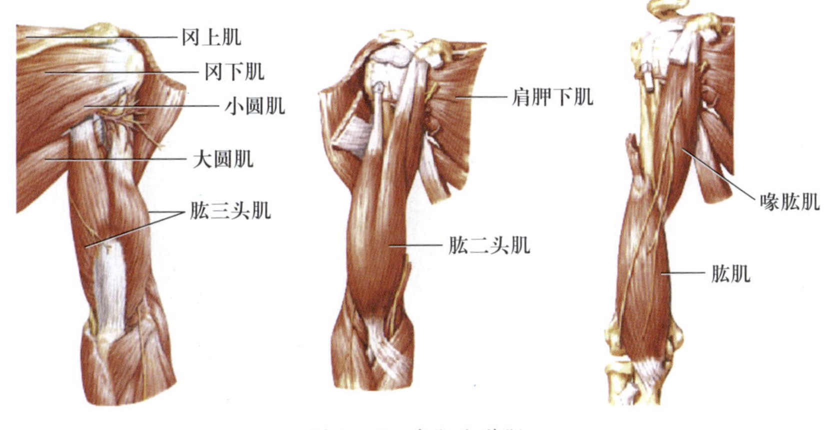

图 3-57　肩肌和臂肌

(1) 肩肌：配布在肩关节的周围，能运动肩关节，其中主要有**三角肌**（deltoid）。三角肌起自锁骨的外侧份、肩峰和肩胛冈，从前、外侧、后三面包绕肩关节，止于肱骨三角肌粗隆，收缩可使肩关节外展。

(2) 臂肌：覆盖于肱骨周围，分前群和后群。

1) 前群：主要有**肱二头肌**(biceps brachii)，位于前群浅层，呈梭形，长头肌腱起于关节盂的上方，通过肩关节囊后内下降，短头起于喙突，于臂的下部二头合成一个肌腹，下端止于桡骨粗隆。肱二头肌主要屈肘关节，也可屈肩关节或使前臂旋后。

2) 后群：主要有**肱三头肌**(triceps brachii)，长头起于关节盂的下方，内、外侧头分别起于桡神经沟的内、外侧，三头合成一个肌腹，以肌腱止于尺骨鹰嘴。肱三头肌主要伸肘关节。

(3) 前臂肌：数目较多，配布于桡骨和尺骨周围，分前群和后群。

1) 前群：共9块肌，由桡侧向尺侧，浅层依次有**肱桡肌**、**旋前圆肌**、**桡侧腕屈肌**、**掌长肌**、**指浅屈肌**和**尺侧腕屈肌**；深层依次有**拇长屈肌**、**指深屈肌**和**旋前方肌**。前臂肌前群的作用是屈腕、屈指和旋前(图3-58)。屈腕时，前臂远端中部可明显见到外侧的桡侧腕屈肌肌腱和内侧的掌长肌肌腱。

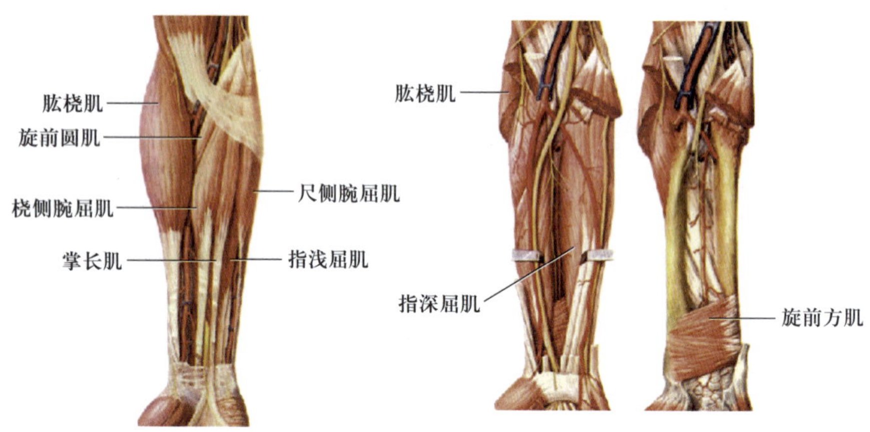

图3-58 前臂肌前群

2) 后群：共10块肌，由桡侧向尺侧浅层有**桡侧腕长伸肌**、**桡侧腕短伸肌**、**指伸肌**、**小指伸肌**和**尺侧腕伸肌**；深层有**旋后肌**、**拇长展肌**、**拇短伸肌**、**拇长伸肌**和**示指伸肌**(图3-59)。前臂肌后群的作用是伸腕、伸指和旋后。

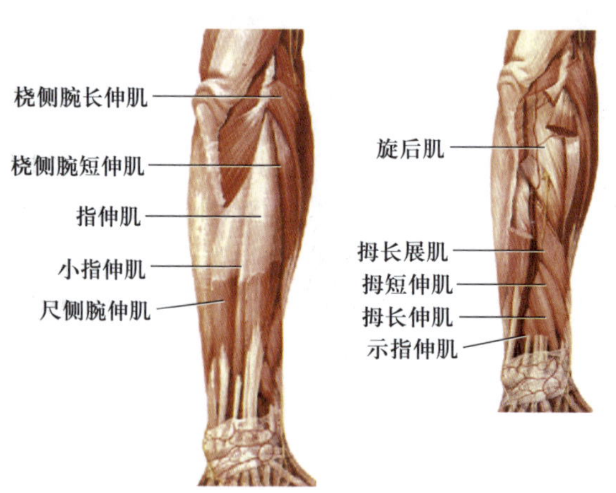

图3-59 前臂肌后群

(4) 手肌：短小，其固有肌位于手的掌面。分外侧、中间和内侧3群(图3-60)。

外侧群较发达，在手掌拇指侧形成**鱼际**，丰满隆起。外侧群肌收缩可使拇指做内收、外展、屈

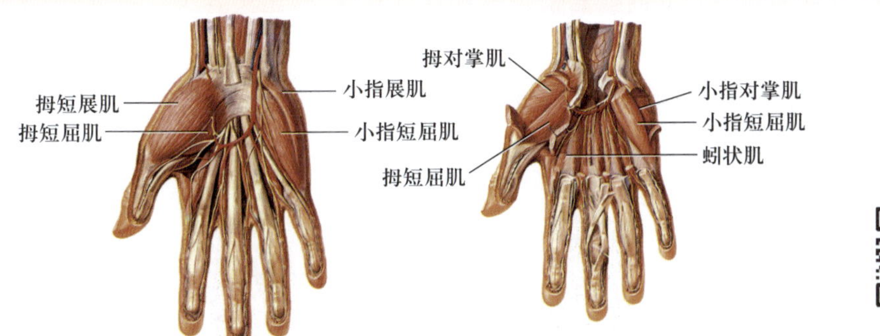

图 3-60 手肌

和对掌运动。中间群可使第 2、3、4 指做内收和外展运动。内侧群在手掌小指侧形成一隆起，称**小鱼际**，其主要作用是屈小指和使小指外展。

2. 下肢肌 按部位分为髋肌、大腿肌、小腿肌和足肌。

（1）髋肌：分布于髋关节的周围，可分前、后两群。

1）前群：主要有**髂腰肌**，由髂肌和腰大肌组合而成，腰大肌起于腰椎体的侧面和横突，髂肌位于腰大肌外侧，起自髂窝，两肌会合向下，经腹股沟韧带深面，止于股骨小转子（图 3-61）。髂腰肌收缩使髋关节前屈和旋外。下肢固定时，可前屈躯干。

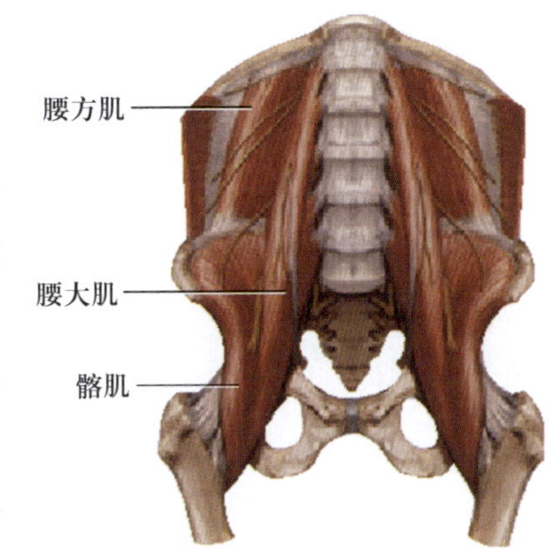

图 3-61 髂腰肌

2）后群：位于臀部，主要有臀大肌、臀中肌、臀小肌和梨状肌（图 3-62）。

臀大肌（gluteus maximus）位于臀部浅层，大而肥厚，形成特有的臀部隆起，覆盖臀中肌下半部及其他小肌。起自髂骨翼外面和骶骨背面，肌束斜向下，止于髂胫束和股骨的臀肌粗隆。作用：使大腿后伸和外旋；下肢固定时，能伸直躯干，防止躯干前倾，以维持身体的平衡。

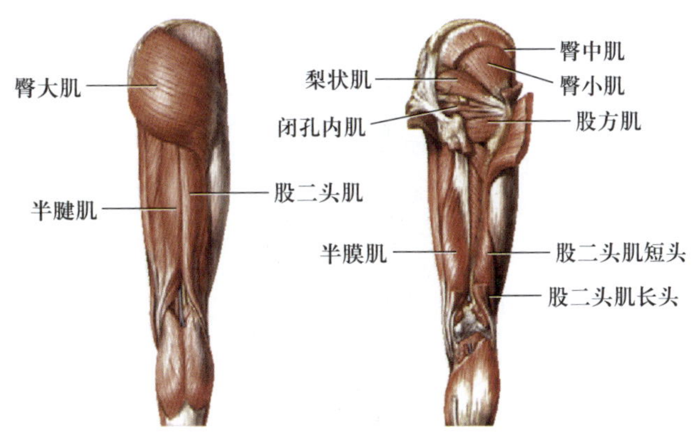

图 3-62 髋肌和大腿后肌群

臀中肌（gluteus medius）位于臀大肌的深面。**臀小肌**（gluteus minimus）位于臀中肌的深面。臀中、小肌都呈扇形，皆起自髂骨翼外面，肌束向下集中形成短腱，止于股骨大转子。作用：两肌共同使大腿外展，两肌的前部肌束能使大腿旋内，而后部肌束则使大腿旋外。

下肢肌

梨状肌(piriformis)起自盆内骶骨前面骶前孔的外侧,外出坐骨大孔达臀部,止于股骨大转子。作用:使伸直的大腿旋外。

(2) 大腿肌:分布于股骨周围,分前群、内侧群和后群。

1) 前群:位于大腿前面,有缝匠肌和股四头肌(图 3-63)。

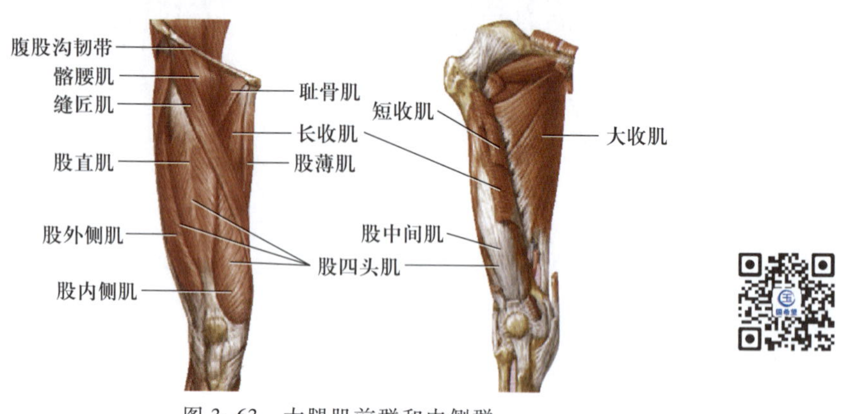

图 3-63 大腿肌前群和内侧群

缝匠肌(sartorius)是全身中最长的肌,呈扁带状,起于髂前上棘,经大腿的前面,转向内侧,止于胫骨上端的内侧面。作用:屈大腿和屈膝关节,并使已屈的膝关节旋内。

股四头肌(quadriceps femoris)是全身中体积最大的肌,有 4 个头:股直肌、股内侧肌、股外侧肌和股中间肌。股直肌位于大腿前面,起自髂前下棘;股内侧肌和股外侧肌分别起自股骨粗线内、外侧唇;股中间肌位于股直肌的深面,在股内、外侧肌之间,起自股骨体的前面。4 个头向下形成一个腱,包绕髌骨的前面和两侧,继而下延为髌韧带,止于胫骨粗隆。作用:是膝关节强有力的伸肌,股直肌还有屈大腿的作用。

2) 内侧群:主要有长收肌、短收肌和大收肌(图 3-63)。内侧群肌主要作用是内收大腿。

3) 后群:包括股二头肌、半腱肌和半膜肌(图 3-62),三肌收缩时屈膝关节、伸髋关节。

(3) 小腿肌:分前群、外侧群和后群。

1) 前群:主要有**胫骨前肌**(图 3-64),收缩时伸踝(背屈)关节,使足内翻。

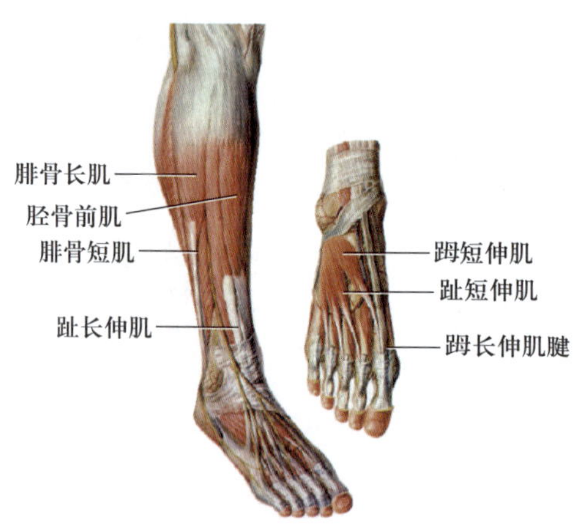

图 3-64 小腿肌前群和外侧群

2) 外侧群:包括**腓骨长肌**和**腓骨短肌**,两肌收缩使足外翻,也能屈踝关节(跖屈)。

3) 后群:浅层主要为强大的腓肠肌和比目鱼肌,合称**小腿三头肌**(图 3-65),两肌的肌腱向下合并成粗大的跟腱止于跟骨后面。小腿三头肌收缩时可上提足跟，屈踝关节，对于行走、跑跳和维持人的站立姿势有重要作用。此外，腓肠肌还能屈膝关节。

（4）足肌：可分为足背肌和足底肌（图 3-66）。

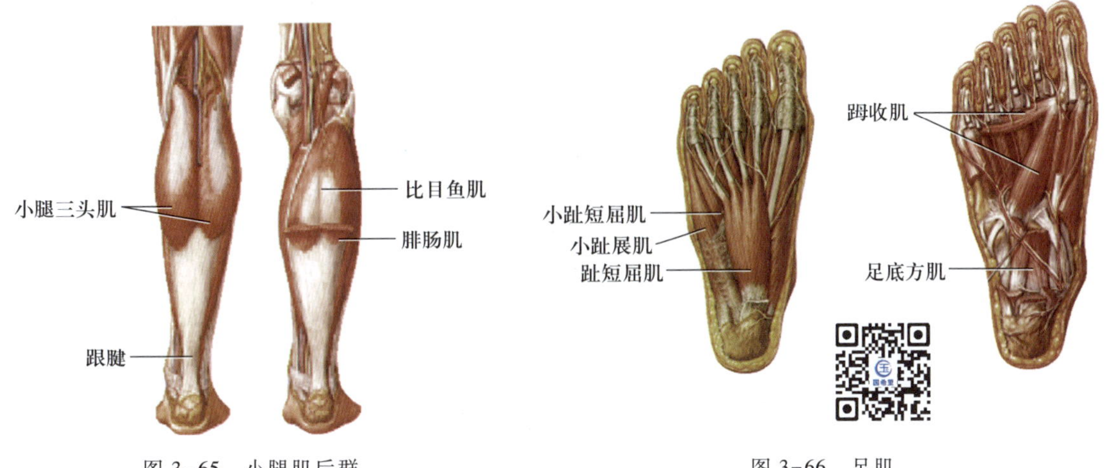

图 3-65　小腿肌后群　　　　图 3-66　足肌

（四）肌间结构

1. **腹直肌鞘**（sheath of rectus abdominis）　包绕腹直肌，由腹前外侧壁 3 对扁肌的腱膜构成。

2. 白线　腹前外侧壁 3 对扁肌的腱膜在腹前壁正中交织，上方起于剑突，下方止于耻骨联合形成**白线**（linea aiba）。白线坚韧且血管稀少，是腹部手术常选的入口之一。脐周围的结缔组织构成脐环，是腹壁的薄弱区之一，为脐疝的发生部位。腹腔内容物从薄弱区膨出，称疝。

3. 腹股沟管　在腹股沟韧带内侧半的稍上方，穿经腹前外侧壁 3 对扁肌的斜行裂隙，称**腹股沟管**（inguinal canal）。腹股沟管的内口称腹股沟管深（腹）环，外口为腹股沟管浅环，管内男性有精索通过，女性有子宫圆韧带通过（图 3-67）。腹股沟管是腹壁结构的薄弱区之一，为腹股沟斜疝的发生部位。

腹股沟管

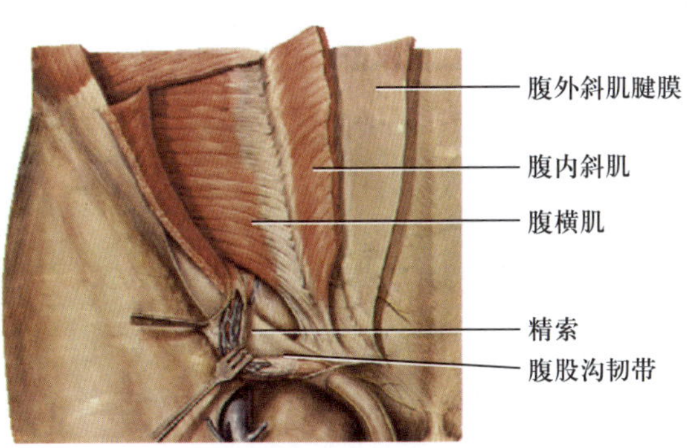

图 3-67　腹股沟管

4. 腹股沟三角　腹前壁下部的三角区，由腹直肌的外侧缘，腹壁下动脉和腹股沟韧带围成，此三角区称**腹股沟（海氏）三角**。腹股沟三角也是腹壁的薄弱区之一，为直疝的发生部位。

5. 腋窝　胸外上部和臂上部内侧之间的四棱锥形间隙，称**腋窝**（axillary fossa）。腋窝内有神经、血管和腋淋巴结等结构。

6. 肘窝　肘关节前方的三角形浅窝，称**肘窝**（cubital fossa）。肘窝内有血管、神经和淋巴等结构。

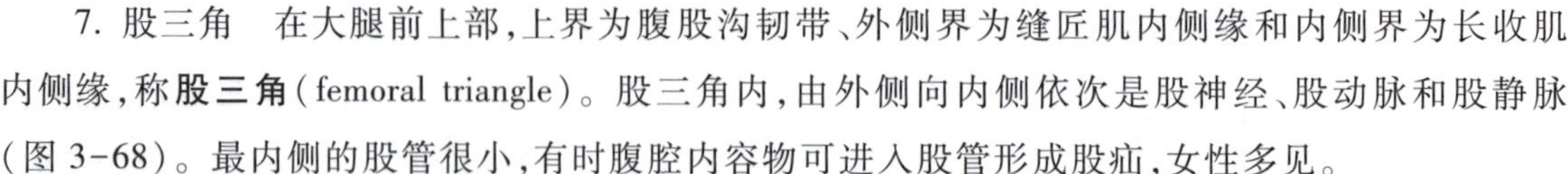

7. 股三角　在大腿前上部，上界为腹股沟韧带、外侧界为缝匠肌内侧缘和内侧界为长收肌内侧缘，称**股三角**（femoral triangle）。股三角内，由外侧向内侧依次是股神经、股动脉和股静脉（图 3-68）。最内侧的股管很小，有时腹腔内容物可进入股管形成股疝，女性多见。

腹股沟三角与股三角

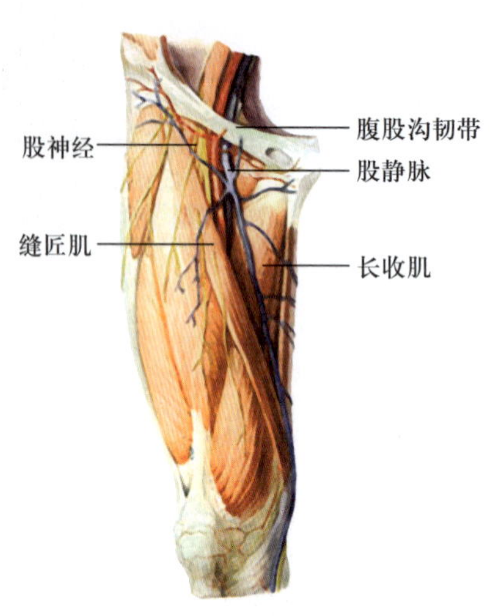

图 3-68　股三角

8. 腘窝　膝关节后面的菱形凹窝，称**腘窝**（popliteal fossa），较深，窝内有血管和神经等通过。

三、骨骼肌的护理应用

（一）肌内注射的应用解剖

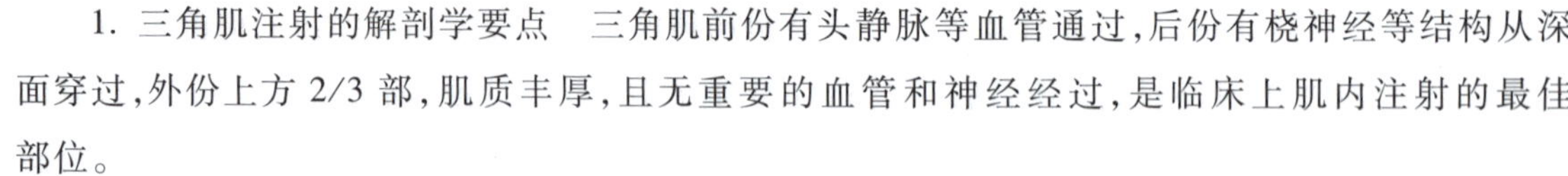

1. 三角肌注射的解剖学要点　三角肌前份有头静脉等血管通过，后份有桡神经等结构从深面穿过，外份上方 2/3 部，肌质丰厚，且无重要的血管和神经经过，是临床上肌内注射的最佳部位。

臀肌的护理应用解剖

2. 臀大肌注射的解剖学要点　臀大肌位置表浅，略呈四边形，大而肥厚，外上 1/4 部血管和神经少，是临床上肌内注射最常选部位。方法①：以臀裂定点作一水平线，以髂嵴最高点作一垂线，将臀部分成 4 个象限，其外上 1/4 部（避开内下角）无重要的血管和神经通过，为肌内注射的常选部位。方法②：从髂前上棘到尾骨作一连线，取外 1/3 与中 1/3 交界处为注射区。

3. 臀中肌和臀小肌注射的解剖学要点　臀中肌位于臀部外上，深面是臀小肌，臀中肌下部被臀大肌遮盖，前上部位于皮下，此处也是临床上用来肌内注射的部位之一。以示指尖与中指尖分别置于髂前上棘和髂嵴下缘处，由髂嵴、示指和中指所构成的三角形区内即为注射部位。

4. 股外侧肌注射的解剖学要点　股外侧肌较发达，位于大腿外侧，其膝上 10 cm 处无大的血管、神经通过，范围较大，约 7.5 cm，适用于多次注射。

（二）常用的肌性标志

1. 咬肌　前缘与下颌体交界处可触及面动脉的搏动。

2. 胸锁乳突肌　表面有颈外静脉下行，后缘中点处是臂丛皮支阻滞麻醉部位。

3. 肱二头肌　肱二头肌内侧沟内有肱动脉通过；其肌腱内侧，肘关节稍上方是测量血压时的听诊部位。

4. 髌韧带　临床上叩击此韧带检查髌反射以了解神经系统功能。

5. 跟腱　临床上叩击此腱检查跟腱反射等。

回顾思考

1. 名词解释

胸骨角　翼点　浅筋膜　腹股沟管　股三角

2. 观察骨架，说出不同体位时易发压疮的部位。

3. 椎骨之间是如何连结的？

4. 说出骨盆的构成、分部，比较男女性骨盆的差异。

5. 说出全身主要的骨性标志及其临床意义。

6. 说出颅的侧面观、前面观、颅底内面观和外面观的主要结构。

7. 全身可注射的肌有哪些？为什么？

8. 参与呼吸运动的骨骼肌有哪些？有何作用？

9. 用来做肌内注射的骨骼肌有哪些？注射时应该注意什么？

（李东印）

在线测试

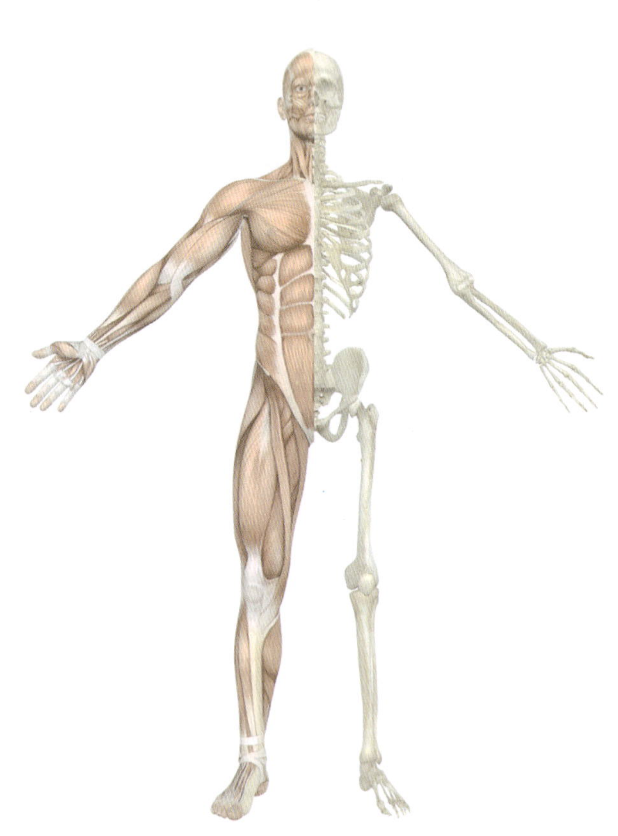

第四章　消化系统

消化系统 PPT

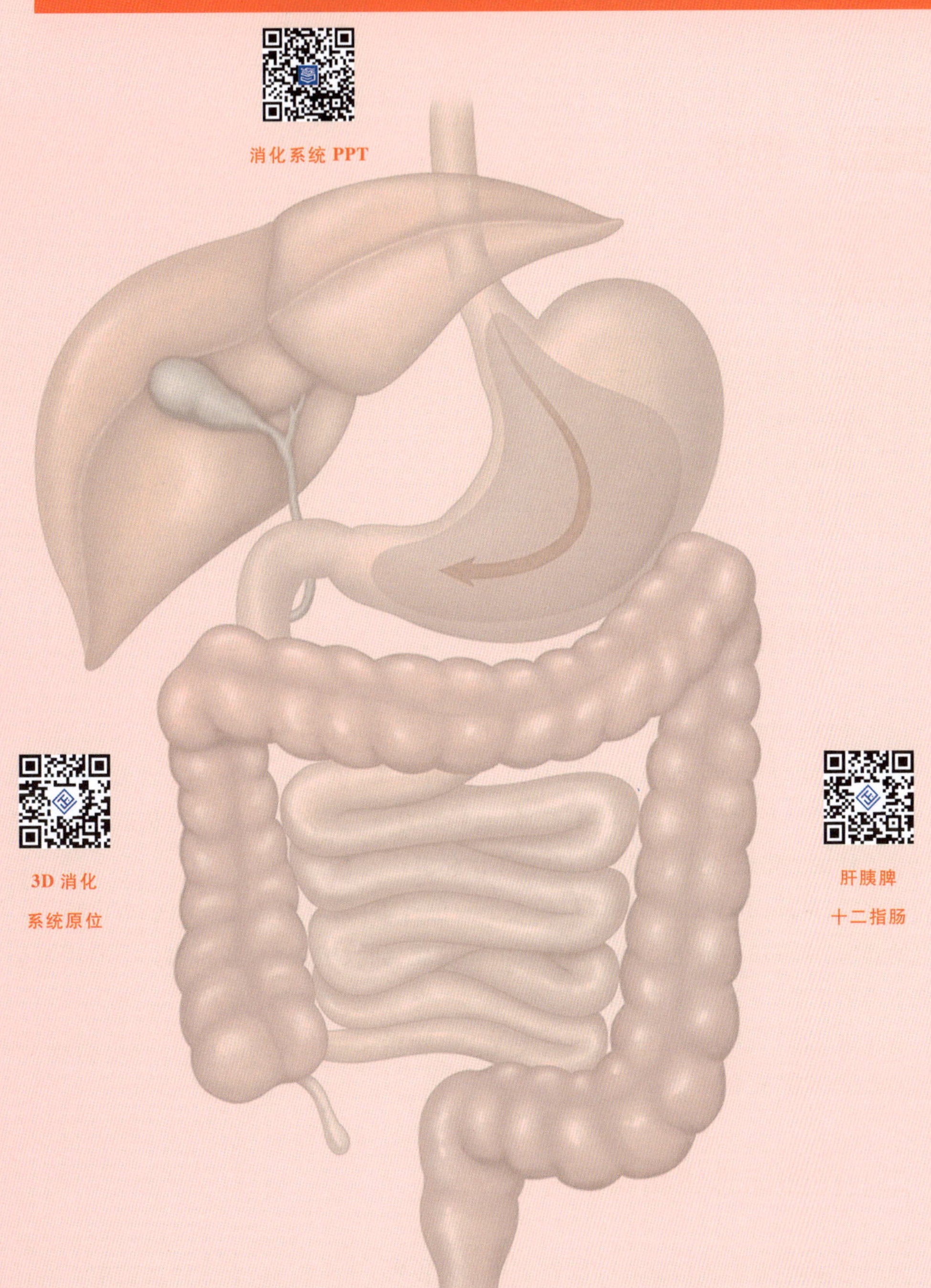

3D 消化
系统原位

肝胰脾
十二指肠

案例导学

患者，女，36岁，因“上腹痛反复发作2年，加重6个月”入院。患者于2年前开始出现上腹中部疼痛，间断性，伴恶心、反酸，曾于当地医院就诊，诊断为“胃溃疡”，行药物治疗。近6个月来症状加重入院。胃镜检查:胃窦后壁可见一隆起型病变，病变中央凹陷形成溃疡，病变处胃壁僵硬。胃镜活检病理见胃黏膜固有层内有少许印戒细胞癌浸润。初步诊断：胃窦癌。医嘱行插胃管等，完善术前常规准备后，行手术治疗。

问题与思考：

1. 胃位于何处？分为哪几个部分？
2. 插胃管时导管途经哪些结构？插管时要注意哪些结构？
3. 有哪些方法可证明导管插入胃内而不是气管内？

第一节 概述

预习任务

通过在线课程学习，解答以下问题。

1. 说出消化系统的组成和功能。
2. 胸部的标志线有哪些？请在人体上画出。
3. 简述腹部分区的方法，请在人体上画出。

一、消化系统的组成和功能

消化系统(alimentary system)由消化管和消化腺组成(图4-1)。

消化系统概述

消化管(alimentary canal)是从口腔到肛门的管道，依次为口腔、咽、食管、胃、小肠(十二指肠、空肠和回肠)和大肠(盲肠、阑尾、结肠、直肠和肛管)。临床上通常把从口腔到十二指肠的这部分管道称**上消化道**；空肠以下的部分称**下消化道**。

消化腺(alimentary gland)按体积的大小和位置不同，分大消化腺和小消化腺。大消化腺是独立的器官，所分泌的消化液经导管排入消化管腔，如大唾液腺、肝和胰。小消化腺是分布于消化管壁内的小腺体，如食管腺、胃腺、肠腺等。

消化系统的主要功能是消化食物、吸收营养物质和排出食物残渣。口腔、咽还与呼吸、语言等活动有关；舌与味觉功能有关。

二、胸部标志线和腹部分区

为了描述胸、腹腔内各器官的位置及其体表投影，通常在胸、腹部体表确定一些标志线和划分一些区域(图4-2)。

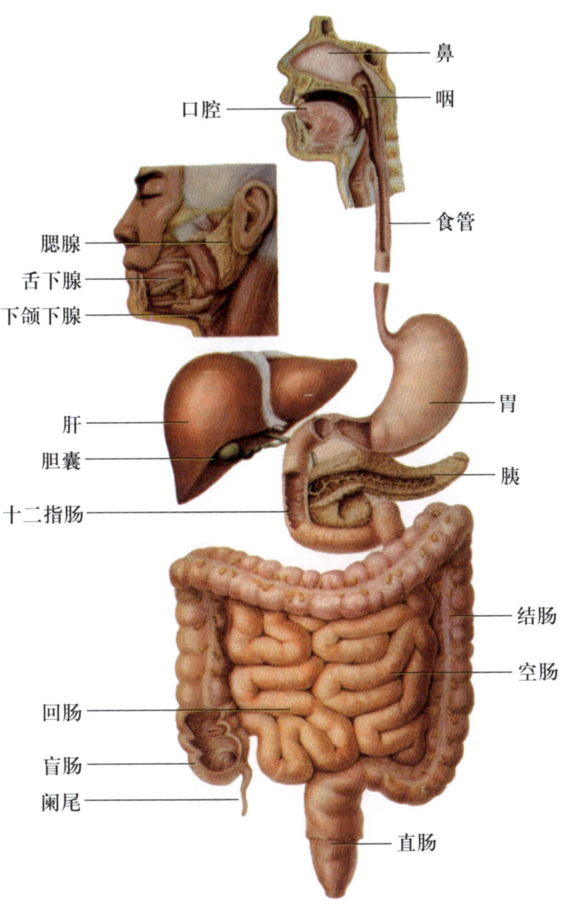

图 4-1 消化系统

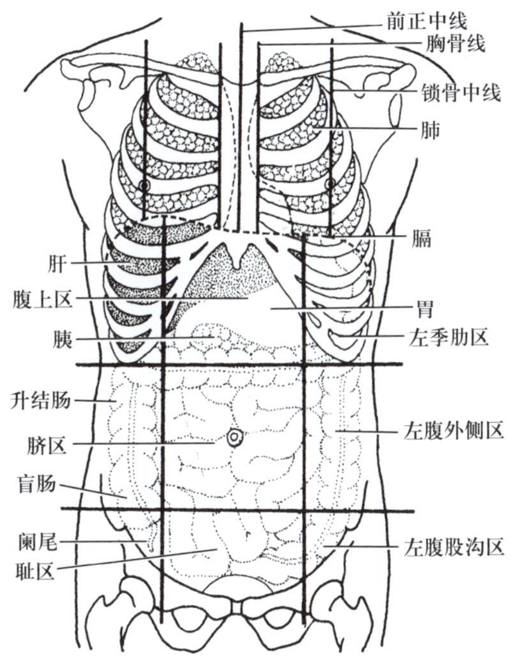

图 4-2 胸、腹部标志线和分区

（一）胸部的标志线

前正中线：沿身体前面正中所作的垂直线。

胸骨线：沿胸骨最宽处的外侧缘所作的垂直线。

锁骨中线：经锁骨中点向下所作的垂直线。

腋前线：沿腋前襞向下所作的垂直线。

腋后线：沿腋后襞向下所作的垂直线。

腋中线：沿腋前、后线之间中点所作的垂直线。

肩胛线：经肩胛骨下角所作的垂直线。

后正中线：经身体后面正中所作的垂直线。

（二）腹部的分区

1. 九分法　通常用两条水平线和两条垂直线将腹部分为9个区。上水平线为经过左、右肋弓最低点的连线，下水平线为经过左、右髂结节的连线，两条垂直线为分别经过左、右腹股沟韧带中点所作的垂线。它们将腹部分为左季肋区、腹上区、右季肋区，左腹外侧区（左腰区）、脐区、右腹外侧区（右腰区）、左腹股沟区（左髂区）、腹下区（耻区）、右腹股沟区（右髂区）9个区（图4-2）。

2. 四分法　临床上常通过脐作水平线和垂直线，将腹部分为左上腹、右上腹、左下腹、右下腹4部分。

第二节　消化管

预习任务

通过在线课程学习，解答以下问题。

1. 消化管壁分哪几层？各层是如何构成的？
2. 说出口腔分部和口腔的主要结构。
3. 说出咽的分部和通连。
4. 食管有哪三处狭窄？距中切牙的距离分别是多长？
5. 说出胃的位置、形态、分部，说出胃底腺的细胞及其功能。
6. 说出小肠的分部和小肠的结构特点。
7. 大肠包括几个部分？说出其位置。
8. 何谓麦克伯尼点？说出临床上寻找阑尾的方法。

一、消化管壁的一般结构

除口腔外，消化管各部组织结构相似，管壁由内向外分为4层，依次为黏膜、黏膜下层、肌层和外膜(图 4-3)。

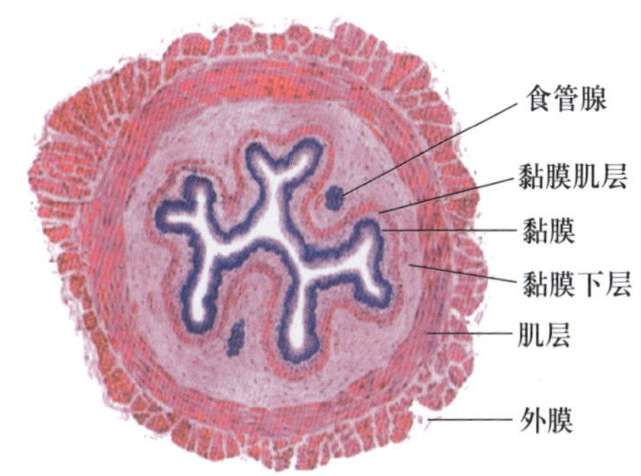

图 4-3 消化管壁的一般结构

(一) 黏膜

黏膜(mucosa)是消化管壁最内层,由上皮、固有层和黏膜肌层组成。

1. 上皮 衬于消化管腔面。口腔、咽、食管和肛管下部为复层扁平上皮,耐摩擦,具有保护作用;其余部分为单层柱状上皮,主要具有消化和吸收的作用。

2. 固有层 由结缔组织构成,内含小腺体、血管、神经、淋巴管和淋巴组织等。

3. 黏膜肌层 由 1~2 层平滑肌构成。其收缩与舒张可改变黏膜的形态,促进分泌物的排出和血液、淋巴的运行,有助于食物的消化和营养物质的吸收。

(二) 黏膜下层

黏膜下层(submucosa)由疏松结缔组织构成,内含较大的血管、淋巴管和黏膜下神经丛。

在消化管的某些部位,黏膜和部分黏膜下层共同突向管腔,形成纵行或环行**皱襞**,以扩大表面积,有利于营养物质的吸收。

(三) 肌层

消化管除口腔、咽、食管上段和肛门外括约肌是骨骼肌外,其余均为平滑肌。肌层一般排列成内环行和外纵行两层,肌层之间有肌间神经丛。

(四) 外膜

外膜(adventitia)是消化管壁最外层。咽、食管和肛管的外膜为**纤维膜**;其余各段在纤维膜表面覆盖一层间皮,称**浆膜**,浆膜表面光滑湿润,有利于胃肠的运动。

二、口腔

口腔(oral cavity)是消化管的起始部,其前壁为上、下唇,侧壁为颊,上壁为腭,下壁为口腔底(图 4-4)。口腔以上、下牙弓为界分为前外侧的**口腔前庭**和后内侧部的**固有口腔**。当上、下颌牙咬合时,口腔前庭可经过最后一颗磨牙后方的空隙与固有口腔相通。临床上对牙关紧闭的病人可经此插管或注入营养物质。

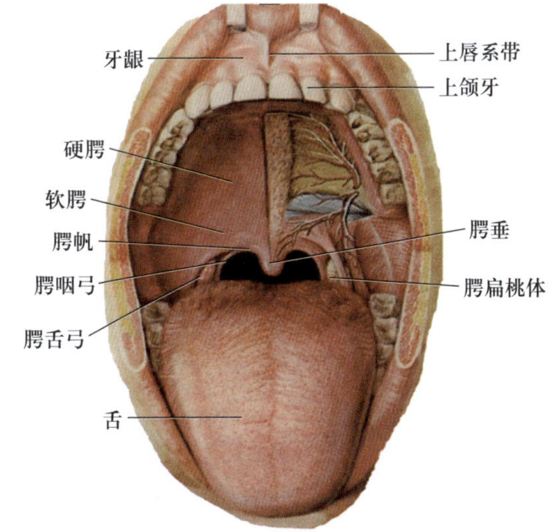

图 4-4 口腔和咽峡

(一) 唇和颊

口唇(oral lip)分为上唇和下唇。上、下唇

口腔

围成口裂，口裂两端称**口角**。上唇外面中线上有一纵行浅沟称**人中**，上唇两侧与颊交界处的浅沟称**鼻唇沟**。

颊（cheek）构成口腔的两侧壁。在上颌第2磨牙牙冠相对的颊黏膜上，有腮腺管的开口。

（二）腭

腭（palate）构成口腔的上壁，分隔口腔与鼻腔。腭的前2/3部以骨为基础，称**硬腭**；后1/3部由腭部诸肌等软组织构成，称**软腭**。软腭后缘游离，其中部有一向下的突起，称**腭垂**。自腭垂两侧向下方各有两条弧形的黏膜皱襞：前方一对延伸至舌根的外侧，称**腭舌弓**；后方的一对延伸至咽侧壁，称**腭咽弓**。腭垂、两侧腭舌弓和舌根共同围成**咽峡**，是口腔和咽之间的狭窄部，也是两者的分界。

（三）牙

牙（teeth）是人体最坚硬的器官，嵌于上、下颌骨的牙槽内。

1. 牙的形态和构造　每个牙在外形上分为牙冠、牙颈和牙根3部分。暴露在口腔内的部分称**牙冠**，嵌于牙槽内的部分称**牙根**，牙冠与牙根之间的部分称**牙颈**（图4-5）。

牙由牙质、釉质、牙骨质和牙髓组成。**牙质**构成牙的主体；覆盖于牙冠部牙质表面的物质称**釉质**；包于牙颈和牙根部牙质表面的结构称**牙骨质**；牙内的腔隙称牙腔，牙腔内含有**牙髓**，由结缔组织、神经和血管共同组成。

2. 牙的分类和排列　人的一生先后萌出两组牙，第1组称乳牙，第2组称恒牙。**乳牙**一般在出生后6个月开始萌出，3岁左右出齐，共计20颗，分为乳切牙、乳尖牙和乳磨牙（图4-6）。6岁左右，乳牙陆续脱落，逐渐更换成**恒牙**。恒牙共计32颗，分为切牙、尖牙、前磨牙和磨牙（图4-6）。14岁左右恒牙基本出齐，只有第3磨牙一般在成年后才长出。

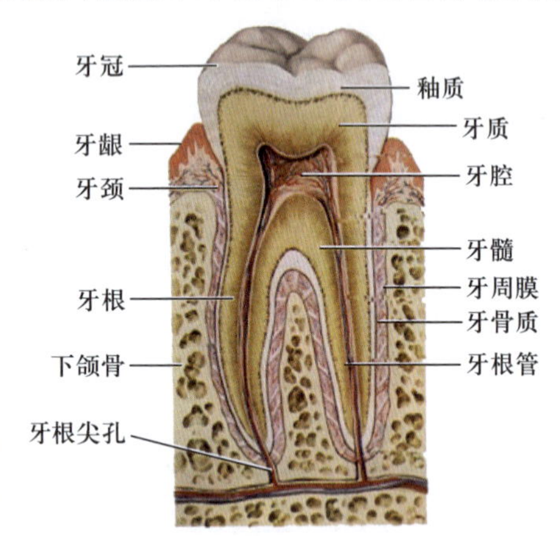

图4-5　牙的构造模式图

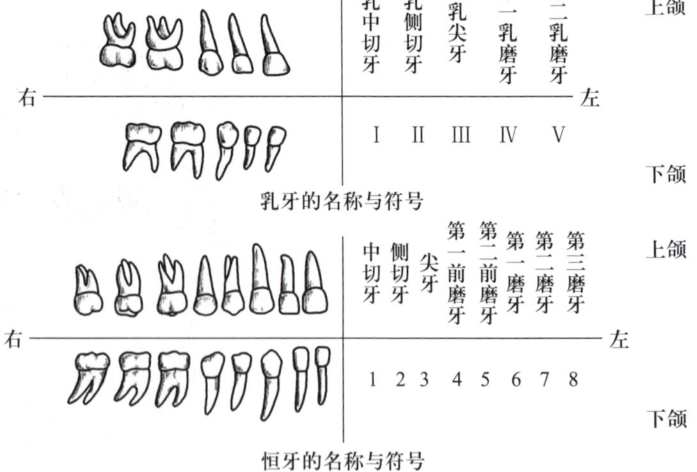

图4-6　乳牙和恒牙的分类和排列

临床上，为了便于记录牙的位置，常以被检查者方位为准，用“+”记号将上、下颌牙弓划成4个区，以数字Ⅰ~Ⅴ表示乳牙，以数字1~8表示恒牙。例如：“Ⅳ|”表示右上颌第1乳牙磨牙；“|5”表示左下颌第2前磨牙。

3. 牙周组织　包括**牙周膜**、**牙槽骨**和**牙龈**3部分（图4-5），对牙有保护、固定和支持作用。牙周膜是连于牙根与牙槽骨之间的致密结缔组织；牙龈呈淡红色，被覆于牙槽突的表面，并包被牙颈。牙周疾病极为常见，可引起牙龈出血，牙松动和牙龈萎缩等，故必须注意口腔卫生。在疾病时更应重视口腔护理。

（四）舌

舌（tongue）邻近口腔底，由舌肌外被黏膜而成。

1. 舌的形态　舌分为舌体和舌根，舌后1/3段为**舌根**，舌前2/3段为**舌体**，舌最前端为**舌尖**。舌的上表面称**舌背**（图4-7）。

2. 舌黏膜　舌背和舌侧缘的黏膜有许多小突起，称**舌乳头**（图4-7），包括**丝状乳头**、**菌状乳头**、**叶状乳头**和**轮廓乳头**，具有触觉和味觉等功能。丝状乳头无味觉功能。舌底黏膜正中有一**舌系带**，向下连于口腔底。舌系带根部两侧的黏膜隆起称**舌下阜**，其外侧的斜行黏膜皱襞称**舌下襞**（图4-8）。

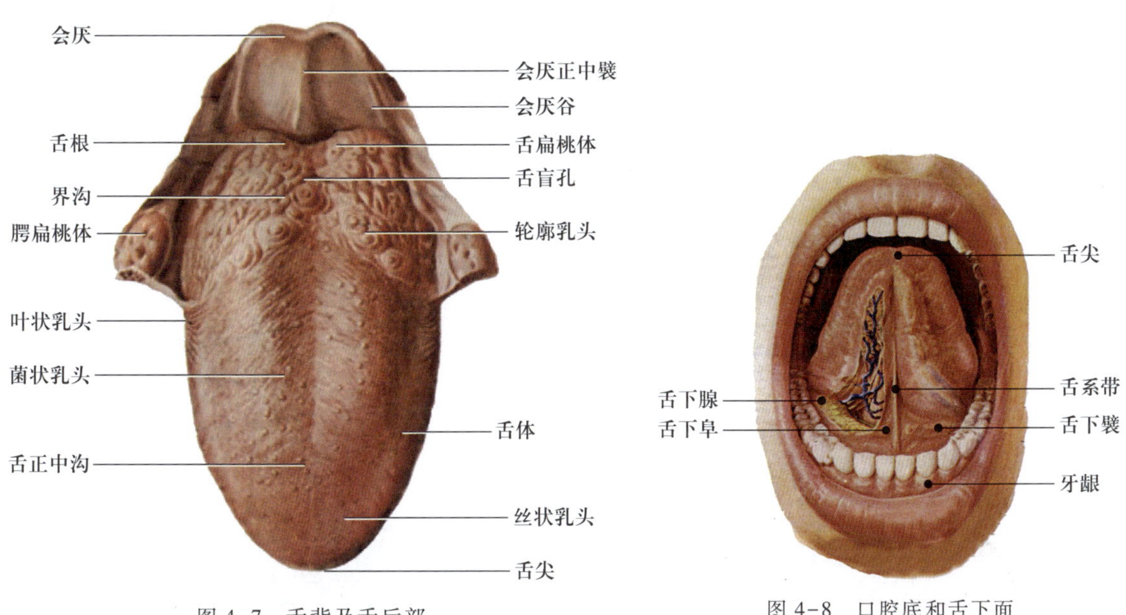

图4-7　舌背及舌后部

图4-8　口腔底和舌下面

知识拓展

舌下热窝的临床意义

舌下热窝是指舌系带两侧隆起，该处是口腔温度测量的部位。这是因为舌下面的舌黏膜的深面有舌深动脉、舌深静脉，是口腔中温度最高的部位。当发热时尤其是高热时，血流速度加快，单位时间内流经口腔内与体温表水银柱接触的小血管、毛细血管的血液较多，使水银受热较快。口腔测量体温时间少，只需要3 min即可。

3. 舌肌　为骨骼肌,分为舌内肌和舌外肌。舌外肌中最重要的是一对颏舌肌(图 4-9)。**颏舌肌**起自下颌体内面中部,肌纤维向后上呈扇形分散,止于舌中线两侧。双侧颏舌肌同时收缩,舌尖伸向前方;单侧颏舌肌收缩,舌尖伸向对侧。若一侧颏舌肌瘫痪,患者伸舌时舌尖偏向瘫痪侧。

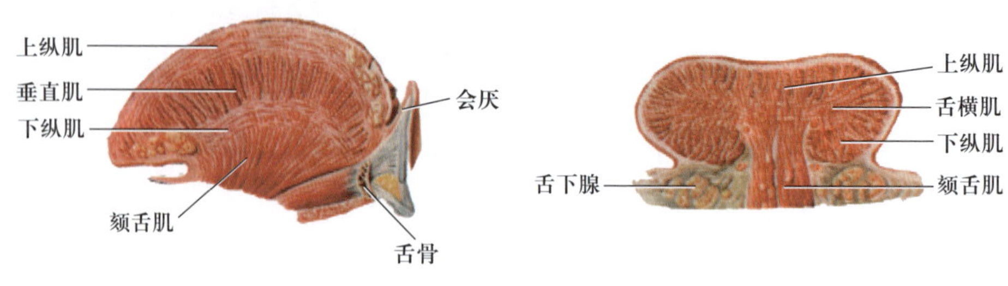

图 4-9　舌肌

三、咽

咽(pharynx)是消化管与呼吸道的共同通道。咽位于第 1~6 颈椎的前方,上端起于颅底,下端约在第 6 颈椎下缘移行为食管,成人长约 12 cm。咽是肌性管道,呈漏斗状,前后略扁,前壁不完整,分别与鼻腔、口腔、喉相通(图 4-10)。

咽以软腭、会厌上缘平面为界,分为鼻咽、口咽和喉咽。

1. **鼻咽**　是咽的上部,向前借鼻后孔与鼻腔相通,在顶壁与后壁交界处的淋巴组织称咽扁桃体;在外侧壁上有**咽鼓管咽口**,经此与中耳鼓室相通。咽鼓管咽口的前、上、后缘有明显的半环形隆起,称**咽鼓管圆枕**。在咽鼓管圆枕后上方有一深窝,称**咽隐窝**,是鼻咽癌的好发部位。

2. **口咽**　向前经咽峡通口腔,在其外侧壁上,腭舌弓与腭咽弓之间有一凹窝,窝内有腭扁桃体。

3. **喉咽**　是咽的最下部,向前经喉口通喉腔,在喉口两侧,各有一个深窝,称**梨状隐窝**(图 4-11),是异物易滞留的部位。

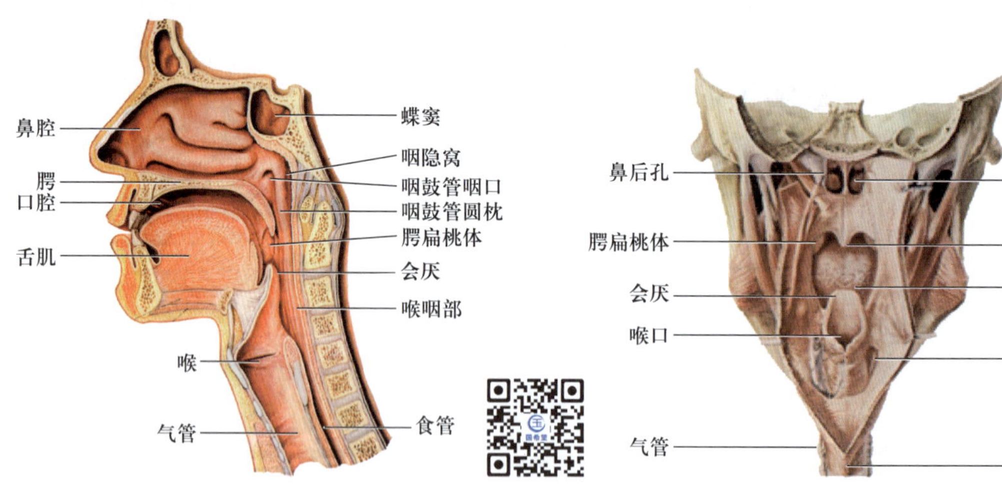

图 4-10　鼻腔、口腔、咽和喉的正中矢状切面

图 4-11　咽壁(后壁切开,后面观)

知识拓展

咽的通连及其临床意义

咽是人体非常重要的器官，自古就有"咽喉要道"的说法。咽的前壁借鼻后孔、咽峡、喉口分别与鼻腔、口腔、喉腔相通，鼻咽的侧壁借咽鼓管与中耳的鼓室相通，咽的下部与食管相续。正因其结构特点，在经鼻腔插胃管时，插管可进入口腔，误入喉和气管；哺乳姿势不当，乳汁也可能经由咽鼓管进入中耳，导致中耳炎。

四、食管

食管

（一）食管的位置和分部

食管(esophagus)是消化管中最狭窄的部分，上端与咽相接，下端连于胃的贲门，全长约 25 cm（图 4-12）。根据食管的行程可分为**颈部**、**胸部**和**腹部**。

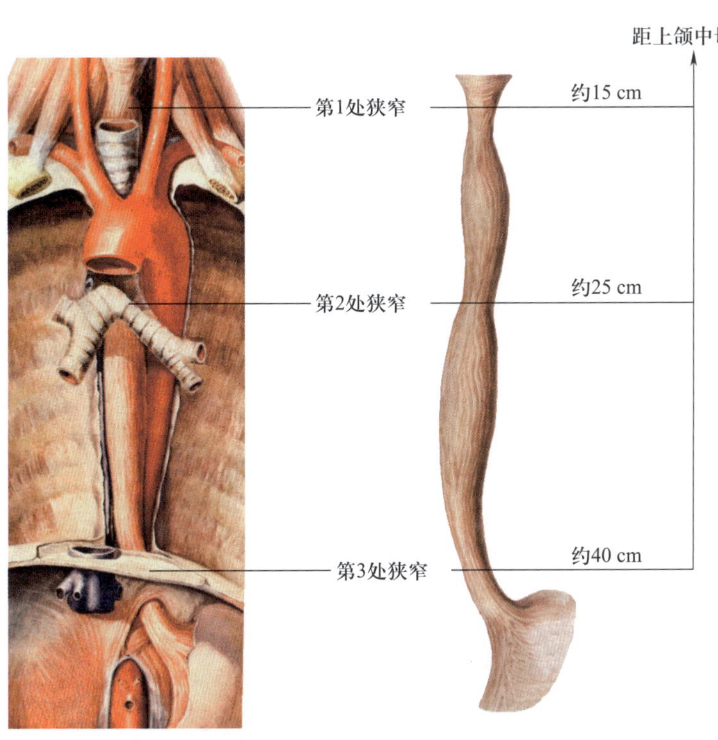

图 4-12　食管主要毗邻及其生理性狭窄

（二）食管的狭窄

食管的最重要特点是有 3 个生理性狭窄（图 4-12）。食管的第 1 个狭窄即食管起始处，相当于第 6 颈椎体下缘水平，距中切牙约 15 cm。食管的第 2 个狭窄为食管与左主支气管交叉处，左主支气管跨越其前方，相当于胸骨角或第 4 与第 5 胸椎椎间盘水平，距中切牙约 25 cm。食管的第 3 个狭窄位于食管穿经膈的裂孔处，距中切牙约 40 cm。此 3 处狭窄是异物易滞留和食管癌的好发部位。通过食管插管时，要注意这 3 个狭窄，以免损伤食管壁。

（三）食管组织结构特点

食管腔面有 7~10 条纵行黏膜皱襞，表面为耐摩擦的复层扁平上皮（图 4-13）。黏膜下层富含食管腺和血管。食管上段的肌层为骨骼肌，中段由骨骼肌和平滑肌混合组成，下段为平滑肌。

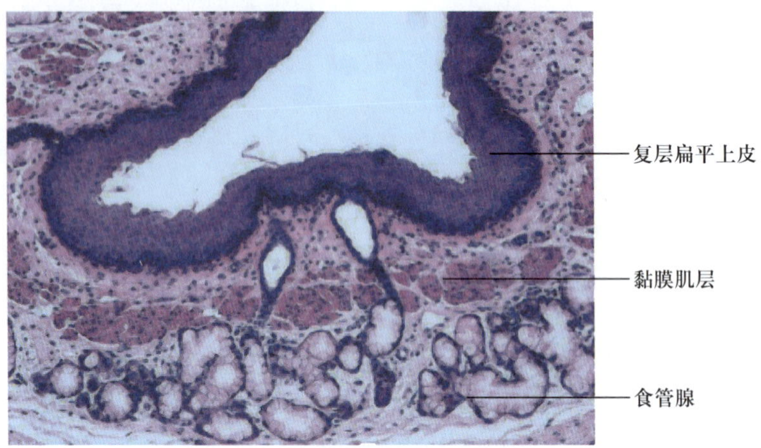

图 4-13　食管的组织结构

五、胃

胃（stomach）是消化管最膨大的部分，上连食管，下续十二指肠。胃具有分泌胃液、容纳食物和初步消化的功能。

（一）胃的形态和分部

胃有入、出口，大、小弯和前、后壁。胃的入口称**贲门**，与食管相连；出口称**幽门**，与十二指肠相接。胃的上缘称**胃小弯**，其最低处称**角切迹**；下缘称**胃大弯**。胃的两壁即前壁和后壁（图 4-14）。

胃

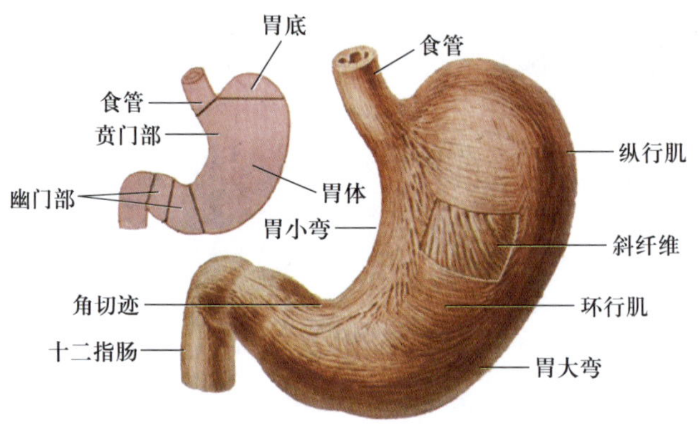

图 4-14　胃的形态、分部

胃通常分为 4 个部分：靠近贲门的部分称**贲门部**；贲门切迹平面以上的部分称**胃底**；胃底与角切迹之间的部分称**胃体**；角切迹与幽门之间的部分称**幽门部**（图 4-14）。幽门部又可分为左侧的**幽门窦**和右侧的**幽门管**。胃溃疡和胃癌多发生于幽门窦近胃小弯处。临床上所称的“胃窦”

即幽门窦，或是包括幽门窦在内的幽门部。

（二）胃的位置和毗邻

胃在中等程度充盈时，大部分位于左季肋区，小部分位于腹上区（图 4-15）。

胃底邻脾和膈；后壁贴胰、横结肠、左肾和左肾上腺；前壁近肝左叶、膈，在剑突的下方，胃前壁有一小部分直接与腹前壁相贴，为临床上胃的触诊部位。

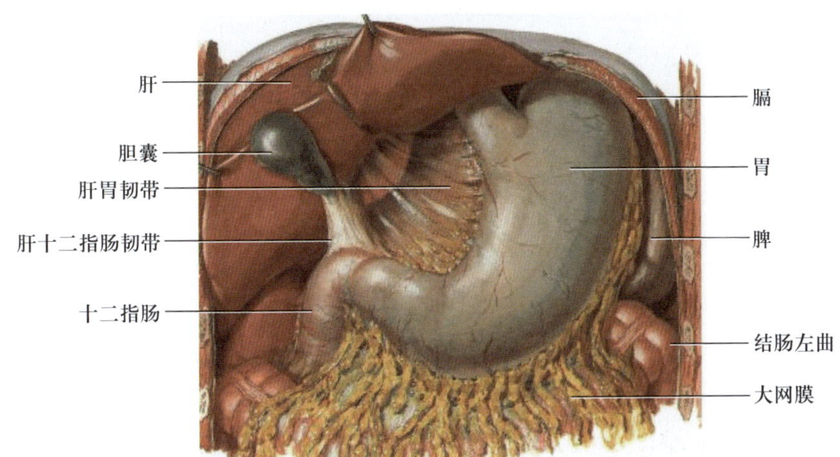

图 4-15　胃的位置

（三）胃的组织结构

胃壁由黏膜层、黏膜下层、肌层和外膜层构成。

1. 黏膜层　胃的黏膜层即胃壁的最内层。胃空虚或半充盈时，胃黏膜形成许多皱襞。黏膜表面有许多针孔样小窝，称**胃小凹**，小凹底有胃腺的开口。黏膜的固有层内含有大量胃腺。位于胃底和胃体部的腺体称**胃底腺**（图 4-16，图 4-17），是分泌胃液的主要腺体。

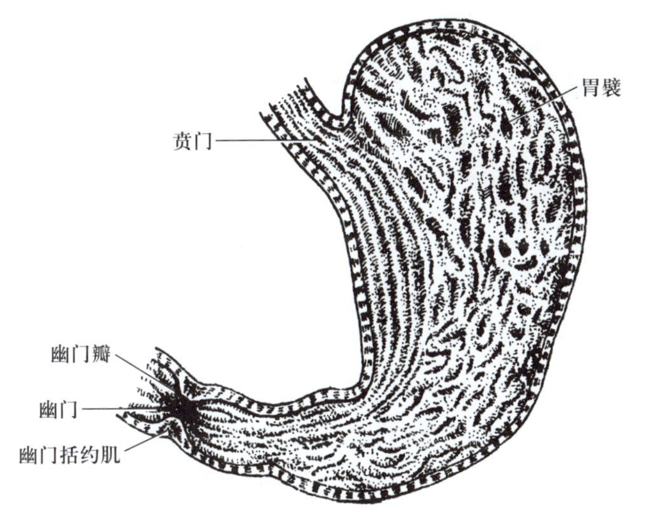

图 4-16　胃的黏膜和皱襞

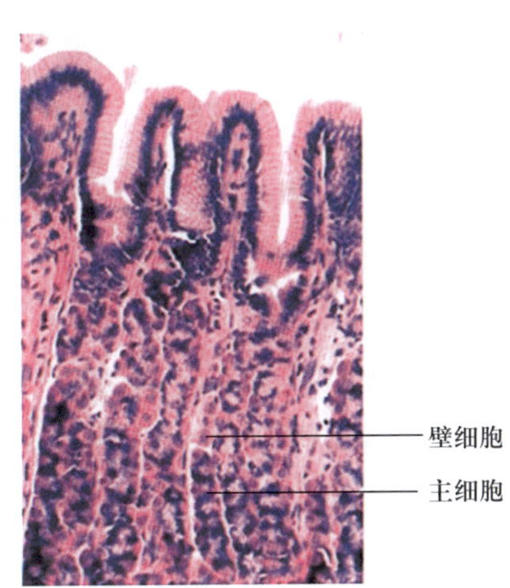

图 4-17　胃底腺光镜图

胃底腺主要由 3 种细胞组成：① **主细胞**（胃酶细胞）数量最多，分布在胃底腺的下半部；细胞呈柱状，核圆形，位于基底部；细胞基部呈强嗜碱性，顶部充满酶原颗粒，颗粒内含胃蛋白酶原，以胞吐方式释放入腺腔。② **壁细胞**(盐酸细胞)在胃底腺的颈、体部较多;此细胞较大,多呈圆锥形,核圆居中,胞质呈均质而明显的嗜酸性(图 4-17);分泌盐酸和内因子。③ **颈黏液细胞**分泌黏液,具有保护胃黏膜的作用。

2. 黏膜下层　由疏松结缔组织和弹力纤维组成,起缓冲作用。当胃扩张或蠕动时,黏膜可伴随这种活动而伸展或移位。此层含有较大的血管、神经丛和淋巴管。

3. 肌层　较厚,由内斜、中环、外纵 3 层平滑肌组成(图 4-16)。在幽门处,环行肌增厚形成幽门括约肌。胃的各种生理运动主要靠肌层来完成。

4. 外膜层　胃壁的外膜层是腹膜覆盖在胃表面的部分。在胃小弯和胃大弯处分别组成小网膜和大网膜。

六、小肠

(一) 小肠的分部

小肠(small intestine)是消化管中最长的部分,长 5~7 m。小肠上接胃的幽门,下连盲肠,分为十二指肠、空肠和回肠 3 部分。小肠是消化吸收的重要器官,另外还有内分泌功能。

小肠

1. **十二指肠**(duodenum)　是小肠的起始部,长 20~25 cm,大部分贴于腹后壁。十二指肠呈"C"形包绕胰头,可分上部、降部、水平部和升部(图 4-18)。

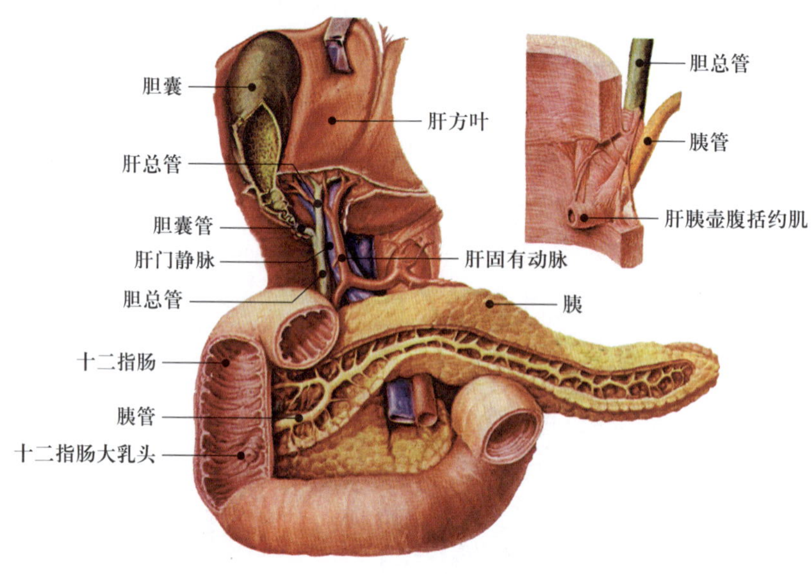

图 4-18　十二指肠和胰

(1) **上部**:长约 5 cm,起自胃的幽门,走向右后方。临床上将靠近幽门、长约 2.5 cm 的一段肠管称**十二指肠球**,是十二指肠溃疡的好发部位。

(2) **降部**:长 7~8 cm,在降部后内侧壁上有一黏膜隆起,称**十二指肠大乳头**,是胆总管和胰管共同开口处,在十二指肠大乳头上方 1~2 cm 处可见**十二指肠小乳头**,为副胰管的开口。

(3) **水平部**:长约 10 cm,肠系膜上动脉和静脉贴水平部前面下行,若系膜过短,可压迫此部,导致慢性十二指肠梗阻,引起胃内容物滞留。

(4) **升部**:长 2~3 cm,自第 3 腰椎左侧上升至第 2 腰椎左侧,急转直下延续为空肠,转折处的弯曲称**十二指肠空肠曲**，被**十二指肠悬韧带**（Treitz **韧带**）固定于腹后壁。十二指肠悬韧带是手术中确认空肠起始部的标志。

2. 空肠和回肠 **空肠**（jejunum）上端接十二指肠，**回肠**（ileum）下端连盲肠，迂回盘曲在腹腔的中、下部，相互延续呈袢状，称**肠袢**。空、回肠无明显界线，通常将近侧的 2/5 称空肠，位于左上腹部，肠壁较厚，管腔较大，血管较多，呈淡红色；远侧的 3/5 称回肠，位于右下腹部，管壁较薄，管腔较小，颜色较淡。空、回肠均由系膜连于腹后壁，有较大的活动度（图 4-19）。

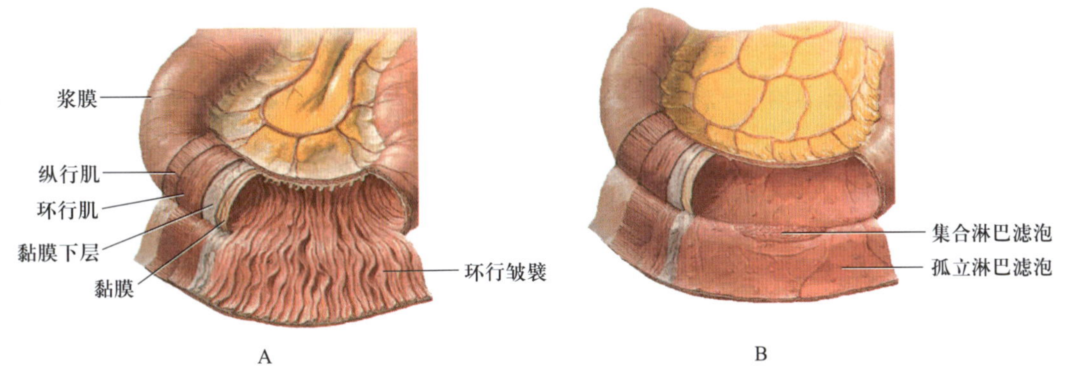

图 4-19 空肠和回肠

A. 空肠；B. 回肠

（二）小肠壁的组织结构

小肠管壁分黏膜，黏膜下层，肌层和浆膜。其结构特点是管壁有环行皱襞，黏膜有许多绒毛，绒毛根部的上皮下陷至固有层，形成管状的肠腺，其开口位于绒毛根部之间。绒毛和肠腺与小肠的消化和吸收功能关系密切。

1. 环行皱襞 小肠的黏膜和部分黏膜下层共同向肠腔突出，呈环形或半环形，称**环行皱襞**，在小肠的近段高而密，向远侧逐渐减少并变低（图 4-19）。

2. 绒毛 环行皱襞表面的细小指状突起，称**绒毛**，由黏膜的上皮和固有层突向肠腔形成，是小肠特有的结构（图 4-20）。

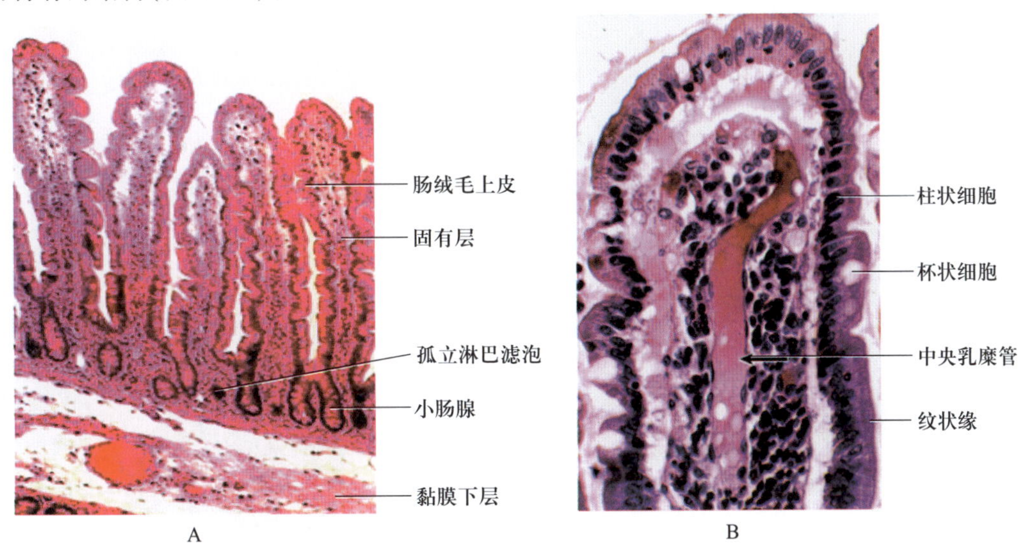

图 4-20 小肠的组织结构

A. 空肠的微细结构；B. 小肠绒毛微细结构

(1) 上皮:呈单层柱状,主要由柱状细胞和杯状细胞构成(见图 2-3)。

1) 柱状细胞:又称吸收细胞,数量最多、细胞呈高柱状,细胞核椭圆形,偏于细胞基底部。电镜下,柱状细胞游离面有密集的微绒毛。

环行皱襞、绒毛和微绒毛使小肠内表面积扩大约 600 倍,达 200 m^2,有利于小肠的消化和吸收。

2) 杯状细胞:散在于柱状细胞之间,小肠上段较少,下段较多。杯状细胞可分泌黏液,有润滑和保护黏膜的作用。

(2) 固有层:位于上皮的深面并形成绒毛的中轴,由结缔组织组成。中央有 1~2 根毛细淋巴管,称**中央乳糜管**,其周围有丰富的毛细血管和散在的平滑肌,平滑肌的舒缩可改变绒毛的形状,有利于营养物质的吸收和血液、淋巴的运行。

3. 小肠腺　是上皮下陷于固有层形成的管状腺,开口于绒毛根部之间(图 4-20)。小肠腺主要由柱状细胞、杯状细胞和帕内特(Paneth)细胞构成。柱状细胞分泌多种消化酶;帕内特细胞位于肠腺底部,胞质内充满粗大的嗜酸性颗粒,其内有溶菌酶和防御素,有杀灭细菌的作用。

十二指肠的黏膜下层有大量的**十二指肠腺**,其分泌碱性的黏液,有保护十二指肠黏膜免受酸性胃液侵蚀的作用。

4. 淋巴组织　小肠固有层内有许多淋巴组织,是小肠壁内重要的防御装置。空肠多为**孤立淋巴滤泡**;回肠孤立淋巴滤泡多,尤其是回肠末段,淋巴滤泡多聚集在一起形成**集合淋巴滤泡**。

七、大肠

大肠

大肠(large intestine)是消化管的最下段,围绕在空、回肠周围,全长约 1.5 m,依其位置和特点,可分为盲肠、阑尾、结肠、直肠和肛管。大肠的主要功能是吸收水分、无机盐和维生素,将食物残渣形成粪便排出体外。

盲肠和结肠具有 3 种特征性结构,即结肠带、结肠袋和肠脂垂(图 4-21)。**结肠带**为肠壁纵行肌增厚而成,有 3 条,沿肠管表面纵行排列。**结肠袋**是肠壁向外呈囊袋状膨出部分。**肠脂垂**为沿结肠带两侧分布的众多脂肪突起。以上特征是临床腹部手术时鉴别大、小肠的主要依据。

(一) 盲肠

盲肠(caecum)是大肠的起始部,下端为膨大的盲端,左侧与回肠末端相连,上续升结肠,以回盲瓣与升结肠及回肠为界。在回肠的开口处,黏膜形成上下两个半月形皱襞,称**回盲瓣**,可阻止小肠内容物过快地流入大肠和防止盲肠内容物逆流至回肠(图 4-22)。

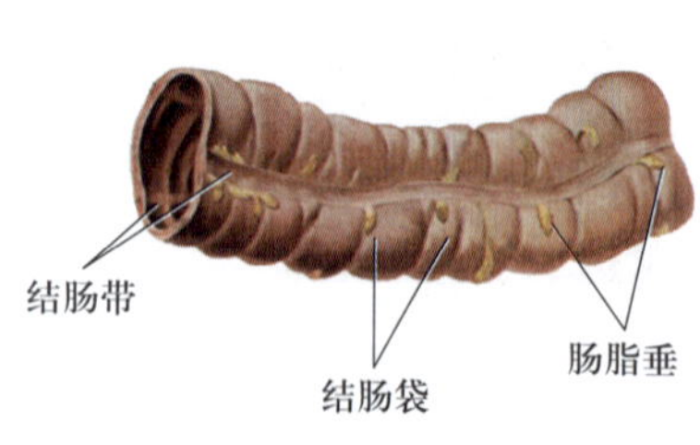

图 4-21　结肠的特征性结构

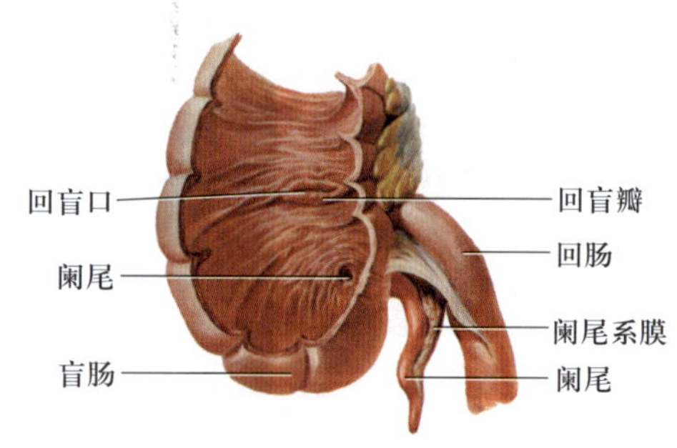

图 4-22　回盲部和阑尾

（二）阑尾

阑尾（vermiform appendix）为一蚓状盲管，长 6～8 cm，其根部连通于盲肠后内侧壁，一般固定于盲肠 3 条结肠带的汇合处，远端游离，位置变化大（图 4-22）。阑尾根部位置恒定，其体表投影在脐与右髂前上棘连线的中、外 1/3 交点处，称**麦克伯尼点**（McBurney point）。

（三）结肠

结肠（colon）在右髂窝内续于盲肠，在第 3 骶椎平面连接直肠。结肠分升结肠、横结肠、降结肠和乙状结肠 4 部，大部分固定于腹后壁，结肠的排列酷似英文字母“M”，将小肠包围在内（图 4-23）。

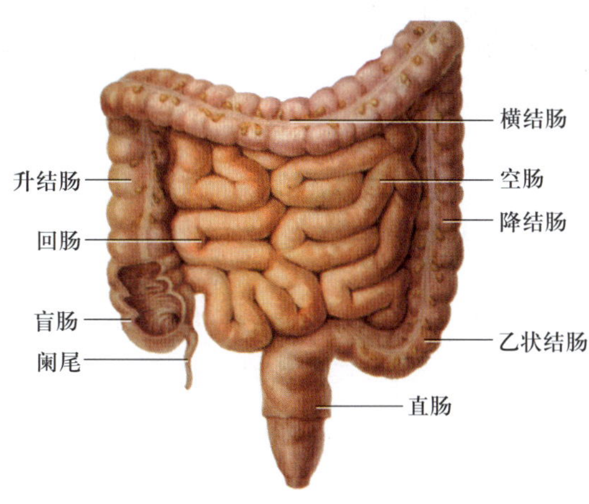

图 4-23　空肠、回肠与大肠

1. 升结肠　是盲肠的直接延续，在右侧腹外侧区上行，至肝下方转向左，移行为横结肠。转折处称**结肠右曲**。

2. 横结肠　左行至脾下方转折向下，移行为降结肠。转折处称**结肠左曲**。

3. 降结肠　在左侧腹外侧区下行，达左髂嵴处移行为乙状结肠。

4. 乙状结肠　在左髂窝内呈“乙”字形弯曲，向下至第 3 骶椎前方移行为直肠。

（四）直肠

直肠（rectum）长 10～14 cm，位于盆腔下份的后部，骶骨的前方，向下穿盆膈移行于肛管。直肠在矢状面上有 2 个弯曲：**直肠骶曲**沿着骶骨前面凸向后方，其最凸处距肛门 7～9 cm；**直肠会阴曲**是直肠绕过尾骨尖形成凸向前方的弯曲，其最凸处距肛门 3～5 cm（图 4-24）。临床上施行直肠镜和乙状结肠镜检查时，应注意这些弯曲，以免损伤肠壁。

直肠下部显著扩大，称**直肠壶腹**。直肠内面常有 3 条半月形皱襞，称**直肠横襞**。其中，以中间的直肠横襞最为恒定，位于直肠前右侧壁上，距肛门约 7 cm，是直肠镜检定位的标志（图 4-24）。

（五）肛管

肛管（anal canal）长约 4 cm，是消化管的末段。肛管内面有 6～10 条纵行黏膜皱襞，称**肛柱**。相邻肛柱下端之间的半月形黏膜皱襞，称**肛瓣**。肛瓣与相邻肛柱下端围成的小窝，称**肛窦**，窦口开向上。所有肛瓣与肛柱下端围成锯齿状线，称**齿状线**（图 4-24）。齿状线是黏膜与皮肤的分界，又是区分内痔、外痔的标志。

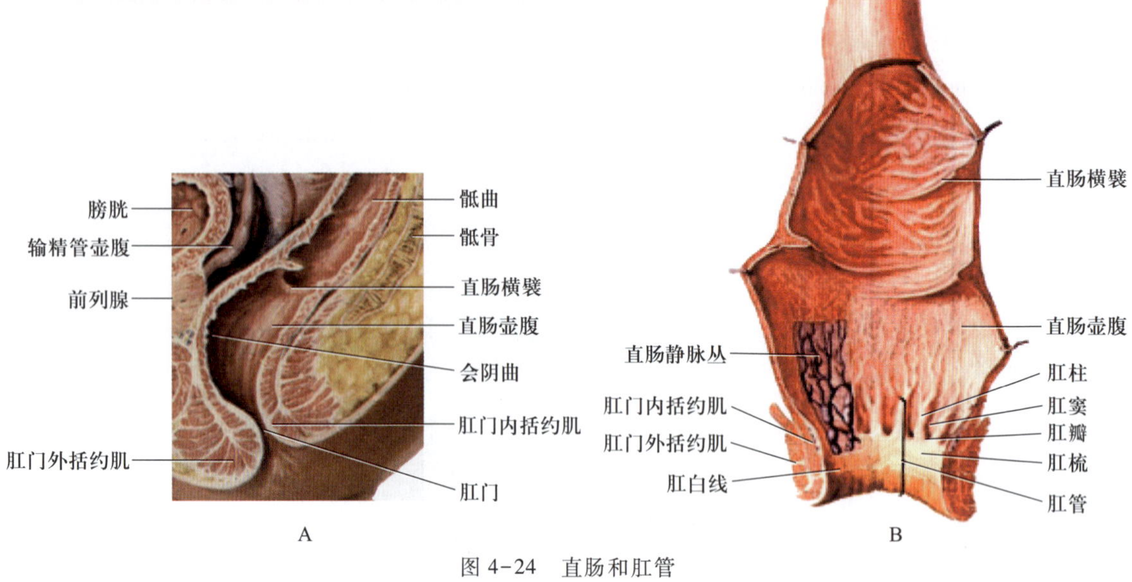

图 4-24　直肠和肛管

A. 男性骨盆矢状面；B. 肛管纵切面

肛管部的环行平滑肌增厚，形成肛门内括约肌，有协助排便的作用；在肛门内括约肌的周围和下方，由骨骼肌构成肛门外括约肌，具有括约肛门和控制排便的作用。

八、消化管结构的护理应用

（一）胃置管术的应用解剖

胃置管术是临床常用的护理操作技术，可用于鼻饲、抽取胃液、洗胃，也是临床上大部分胸、腹部手术和头颅重伤病人的术前准备之一。胃置管术可经鼻腔或口腔插入。胃管由鼻腔插入时，经鼻腔、鼻咽部、口咽部、喉咽部、食管到达胃内。

选择一侧通气良好的鼻腔插管。插管经鼻前庭至固有鼻腔，胃管应沿鼻腔内侧壁、底壁总鼻道的下方插入，避开鼻泪管开口，以免引起流泪、不适。插入 4～6 cm 时至鼻咽部的后壁，应抬高胃管向内、向下插入。

插管至 10～15 cm 时，嘱病人做吞咽动作，并随吞咽动作快速送管，有利于喉上提，会厌向后盖住喉口，同时食管入口扩大，胃管易进入食管，而不误入喉和气管。插管过程中，如果有呛咳、发绀，表示误入气管，应立即拔出，待患者休息片刻后重插入。为昏迷患者插胃管，当胃管插至 10～15 cm 时，用手托起患者头部，使下颌贴近胸骨柄，以增大咽部通道弧度，使管端沿咽后壁滑行，进入食管（图 4-25）。

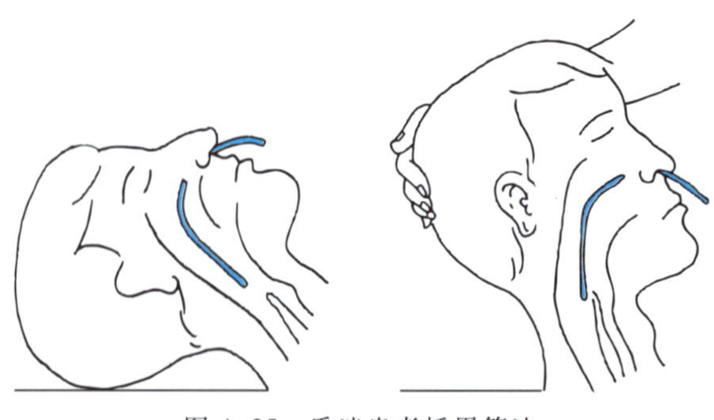

图 4-25　昏迷患者插胃管法

插管通过食管的 3 个狭窄处时，约为插管的 17 cm、27 cm、42 cm 处，插管速度不宜过快，动作应轻稳，遇有阻力不可强行插管，要求病人配合吞咽动作，以免损伤食管黏膜。

（二）灌肠术的应用解剖

灌肠术是将一定量的液体由肛门经直肠灌入结肠，以帮助患者清洁肠道、排便、排气或由肠道供给药物，达到确定诊断和治疗目的的方法。根据灌肠的目的可分为不保留灌肠和保留灌肠。在灌肠操作过程中，要注意肛管、直肠和结肠的结构，以免损伤肠黏膜，影响灌肠的效果。

患者通常取左侧卧位插管，双膝屈曲，露出臀部（图 4-26）。润滑肛管前端，操作者左手分开患者两臀，露出肛门，嘱患者张口呼吸，右手将肛管轻轻旋转插入肛门，以脐的方向为准，插入 3～4 cm 后转向下后，避开直肠矢状面上的骶曲、会阴曲及冠状面上的 3 个不太明显的侧曲，以顺利通过直肠。插管时应注意勿用强力，以免损伤直肠黏膜，特别是直肠横襞（最大的直肠横襞位于直肠前右侧，距肛门7 cm）。如插入时有抵抗感，可将肛管稍退出，再行前进。

阑尾炎、阿米巴痢疾肠道给药取右侧卧位，因为阿米巴痢疾的病变部位主要在盲肠和升结肠，灌肠采取右侧卧位利于灌肠液到达病变部位。

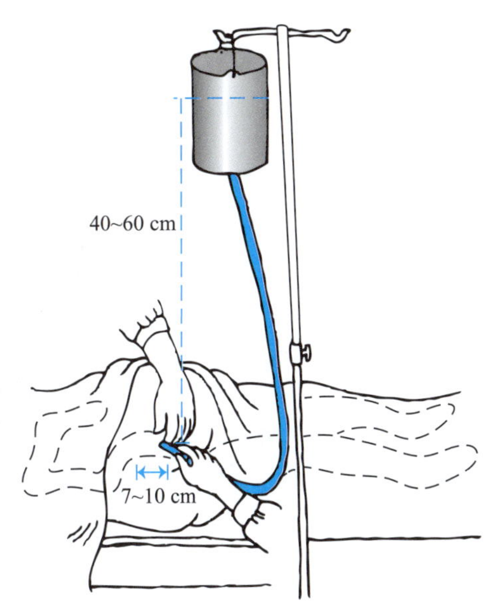

图 4-26　灌肠术（大量不保留灌肠）

第三节　消化腺

预习任务

通过在线课程学习，解答以下问题。

1. 说出 3 对大的唾液腺的位置和开口部位。
2. 简述肝的位置、形态、组织结构。
3. 说出胆囊的分部，胆汁产生及其排出的途径。
4. 说出胰的位置、分部、组织结构及其功能。

一、口腔腺

口腔腺（oral gland）又称**唾液腺**，包括腮腺、下颌下腺、舌下腺 3 对大唾液腺以及分布于口腔黏膜的小腺体。

腮腺(parotid gland)是3对唾液腺中最大的一对,形状不规则,大致呈楔形,位于耳郭的前下方,上平颧弓,下至下颌角,前邻咬肌表面,后达乳突的前缘。自腮腺前缘上份发出一腮腺管,在颧弓下一横指经咬肌表面行向前,在咬肌前缘折向深层,穿颊脂体和颊肌,开口于平对上颌第2磨牙牙冠相对的颊黏膜上(图4-27)。

下颌下腺(submandibular gland)位于下颌下三角内,呈卵圆形。下颌下腺管发自腺的深部,沿口腔底黏膜深面前行,开口于舌下阜(图4-27)。

舌下腺(sublingual gland)位于舌下襞的深部,形似杏仁状。舌下腺有大腺管一条,与下颌下腺管汇合或单独开口于舌下阜;舌下腺小管有数条,直接开口于舌下襞(图4-27)。

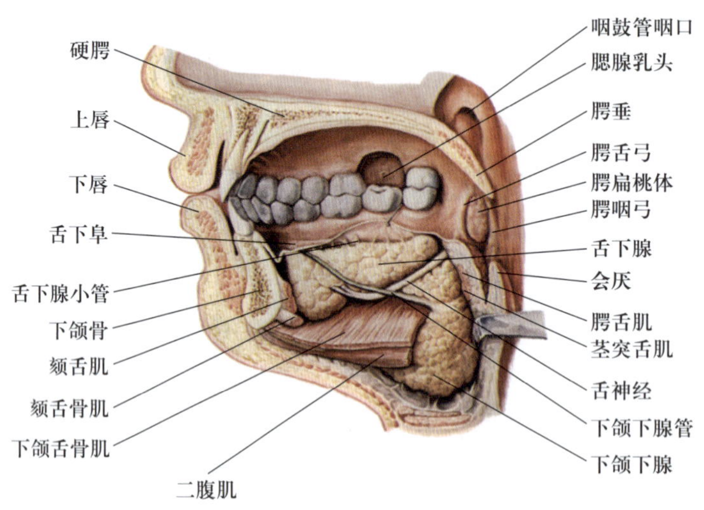

图4-27　口腔腺

二、肝

肝(liver)是人体最大的腺体。肝呈红褐色,质软而脆,受暴力打击时易破裂出血。肝不仅能分泌胆汁,参与食物的消化,还具有物质代谢、解毒和防御等功能。

(一) 肝的形态

肝似楔形,分上、下两面。肝的上面隆凸,与膈相贴,又称**膈面**,被**镰状韧带**分为**肝左叶**和**肝右叶**(图4-28)。肝的下面凹凸不平,邻近许多腹腔脏器,又称**脏面**。脏面中部有两条纵沟和一条横沟,呈"H"形。横沟称**肝门**(porta hepatis),有左右肝管、肝固有动脉、肝门静脉、神经和淋巴管经此出入。右纵沟的前部凹陷,称**胆囊窝**,容纳胆囊;后份有下腔静脉通过。左纵沟前份有**肝圆韧带**通过;后份有**静脉韧带**通过。肝的脏面借"H"形沟将肝分为4叶:左纵沟左侧的**肝左叶**;右纵沟右侧的**肝右叶**;左、右纵沟之间,横沟以前的**方叶**;横沟以后的**尾状叶**(图4-29)。

(二) 肝的位置和毗邻

肝贴附于膈的下方,大部分位于右季肋区和腹上区,小部分位于左季肋区。

肝右侧隔膈与右侧胸膜腔、右肺下部邻近;左侧隔膈与左肺下部、心包、心和左侧胸膜相邻。

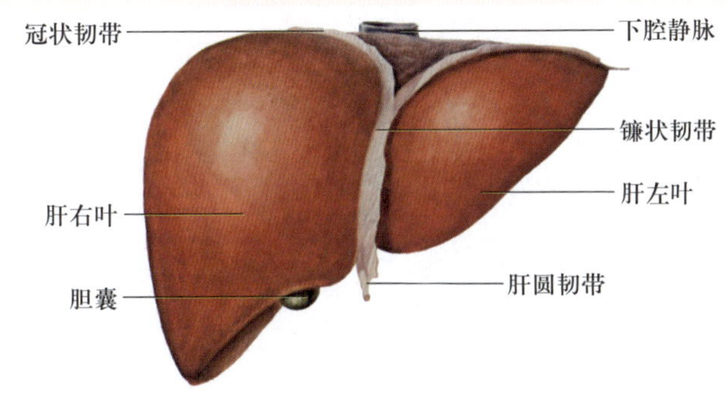

图 4-28　肝的膈面

肝的形态与位置

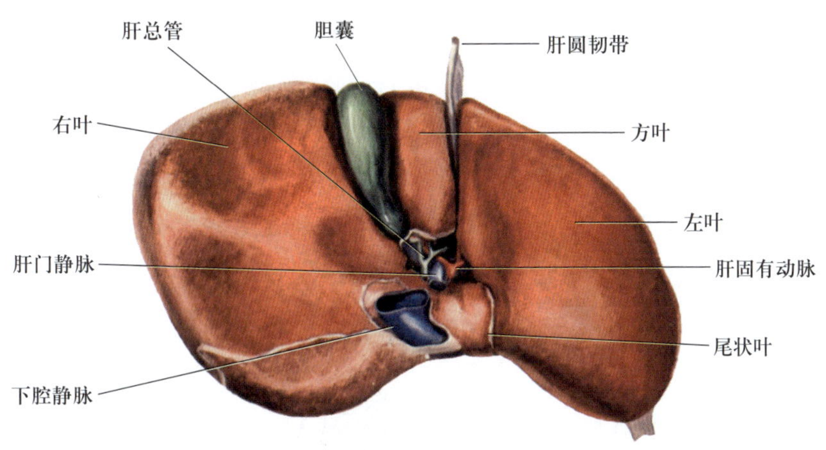

图 4-29　肝的脏面

临床上患肝脓肿或癌肿等疾病时可经膈而波及以上器官。肝的脏面与结肠右曲、十二指肠、右肾、右肾上腺及胃相邻。

（三）肝的体表投影

肝的上界与膈穹隆一致，其最高点在右侧相当于右锁骨中线与右第5肋的交点；左侧相当于左锁骨中线与左第5肋间隙的交点。肝的下界，右侧大致与右肋弓一致；在腹上区则可达剑突下约3 cm，左侧被肋弓掩盖。7岁以下儿童，肝的下界可超过肋弓下缘，但一般不超过2 cm。肝随呼吸运动而上下移动，在平静呼吸时，肝可上下移动2～3 cm。如果成年人肝上界正常，在右肋弓下能被触及，可视为肝大。

（四）肝的组织结构

肝表面大部分覆以致密结缔组织被膜。结缔组织在肝门处随肝固有动脉、肝门静脉和肝管的分支深入肝内，将肝实质分隔成50万～100万个肝小叶（图 4-30）。相邻几个肝小叶之间为肝门管区。

1. **肝小叶**　呈多面棱柱状，是肝的基本结构和功能单位（图 4-30，图 4-31）。每个肝小叶中央有一条贯穿全长的**中央静脉**，其管壁薄而不完整，有肝血窦的开口。肝小叶主要由肝细胞组成，肝细胞以中央静脉为中心呈放射状排列，形成**肝板**，肝板在切面上呈索状，又称**肝索**。肝索之间的间隙称**肝血窦**，其窦壁由一层内皮细胞围成，窦内含有**库普弗细胞**（Kupffer cell），又称肝巨

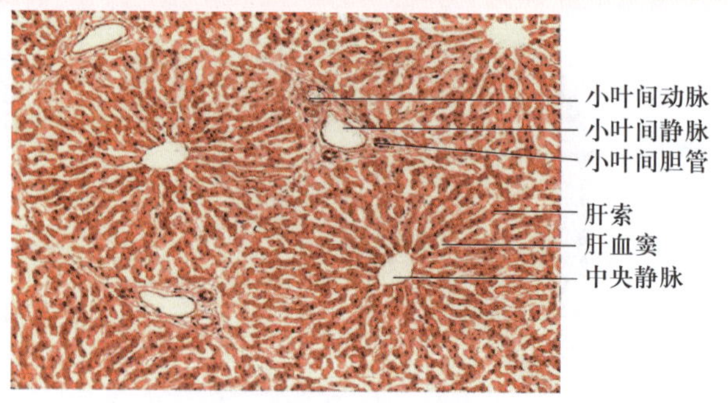

图 4-30　肝的组织结构（低倍）

噬细胞，它有很强的吞噬能力，能吞噬细菌、异物和衰老的红细胞等（图 4-32）。肝血窦的内皮细胞与肝细胞之间有一狭小间隙，称**窦周隙**（Disse 隙），是肝细胞与肝血窦血液之间进行物质交换的场所。相邻的肝细胞之间形成**胆小管**，其管壁由两侧肝细胞的细胞膜局部凹陷围成，胆小管在肝板内互相吻合成网，肝细胞分泌的胆汁进入胆小管内，从中央向周边流到小叶间胆管（图 4-31）。肝细胞间的紧密连接可阻止胆汁渗出管外，当肝病变引起肝细胞紧密连接被破坏时，胆汁可经肝细胞之间的间隙流入窦周隙和肝血窦，这是黄疸形成的原因之一。

肝的组织结构

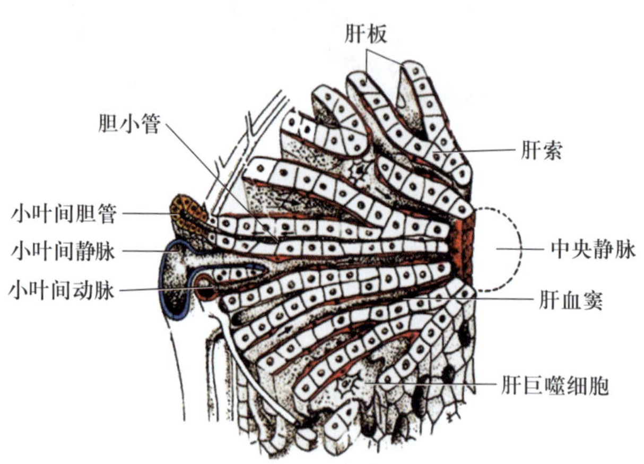

图 4-31　肝小叶与肝门管区

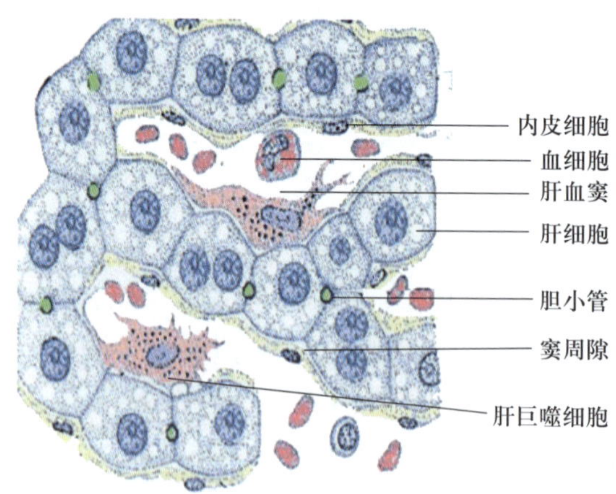

图 4-32　肝血窦和窦周隙

2. **肝门管区** 是相邻几个肝小叶之间的区域，结缔组织较多，内有小叶间动脉、小叶间静脉和小叶间胆管(图 4-30，图 4-31)。

3. 肝的血液循环 肝的血液供应有两个来源，即肝固有动脉和肝门静脉。肝的血液循环途径如下所示：

肝固有动脉→小叶间动脉↘
肝门静脉→小叶间静脉↗ 肝血窦→中央静脉→小叶下静脉→肝静脉→下腔静脉

(五) 胆囊与输胆管道

胆囊与输胆管道

1. 胆囊(gallbladder) 位于胆囊窝内，容积为 40~60 ml，有贮存和浓缩胆汁的作用。胆囊呈梨形，分为**胆囊底**、**胆囊体**、**胆囊颈**和**胆囊管** 4 部分(图 4-33)。胆囊底的体表投影在右锁骨中线与右肋弓交点处的稍下方。胆囊炎时，该处可有压痛。

2. 输胆管道 肝内胆管逐级汇合成**肝左管**和**肝右管**，两管出肝门后汇合成**肝总管**。肝总管下行与胆囊管汇合成**胆总管**。胆总管经十二指肠上部的后方，下行到胰头与十二指肠降部之间，斜穿十二指肠降部后内侧壁，在此处与胰管汇合，形成略膨大的**肝胰壶腹**(Vater 壶腹)，开口于十二指肠大乳头(图 4-33)。在肝胰壶腹周围有环行平滑肌，称**肝胰壶腹括约肌**(Oddi 括约肌)，控制胆汁和胰液的排放。

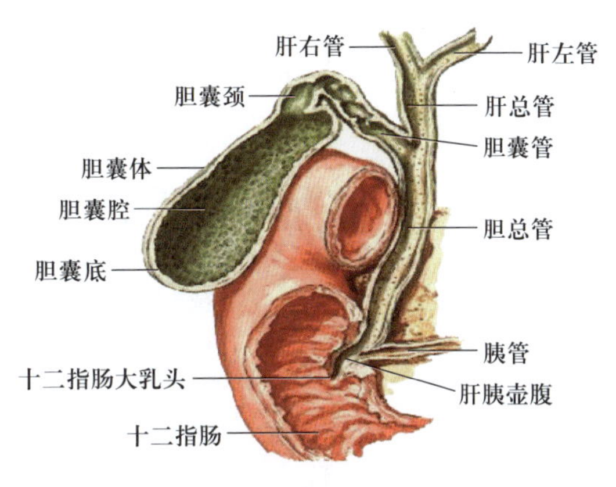

图 4-33 输胆管道及胰管

空腹时，肝胰壶腹括约肌保持收缩状态，肝细胞分泌的胆汁经肝左管和肝右管、肝总管、胆囊管入胆囊贮存和浓缩。进食后，胆囊收缩，肝胰壶腹括约肌舒张，肝细胞分泌的胆汁与胆囊排出的胆汁一起经胆总管进入十二指肠。

知识拓展

胆囊炎与胆石症

胆囊炎：多由细菌引起，且多有胆汁淤滞作为发病的基础。炎症主要累及胆囊者称胆囊炎；若主要累及胆管，则称胆管炎。急性胆管炎和胆囊炎黏膜充血水肿，上皮细胞变性、坏死脱落。慢性胆管炎和胆囊炎多由急性者反复发作迁延所致，其黏膜多发生萎缩。

胆石症：在胆道系统中，胆汁的某些成分可以在各种因素作用下析出、凝集而形成结石。发生于各级胆管内的结石称胆管结石，发生于胆囊内的结石称胆囊结石，统称胆石症。胆石症与胆汁理化性状的改变、胆汁淤滞及感染有关。

胆汁产生及其排出途径如下所示：

肝细胞分泌胆汁→胆小管→小叶间胆管→肝左、右管→肝总管——→胆总管→十二指肠
↓↑
胆囊

三、胰

胰

（一）胰的位置和形态

胰（pancreas）位于胃的后方，横贴于腹后壁，平对第 1～2 腰椎体的前方。胰可分为**胰头**、**胰体**和**胰尾** 3 部分。胰头被十二指肠包绕，胰尾邻近脾门（见图 4-18）。

（二）胰的组织结构

胰的实质由外分泌部和内分泌部组成。外分泌部占胰的绝大部分，包括腺泡和导管，腺泡分泌胰液，内含多种消化酶，经胰管排入小肠，消化食物。内分泌部称**胰岛**，是散在于腺泡之间的大小不等的内分泌细胞团，主要有 A 细胞、B 细胞和 D 细胞等（图 4-34）。A 细胞分泌胰高血糖素，可使血糖升高；B 细胞最多，分泌胰岛素，可使血糖降低；D 细胞分泌生长抑素，调节 A 细胞和 B 细胞的分泌活动。

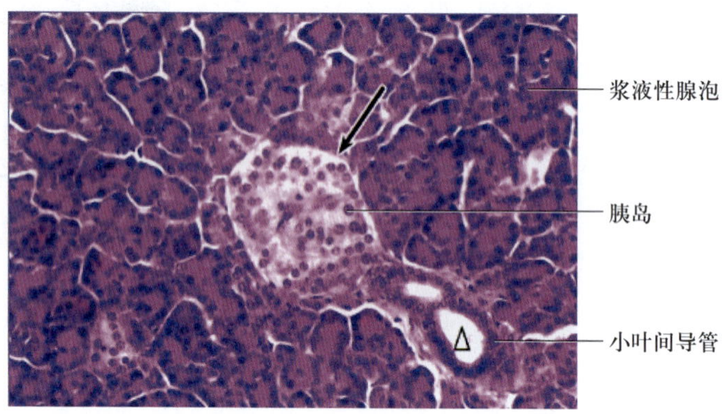

图 4-34　胰的组织结构

知识拓展

胰头的毗邻及其临床意义

胰头的上、右、下三面被十二指肠环抱，后面有胆总管，在胰头胰体交界的后方还有肠系膜上静脉和肝门静脉通过。

胰头癌晚期时，肿瘤挤压侵犯胆管，常引起梗阻性黄疸；肿瘤压迫十二指肠，引起上消化道梗阻；肿瘤压迫胰管和胆管，使胰、胆管内压增高，上腹部疼痛不适；肿瘤压迫肝门静脉，导致淤血和腹水；肿瘤向腹膜后神经丛和椎旁神经侵袭，致腰背部呈束带状放射疼痛。

消化系统消化食物、吸收营养、排出残渣时所经历的过程如下所示：

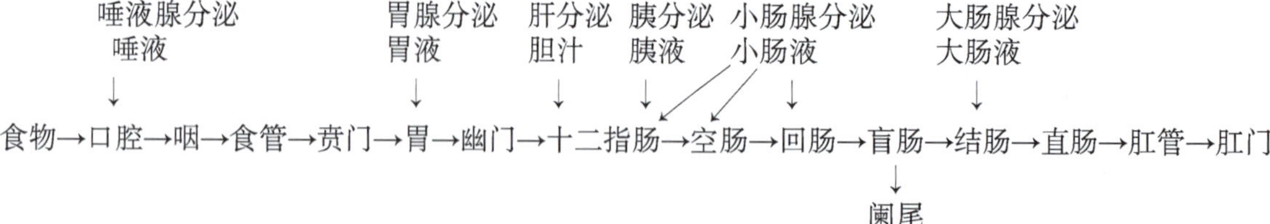

第四节 腹膜

预习任务

通过在线课程学习，解答以下问题。

1. 说出腹膜与脏器的关系。
2. 简述腹膜形成的结构。
3. 说出腹膜腔的最低点及其临床意义。
4. 说出腹膜特点及其临床意义。

一、腹膜与腹膜腔

腹膜(peritoneum)是覆盖于腹、盆腔脏器表面和腹、盆壁内面的一层薄而光滑的浆膜。其中被覆于腹、盆腔脏器表面的腹膜称**脏腹膜**;被覆于腹、盆壁内面的腹膜称**壁腹膜**。脏腹膜与壁腹膜相互移行,共同围成不规则的腔隙,称**腹膜腔**(peritoneal cavity)(图 4-35),腹膜腔内含有少量浆液。

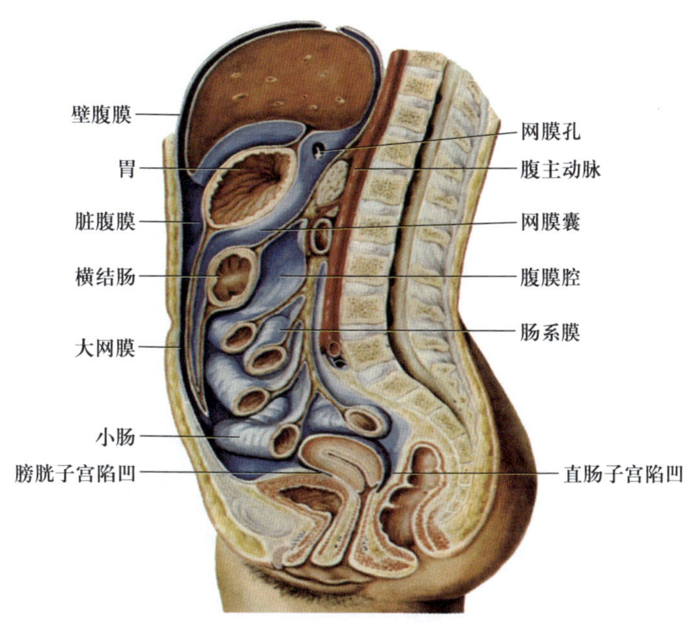

图 4-35 腹膜示意图(正中矢状面,女性)

男性的腹膜腔是封闭的;女性的腹膜腔借输卵管的腹膜腔口,经输卵管、子宫、阴道与体外相通。因此,女性腹膜腔感染的概率高于男性。

二、腹膜与脏器的关系

根据脏器被腹膜覆盖的范围不同,可将腹、盆腔脏器分为 3 类。

1. 腹膜内位器官　表面几乎都被腹膜覆盖的器官，称腹膜内位器官，如胃、空肠、回肠、阑尾、横结肠、乙状结肠、卵巢和输卵管等。这类器官活动性较大。

2. 腹膜间位器官　表面大部分被腹膜覆盖的器官，称腹膜间位器官，如肝、胆囊、升结肠、降结肠、子宫和充盈的膀胱等。这类器官活动性较小。

3. 腹膜外位器官　仅有一面被腹膜覆盖的器官，称腹膜外位器官，如肾、肾上腺、输尿管、胰、十二指肠降部和水平部等。这类器官几乎不能活动。

三、腹膜形成的结构

腹膜在脏器之间以及脏器与腹、盆壁之间相互移行，形成网膜、系膜、韧带和陷凹等结构（图 4-36），对器官起连接和固定作用。

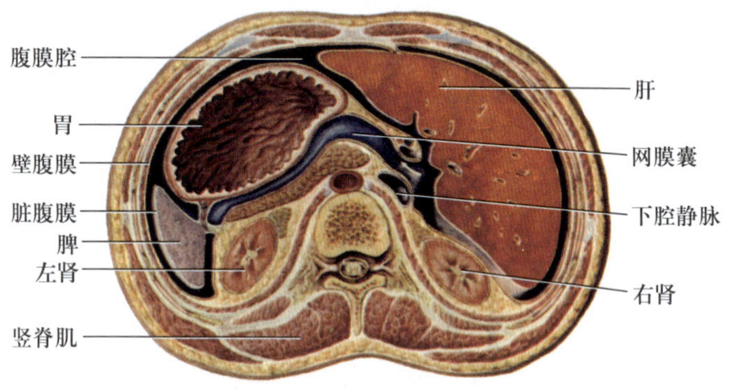

图 4-36　腹膜（通过网膜孔的横切面）

（一）网膜

1. 小网膜　连于肝门和胃小弯、十二指肠上部之间的双层腹膜结构，称**小网膜**。小网膜分左部的**肝胃韧带**和右部的**肝十二指肠韧带**（图 4-37）。小网膜右缘游离，后方为**网膜孔**。

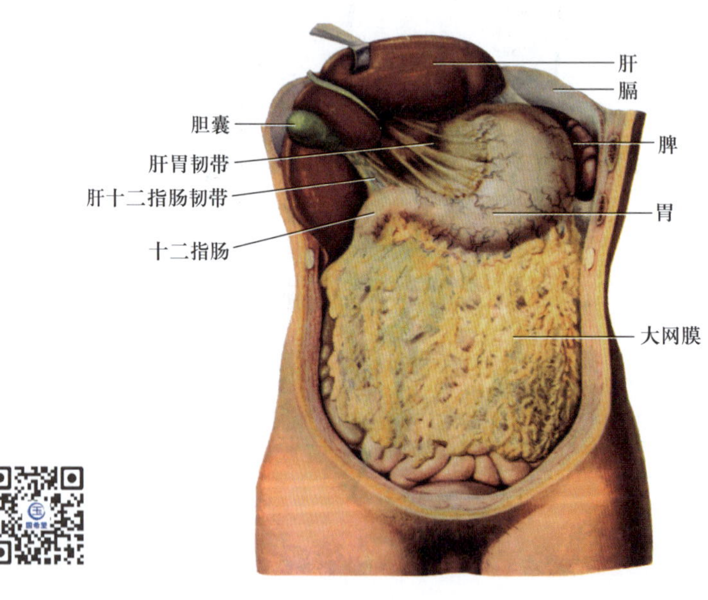

图 4-37　网膜

小网膜和胃后壁的后方有一窄隙，称**网膜囊**（图4-36），是腹膜腔的一部分，又称**小腹膜腔**。网膜孔是网膜囊通向腹膜腔其他部分的唯一通道。

2. 大网膜　连于胃大弯与横结肠之间的四层腹膜结构，称**大网膜**，形似围裙，悬垂于横结肠和空、回肠的前面（图4-37）。大网膜内含有许多巨噬细胞，有重要的防御功能。当腹腔脏器发生炎症或穿孔时，大网膜向病变处移动并包裹病灶，限制病变扩散。小儿的大网膜较短，下腹部的炎性病灶难以被大网膜包裹，炎症易扩散。

（二）系膜

将一些脏器固定于腹后壁的两层腹膜结构，称**系膜**（图4-35），包括小肠系膜、横结肠系膜、乙状结肠系膜和阑尾系膜等。空肠、回肠和乙状结肠的系膜较长，活动度大，有时会发生肠扭转，易导致肠梗阻。系膜的两层腹膜之间有血管、神经、淋巴管和淋巴结等。

（三）韧带

一些脏器之间或脏器与腹、盆壁之间的双层腹膜形成韧带，如肝镰状韧带、冠状韧带和子宫阔韧带等。

（四）陷凹和隐窝

脏腹膜和壁腹膜之间形成一些间隙，较大而恒定的称陷凹，小者称隐窝。

男性在膀胱与直肠之间有**直肠膀胱陷凹**。女性在膀胱与子宫之间有**膀胱子宫陷凹**；直肠与子宫之间有**直肠子宫陷凹**（图4-35）。

半卧位或坐位时，男性的直肠膀胱陷凹和女性的直肠子宫陷凹是腹膜腔的最低部位，如腹膜腔内有积液时，常积聚在这些陷凹，男性可经直肠前壁，女性可经阴道后穹穿刺进行诊断或治疗。

四、腹膜的解剖学特点及其护理应用

腹膜及其护理应用解剖

腹膜薄而光滑，分泌少量浆液，对脏器有保护、润滑，减少摩擦的作用。腹膜可吸收腹膜腔内少量积液和空气。腹膜各部的吸收能力不一，上腹部的腹膜面积较大，血管较丰富，且受呼吸运动的影响明显，吸收能力强；下腹部的腹膜对毒素的吸收较缓慢。临床上腹膜腔炎症或手术后的病人多采取半卧位，使有害液体流至直肠膀胱陷凹或直肠子宫陷凹等处，既可减少毒素的吸收，降低中毒症状，又由于此处腹膜邻近直肠、阴道，便于穿刺引流治疗。

回顾思考

1. 名词解释

上消化道　咽峡　齿状线　肝小叶　胰岛　直肠子宫陷凹

2. 食物经过消化管消化到食物残渣排出，经过哪些结构？

3. 患者，男，45岁。十二指肠溃疡病史5年，间歇性上腹痛5年，加重伴呕吐2天，呕吐物量多,呈酸腐味。体检:上腹部有胃型,可闻及振水音。患者的并发症发生在何处?为什么?

在线测试

4. 晚期胰头癌患者,为什么会出现阻塞性黄疸、腹水或肠梗阻等症状?

5. 请问腹膜炎病人应采取何体位?为什么?

6. 胃置管术经过哪些结构?插胃管时要注意什么?

(陈　尚)

第五章　呼吸系统

呼吸系统 PPT

3D 呼吸
系统原位

3D 肺的
形态

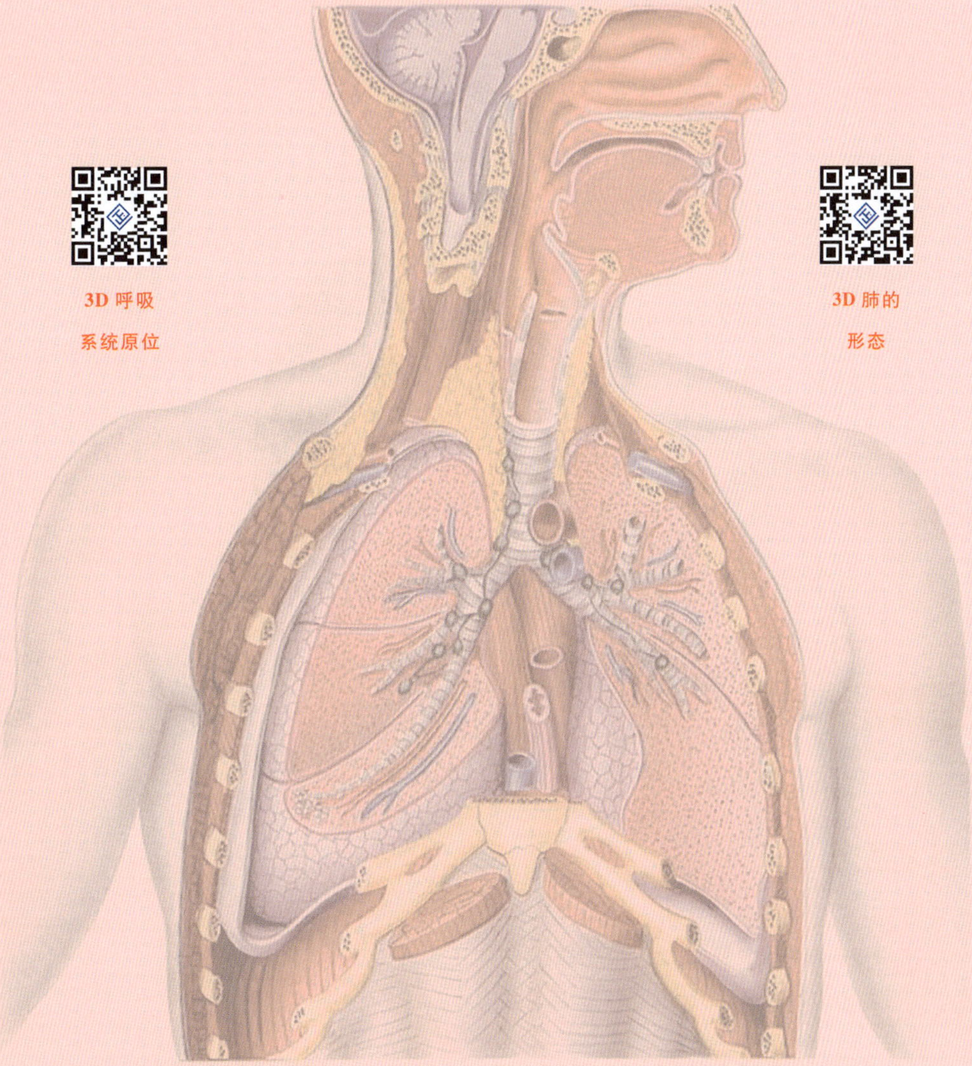

案例导学

患者，男，55岁，因“进食后呼吸困难2 h，昏迷1 h”入院。患者2 h前在家中与家人共同进餐，进食羊肉时突然出现咳嗽，气急，大汗，呼吸困难，1 h前出现昏迷，急送入院。查体：T 36.8℃，P 88次/分，R 18次/分，BP 110/78 mmHg。呼之不应，压眶有痛苦表情，角膜反射存在，双侧瞳孔正大等圆，瞳孔对光反射存在，膝反射正常，其余未见异常。

问题与思考：

1. 该患者出现呼吸困难的原因是什么？
2. 如患者阻塞部位为喉部，实施环甲膜穿刺术进行急救，定位标志是什么？
3. 如患者阻塞部位为气管，实施气管切开术在哪几个气管软骨环切开？

呼吸系统(respiratory system)由**呼吸道**和**肺**两大部分组成(图5-1)。呼吸道是输送气体的器官，肺是气体交换的器官。

呼吸系统的主要功能是从外界吸入 O_2，呼出 CO_2，完成气体交换。除呼吸功能外，鼻又是嗅觉器官，喉还有发音功能。

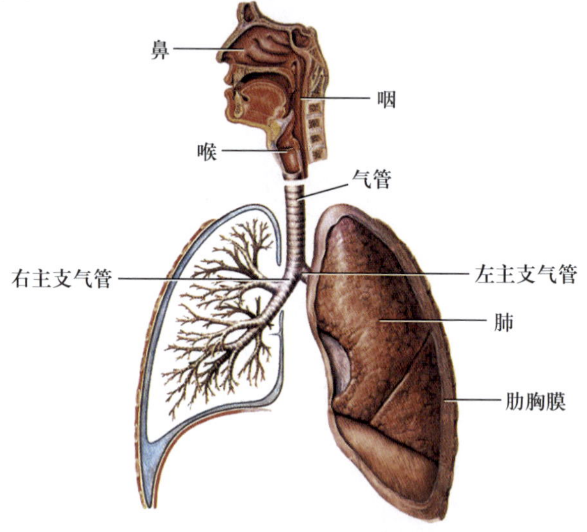

图5-1 呼吸系统组成

第一节 呼吸道

预习任务

通过在线课程学习，解答以下问题。

1. 说出鼻腔分部和鼻腔黏膜的分区及功能。
2. 说出喉软骨的名称。
3. 说出气管分叉位置和左右主支气管解剖特点。
4. 气管切开术时如何定位？

呼吸道包括鼻、咽、喉、气管和各级支气管。临床上通常把鼻、咽和喉称**上呼吸道**，气管和支气管称**下呼吸道**。

一、呼吸道的一般结构

呼吸道的管壁从内至外可分为黏膜、黏膜下层和外膜3层（图5-2）。

（一）黏膜

呼吸道的黏膜由**上皮**和**固有层**构成。

1. 上皮　以**假复层纤毛柱状上皮**为主，只有鼻的起始部为未角化的复层扁平上皮。假复层纤毛柱状上皮内表面的**纤毛**节律性地向咽部摆动，将黏液及吸附的尘埃、细菌等推向咽部咳出。上皮与固有层之间可见明显的基膜。

2. 固有层　由富含弹性纤维的结缔组织组成，也常见淋巴组织。

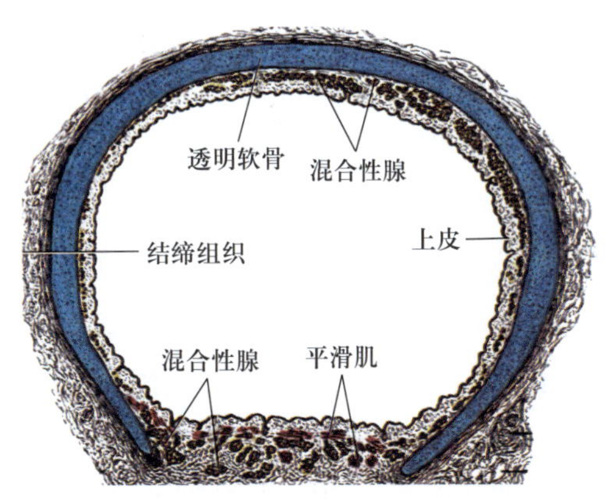

图5-2　气管微细结构

（二）黏膜下层

黏膜下层由疏松结缔组织组成，与固有层和外膜无明显界限，内含有较多的混合腺。

（三）外膜

呼吸道外膜主要由透明软骨和结缔组织组成。随着呼吸道管径的变细，“C”字形软骨环变为不规则的软骨片，直至完全被结缔组织和平滑肌所取代。

二、鼻

鼻（nose）是呼吸道的起始部，也是嗅觉器官，还可辅助发音。它分为外鼻、鼻腔和鼻旁窦3部分。

（一）外鼻

外鼻（external nose）以鼻骨和软骨作支架，外被皮肤，内覆黏膜。外鼻上端位于两眼之间狭窄的部分称**鼻根**，中部称**鼻背**，下端称**鼻尖**，其两侧呈弧状扩大称**鼻翼**，在呼吸困难时，可见鼻翼扇动。鼻翼下方的开孔称**鼻孔**，是气体进出呼吸道的门户，两鼻孔之间的结构为**鼻柱**。从鼻翼向外下方到口角的浅沟称**鼻唇沟**（图5-3）。正常人，两侧鼻唇沟的深度对称，面肌瘫痪时，瘫痪侧的鼻唇沟变浅或消失。

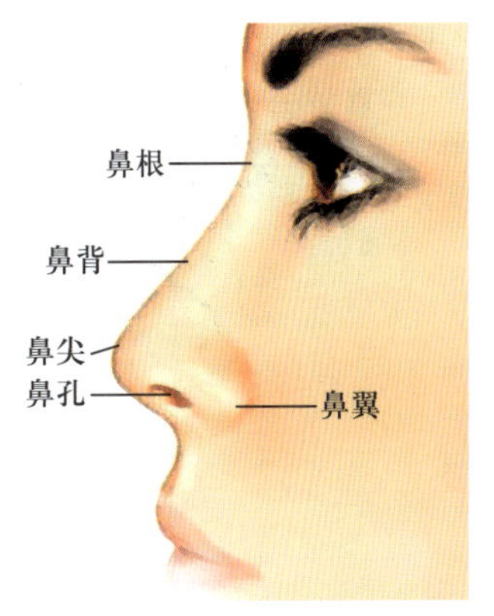

图5-3　外鼻结构

鼻尖和鼻翼处的皮肤较厚，富含皮脂腺和汗腺，与深部皮下组织和软骨膜连接紧密，容易发生疖肿，故发炎时，局部肿胀压迫神经末梢，可引起较剧烈疼痛。

（二）鼻腔

鼻腔以骨和软骨为基础，内面覆以黏膜和皮肤。鼻腔被**鼻中隔**分为左、右两腔，鼻腔借鼻孔与外界相通，向后经鼻后孔通咽，每侧鼻腔以鼻阈为界分为**鼻前庭**和**固有鼻腔**两部分，**鼻阈**是皮肤与鼻黏膜的分界标志。

1. 鼻前庭　鼻腔前下方鼻翼内面较宽大的部分称**鼻前庭**，内衬以皮肤，生有鼻毛，借以过滤、净化空气。鼻前庭起于鼻孔，止于鼻阈。

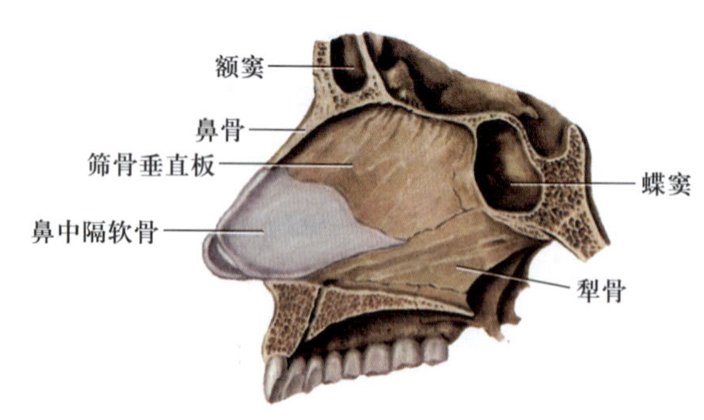

图 5-4　鼻中隔结构

鼻中隔由筛骨垂直板、犁骨和鼻中隔软骨以及被覆黏膜构成（图 5-4），是左、右鼻腔的共同内侧壁，垂直居正中者较少，往往偏向一侧。鼻中隔前下部的血管丰富且位置表浅，易破裂，称**易出血区**（**Little 区**），约 90% 的鼻出血发生与此区有关。

固有鼻腔
及鼻旁窦

2. 固有鼻腔　位于鼻腔的后上部，是鼻腔主要部分。**固有鼻腔**主要由骨性鼻腔内衬黏膜构成，其外侧壁自上而下有**上、中、下 3 个鼻甲**，各鼻甲的下方，分别为**上、中、下 3 个鼻道**（图 5-5）。在上鼻甲的后上方与蝶骨体之间有一凹陷称**蝶筛隐窝**。上、中鼻道及蝶筛隐窝分别有鼻旁窦的开口，下鼻道的前端有鼻泪管的开口。

固有鼻腔的黏膜依其结构和功能不同，分为**嗅区**与**呼吸区**两部分。**嗅区**位于上鼻甲及其相对应的鼻中隔以上的黏膜，较薄，活体呈淡黄色或苍白色，含有嗅细胞。嗅细胞（图 5-6）是一种双极神经元，具有感受嗅觉刺激的功能。**呼吸区**系指嗅区以外的黏膜，呈淡红色，表面上皮为假复层纤毛柱状上皮，深层为固有层，内有丰富的毛细血管和静脉丛，且有许多混合腺。腺体的分泌物可润滑鼻黏膜、黏着细菌和异物。毛细血管和静脉丛可加温与湿润吸入的空气。在病理情况下，毛细血管充血可引起鼻塞；静脉丛破裂可引起鼻出血。

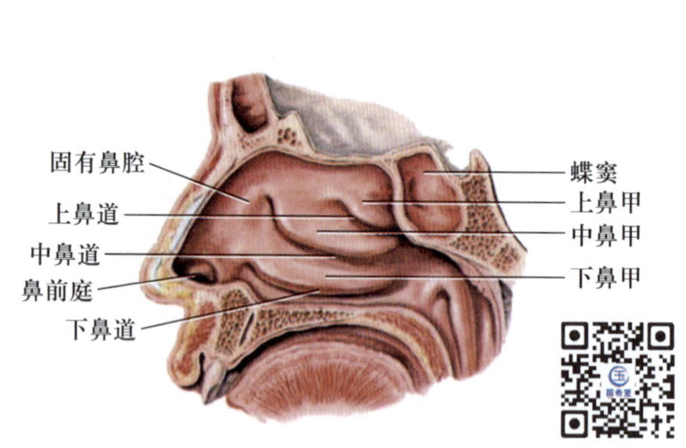

图 5-5　鼻腔外侧壁结构

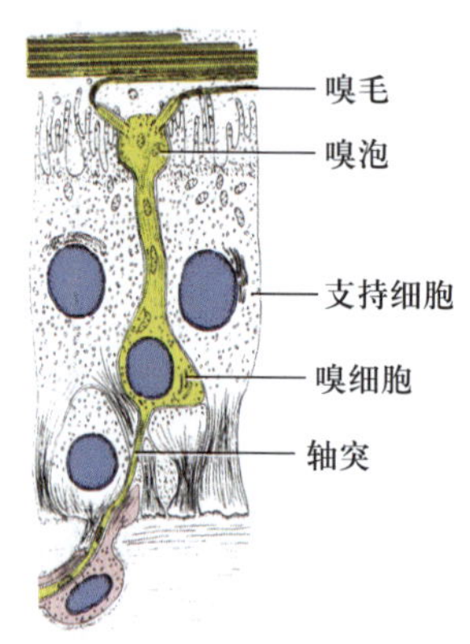

图 5-6　鼻腔嗅区黏膜上皮结构

知识拓展

鼻出血的紧急简易处理

鼻出血俗称鼻衄，可由鼻部疾病引起，对于少量鼻出血该如何正确处理呢？

最简便的方法是采取指压止血：人坐直，头部微向前倾（**注意不能仰头**），用手尽快捏住两侧鼻翼，向中间尽量捏紧，用口呼吸，同时可用冰块或冷的湿毛巾敷在额头或鼻梁上方，可以使血管收缩，加快止血的速度。如果有血流到口腔内，应吐出，千万不要咽下，以免引起胃部不适。如处理无效，应去医院进一步治疗。注意不能仰卧、仰头、塞纸巾。仰卧、仰头会使鼻血顺着咽喉壁流入食管、胃部或气管，造成恶心呕吐，甚至是窒息；塞纸巾容易发生感染，产生炎症。

（三）鼻旁窦

鼻旁窦（paranasal sinus）又称副鼻窦，为鼻腔周围的含气骨腔，内衬黏膜，能调节吸入空气的温度和湿度，对发音起共鸣作用。鼻旁窦共 4 对，即**上颌窦**、**额窦**、**筛窦**和**蝶窦**，分别位于同名的颅骨内（图 5-7，图 5-8）。

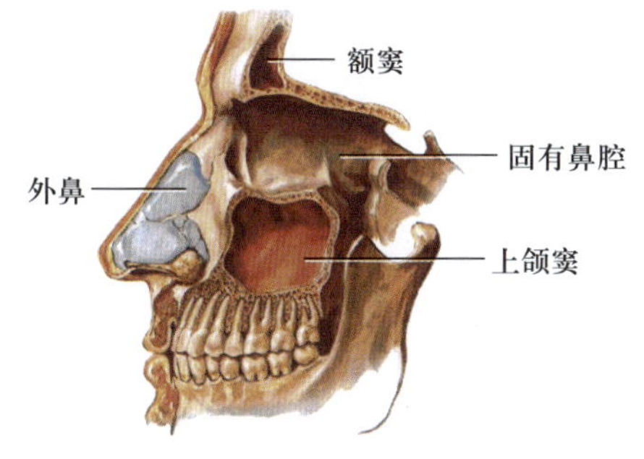

图 5-7　经上颌窦鼻腔矢状切面结构

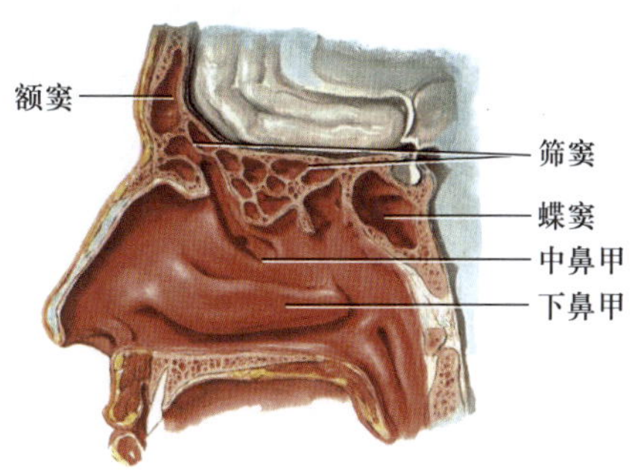

图 5-8　经筛窦鼻腔矢状切面结构

1. 额窦　位于额骨内，相当于两侧眉弓深面。眶的内上角为额窦底部，骨质最薄，急性额窦炎时，此处压痛明显。额窦开口于中鼻道。

2. 筛窦　位于筛骨迷路内，由大小不一、排列不规则的含气小房组成，分为前、中、后三群。前、中群分别开口于中鼻道，后群开口于上鼻道。

3. 蝶窦　位于蝶骨体内，垂体窝下方，开口于蝶筛隐窝。

4. 上颌窦　是鼻旁窦中**最大**的一对，位于上颌骨体内。上颌窦由前、后、内、上、下壁围成。上壁即眶下壁，骨质较薄，故上颌窦炎症或癌肿可经此壁侵入眶腔。下壁（底壁）即上颌骨的牙槽突，牙根与窦底仅隔薄层骨质或仅隔黏膜，故牙根感染常波及窦内。前壁即上颌骨体前面的尖牙窝，向内略凹陷，此处骨质亦较薄，上颌窦炎时，是压痛部位，也是上颌窦手术的常选入路。后壁较厚，与翼腭窝相邻。内侧壁即鼻腔的外侧壁，相当于中鼻道和下鼻道的大部分，在下鼻甲附着处的下方，骨质较薄，是窦内积脓行上颌窦穿刺的进针部位。内侧壁最高处有上颌窦口，由于此口位置明显高于窦底，故上颌窦炎症化脓时，引流不畅，常导致慢性上颌窦炎。

三、咽

咽既是消化管，又是呼吸道，详见第四章消化系统。

四、喉

喉既是呼吸的管道，又是发音的器官。喉以软骨为基础，借关节、韧带和肌肉连结而成。

（一）喉的位置

喉位于颈前部，相当于第4~6颈椎椎体范围，女性略高于男性，小儿略高于成人，上借甲状舌骨膜与舌骨相连，下方续于气管，前面被舌骨下肌群覆盖，后紧邻咽，故喉可随吞咽及发音上下移动，当头部转动时也可左右移动。喉两侧为颈部的大血管、神经及甲状腺侧叶。

（二）喉软骨

喉软骨构成喉的支架，包括不成对的**甲状软骨**、**环状软骨**、**会厌软骨**和成对的**杓状软骨**（图5-9，图5-10）。

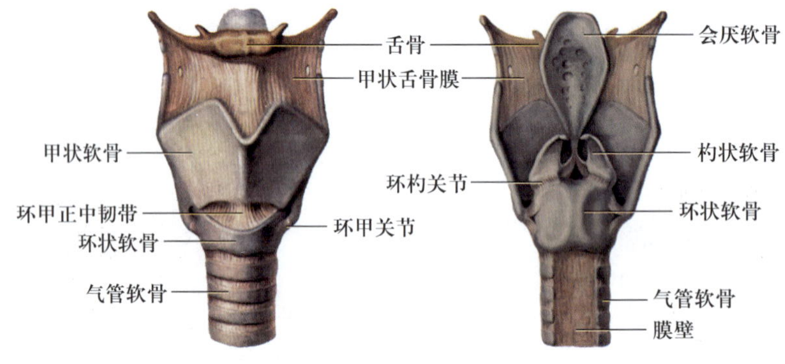

图5-9　喉软骨及连结

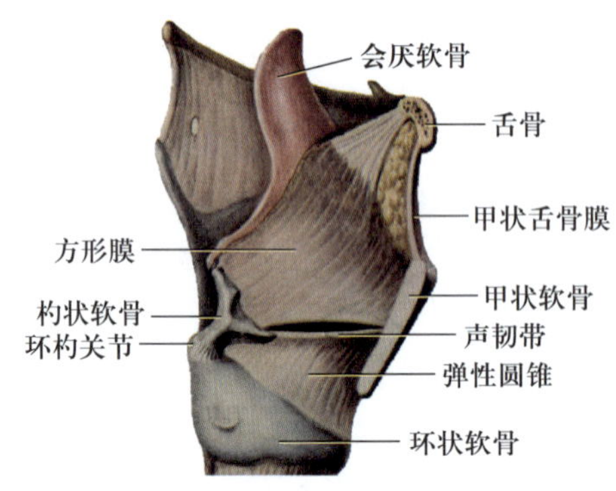

图5-10　喉软骨侧面

1. 甲状软骨　是喉软骨中最大的一块，位于舌骨下方，由左右近似方形的软骨板在前方连结而成。两软骨板前缘在前正线相连构成前角，其上端向前突出称**喉结**，成年男性尤为明显。在两块甲状软骨的后部，向上、下各伸出一对突起，分别称**上角**和**下角**。上角借韧带与舌骨大角相连，下角与环状软骨构成关节。

2. 环状软骨　位于甲状软骨的下方，前部低而窄，称**环状软骨弓**，平对第6颈椎的高度，为颈部的重要体表标志，后部高而宽，称**环状软骨板**。环状软骨弓和环状软骨板交界处两侧各有一与甲状软骨下角相连的关节面。环状软骨是喉软骨中唯一完整呈环形的软骨，对维持呼吸道的通畅有重要作用，损伤后易引起喉狭窄。

喉软骨

3. 会厌软骨　形似树叶，上宽下窄，上端游离，下端借韧带连于喉结的后下方，会厌软骨外覆黏膜构成**会厌**。当吞咽时，喉上提，会厌盖住喉口，防止食物误入喉腔。

4. 杓状软骨　左右各一，形似三棱锥体，可分尖、底和二突。尖向上，底朝下与环状软骨板上缘的关节面构成环杓关节。由底向前伸出的突起，有声韧带附着，称**声带突**。由底向外侧伸出的突起，有喉肌附着，称**肌突**。

（三）喉的连结

喉的连结包括喉软骨之间以及喉与舌骨和气管间的连结（图 5-9，图 5-10）。

1. 环杓关节　由杓状软骨底和环状软骨板上缘的关节面构成。杓状软骨沿此关节的垂直轴做旋转运动，使声带突向内、外侧转动，能缩小或开大声门。

2. 环甲关节　由甲状软骨下角和环状软骨侧方关节面构成。甲状软骨在冠状轴上可做前倾和复位运动，使声带紧张或松弛。

3. 弹性圆锥　为弹性纤维组成的膜状结构。此膜上缘游离，位于甲状软骨前角与杓状软骨声带突之间，称**声韧带**，是构成**声带**的基础。前部较厚，位于甲状软骨下缘与环状软骨弓上缘之间，称**环甲正中韧带**，俗称环甲膜。当急性喉阻塞来不及进行气管切开术时，可在此做穿刺或切开，建立暂时的人工通气道，以抢救病人生命。

4. 甲状舌骨膜　是连于甲状软骨上缘与舌骨之间的膜。

（四）喉肌

喉肌为细小的骨骼肌，附着于喉软骨内面和外面。按其功能分为两群，一群作用于环甲关节，使声带紧张或松弛；另一群作用于环杓关节，使声门裂或喉口开大、缩小，因此喉肌的运动可控制发音的强弱和调节音调的高低。

（五）喉腔

喉腔（laryngeal cavity）向上经喉口通喉咽，向下通气管。喉腔黏膜与咽和气管的黏膜相延续（图 5-11，图 5-12）。

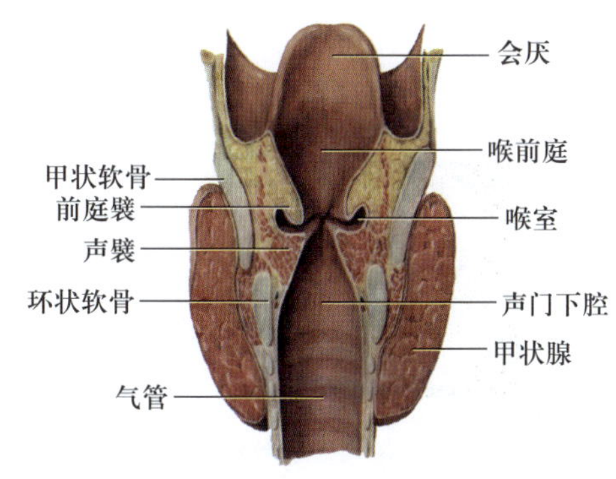

图 5-11　喉腔的冠状切面

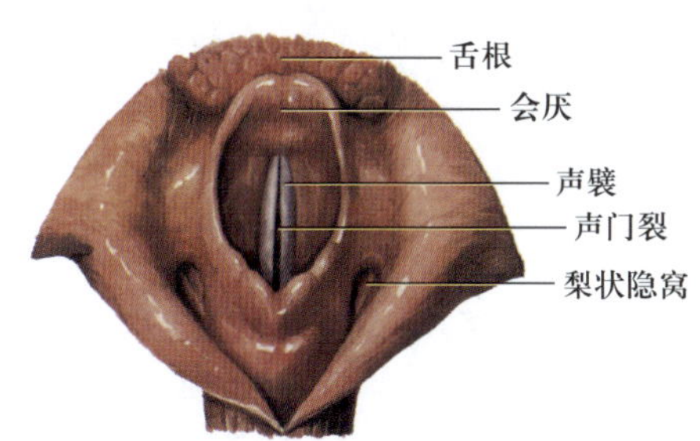

图 5-12　喉腔上面观

喉腔中部有两对自外侧壁突入腔内，呈前后方向的黏膜皱襞，上方一对黏膜皱襞称**前庭襞**，活体呈粉红色，与发音无直接关系，左右前庭襞间的裂隙称**前庭裂**。下方一对黏膜皱襞称**声襞**，在活体颜色较白，比前庭襞更为突向喉腔。通常所称的**声带**是由声襞及其襞内的声韧带和声带肌构成。左右声襞及杓状软骨基底部之间的裂隙，称**声门裂，是喉腔最狭窄的部位**。声门为声带和声门裂的总称。气流通过声带振动而发出声音，在声带前、中1/3交界处振幅最大而易受损伤，是声带癌、声带小结和息肉的好发部位。

喉腔借两对皱襞分为3部分：① **喉前庭**，喉口至前庭裂之间的部分。② **喉中间腔**，前庭裂和声门裂之间的部分，是喉腔3部中容积最小的。喉中间腔向两侧突出的隐窝称**喉室**。③ **声门下腔**，声门裂至环状软骨下缘的部分，此区黏膜下组织比较疏松，炎症时易引起水肿。婴幼儿喉腔较窄小，常因喉水肿引起喉阻塞，造成呼吸困难。

知识拓展

急性喉梗阻

急性喉梗阻是因喉部或邻近组织的病变致喉腔急性变窄或梗阻引起呼吸困难。多见于儿童，常由喉部炎症、过敏、外伤、异物、肿瘤、痉挛、双侧声带外展性麻痹引起。尤其要注意变态反应引起的喉梗阻，如注射青霉素、口服碘化钾和阿司匹林等。过敏体质食用蟹、虾等易致敏食物时如出现缺氧症状，应考虑是否出现急性喉梗阻。

另外，平时吃饭时不宜大笑，防止会厌打开，喉口开放，使食物进入呼吸道发生窒息。

五、气管与支气管

（一）气管

气管(trachea)位于食管前方，在第6颈椎体下缘平面上接环状软骨，经颈部正中，下行入胸腔，在**胸骨角平面**（平对第4胸椎椎体下缘）分为**左、右主支气管**，分叉处称**气管杈**。在气管杈内面有一向上凸的半月状嵴，称**气管隆嵴**，是支气管镜检查的定位标志（图5-13，图5-14）。

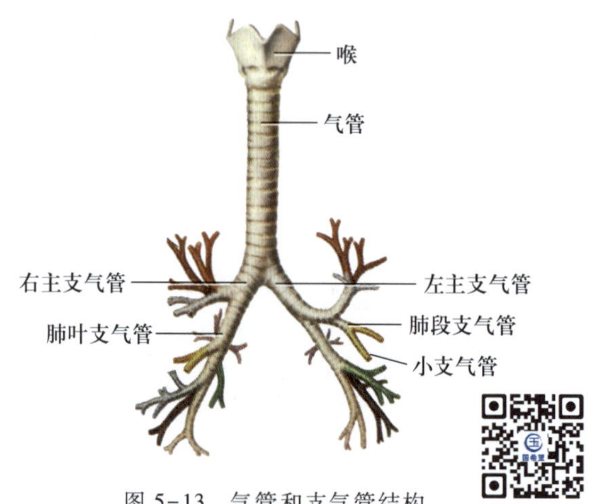

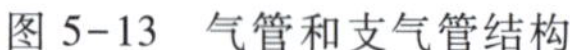

图5-13　气管和支气管结构

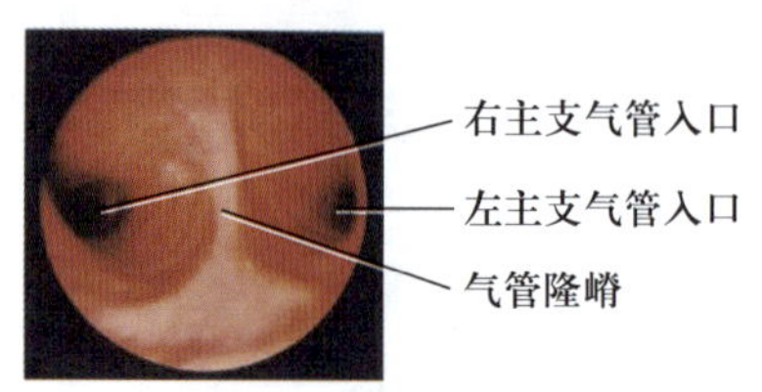

图5-14　支气管镜成像

气管由14~17个“C”形的气管软骨环以及连接各环之间的平滑肌和结缔组织构成，缺口向后。各软骨环以韧带连接起来，环后方缺口处由平滑肌和致密结缔组织连接，保持持续张开状态。管腔衬以黏膜，表面覆盖纤毛上皮，黏膜分泌的黏液可黏附吸入空气中的灰尘颗粒，纤毛不断向咽部摆动将黏液与灰尘颗粒排出，以净化吸入的空气。

根据气管的行程与位置，可分为颈段和胸段。颈段较浅表，在胸骨颈静脉切迹上方可以摸到，临床检查气管位置时常在此检查。环状软骨可作为向下检查气管软骨环的标志，临床遇急性喉阻塞时，常在第 3~5 气管软骨环处行气管切开术。

（二）支气管

支气管（bronchi）指由气管分出的各级分支。由气管分出的一级支气管，即**左、右主支气管**。**左主支气管**细而长，平均长 4~5 cm，走行较水平，经左肺门入左肺。**右主支气管**粗而短，平均长 2~3 cm，走行较陡直，经右肺门入右肺，故临床上气管内异物多坠入右主支气管（图 5-15）。

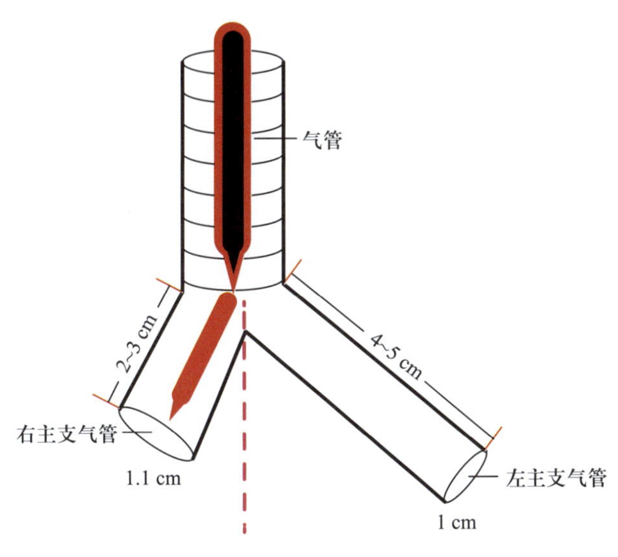

图 5-15　主支气管结构特征

六、呼吸道结构的护理应用

（一）环甲膜穿刺术的应用解剖

广义的环甲膜指弹性圆锥，通常所说的环甲膜一般指狭义的环甲膜，仅指环甲正中韧带。环甲膜前方为皮肤及皮下组织，因位置表浅，无重要的血管、神经及特殊的组织结构，是穿刺或切开最方便、最安全的部位。环甲膜穿刺术是一种院外急救常用的简便、快速建立人工气道的有效手段。进针时拉紧并固定颈部皮肤，在颈前部触及甲状软骨，沿甲状软骨正中线向下，确定甲状软骨与环状软骨之间的凹陷处，深面即是环甲膜。作为一种应急措施，穿刺针留置时间不宜过长，一般不超过 24 h。穿刺时进针不要过深，避免损伤喉后壁黏膜。如穿刺点皮肤出血，干棉球压迫的时间可适当延长，如发生皮下气肿或少量出血予以对症治疗。穿刺完成后，挤压胸廓有气体流出，证实穿刺成功。

（二）气管切开术的应用解剖

气管切开术是一种抢救垂危病人的急救手术，将颈段气管前壁切开，通过切口将适当大小的气管套管插入气管，病人可以直接经气管套管进行呼吸。气管切开的目的是防止或迅速解除呼吸道梗阻，确保呼吸道通畅，改善呼吸，便于分泌物从气道吸出、给氧或行机械通气。在体表定位时，两侧胸锁乳突肌前缘与颈静脉切迹之间的三角区域为气管切开的**安全三角**，气管切开在此三角内沿中线进行，可避免损伤颈部大血管。如行横切口则在环状软骨下方 2~3 cm 处，相当于第 2~3 或第 3~4 气管软骨环处；如行纵切口则在环状软骨下缘至颈静脉切迹上缘一横指处沿正中线做 3~5 cm 切口。

第二节 肺

预习任务

通过在线课程学习，解答以下问题。

1. 左肺和右肺分为哪几叶？
2. 肺实质根据结构和功能分为哪两部分？ 请说出各部分组成。
3. 何为呼吸膜？ 呼吸膜由哪些结构组成？
4. 肺泡上皮细胞有哪两种？ 其主要功能是什么？

一、肺的位置和形态

肺(lung)是进行气体交换的器官，位于胸腔内纵隔两侧，左右各一，膈的上方。由于膈的右侧较左侧为高，以及心脏位置偏左，故右肺较宽短，左肺较狭长（图 5-16，图 5-17）。

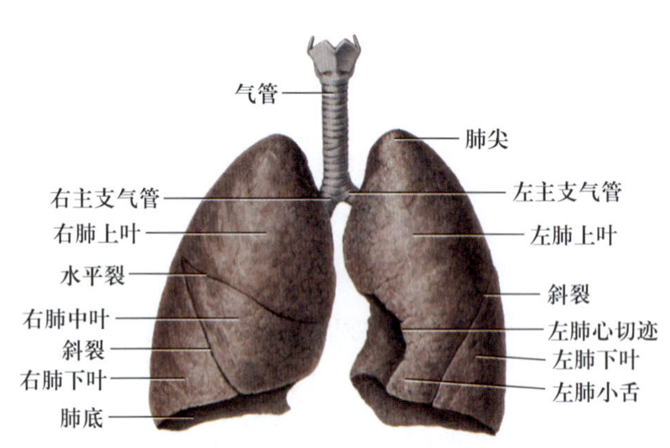

图 5-16 气管、主支气管和肺（前面观）

肺质软，呈海绵状，富有弹性。肺表面覆有脏胸膜，透过脏胸膜可见多边形的肺小叶轮廓。肺表面的颜色可随年龄和职业的不同而异。幼儿的肺呈淡红色，成人由于吸入空气中的尘埃沉积于肺内，肺呈深灰色或蓝黑色，部分呈棕黑色，吸烟者为甚。

肺形似圆锥形，具有一尖、一底、两面和三缘。

肺尖呈钝圆形，经胸廓上口突至颈根部，高出锁骨内侧 1/3 上方 2~3 cm。**肺底**位于膈肌顶部上方，呈半月形的凹陷，故又称**膈面**。**肋面**隆凸，邻接肋和肋间肌。**内侧面**邻贴纵隔，亦称**纵隔面**，此面中部凹陷处，称**肺门**，是主支气管、肺动脉、肺静脉、淋巴管和神经等进出之处。这些进出肺门的结构被结缔组织包绕，构成**肺根**。肺的前缘薄锐，左肺前缘下部有**左肺心切迹**。肺的后缘圆钝，肺的下缘亦较薄锐。

左肺由从后上斜向前下的一条**斜裂**分为上、下两叶。右肺除斜裂外，还有一条近于水平方向的**右肺水平裂**，将右肺分为上叶、中叶和下叶。

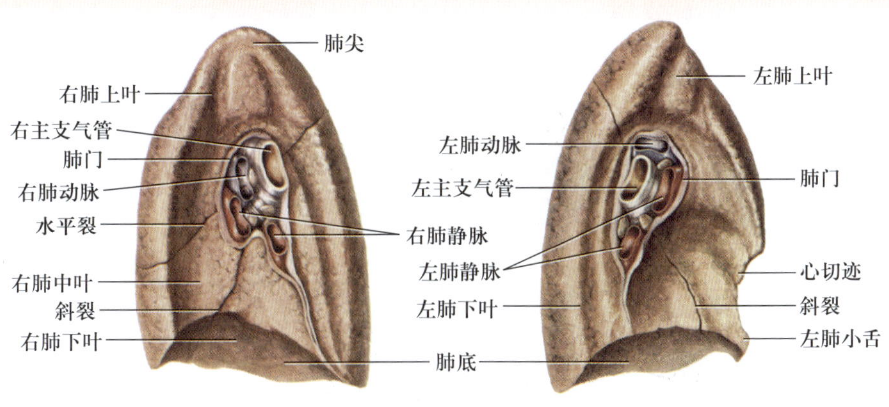

图 5-17　肺的内侧面

二、肺内支气管和支气管肺段

左、右主支气管入肺门分为肺叶支气管，进入肺叶。肺叶支气管在肺叶内再分为肺段支气管，并在肺内反复分支可达 23~25 级，最后形成肺泡，呈树枝状，称**支气管树**。每一肺段支气管及其所属的肺组织，称**支气管肺段**（图 5-18）。各肺段呈圆锥形，其尖朝向肺门，底朝向肺表面。

按照肺段支气管的分支分布，左、右肺各分为 10 个肺段。左肺上叶的尖段和后段常合为**尖后段**；左肺下叶的内侧底段与前底段常合为**内前底段**，因此左肺也可分为 8 个肺段。当肺段支气管阻塞时，此段的空气进出受阻。根据这些特点，临床上可做定位诊断或做肺段切除术。

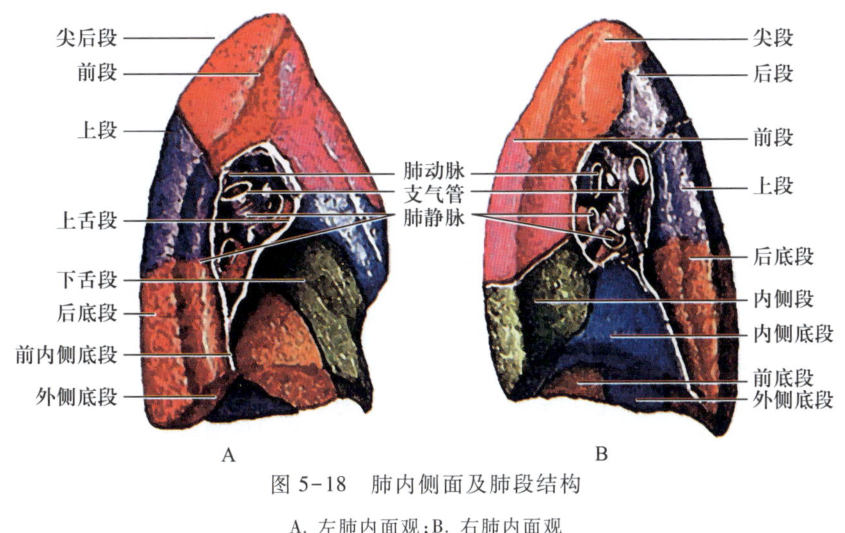

图 5-18　肺内侧面及肺段结构

A. 左肺内面观；B. 右肺内面观

三、肺的组织结构

肺组织柔软而富有弹性，由**肺实质**和**肺间质**组成，表面包有脏胸膜。

（一）肺的微细结构

肺的表面覆以浆膜，为胸膜脏层。**肺实质**包括肺内各级支气管及肺泡；**肺间质**是指肺内结缔组织、血管、神经和淋巴管等结构。主支气管自肺门入肺后反复分支，呈树枝状，故称**支气管树**(图 5-19)。

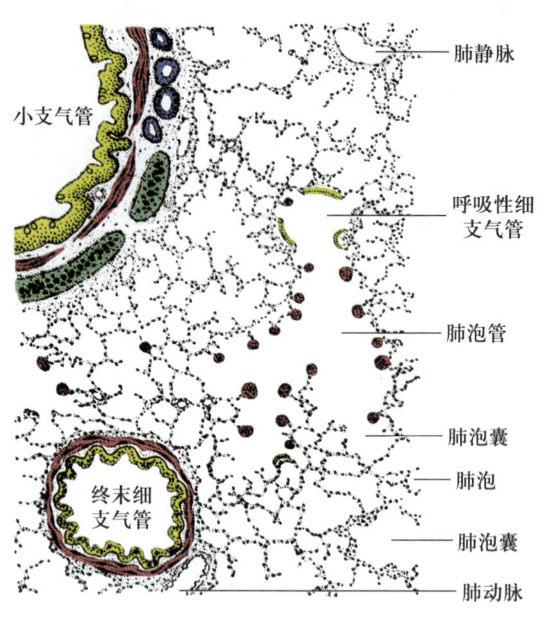

图 5-19 肺的微细结构

(二) 肺实质

肺实质由**肺内各级支气管**和**肺泡**构成，按功能不同分为**导气部**和**呼吸部**。

1. 导气部 主支气管分支进入每个肺叶，称**肺叶支气管**。肺叶支气管入肺段后分支，称**肺段支气管**。肺段支气管多次分支，统称**小支气管**。其管径在 1 mm 以下时称**细支气管**。细支气管继续分支至管径小于 0.5 mm 时，称**终末细支气管**。自肺叶支气管到终末细支气管都仅有通气作用，故称**导气部**。呼吸性细支气管以下直至肺泡，有气体交换作用，故称**呼吸部**(图 5-19)。每条细支气管及其分支和所属肺泡共同构成一个**肺小叶**(图 5-20)。肺小叶呈锥体形，尖朝向肺门、底朝向肺的表面，肺小叶间有肺间质形成的小叶间隔。

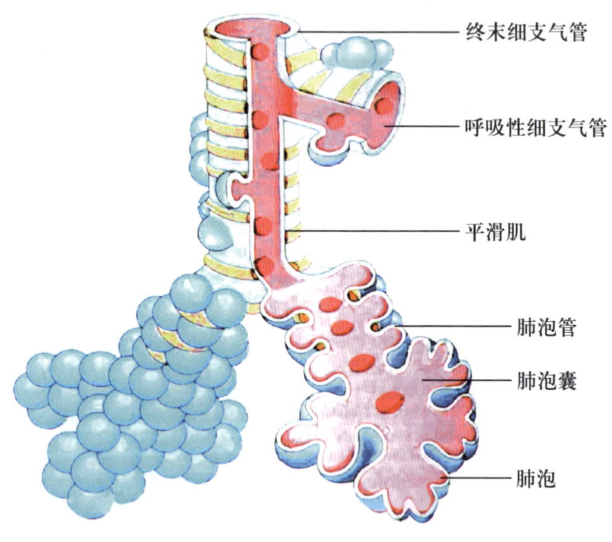

图 5-20 肺小叶结构

随着支气管树的逐级分支，管径渐细，管壁渐薄，结构渐趋简单。其主要变化规律为：黏膜渐薄，杯状细胞、腺体和软骨逐渐减少至消失，平滑肌则相对增多。至终末细支气管时，上皮已移行为单层纤毛柱状上皮，平滑肌相对增多，并形成完整环行肌层，而平滑肌的舒缩，可影响管径的大小，从而影响进出肺泡的气量。临床上支气管哮喘引起的呼吸困难，即为环行平滑肌痉挛，致使管腔变窄的缘故。

2. 呼吸部　是肺进行气体交换的部分，依次包括**呼吸性细支气管**、**肺泡管**、**肺泡囊**和**肺泡**（图 5-20）。

（1）呼吸性细支气管：为终末细支气管的分支，管壁内衬单层立方上皮，上皮下有少量结缔组织和平滑肌，管壁有少量肺泡开口，故管壁不完整。

（2）肺泡管：为呼吸性细支气管的分支，管壁有大量肺泡和肺泡囊的开口。

（3）肺泡囊：为数个肺泡共同开口构成的囊腔。

（4）肺泡：由肺泡上皮围成的多面形薄壁囊泡（图 5-21），成人数量达 3 亿～4 亿个，总面积达 100 m^2。肺泡上皮由Ⅰ**型肺泡细胞**和Ⅱ**型肺泡细胞**共同组成。

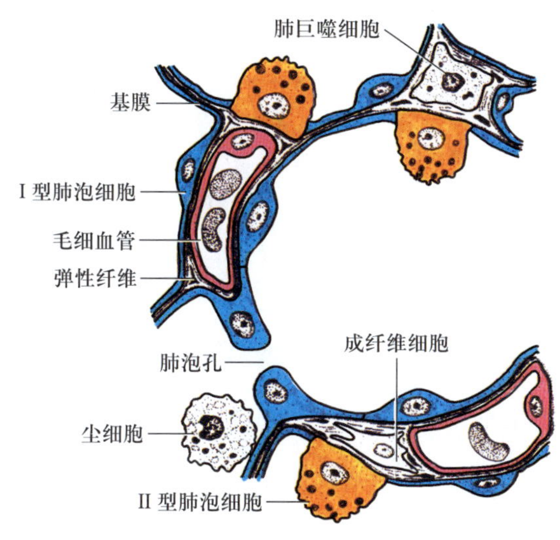

图 5-21　肺泡结构模式图

1）Ⅰ型肺泡细胞：数量少，但覆盖了肺泡约 95% 的表面积，是进行气体交换的部位。为扁平状细胞，胞核扁圆形，细胞质内可见少量细胞器及大量吞饮小泡，内有细胞吞入的微小粉尘，细胞能将它们转运到间质内清除。Ⅰ型肺泡细胞无增殖能力，损伤后由Ⅱ型肺泡细胞增殖分化补充。

2）Ⅱ型肺泡细胞：体积较小，但数量多，散在于Ⅰ型肺泡细胞之间，覆盖肺泡约 5% 的表面积。呈圆形或立方形，胞核圆形，胞质着色浅，呈泡沫状。细胞内除有一般细胞器外，还含有许多特殊的板层小体。Ⅱ型肺泡细胞能分泌一种复杂的脂蛋白混合物，称**表面活性物质**（主要为二棕榈酰卵磷脂），以单层分子分布于肺泡腔内表面的液-气界面上，并随肺泡的张缩而改变其密度。该物质具有降低肺泡表面张力的作用，防止肺泡塌陷及过度扩张。某些早产儿的Ⅱ型肺泡细胞尚未发育完善，不能产生表面活性物质，出生后肺泡不能扩张，出现呼吸困难，甚至死亡。

（三）肺间质

肺间质包括肺内结缔组织、血管、淋巴管及神经等。相邻肺泡之间的肺间质，称**肺泡隔**，其内含有丰富的毛细血管网、大量的弹性纤维及成纤维细胞、肺巨噬细胞和肥大细胞等。肺泡隔内的大量弹性纤维与吸气后肺泡的弹性回缩有关。当肺泡弹性纤维变性时，可使肺泡弹性减弱，肺泡扩大，导致肺气肿。肺泡隔内的肺巨噬细胞是构成机体防御体系的重要成分之一，该细胞能吞噬吸入的灰尘、细菌及异物等，又称**尘细胞**。肺淤血时，吞噬大量渗出红细胞的肺巨噬细胞，称**心衰细胞**。

气-血屏障是肺泡内的气体与毛细血管内的气体进行交换所要经过的结构，又称**呼吸膜**（图 5-22）。它由肺泡表面液体层、I 型肺泡细胞及其基膜、肺泡上皮基膜、肺泡与毛细血管之间的间质、毛细血管基膜和毛细血管内皮 6 层构成。

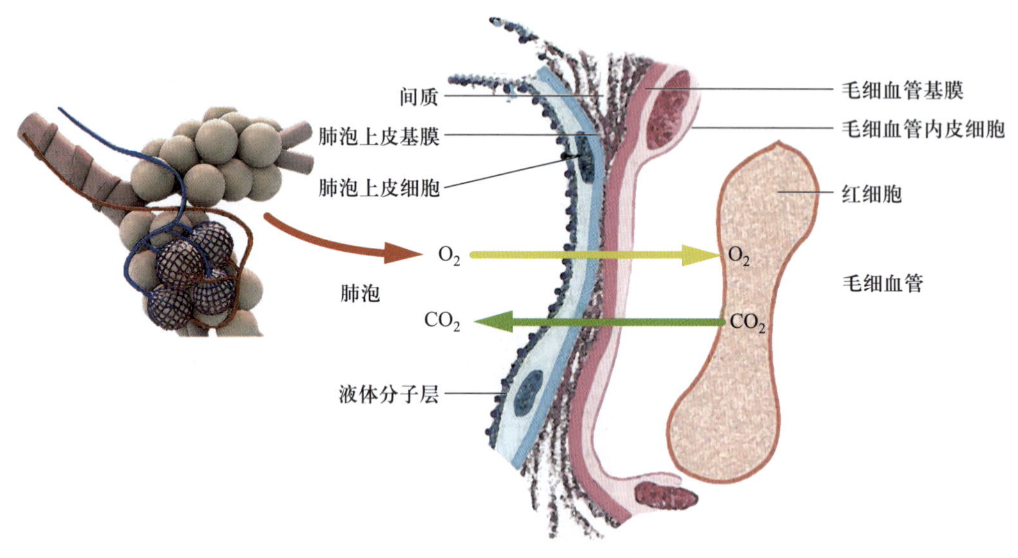

图 5-22　呼吸膜结构

气体进出呼吸器官和肺毛细血管的途径总结如下：

外界空气 $\underset{CO_2}{\overset{O_2}{\rightleftharpoons}}$ 鼻 $\rightleftharpoons$ 咽 $\rightleftharpoons$ 喉 $\rightleftharpoons$ 气管 $\rightleftharpoons$ 主支气管 $\rightleftharpoons$ 肺导气部 $\rightleftharpoons$ 肺呼吸部 $\rightleftharpoons$ 呼吸膜 $\rightleftharpoons$ 肺毛细血管

四、肺的血管

肺有两套血管。一套为**功能血管**，与肺的气体交换有关，由**肺动脉**和**肺静脉**组成。肺动脉入肺后，随着气管的分支而分支，到肺泡形成毛细血管网，经气体交换后，汇集成小静脉，小静脉逐渐汇集，最后形成肺静脉出肺。另一套为**营养血管**，由**支气管动脉**和**支气管静脉**组成。支气管动脉入肺后，与支气管伴行沿途分支形成毛细血管网，营养各级支气管和胸膜，然后汇集成小静脉，其中一部分注入肺静脉，另一部分合成支气管静脉出肺。

五、肺段的护理应用

体位引流是指对分泌物的重力引流，是按"水往低处流"的原理将病灶肺段（肺叶）置于高位，通过痰液的重力作用，叩击拍打时产生振动等作用使痰液从病灶处经肺段、肺叶支气管引流到大支气管，再流向大气道，经咳嗽排出体外。临床上常用于支气管扩张、肺脓肿等疾病痰液的排出。在行体位引流时最关键的是摆放体位,各肺段发病部位与体位见表5-1。

表5-1 支气管肺段及体位引流体位

右肺			左肺		
肺叶	肺段	体位	肺叶	肺段	体位
上叶	尖段(SⅠ)	半坐卧位	上叶	尖段(SⅠ) 后段(SⅡ) —尖后段	端坐位,上身略向前、向右倾斜
	后段(SⅡ)	斜俯卧左位			
	前段(SⅢ)	仰卧位,右侧后背垫高30°		前段(SⅢ)	仰卧位,左侧后背垫高30°
中叶	外侧段(SⅣ)	仰卧位,右侧后背垫高45°		上舌段(SⅣ)	仰卧位,左侧后背垫高45°,右侧垫高或将床尾抬高
	内侧段(SⅤ)			下舌段(SⅤ)	
下叶	上段(SⅥ)	俯卧斜位	下叶	上段(SⅥ)	俯卧位
	内侧底段(SⅦ)	左斜俯卧位,右前胸距床面30°~60°,床脚抬高		内侧底段(SⅦ)	右仰斜位
	前底段(SⅧ)	仰卧位,右臀部垫高或将床脚垫高		下前底段(SⅧ)	右仰斜位
	外侧底段(SⅨ)	左侧位		外侧底段(SⅨ)	右侧位
	后底段(SⅩ)	俯卧位		后底段(SⅩ)	俯卧位

第三节 胸膜

预习任务

通过在线课程学习,解答以下问题。

1. 说出胸腔和胸膜腔的组成和相互关系。
2. 壁胸膜根据位置不同分为哪几部分?
3. 说出肺下界和胸膜下界的体表投影位置及临床意义。

一、胸腔、胸膜与胸膜腔的概念

1. 胸腔(thoracic cavity) 由胸廓与膈围成,上界为胸廓上口,与颈部相通,下界借膈与腹腔分隔。胸腔内可分为3部,左右两侧为胸膜腔和肺,中间为纵隔。

2. 胸膜(pleura) 是一层薄而光滑的浆膜,分为脏、壁两层(图5-23)。紧贴于肺表面的浆膜,称**脏胸膜**,深入叶间裂内。衬贴于胸壁内面、膈上面和纵隔两侧的浆膜,称**壁胸膜**。

壁胸膜按贴附部位不同,可分为4部分:① **胸膜顶**:突出胸廓上口,覆盖肺尖,并与肺尖同高；② **肋胸膜**：衬于胸壁内表面；③ **膈胸膜**：贴于膈的上面；④ **纵隔胸膜**：贴附于纵隔两侧。

胸膜和胸膜腔

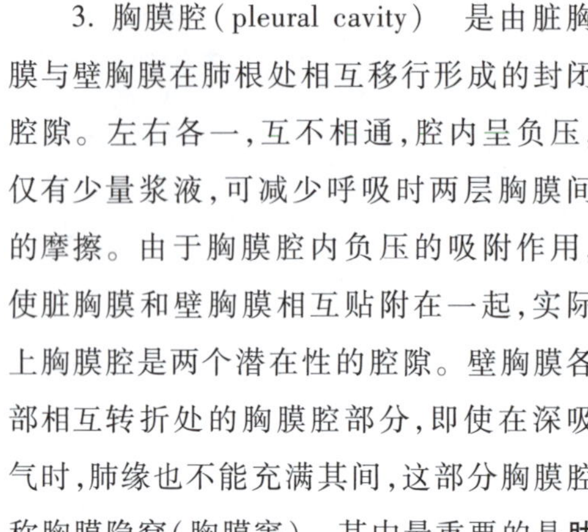

3. 胸膜腔（pleural cavity） 是由脏胸膜与壁胸膜在肺根处相互移行形成的封闭腔隙。左右各一，互不相通，腔内呈负压，仅有少量浆液，可减少呼吸时两层胸膜间的摩擦。由于胸膜腔内负压的吸附作用，使脏胸膜和壁胸膜相互贴附在一起，实际上胸膜腔是两个潜在性的腔隙。壁胸膜各部相互转折处的胸膜腔部分，即使在深吸气时，肺缘也不能充满其间，这部分胸膜腔称胸膜隐窝（胸膜窦）。其中最重要的是**肋膈隐窝**，它是胸膜腔的最低部位，当胸膜发生炎症时，渗出液首先积聚于此处，是临床上行胸膜腔穿刺抽液的常选部位，同时也是易发生粘连的部位。

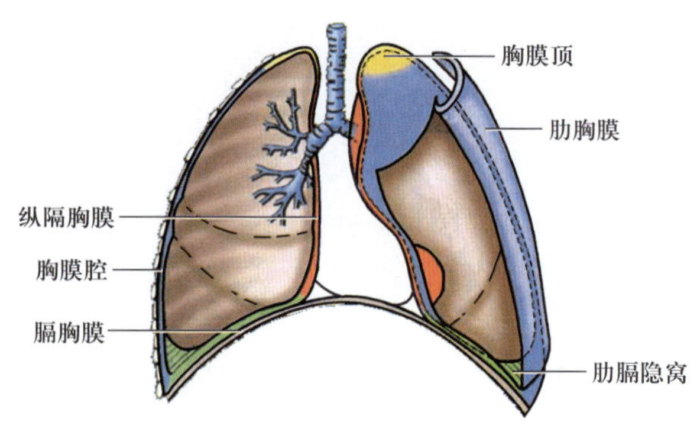

图 5-23 肺与胸膜结构

二、胸膜与肺的体表投影

胸膜的体表投影是指壁胸膜各部互相移行形成的反折线在体表的投影位置，标志着胸膜腔的范围。

胸膜下界是肋胸膜与膈胸膜的反折线。右侧起自第 6 胸肋关节处，左侧起自第 6 肋软骨后方，两侧均斜向外下方，在锁骨中线与第 8 肋相交，在腋中线与第 10 肋相交，并转向后内侧，在肩胛线与第 11 肋相交，在脊柱旁平第 12 胸椎棘突高度（图 5-24，图 5-25）。

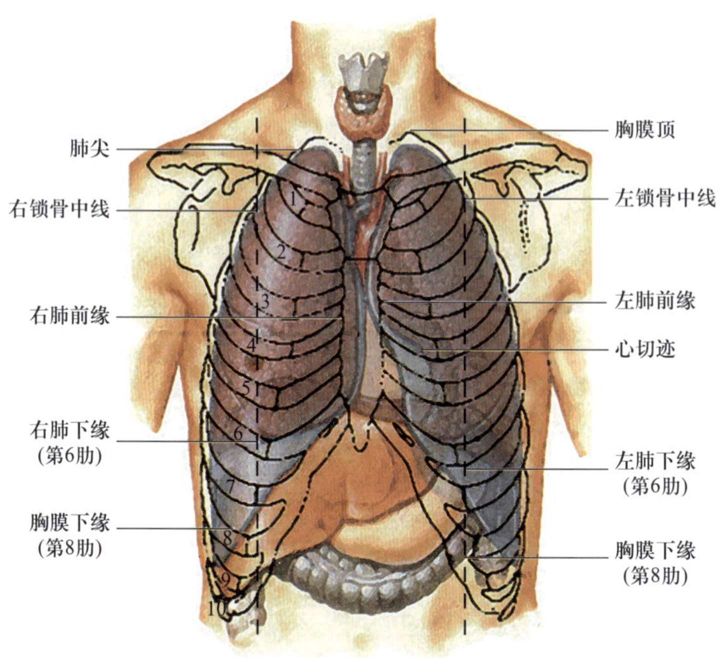

图 5-24 肺与胸膜下界前面观

肺下界体表投影比胸膜下界的反折线高出约 2 个肋，即在锁骨中线与第 6 肋相交，在腋中线与第 8 肋相交，在肩胛线与第 10 肋相交，在脊柱旁平第 10 胸椎棘突高度（表 5-2）。

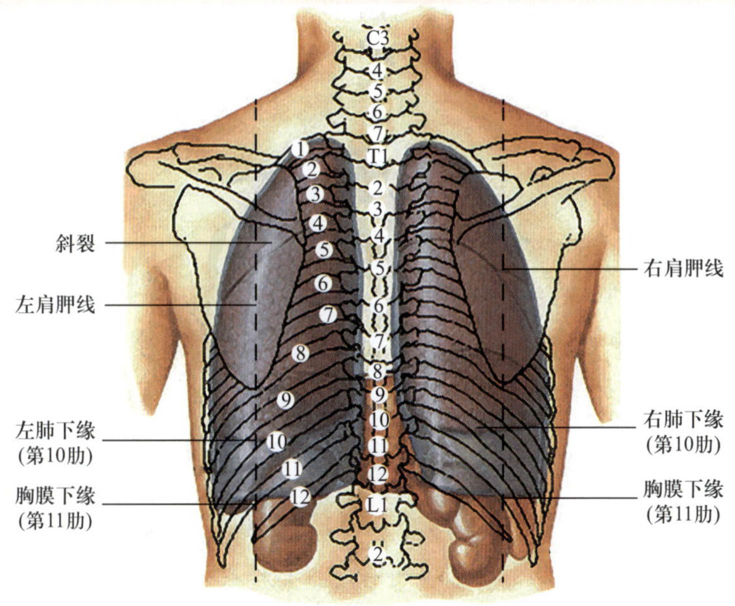

图 5-25　肺与胸膜下界后面观

表 5-2　肺与胸膜的体表投影

体表投影	锁骨中线	腋中线	肩胛线	后正中线
肺下界	第 6 肋	第 8 肋	第 10 肋	第 10 胸椎棘突
胸膜下界	第 8 肋	第 10 肋	第 11 肋	第 12 胸椎棘突

三、胸膜结构的护理应用

胸膜腔穿刺术是一项临床诊断和治疗性操作技术，常用于检查胸膜腔积液的性质，抽液、抽气减轻压迫症状及胸膜腔内给药。临床上常沿肩胛线或腋后线第 7～8 肋间，有时也选腋中线第 6～7 肋间或腋前线第 5 肋间为穿刺点。进针部位沿肋骨上缘以免损伤肋间血管，同时应避免在第 9 肋间以下穿刺，以免刺破膈损伤腹腔脏器。气胸排气常沿锁骨中线第 2 或第 3 肋间隙中部穿刺。

第四节　纵隔

预习任务

通过在线课程学习，解答以下问题。

1. 说出纵隔的境界。
2. 说出纵隔的分部和划分标准。

两侧纵隔胸膜之间全部器官和组织的总称**纵隔**(mediastinum)。

一、纵隔的境界及分部

纵隔**前界**为胸骨,**后界**为脊柱胸段,**两侧界**为纵隔胸膜,**上界**是胸廓上口,**下界**为膈。

纵隔通常以**胸骨角平面**(平对第4胸椎椎体下缘)将纵隔分为**上纵隔**与**下纵隔**。下纵隔再以**心包**为界,分为**前纵隔、中纵隔和后纵隔**(图5-26)。

纵隔

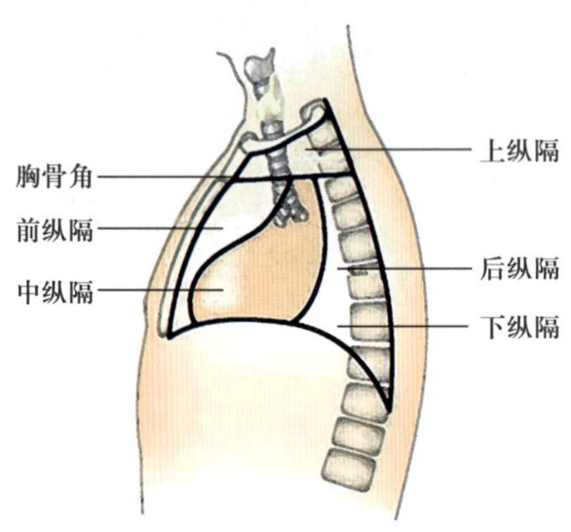

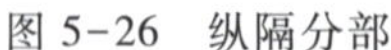
图5-26 纵隔分部

二、纵隔的内容

上纵隔内主要有胸腺或胸腺遗迹、头臂静脉和上腔静脉、膈神经、主动脉及其分支、气管、食管、迷走神经、胸导管、胸交感干等。**前纵隔**内有少量淋巴结及疏松结缔组织。**中纵隔**内有心包、心和出入心的大血管、膈神经、奇静脉弓、心包膈血管及淋巴结等。**后纵隔**内有主支气管、食管、胸导管、奇静脉、半奇静脉、迷走神经、胸交感干和淋巴结等。

回顾思考

1. 名词解释

上呼吸道　心衰细胞　呼吸膜　肋膈隐窝

2. 为什么上颌窦发炎时渗出液不易引流?
3. 经鼻插胃管时如何正确把握方向经过鼻腔?
4. 异物为什么易进入右侧主支气管?
5. 胸膜腔积液和积气行穿刺术时如何正确选择穿刺部位?

在线测试

(王凤丽)

第六章　泌尿系统

泌尿系统 PPT

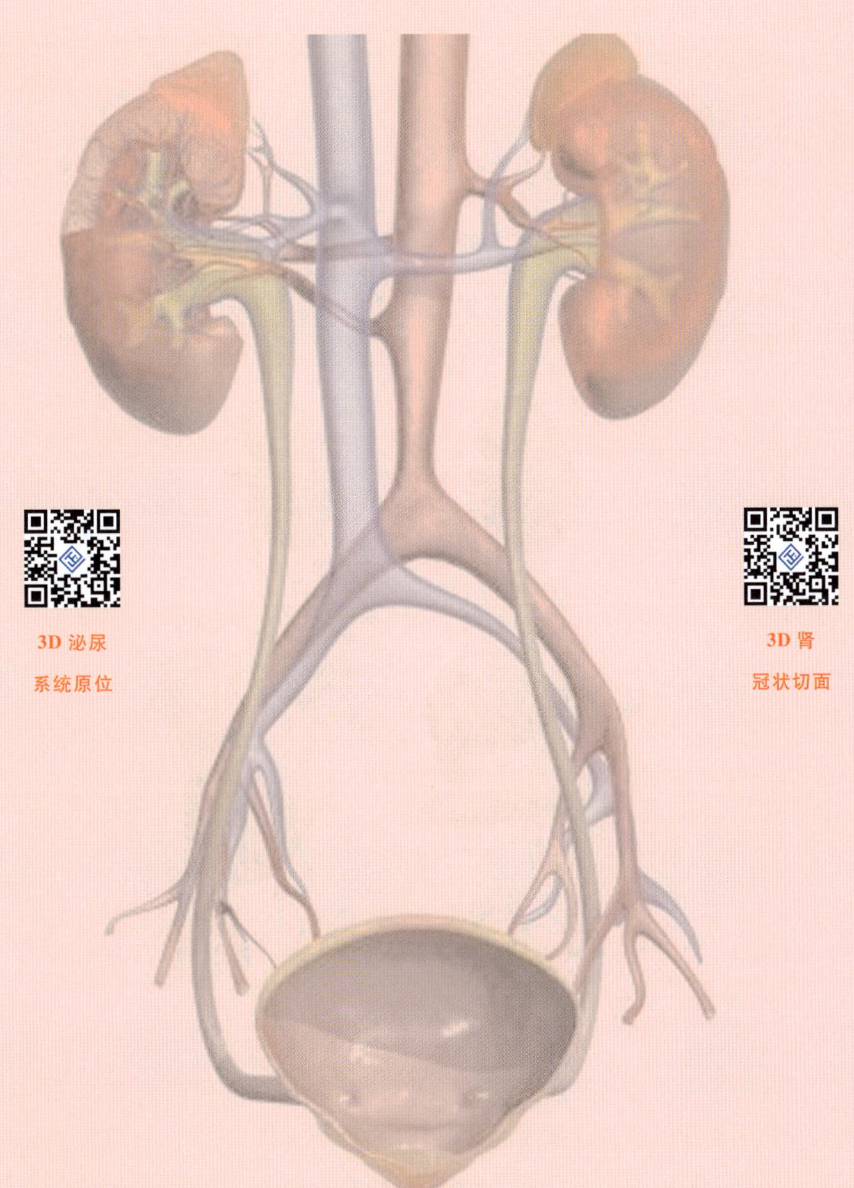

3D 泌尿系统原位

3D 肾冠状切面

案例导学

患者，男，12 岁。因“晨起眼睑水肿 3 天”入院。患者 2 周前有上呼吸道感染史，近 3 天眼睑水肿，晨起时明显。查体：上眼睑水肿，咽红，双侧扁桃体Ⅱ度肿大。心肺未见异常。尿常规：红细胞（++），尿蛋白（++）。B 超：双肾增大。初步诊断：急性肾小球肾炎。

问题与思考：

1. 试述肾的位置和形态。
2. 试述尿液的产生及排出途径。

预习任务

通过在线课程学习，解答以下问题。

1. 说出泌尿系统的组成。
2. 说出肾的位置、形态。
3. 输尿管有哪 3 处狭窄？
4. 说出膀胱的位置、分部。
5. 女性导尿时要注意什么？

泌尿系统（urinary system）由**肾**、**输尿管**、**膀胱**和**尿道**组成（图 6-1）。肾是产生尿液的器官；输尿管将尿液从肾输送至膀胱；膀胱是贮尿器官；当膀胱的尿液充盈时，在神经系统的控制下，将膀胱贮存的尿液经尿道排出体外。

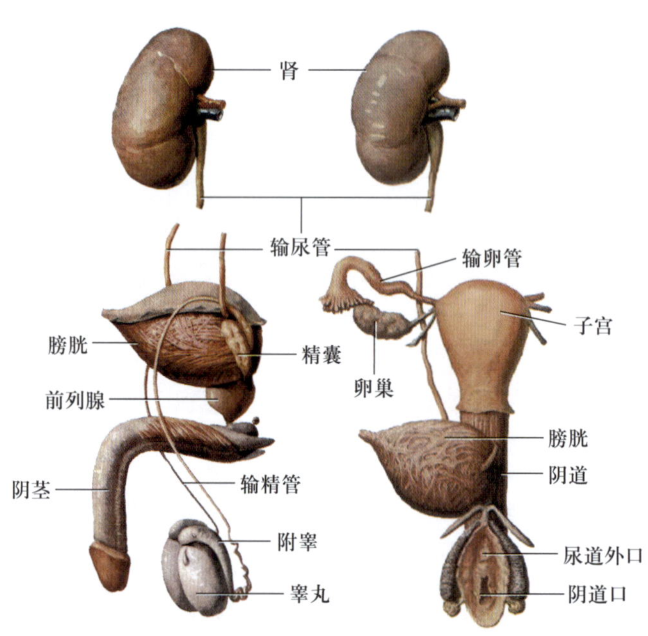

图 6-1　男性及女性泌尿生殖系统

泌尿系统的主要功能是通过生成和排泄尿液，使体内的代谢废物（如尿素、尿酸、肌酐等）、多余的水分和无机盐以及进入体内的某些药物、毒物等排出体外，以维持机体内电解质的平衡、酸碱平衡和细胞内环境的相对稳定。此外，肾还具有内分泌功能，可产生促红细胞生成素、肾素等物质，参与调节血细胞的生成、心血管活动等。

第一节 肾

一、肾的形态

肾是实质性器官，红褐色，形似蚕豆，成对，左右各一。重量在 130～150 g。肾表面光滑，分上、下两端，前、后两面，内、外侧两缘。肾的上端宽而薄，下端窄而厚。前面隆凸，后面平坦，外侧缘隆凸，内侧缘中部凹陷称**肾门**(renal hilum)，是肾的血管、淋巴管、神经和肾盂出入肾的部位。出入肾门的结构被结缔组织包裹在一起，合称**肾蒂**。因下腔静脉位于中线右侧，致使右侧肾蒂比左侧的肾蒂短，肾蒂结构的排列关系为：由前向后依次为肾静脉、肾动脉和肾盂；从上向下依次为肾动脉、肾静脉和肾盂。肾门向肾内凹陷形成较大的腔隙，称**肾窦**，其内容纳**肾小盏**、**肾大盏**、**肾盂**、肾动脉的分支、肾静脉的属支、淋巴管、神经和脂肪组织等。

二、肾的位置和毗邻

（一）肾的位置

肾(kidney)位于腹膜后间隙内，脊柱的两侧，贴靠腹后壁的上部，仅前面盖有腹膜，属腹膜外位器官(图 6-2，图 6-3)。正常肾可随呼吸运动和体位变化而有轻度的上下移动。因受肝的影响，右肾比左肾低半个椎体(图 6-2，表 6-1)。一般女性肾低于男性，儿童低于成人。

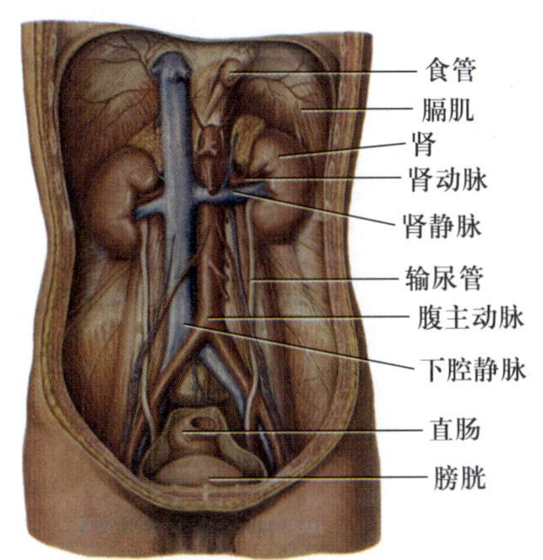

图 6-2 肾的位置(前面观)

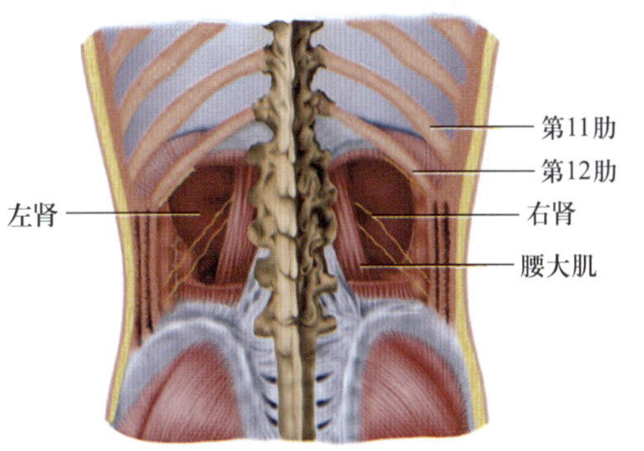

图 6-3 肾的位置(后面观)

肾的位置及形态

表 6-1 肾的位置

肾	上端	下端	第 12 肋
左肾	平第 11 胸椎下缘	平第 2 腰椎下缘	斜过左肾后方的中部
右肾	平第 12 胸椎上缘	平第 3 腰椎上缘	斜过右肾后方的上部

成人的肾门约与第1腰椎平齐。在躯干背面，竖脊肌外侧缘与第12肋之间形成的夹角，称**肾区（脊肋角）**，是肾门的体表投影。在某些肾疾病患者，叩击或触压此区可引起疼痛。

（二）肾的毗邻

两肾上端均有肾上腺紧贴；左肾前上部与脾及胃底相邻，中部与胰尾和脾血管相接触，下部邻接空肠和结肠左曲。右肾前上部与肝相邻，下部与结肠右曲相接触，内侧缘邻近十二指肠降部。两肾后面的上1/3与膈相贴，下2/3自内向外与腰大肌、腰方肌及腹横肌相邻（图6-4）。

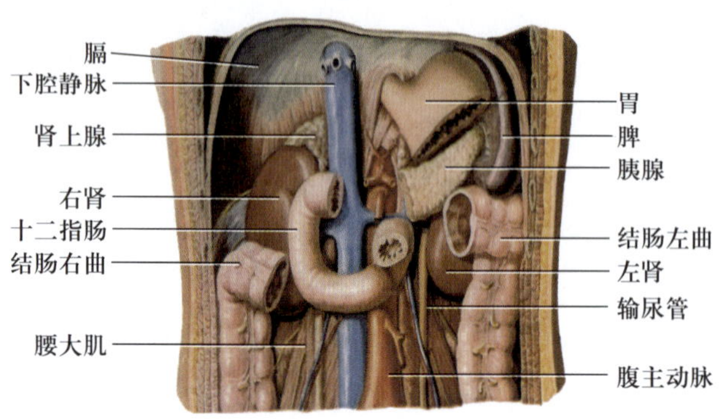

图6-4　肾的毗邻

三、肾的被膜

肾的表面有3层被膜，自内向外依次为**纤维囊**、**脂肪囊**和**肾筋膜**（图6-5，图6-6）。

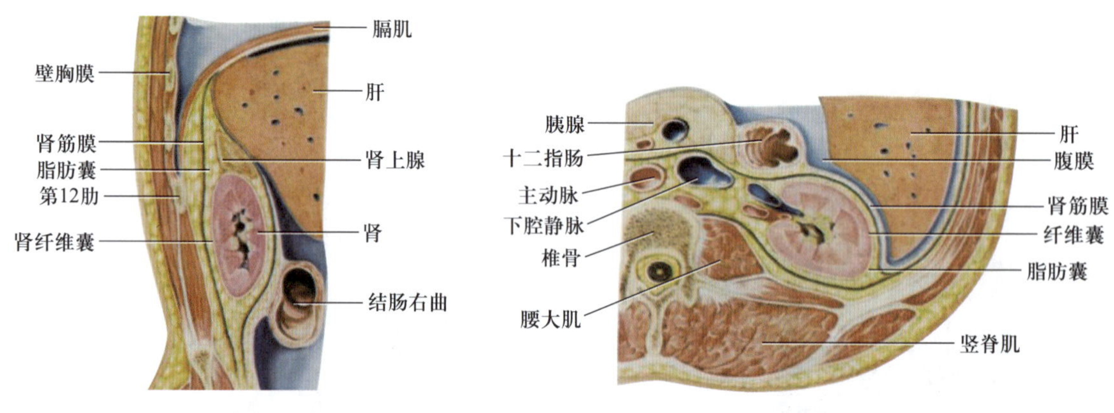

图6-5　肾的被膜（矢状面）　　图6-6　肾的被膜（水平面）

1. **纤维囊**　为紧贴肾实质表面的一层由致密结缔组织构成的薄膜，内含少量弹力纤维。正常情况下，易与肾实质分离，在病理情况下，则与肾实质发生粘连，不易剥离。修复肾破裂或部分肾切除时，需缝合此膜。

2. **脂肪囊**　包绕于纤维囊外面，为肾及肾上腺周围的脂肪组织。在肾的边缘处脂肪较多，经肾门进入肾窦，充填于肾窦内的间隙。脂肪囊对肾和肾上腺起支持和保护作用。

3. **肾筋膜**　位于脂肪囊的外周，为腹膜外组织移行而来的纤维性筋膜，分前、后两层包裹在肾、肾上腺及它们周围脂肪组织的周围，为肾的主要固定结构。肾筋膜的前、后层在肾的外侧和上方相互融合，下方两层分开，输尿管行于两层之间。

肾的正常位置主要由肾的被膜固定，此外出入肾的大血管及邻近器官、腹膜及腹压也起固定作用。当肾的固定装置不健全时，肾可向下移位，造成肾下垂或游走肾。

四、肾的剖面结构

在肾的冠状切面上，肾实质可分为肾皮质和肾髓质两部分（图 6-7）。

1. **肾皮质**（renal cortex）　主要位于肾实质的表层，含有丰富血管，新鲜标本呈红褐色，肉眼观察是由细小颗粒组成，光镜下可见它由肾小体和肾小管构成。其深入肾髓质内的部分称**肾柱**。

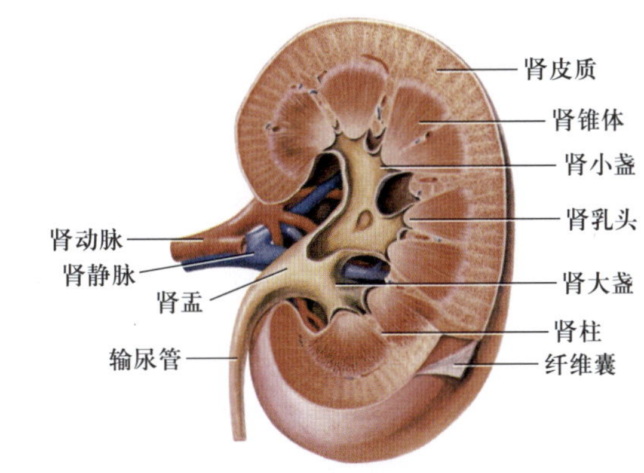

图 6-7　右肾冠状切面（后面观）

2. **肾髓质**（renal medulla）　位于肾实质的深面，约占肾实质厚度的 2/3，色淡，由 15~20 个**肾锥体**构成，肾锥体呈圆锥形，底朝向肾皮质，尖端钝圆，朝向肾窦，2~3 个肾锥体尖端合并成**肾乳头**，并突入**肾小盏**。每个肾乳头的顶端有乳头孔，尿液经此流入肾小盏内。肾小盏为漏斗状的膜状结构，肾窦内有 7~8 个肾小盏，相邻的 2~3 个肾小盏汇成一个**肾大盏**，每侧肾有 2~3 个肾大盏，它们共同汇合成一个前后扁平、呈漏斗状的**肾盂**。肾盂出肾门后，向下弯曲变细，移行为**输尿管**。肾盂是尿路炎症和结石的好发部位。

五、肾的组织结构

肾由肾实质和肾间质两部分构成。肾实质主要由大量的肾单位和集合管构成。其间有少量结缔组织、血管、淋巴管和神经等构成肾间质。

（一）肾单位

肾单位（nephron）是肾的结构和功能的基本单位（图 6-8）。正常人每侧肾有 100 万~200 万个肾单位。每个肾单位由球形的**肾小体**和长而弯曲的**肾小管**构成。

1. 肾小体　呈球形，故又称**肾小球**。肾小体由**血管球**和**肾小囊**两部分组成（图 6-9，图 6-10）。肾小体有两个极，有血管出入的一端为血管极，与其对应一端称尿极。

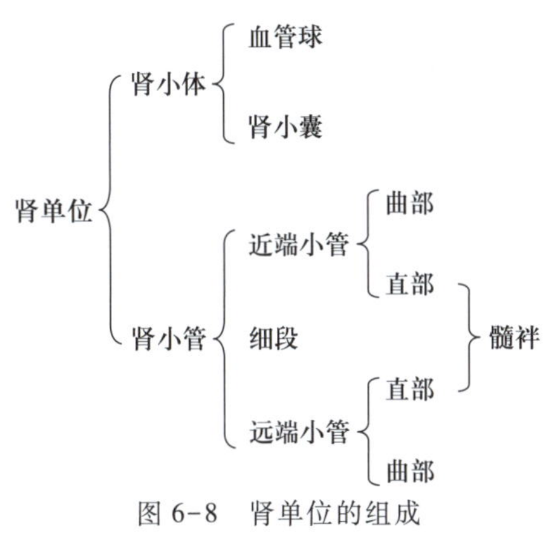

图 6-8　肾单位的组成

肾的组织结构

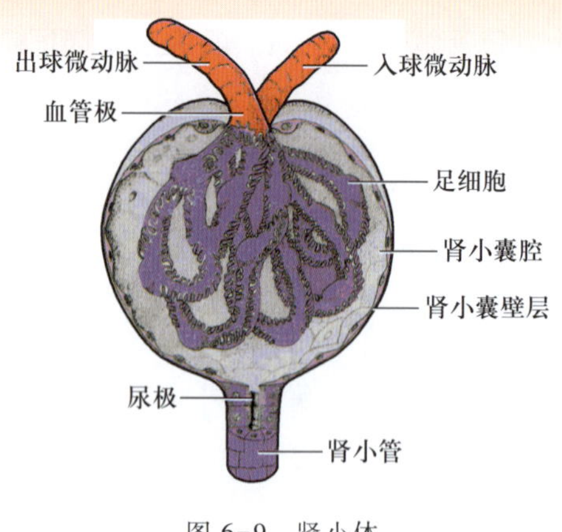

图 6-9 肾小体

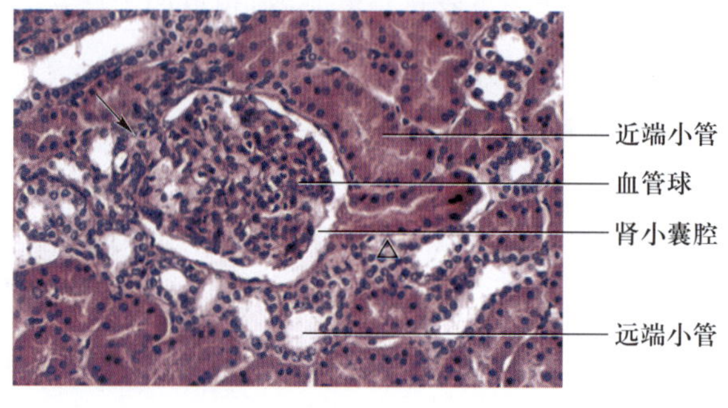

图 6-10 肾皮质光镜结构

（1）血管球：是包在肾小囊内的一团盘曲的毛细血管。肾动脉进入肾后，反复分支，最后形成入球微动脉。入球微动脉再反复分支，形成袢状毛细血管之后相互吻合形成血管球，最后汇合成出球微动脉离开肾小体。入球微动脉较粗短，出球微动脉较细长，因而在血管球内形成较高的压力。在电镜下观察，血管球的毛细血管内皮细胞有许多小孔，有利于血液滤过，内皮外有一层基膜。

（2）肾小囊：是肾小管的起始部膨大凹陷而成的呈杯状的双层囊。分壁层和脏层，脏、壁两层之间的狭腔为**肾小囊腔**，与近端小管曲部管腔相通。壁层由单层扁平上皮构成，与近端小管曲部上皮相延续，在入球微动脉与出球微动脉根部反折移行为脏层，脏层紧贴血管球的毛细血管，由单层有突起的**足细胞**构成。

在电镜下观察，肾小囊脏层的足细胞伸出几个大的初级突起，每个初级突起又以垂直的角度伸出许多指状的次级突起，紧贴在毛细血管基膜外，相邻（或自身）足细胞的次级突起相互交错呈栅栏状，突起之间的窄隙，称**裂孔**。裂孔上覆盖着**裂孔膜**。

当血液流经血管球毛细血管时，血浆内的小分子物质经毛细血管有孔的内皮、基膜、足细胞小突起间的裂孔膜，才能到达肾小囊腔，上述 3 层膜构成**滤过膜**（filtration membrane）或**滤过屏障**（filtration barrier）（图 6-11，图 6-12）。血液经滤过膜滤出，到达肾小囊腔的液体称**原尿**或肾小球滤过液。若滤过膜受损，一些大分子物质如蛋白质将滤出血管进入肾小囊腔，出现蛋白尿或血尿。

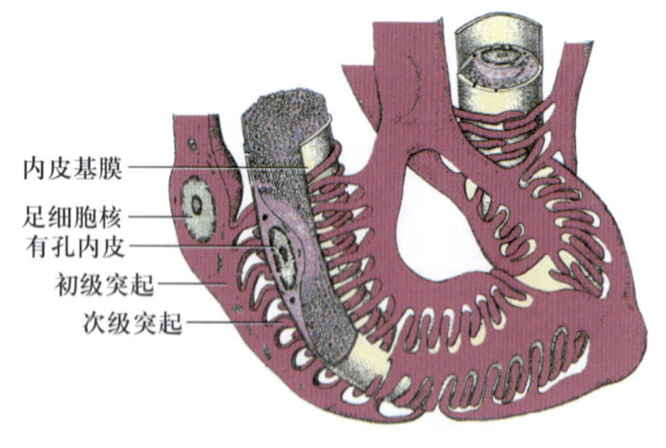

图 6-11 肾小球足细胞与毛细血管超微结构

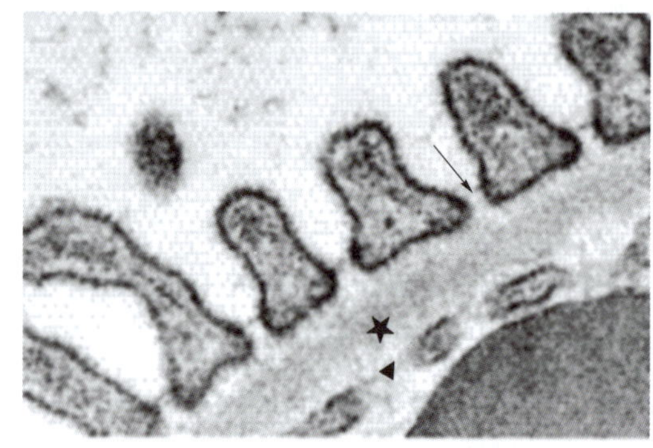

图 6-12 滤过膜电镜结构

★基膜；▼内皮细胞孔；↓足细胞裂孔膜

2. 肾小管　是一条细长弯曲的管道，续于肾小囊的壁层，行于皮质和髓质中，终于集合小管，全长分为**近端小管**、**细段**和**远端小管** 3 段（图 6-13）。肾小管壁由单层上皮构成，具有重吸收、分泌和排泄的功能。

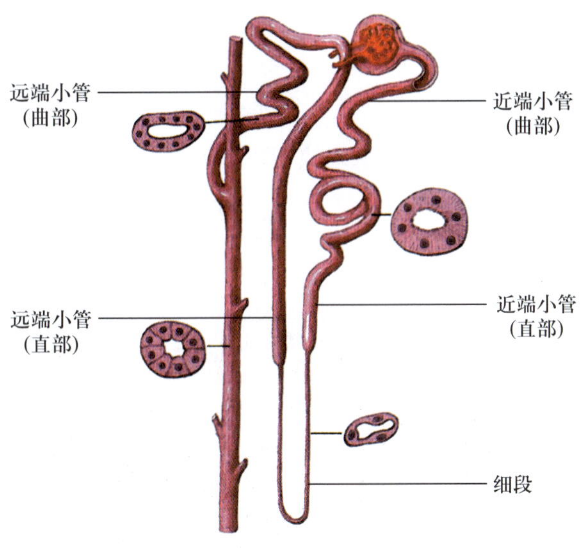

图 6-13 肾小管各段结构

（1）近端小管：为肾小管的起始段，较粗而长，是重吸收原尿的主要部位。近端小管在所属肾小体旁先盘曲行进，此部称**近端小管曲部**（又称近曲小管），然后直行入髓质，此部为**近端小管直部**（又称近直小管）。曲部管腔小而不规则，管壁上皮细胞呈立方或锥体形；胞体较大，细胞分界不清；细胞游离面可见明显刷状缘，由微绒毛组成，扩大了细胞的表面积，有利于重吸收（图 6-14）。直部是曲部的延续，其结构与曲部基本相似，但上皮细胞较矮，微绒毛较少。

（2）细段：为肾小管中最细的一段，可减缓原尿在肾小管的流速。细段管壁很薄，为单层扁平上皮，水和离子易透过。

（3）远端小管：细段的延续，从髓质向皮质直行，此部为**远端小管直部**（又称远直小管），到肾小体附近呈迂曲状，为**远端小管曲部**（又称远曲小管）。管壁上皮为单层立方上皮，与近端小管上皮相比，细胞较为矮小且着色浅，管腔大而规则，游离面无刷状缘（图 6-14）。远端小管有重吸收钠和水以及排出钾的功能。

近端小管直部、细段和远端小管直部三者构成"U"形结构，称**髓袢**，又称**肾单位袢**（图 6-13）。

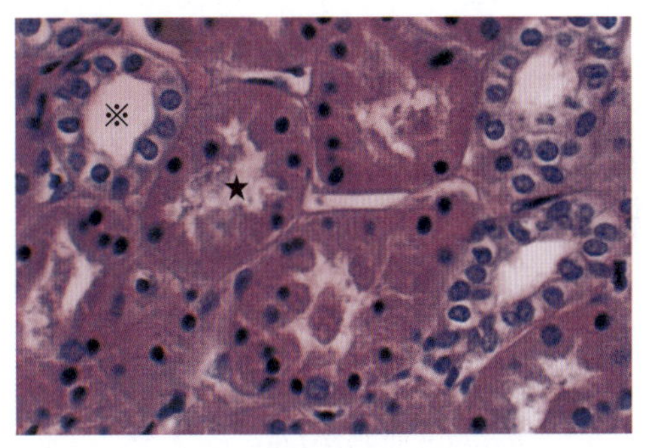

图 6-14 肾小管光镜结构

★ 为近端小管；※ 为远端小管

（二）集合管

集合管虽不包括在肾单位内，但在结构上与远曲小管相连，在尿的生成过程中，特别是在尿的浓缩和稀释过程中起着重要作用。集合管是由皮质走向髓质锥体乳头孔的小管，有许多肾单位的远曲小管与之相连，管径逐渐变粗，管壁逐渐变厚。管壁由立方或柱状上皮构成。尿液在集合管内生成后，汇入乳头管，开口于肾乳头。集合管有重吸收水和交换离子的作用，并受抗利尿激素和醛固酮的调节。

正常成人安静时两肾每昼夜形成的原尿量约为180 L。原尿经过肾小管和集合管的重吸收和分泌作用后，最终形成终尿，每天为1~2 L，仅占原尿的1%左右。

（三）球旁复合体

球旁复合体（juxtaglomerular complex），又称**肾小球旁器**，是远曲小管和入球微动脉特殊分化的部分，由**球旁细胞**、**致密斑**、**球外系膜细胞**组成（图6-15）。它们位于肾小体血管极处，呈三角形分布。

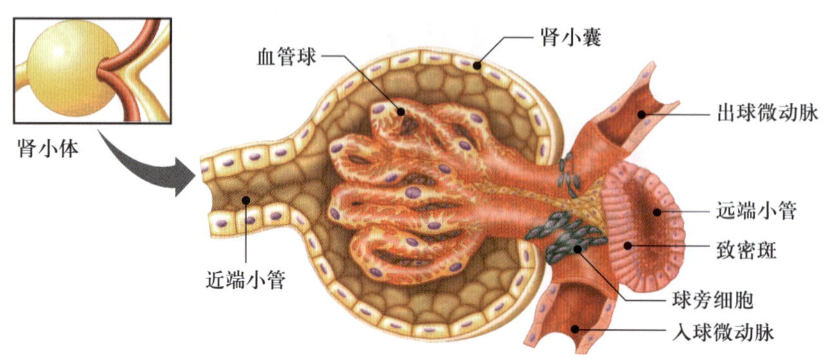

图6-15　球旁复合体

1. 球旁细胞（juxtaglomerular cell）　在靠近肾小体血管极处，由入球微动脉管壁平滑肌细胞上皮样变而成。胞体较大，呈立方形，核大而圆，细胞质内含有弱碱性染色颗粒，颗粒内含有**肾素**，肾素释放入血，可使血管收缩，血压升高。

2. 致密斑（macula densa）　分布在远曲小管起始部分，靠近肾小球血管极一侧的管壁上皮细胞变得狭而高，细胞核密集地聚在一起，染色较浓，称致密斑。致密斑是钠离子感受器，能感受远端小管内Na^+浓度变化。当Na^+浓度降低时，将信息传递给球旁细胞并促进其分泌肾素。

3. 球外系膜细胞（extraglomerular mesangial cell）　填充于肾小体血管极内的细胞团，与球内系膜细胞相延续，目前认为此细胞在球旁复合体的功能活动中可能起到传递信息的作用。

六、肾的血液循环及其特点

（一）肾的血液循环

左、右肾动脉发自腹主动脉，至肾门附近各分为前支和后支，前支一般较粗大，再分为上前段动脉、下前段动脉、下段动脉和上段动脉（图6-16）。后支较细，延续为后段动脉。肾动脉在肾实质的分支是按一定的节段分布的。每一支动脉供给的肾实质区域，称一个**肾段**（renal segment）。每个肾一般可分为5段，即上段、上前段、下前段、下段和后段。

肾动脉进入肾门后经多次分支成为入球微动脉，入球微动脉进入肾小体后，再分支形成肾小球毛细血管网，然后汇集成出球微动脉，出球微动脉在离开肾小体后再次形成肾小管周围毛细血管网，盘曲于肾小管和集合管的周围，然后汇成小叶间静脉，汇入弓状静脉，再汇合成为叶间静脉经肾静脉注入下腔静脉。

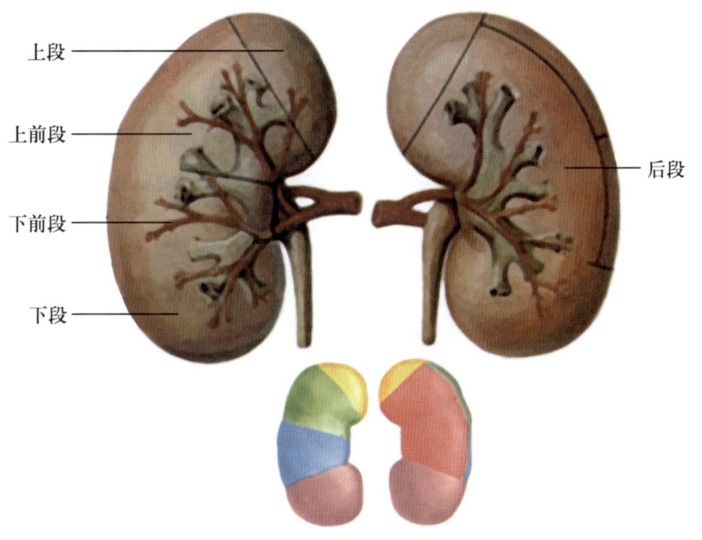

图 6-16　肾段

（二）肾的血液循环特点

肾的血液循环具有两种作用，一是营养肾组织，二是参与尿的形成。因此，肾的血液循环具有以下特点。

1. 肾血流量大　肾动脉直接起于腹主动脉，每 4～5 min 人体血液全部被肾过滤一遍。并且肾内血流分布不均。流经肾皮质的血量约为肾血流量的 94%。正常成人两肾质量约占体重的 0.5%，但安静时两肾血流量约为 1 200 ml/min，相当于心输出量的 20%～25%。

2. 两套毛细血管网的血压差异大

（1）血管球毛细血管网：血管球毛细血管网由入球微动脉分支形成，介于入球微动脉和出球微动脉之间。在皮质肾单位，因入球微动脉粗而短，血流阻力小，流入血量大；出球微动脉细而长，血流阻力大，故血管球毛细血管的血压高，有利于肾小球的滤过。

（2）肾小管周围毛血管网：由出球微动脉的分支形成，在血流经过入球微动脉和出球微动脉之后，因阻力消耗，肾小管周围毛细血管网的血压降低，有利于肾小管对原尿的重吸收。

知识拓展

肾透析与肾移植

肾透析和肾移植是终末期肾病患者的两种治疗方法。

肾透析又称人工肾，也称血液透析法（简称血透）或洗肾，是一种血液净化技术。其利用半透膜原理，通过扩散、对流使体内代谢产物和过多的电解质移出体外，达到净化血液、纠正水电解质及酸碱平衡的目的。血透技术使慢性肾衰患者生存期明显延长，但不能完全作为肾替代治疗。

肾移植是将健康人的肾移植给肾衰竭患者，成功的肾移植可以使患者免除透析的必要，是治疗慢性肾功能衰竭尿毒症的最佳治疗方法。

肾移植的肾源应合理合法。我国法律规定，未经本人同意或者强迫、欺骗他人摘取其器官，或者摘取不满十八岁的人的器官的，按故意伤害罪或者故意杀人罪论处。

第二节 输尿管

一、输尿管的起止、行程

输尿管(ureter)为一对扁而细长的肌性管道,左右各一。约平第 2 腰椎上缘起自肾盂,在腹后壁沿腰大肌前面下行,至骨盆上口跨越髂总动脉分叉处进入骨盆腔,在膀胱底的后方斜穿膀胱壁,开口于膀胱底内面的输尿管口。成人长 25 cm~30 cm,管径 0.5~1.0 cm(图 6-2)。

二、输尿管的分段

输尿管按行程可分为腹段、盆段和壁内段 3 段。

1. **输尿管腹段** 位于腹膜的后方,沿腰大肌前面下行至小骨盆入口处,左侧输尿管跨越左髂总动脉的末端,右侧输尿管则跨过右髂外动脉起始部的前面,进入盆腔移行为盆段。

2. **输尿管盆段** 自小骨盆上口处至膀胱底。从髂血管前面入盆腔后,约在坐骨棘水平转向前内方,穿入膀胱底的外上角。输尿管盆段在女性经过子宫颈的两侧,阴道穹侧部的上方,距子宫颈外侧 1.5 cm~2.0 cm 处,有子宫动脉越过其前上方,在子宫全切手术结扎此动脉时,注意勿伤输尿管。在男性有输精管越过输尿管的前方。

输尿管和膀胱

3. **输尿管壁内段** 为斜穿膀胱壁的部分,输尿管自膀胱底的外上角,向内下方斜穿膀胱壁,开口于膀胱底的输尿管口,长约 1.5 cm。

三、输尿管的 3 处狭窄

输尿管全长有 3 处狭窄:① 输尿管起始处,即肾盂与输尿管移行处;② 越过小骨盆入口处,即与髂血管交叉处;③ 斜穿膀胱壁处。当尿路结石下降时,易滞留于这些狭窄部位,引起剧烈疼痛。

四、输尿管的组织结构

输尿管壁分为黏膜、肌层和外膜 3 层。肌层为平滑肌,形成内纵、中环和外纵 3 层。平滑肌可做节律性的蠕动,使尿液不断地流入膀胱,当膀胱充满尿液时,由于膀胱内压升高,压迫输尿管的壁内段,使管腔闭合,从而保证尿液不逆流。泌尿系统结石阻塞输尿管时,阻塞处管壁平滑肌可产生痉挛性收缩,形成绞痛。

第三节 膀胱

膀胱(urinary bladder)是贮存尿液的囊状肌性器官,伸缩性大,其形状、大小、位置和壁的厚度及周围毗邻均随尿液充盈的程度而变化。成年人为 300~500 ml,最大容量可达 800 ml。新生儿容量约为 50 ml。

一、膀胱的形态

膀胱空虚时呈三棱锥体形,可分为**膀胱尖**、**膀胱体**、**膀胱底**和**膀胱颈** 4 部分(图 6-17)。膀胱尖朝向小骨盆前上方,膀胱底呈三角形,朝向后下方。膀胱尖与膀胱底之间的部分为膀胱体,膀胱的最下部称膀胱颈,其下端有尿道内口与尿道相接。各部之间没有明显的界限,充盈时呈卵圆形。

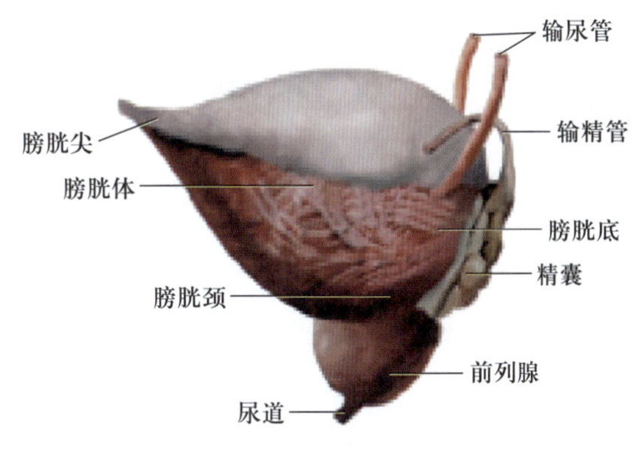

图 6-17　膀胱的形态

二、膀胱的位置和毗邻

成人膀胱位于小骨盆腔内,耻骨联合的后方。膀胱空虚时,膀胱尖不超过耻骨联合上缘。在男性,膀胱后面与精囊腺、输精管壶腹和直肠相邻,膀胱下面与前列腺相接(图 6-18,图 6-19);在女性,膀胱后方邻子宫和阴道,下方邻接尿生殖膈。膀胱上面有腹膜覆盖,隔腹膜与乙状结肠和回肠相邻。膀胱表面的腹膜在男性向后延续为直肠膀胱陷凹,与小肠相邻;在女性,向后延续形成膀胱子宫陷凹(图 6-20)。

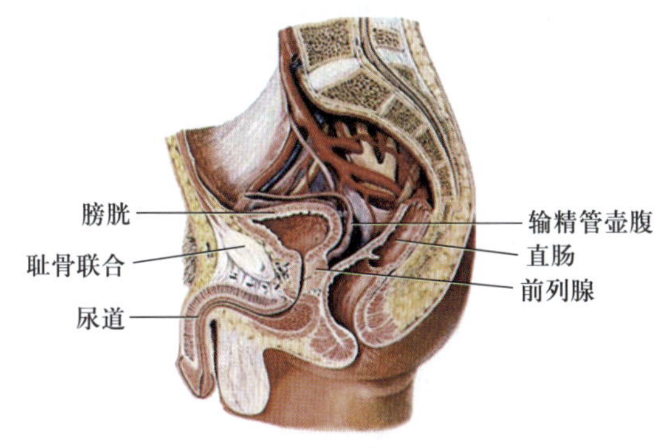

图 6-18　男性膀胱的位置及毗邻

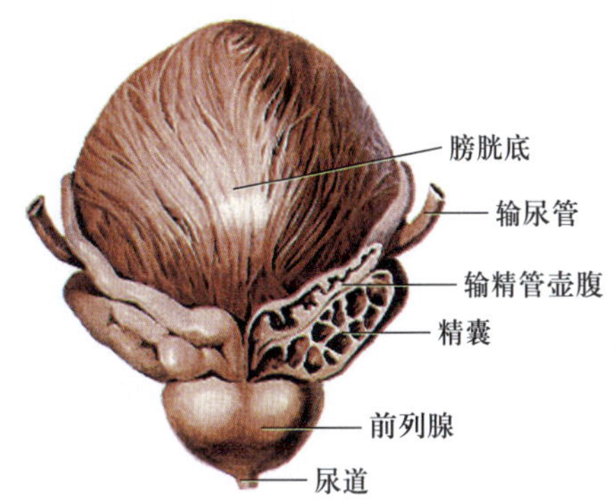

图 6-19　男性膀胱后面毗邻

三、膀胱壁的结构

膀胱壁由内向外可分为黏膜、肌层和外膜 3 层。

1. 黏膜　黏膜有许多皱襞,膀胱空虚时增多,充盈时减少,其上皮为变移上皮。在膀胱底的内面,两侧输尿管口与**尿道内口**之间的三角形区域,称**膀胱三角**(trigone of bladder)(图 6-21)。此区由于缺少黏膜下层,黏膜与肌层紧密相连,无论在膀胱充盈或空虚时,均光滑无皱襞,是膀胱肿瘤和结核的好发部位。两输尿管口之间的横行黏膜皱襞,称**输尿管间襞**,呈苍白色,是临床上做膀胱镜检查时寻找输尿管口的标志。

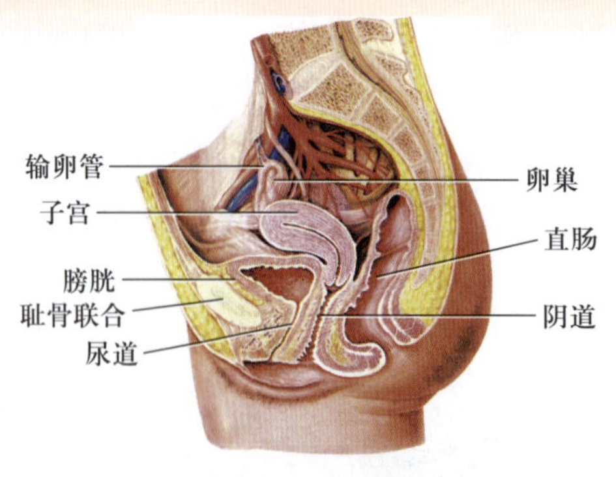

图 6-20 女性膀胱的位置及毗邻

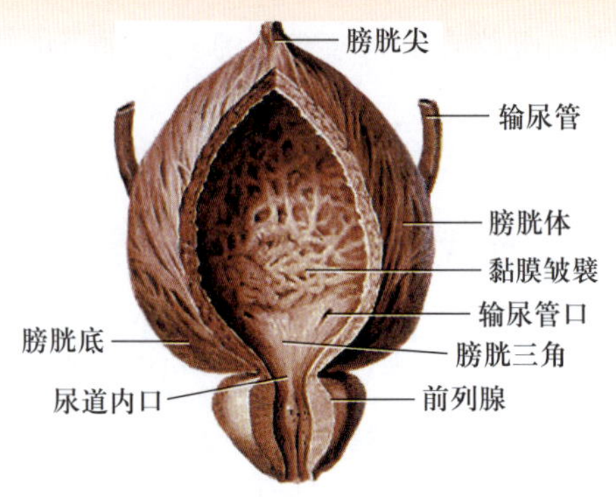

图 6-21 膀胱三角

2. 肌层 由平滑肌组成，可分为内、中、外 3 层；外层和内层多为纵行，中层主要为环行，3 层肌相互交织。整个膀胱的肌层称**膀胱逼尿肌**，对排尿起重要作用，在男性尿道内口周围肌呈环行排列，形成膀胱括约肌；在女性则多斜行或纵行，不形成明显的括约肌。

3. 外膜 为薄层纤维膜，内含血管、神经和淋巴管；仅在膀胱后上方覆盖有浆膜。

四、膀胱穿刺术的应用解剖

膀胱穿刺术是指用穿刺针经耻骨联合上方刺入膀胱抽取尿液的一种诊疗技术，主要用于急性尿潴留导尿未成功者、需膀胱造口引流者、经穿刺采取膀胱尿液做检验及细菌培养、小儿或年老体弱不宜导尿者等。

膀胱排空时，膀胱尖一般不超过耻骨联合上缘。膀胱充盈时，膀胱随尿液的充盈而逐渐向腹腔扩展，这时腹前壁折向膀胱的腹膜也随之上移，形成膀胱与腹前壁间的腹膜返折线。此时沿耻骨联合上缘进行膀胱穿刺，可直接进入膀胱而无需打开腹膜腔，可避免损伤腹膜（图 6-22）。

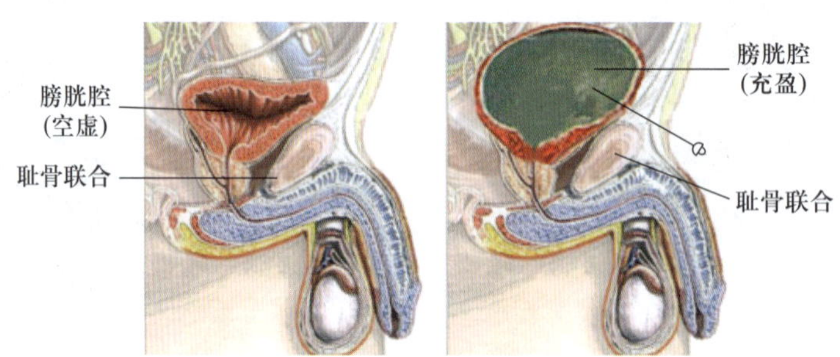

图 6-22 膀胱空虚时和充盈时与腹膜关系

膀胱的位置还存在年龄差异。新生儿膀胱位置比成年人高，膀胱大部分位于腹腔内，随年龄增长，膀胱位置逐渐下降，6 岁降入盆腔，青春期达成人位置。老年人因盆底肌收缩力减弱，膀胱位置可比成人低。因此不同年龄膀胱穿刺需注意上述情况。

第四节 尿道

尿道是膀胱内的尿液排出体外的通道，男、女性尿道的结构和功能有所不同，男性尿道兼有排尿和排精的功能，在男性生殖系统中叙述。

一、女性尿道

女性尿道(female urethra)较男性尿道宽、短而直,易于扩张,长度为 3~5 cm,直径约 0.6 cm,仅有排尿功能。女性尿道起于膀胱颈部的尿道内口,经阴道前方行向前下方,穿过尿生殖膈,开口于阴道前庭的尿道外口(图 6-1,图 6-23)。女性尿路感染显著多于男性,女性尿道较男性尿道宽、短、直,尿道外口开口于阴道前庭距阴道口和肛门较近,易受污染。若不注意会阴部卫生,特别是月经期、新婚蜜月期和妊娠期,致病菌易乘虚而入,逆行而上,从而导致尿路感染。

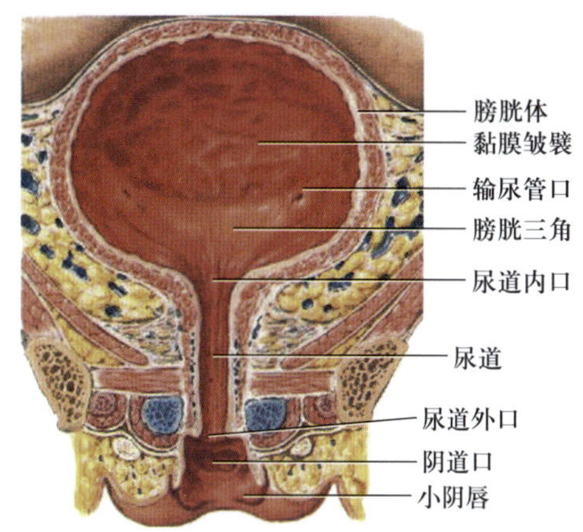

图 6-23 女性膀胱与尿道冠状切面

女性尿道前方为耻骨联合,后方紧贴阴道前壁,下行穿尿生殖膈时,周围有尿道阴道括约肌环绕,有控制排尿和紧缩阴道的作用。尿道下端周围有尿道旁腺,腺导管开口于尿道外口后部的两侧。当腺体感染时,可形成囊肿导致尿路阻塞,引起排尿困难。

二、女性导尿术的应用解剖

导尿术是在无菌操作的原则下,将导尿管经尿道插入膀胱,导出尿液进行泌尿系统疾病的辅助诊断或治疗,也可用于排尿困难者。女性尿道具有宽、短、直的特点,女性导尿应严格无菌操作,预防尿路感染。此外,女性导尿还应注意以下两个方面。

1. 尿道外口　未婚女子的两侧大阴唇自然合拢,尿道外口隐于小阴唇之间的阴道前庭内,位于阴道口前上方,尿道外口较为隐蔽,导尿时必须将大、小阴唇分开,使阴道前庭充分显露,尿道外口才能清楚辨认,切勿在未辨认清楚时就盲目插管,以免插入阴道内,造成导尿失败。成年女性尿道外口为矢状裂,周围隆起呈乳头状,可作为辨认尿道外口的依据。但女性尿道外口变异较多,如过于肥胖者,大、小阴唇等处脂肪甚厚,尿道外口更为隐蔽。老年妇女可因为会阴部肌肉松弛,导致尿道"回缩",尿道外口模糊不清,不易辨认。如此种种都可导致导尿时寻找尿道外口困难。

2. 尿道的括约肌　女性尿道内口周围环绕着由膀胱中层环行平滑肌增厚而形成的尿道内括约肌,即膀胱括约肌。在穿尿生殖膈处,横纹肌性的尿道阴道括约肌,同时对尿道阴道起紧缩作用。一般情况下,两括约肌对导尿管插入无大阻力,但偶见特别羞于暴露外阴部的少女和精神高度紧张的患者,该括约肌几乎处于痉挛状态,而难以插入导尿管。

尿液的生成和排出经过的结构归纳如下:

血液→血管球$\xrightarrow{\text{滤过膜}}$肾小囊腔(原尿)→近端小管曲部→近端小管直部→细段→远端小管直部→远端小管曲部→集合管(终尿)→肾小盏→肾大盏→肾盂→输尿管→膀胱→尿道→体外

回顾思考

1. 名词解释

肾区　膀胱三角　滤过膜

2. 输尿管有哪几处狭窄？有何临床意义？

3. 女性尿道有什么特点？有什么临床意义？

4. 试述尿液的产生部位和尿液的排出途径。

（陈小芳）

第七章　生殖系统

生殖系统
PPT

3D 女性生殖
系统原位

3D 女性内
生殖器

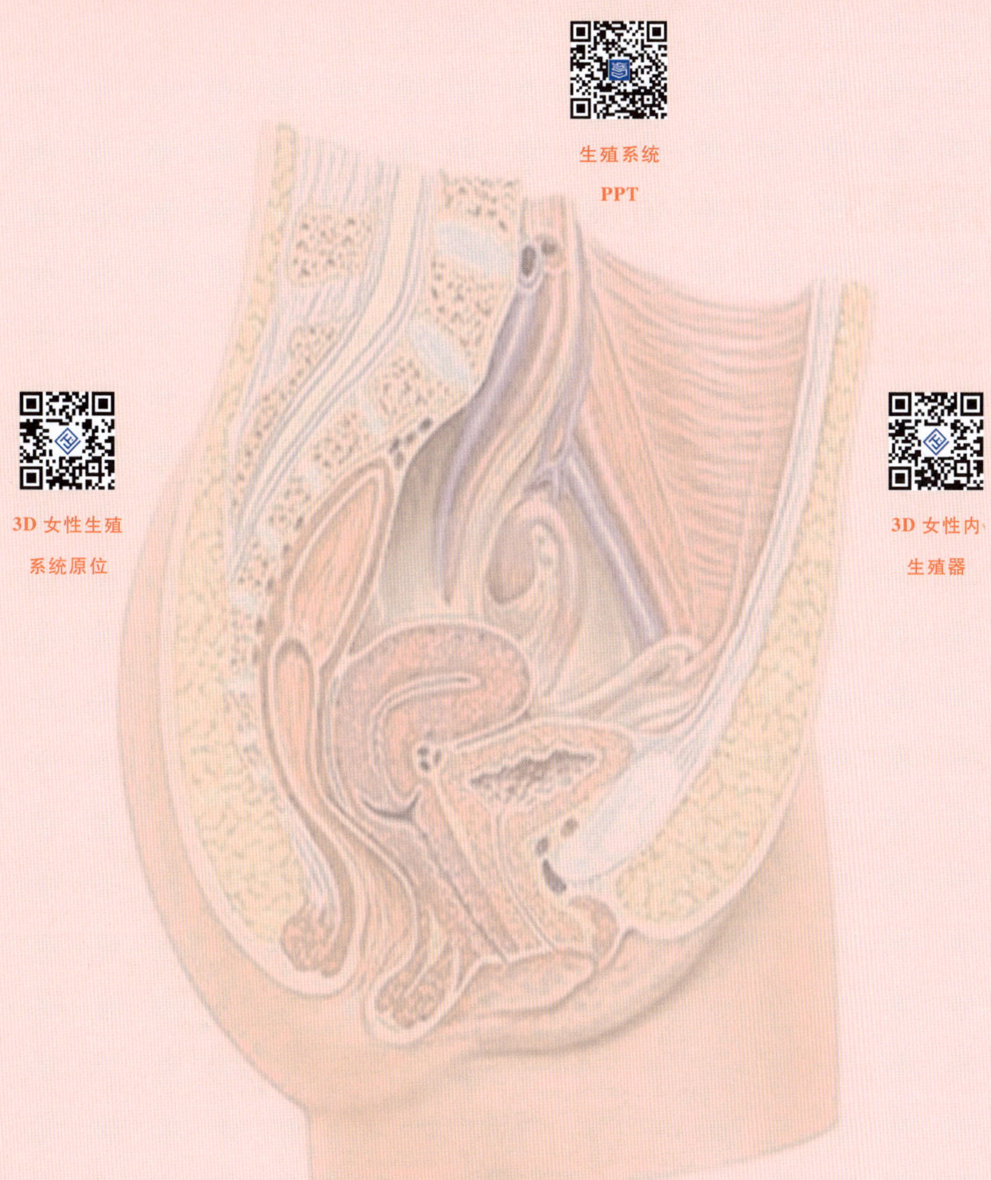

案例导学

患者，女，40岁。因“反复下腹隐痛3年，加重1个月”就诊。患者3年前人工流产后出现下腹疼痛，呈隐痛，自服抗生素治疗，效果欠佳。近1个月疼痛加重，伴腰痛，白带增多，乏力。查体：下腹压痛。B超：盆腔积液。初步诊断：慢性盆腔炎。

问题与思考：

1. 试述女性生殖系统的组成和功能。
2. 为何女性更容易罹患盆腔炎，并且迁延不愈，这与女性生殖系统的结构特点有何关系？

生殖系统概述

生殖系统（reproductive system）分为**男性生殖系统**和**女性生殖系统**。其主要功能有：产生生殖细胞，繁殖后代；分泌性激素，形成并保持第二性征等。男、女性生殖系统根据器官所在部位均可分为内生殖器和外生殖器两部分。内生殖器多位于盆腔内，包括生殖腺、生殖管道和附属腺；外生殖器露于体表。

第一节　男性生殖系统

预习任务

通过在线课程学习，解答以下问题。

1. 说出男性生殖系统的组成。
2. 说出前列腺的位置。
3. 简述精子的产生和排出途径。
4. 男性尿道分为哪几个部分？有哪些狭窄和弯曲？

男性内生殖器由生殖腺（睾丸）、生殖管道（附睾、输精管、射精管、男性尿道）和附属腺（精囊、前列腺、尿道球腺）组成。男性外生殖器包括阴囊和阴茎（图7-1）。

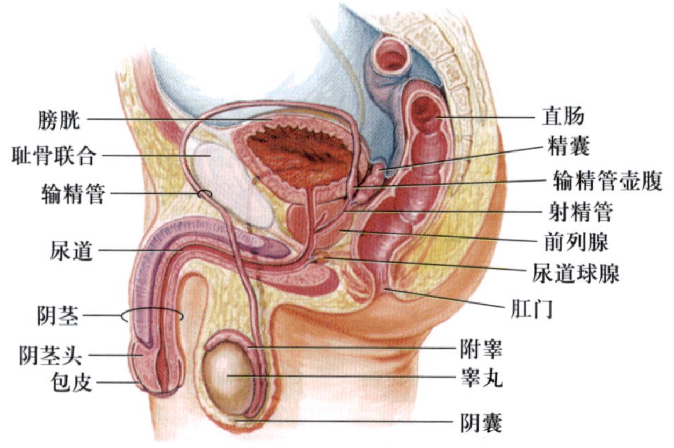

图7-1　男性生殖系统

一、睾丸

睾丸(testis)是男性生殖腺,具有产生精子和分泌雄激素等功能。

(一) 睾丸的位置和形态

睾丸位于阴囊内,左右各一。睾丸表面光滑,呈略扁的椭圆形,分内、外侧面,上、下端和前、后缘。内侧面较平坦,外侧面较凸。下端及前缘游离,上端及后缘有附睾相连,并有血管、淋巴管、神经在后缘出入。睾丸表面除后缘外都被覆**睾丸鞘膜**。睾丸鞘膜分为脏层和壁层,脏层紧贴睾丸表面,壁层贴附于阴囊内面。睾丸鞘膜的脏层和壁层相互移行,围成密闭的**鞘膜腔**,内有少量浆液,起润滑作用(图7-2)。

(二) 睾丸的组织结构

在睾丸鞘膜脏层的深面有一层致密结缔组织构成的**白膜**。白膜在睾丸后缘增厚形成**睾丸纵隔**,后者发出睾丸小隔将睾丸分成约250个锥形的**睾丸小叶**。每个睾丸小叶内有1~4条细长而弯曲的**生精小管**。生精小管在接近睾丸纵隔处变为短而直的**直精小管**,后者进入睾丸纵隔后相互吻合形成**睾丸网**。附睾头部内的8~12条输出小管与睾丸网相连。生精小管之间的疏松结缔组织称**睾丸间质**(图7-2)。

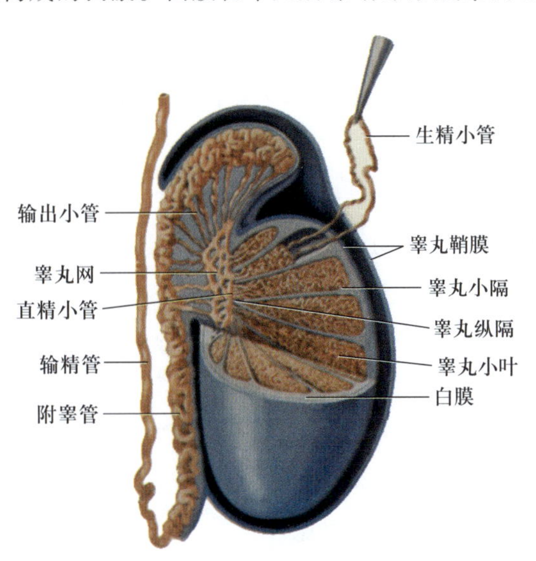

图7-2 睾丸的组织结构

1. 生精小管 生精小管是产生精子的场所,主要由**生精上皮**构成。生精上皮由**支持细胞**和5~8层**生精细胞**组成(图7-3,图7-4)。精子由生精细胞不断增殖分化而成。生精上皮基膜外侧有胶原纤维和梭形的肌样细胞。肌样细胞的收缩有助于精子的排出。

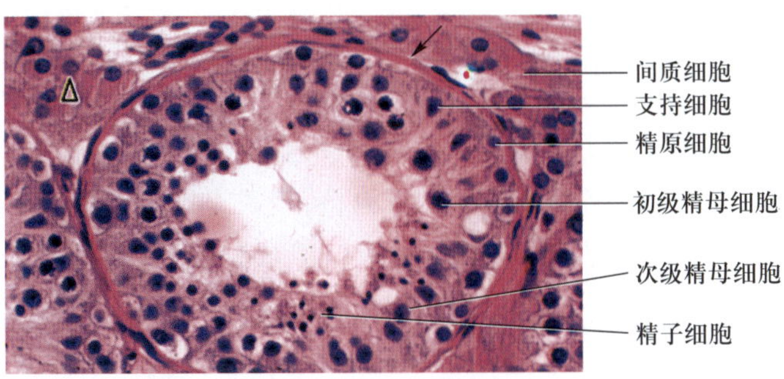

图7-3 睾丸组织结构

△为睾丸间质;↑为生精小管

(1) 支持细胞:呈不规则的长锥体形,基部紧贴基膜,顶部伸达腔面,侧面和腔面镶嵌着各级生精细胞。支持细胞合成分泌**雄激素结合蛋白**,能保持生精小管内雄激素水平,促进精子发生,

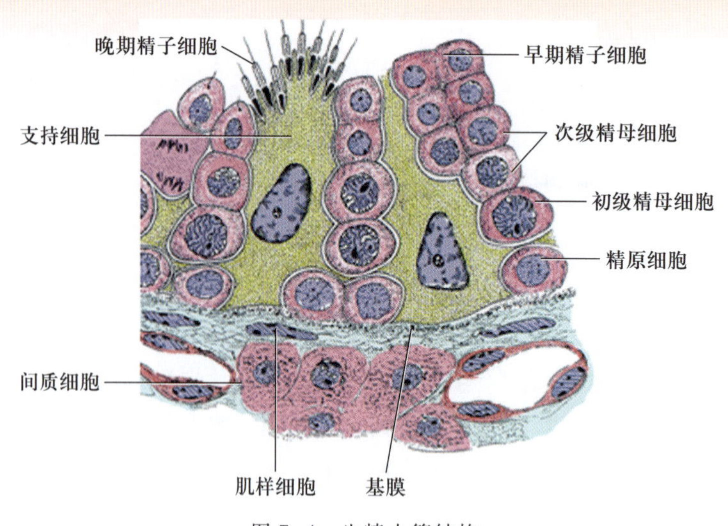

图 7-4 生精小管结构

对生精细胞起支持、营养等作用。

(2) 生精细胞：生精小管管壁内可见不同发育阶段的生精细胞，从基膜到管腔依次为精**原细胞**、**初级精母细胞**、**次级精母细胞**、**精子细胞**和**精子**。从精原细胞到精子形成的过程称**精子发生**。

1) 精原细胞：是最幼稚的生精细胞，紧贴基膜排列，细胞呈圆形或椭圆形，直径约 12 μm，细胞核染色较深。精原细胞分为 A、B 两型。A 型精原细胞是生精细胞中的干细胞，不断分裂增殖，一部分细胞继续作为干细胞，另一部分细胞转化为 B 型精原细胞。B 型精原细胞经过数次分裂后，分化成初级精母细胞，并向腔面移动。

2) 初级精母细胞：位于精原细胞的近腔侧，细胞呈圆形，体积较大，直径约 18 μm。细胞核大而圆，核型为 46,XY。初级精母细胞经 DNA 复制后（4n DNA），进行第一次减数分裂，形成两个次级精母细胞。

3) 次级精母细胞：位于初级精母细胞的近腔侧，细胞直径约 12 μm。细胞核圆形，染色较深，核型为(23,X)或(23,Y)(2n DNA)。次级精母细胞未经 DNA 复制，迅速进行第二次减数分裂，产生两个精子细胞。

4) 精子细胞：位于近腔面，细胞直径约 8 μm。细胞核圆形，核型为(23,X)或(23,Y)(1n DNA)。精子细胞不再分裂。

5) 精子：形似蝌蚪，长约 60 μm，分头、尾两部（图 7-5），由精子细胞经过复杂的形态变化而成。由精子细胞变形成精子的过程称**精子形成**。精子头部嵌附于支持细胞的顶部，精子尾部游离于生精小管腔内。精子头部主要是高度浓缩的细胞核，核的前 2/3 被顶体覆盖。顶体内含多种水解酶，在受精过程中发挥重要作用。精子尾部细长，能摆动，是精子的运动装置。

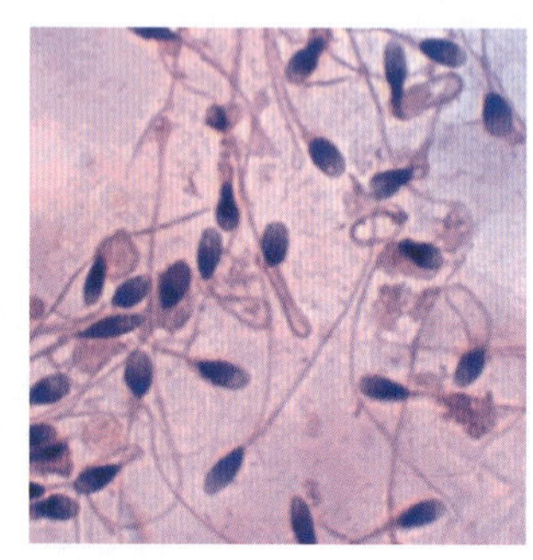
图 7-5 精液

2. 睾丸间质 是位于生精小管之间的富含血管、淋巴管的疏松结缔组织，其中有成群分布的间质细胞（图 7-3，图 7-4）。**睾丸间质细胞**，又称莱氏（Leydig）细胞，呈圆形或多边形，细胞核圆形，细胞质呈嗜酸性。从青春期开始，间质细胞分泌**雄激素**。雄激素有促进精子发生和男性生殖器官发育、维持男性第二性征和性功能、促进红细胞生成等作用。

二、男性生殖管道

（一）附睾

附睾(epididymis)紧贴于睾丸的上端和后缘，呈新月形，主要由**输出小管**和**附睾管**组成(见图 7-2，图 7-6)。上端膨大为**附睾头**，中部为**附睾体**，下端狭细为**附睾尾**。附睾尾向上返折移行为输精管。精子在附睾内停留 8～17 天。附睾能贮存精子、促进精子进一步成熟并使其获得受精能力。

（二）输精管

输精管(ductus deferens)是输送精子的肌性管道(图 7-1，图 7-7)。活体触摸时呈坚实的细索状。输精管依行程分为 4 部：① 睾丸部，最短，起于附睾尾，沿睾丸后缘、附睾内侧上行至睾丸上端；② 精索部，介于睾丸上端与腹股沟管皮下环之间，此段位置表浅，易于触及，输精管结扎术常在此进行；③ 腹股沟管部，位于腹股沟管内；④ 盆部，为输精管最长的一段，经腹股沟管腹环进入盆腔，绕行至膀胱底的后方形成膨大的输精管壶腹。

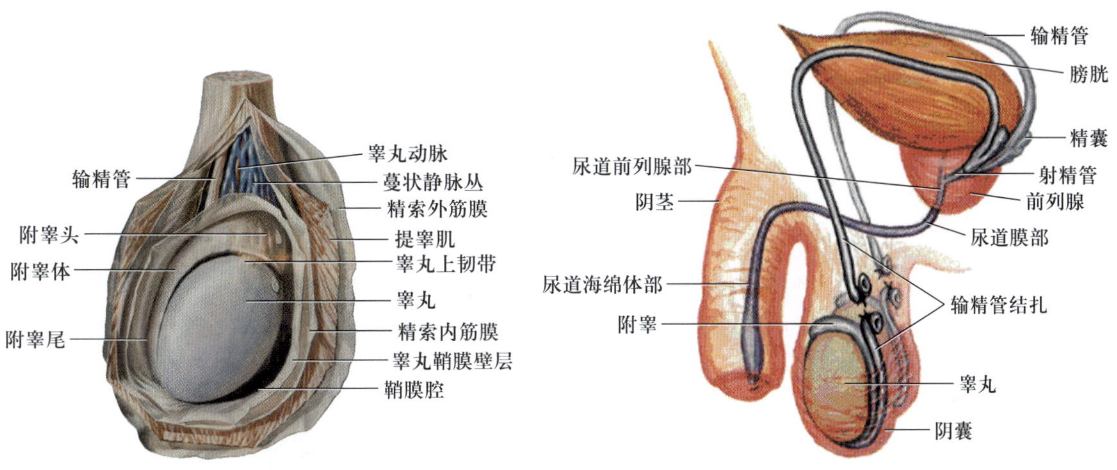

图 7-6　右睾丸、附睾及被膜

图 7-7　精子的排出途径与输精管结扎

精索(spermatic cord)是位于睾丸上端至腹股沟管腹环之间的柔软的圆索状结构，主要由输精管、睾丸动脉、蔓状静脉丛、淋巴管和神经等构成。精索表面包有 3 层被膜，从外向内依次为精索外筋膜、提睾肌和精索内筋膜(图 7-6，图 7-7)。

（三）射精管

射精管(ejaculatory duct)是由输精管的末端与精囊的排泄管汇合成，长约 2 cm，向前下穿过前列腺实质，开口于尿道前列腺部(图 7-1，图 7-7)。

（四）男性尿道

男性尿道(male urethra)既是排尿的管道，也是排精的管道。起始于膀胱的尿道内口，终于尿道外口，成人长 16～22 cm，依行程分为 3 部(图 7-1，图 7-8)。① **前列腺部**，为尿道穿过前列腺的部分，长约 3 cm，其后壁有前列腺排泄管及射精管的开口。② **膜部**，为尿道穿过尿生殖膈的部分，长约 1.5 cm，其周围有**尿道括约肌**环绕，是骨骼肌，有控制排尿的功能。③ **海绵体部**，为尿道穿过尿道海绵体的部分，长 12～17 cm。尿道球内的尿道称尿道球部，尿道球腺开口于此。阴茎头内尿道扩大，称**尿道舟状窝**。临床上把尿道海绵体部称**前尿道**，把尿道膜部和前列腺部合称**后尿道**。

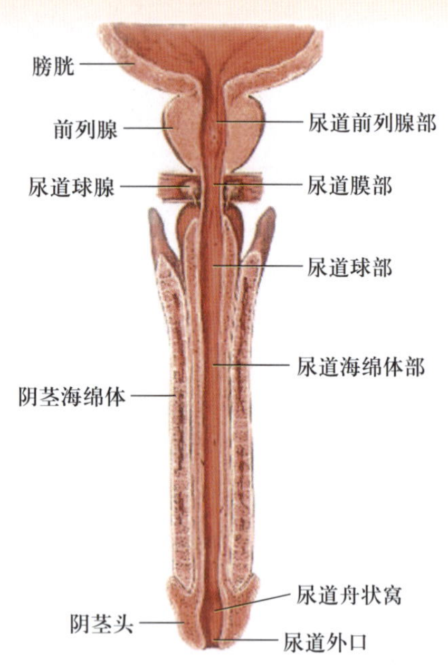

图 7-8　男性尿道

男性尿道全程有 3 处狭窄、3 处扩大和 2 个弯曲。3 处狭窄分别是尿道内口、尿道膜部、尿道外口，其中尿道外口最狭窄，尿道结石易滞留于狭窄处。3 处扩大分别位于前列腺部、尿道球部和尿道舟状窝。2 个弯曲分别是耻骨下弯和耻骨前弯。**耻骨下弯**位于耻骨联合的后下方，凹面向前上方，由尿道的前列腺部、膜部和海绵体部的起始段形成，此弯曲固定不能变直。**耻骨前弯**位于耻骨联合前下方，凹面向后下方，由尿道海绵体部的中段构成，阴茎勃起或将阴茎拉向腹壁时，此弯可变直而消失。临床上做膀胱镜检查或导尿时应注意这些解剖特点。

三、男性附属腺

（一）精囊

精囊（seminal vesicle）又称精囊腺，是一对长椭圆形的囊状器官，位于膀胱底的后方，输精管壶腹的外侧，精囊的排泄管与输精管的末端汇合成射精管（图 7-9）。精囊分泌的液体参与精液的组成。

（二）前列腺

前列腺（prostate）是单一的实质性器官，呈前后稍扁的栗子形，位于膀胱颈与尿生殖膈之间，其后方为直肠壶腹（图 7-9）。前列腺上端宽大，下端尖细，后面正中有一纵行浅沟称前列腺沟。活体直肠指检可扪及此沟，前列腺肥大时，此沟变浅或消失。前列腺的中央有尿道前列腺部纵行穿过。前列腺的排泄管直接开口于尿道前列腺部，其分泌物参与精液的组成。

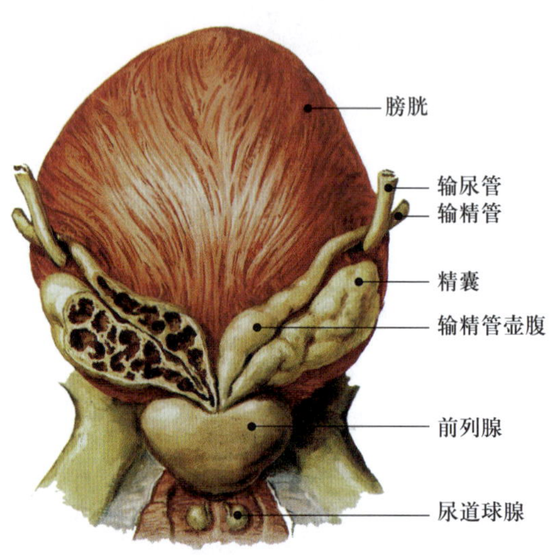

图 7-9　男性附属腺

小儿前列腺较小，青春期迅速增大，老年时腺组织退化，结缔组织增生，可形成前列腺增生肥大，从而压迫尿道引起排尿困难。

（三）尿道球腺

尿道球腺(bulbourethral gland)是一对豌豆大小的球形器官，位于会阴深横肌内，其排泄管开口于尿道球部，分泌物参与精液的组成(图 7-9)。

精液(semen)是由男性生殖管道、附属腺的分泌物和睾丸产生的精子混合而成，呈乳白色，呈弱碱性，适于精子的生存和活动(见图 7-6)。成年男性一次射精量 2~5 ml，含 3 亿~5 亿个精子。

精子的产生及精液排出途径可表示为：

精囊分泌物↘

睾丸生精小管产生精子→附睾→输精管→射精管→男性尿道→体外

前列腺分泌物↗ ↖尿道球腺分泌物

四、男性外生殖器

（一）阴囊

阴囊(scrotum)是位于阴茎后下方的皮肤囊袋，由皮肤和肉膜组成。皮肤薄而柔软，颜色深暗，有少量阴毛。**肉膜**为浅筋膜，阴囊被肉膜形成的阴囊中隔分为左右两侧囊腔，各容纳一侧的睾丸、附睾和输精管的起始部等。肉膜内含有的平滑肌纤维，可随外界环境温度的变化而舒缩，从而调节阴囊内的温度，使其保持低于体温 1~2℃，有利于精子的生存和发育。

（二）阴茎

阴茎(penis)是男性的性交器官，分**阴茎头**、**阴茎体**和**阴茎根** 3 部分。阴茎主要由两条**阴茎海绵体**和一条**尿道海绵体**构成，外包筋膜和皮肤(图 7-10，图 7-11)。2 条阴茎海绵体位于阴茎的背侧，二者前端紧密结合，后端分开，附着于两侧的坐骨支和耻骨下支。尿道海绵体位于阴茎海绵体的腹侧，其内有尿道海绵体部纵行穿过(图 7-8)。尿道海绵体的前端膨大称阴茎头，有呈矢状位的**尿道外口**；后端膨大称**尿道球**。3 条海绵体内的小腔隙与血管相通，当腔隙充血时阴茎变粗变硬而勃起。阴茎的皮肤薄而柔软，富有伸展性，在阴茎体的前端形成双层游离的环行皱襞包绕阴茎头，称**阴茎包皮**。在阴茎头腹侧，连于尿道外口下端与包皮之间的皮肤皱襞，称**包皮系带**。临床上行包皮环切术时应注意切勿伤及包皮系带，以免影响阴茎的正常勃起。

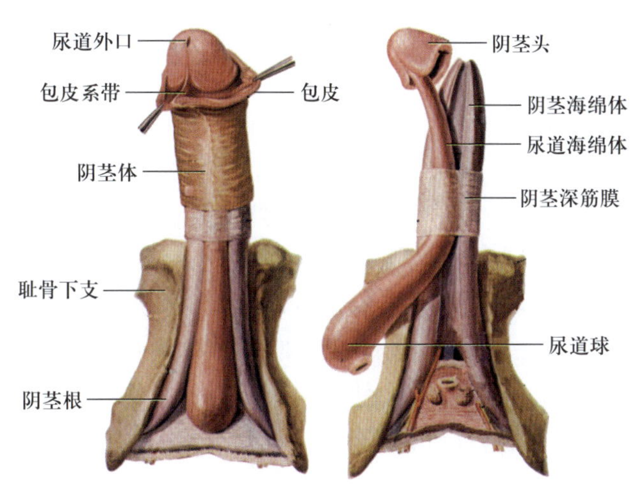

图 7-10　阴茎腹侧面

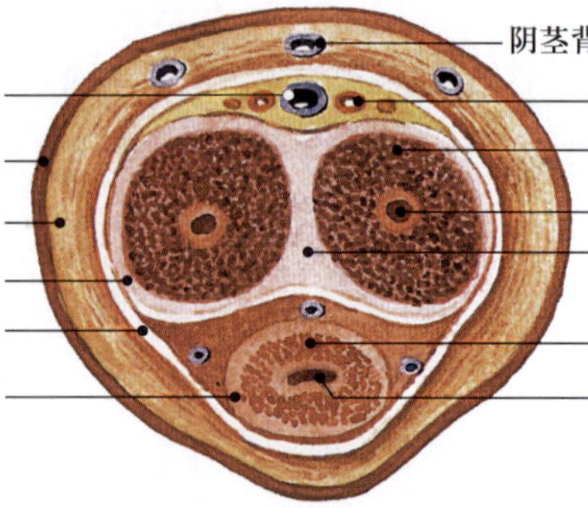

图 7-11　阴茎横断面

知识拓展

阴茎包皮

幼儿的阴茎包皮较长，包着整个阴茎头，有保护作用。随着年龄的增长，阴茎的发育，阴茎包皮逐渐向后退缩，包皮口逐渐扩大，阴茎头显露于外。成年后，阴茎包皮不能退缩完全暴露阴茎头，称**包皮过长**；若阴茎包皮口过小，阴茎包皮完全包着阴茎头，称**包茎**，应行**包皮环切**。由于包皮过长或包茎，阴茎包皮下可积聚许多皮脂腺的分泌物，形成包皮垢，长期刺激，可引起阴茎头感染甚至可诱发阴茎癌。一旦发现男孩存在包皮过长，甚至包茎现象，应建议及早治疗，一般认为包茎在 4 岁以后可以实行手术，利于伤口愈合和以后的发育，并且可以更好地预防阴茎癌。

男性尿道

五、男性尿道应用解剖

导尿术是一项常用的护理操作技术，导尿是在严格的无菌操作下，用无菌导尿管插入膀胱引流出尿液的方法。男性导尿是将导尿管从尿道外口缓缓插入，经过男性尿道的海绵体部、膜部和前列腺部，最后经尿道内口插入膀胱，导尿管插入总长度为 20~22 cm，见有尿液流出，再插入 1 cm 即可（图 7-12）。操作时，要根据患者年龄大小和实际情况，选择粗细适中的导尿管。要提起患者的阴茎，使之与腹壁间成 60°角，使尿道的耻骨前弯消失，而形成一个凹面向上的大弯（图 7-13），减少导尿管插入的阻力。在男性尿道的 3 个狭窄处，动作要更加轻柔、缓慢，边插边顺时针或逆时针转动导尿管，以利于导尿管顺利插入，防止导尿管在尿道内蜷缩，切忌用力过猛造成尿道黏膜损伤。在导尿管插入过程中，可能会出现尿道括约肌和膀胱括约肌收缩，插入困难，应嘱患者深呼吸，使患者放松，再缓缓插管。如果遇到患者阴茎勃起、尿道海绵体充血，插管困难，可让患者休息一会，待其恢复常态后再操作。

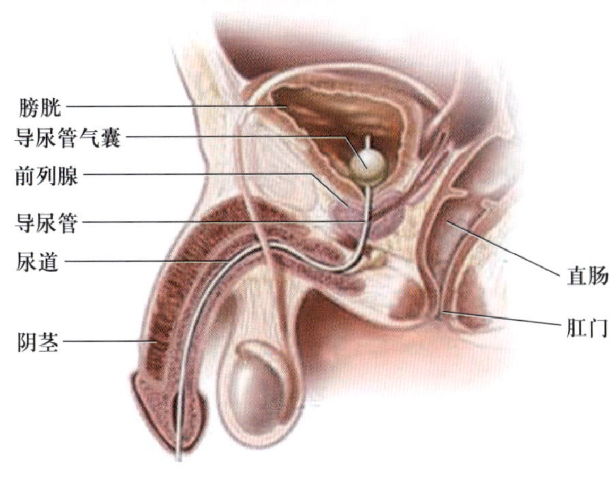

图 7-12　男性尿道(骨盆正中矢状面)

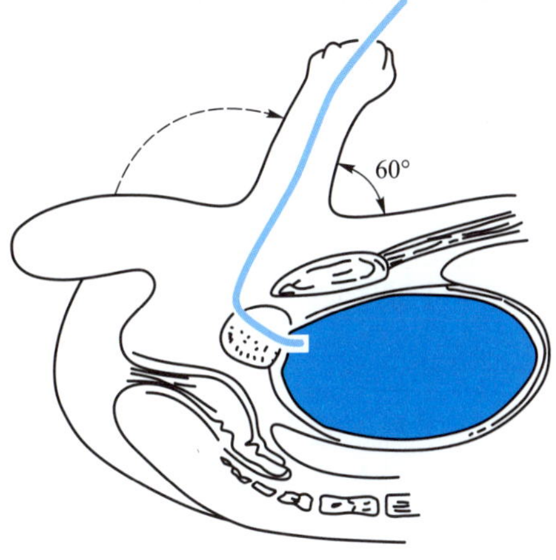

图 7-13　男性导尿示意图

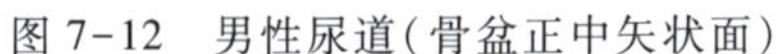

(王灿彪)

第二节　女性生殖系统

预习任务

通过在线课程学习，解答以下问题。

1. 说出女性生殖系统的组成。
2. 卵泡发育经过哪几个阶段?
3. 说出排卵和黄体的概念。
4. 说出输卵管的分部及临床上识别输卵管的标志。
5. 说出子宫的位置及其固定装置。

女性内生殖器由生殖腺(卵巢)、生殖管道(输卵管、子宫、阴道)和附属腺(前庭大腺)组成。外生殖器即女阴(图 7-14)。此外,会阴、乳房与生殖系统关系密切,也在本节叙述。

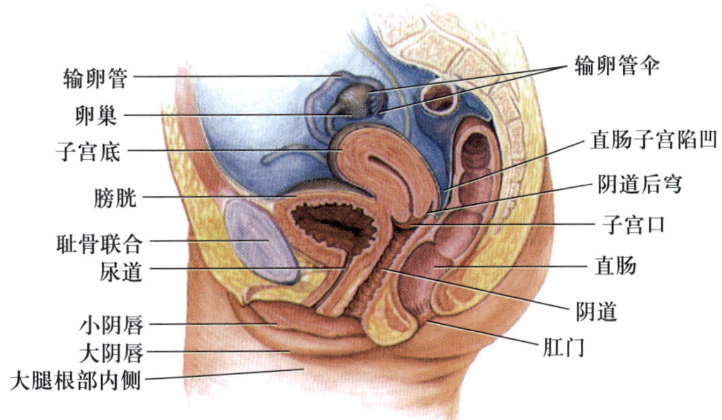

图 7-14　女性盆腔矢状切面

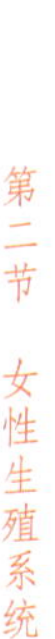

卵巢

一、卵巢

卵巢(ovary)是女性生殖腺,有产生卵细胞、分泌雌激素和孕激素等功能。

(一)卵巢的位置和形态

卵巢左右各一,位于盆腔侧壁、髂总血管分叉处的卵巢窝内(图 7-14,图 7-15)。卵巢呈扁卵圆形,分内、外侧面,上、下端和前、后缘。内侧面稍凸朝向盆腔;外侧面平坦贴于盆腔侧壁。上端与输卵管末端相接触,借**卵巢悬韧带**连于盆壁;下端借**卵巢固有韧带**连于子宫。前缘借卵巢系膜连于子宫阔韧带,称卵巢系膜缘,其中部有血管、淋巴管、神经等出入,称**卵巢门**;后缘游离,称独立缘。

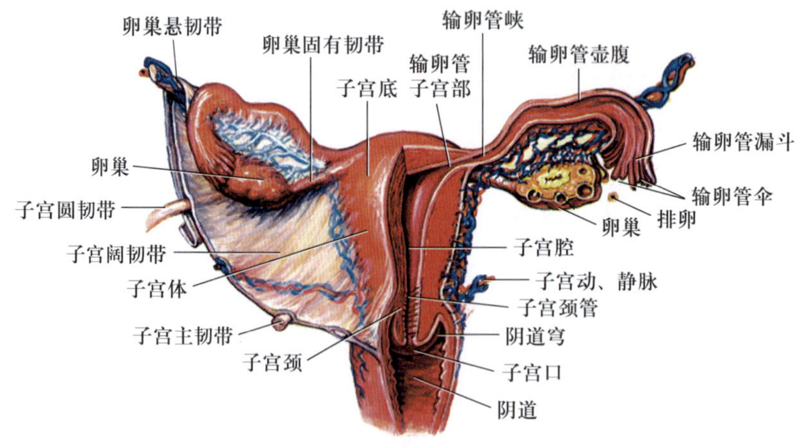

图 7-15　女性内生殖器

(二)卵巢的组织结构

卵巢表面覆盖有单层扁平上皮或单层立方上皮,上皮的深面为致密结缔组织构成的**白膜**。卵巢的实质分为浅层的皮质和深层的髓质,两者之间分界不明显。皮质含有不同发育阶段的卵泡、黄体等,髓质由疏松结缔组织、血管、淋巴管和神经等构成(图 7-16)。近卵巢门处的结缔组织内有少量**门细胞**,可分泌雄激素,若其增生或发生肿瘤时,可出现女性男性化的症状。

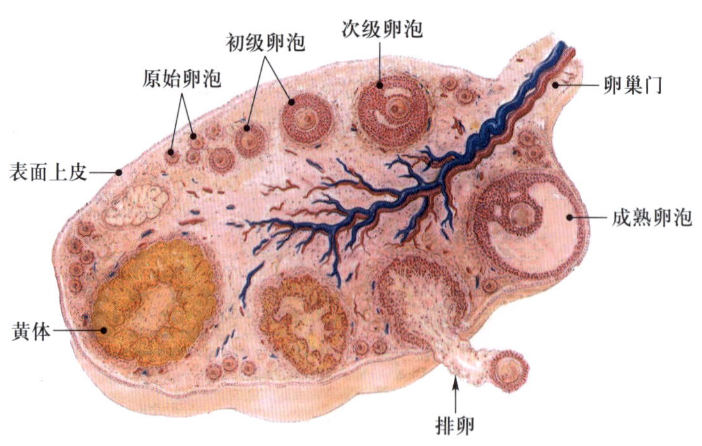

图 7-16　卵巢切面

1. 卵泡的发育　卵泡从胚胎时期开始发育，第 5 个月，双侧卵巢约有 700 万个原始卵泡，出生时尚有 100 万～200 万个原始卵泡，到青春期仅存约 4 万个。从青春期开始，卵巢在垂体促性腺激素作用下，每隔 28 天左右有 15～20 个原始卵泡同时开始生长发育，但通常只有一个发育成熟并排卵，其余卵泡都在发育的不同阶段退化为**闭锁卵泡**。女性一生中两侧卵巢共排卵约 400 多个。卵泡的发育，一般分为**原始卵泡**、**生长卵泡**、**成熟卵泡** 3 个阶段。

（1）原始卵泡：位于皮质浅层，体积小，数量多，由一个**初级卵母细胞**（图 7-17）和围绕其周围的一层扁平的**卵泡细胞**构成。初级卵母细胞是胚胎时期由卵原细胞分裂分化形成的，并长期停滞在第一次减数分裂前期，直至排卵前才完成第一次减数分裂。卵泡细胞对初级卵母细胞起支持和营养作用。

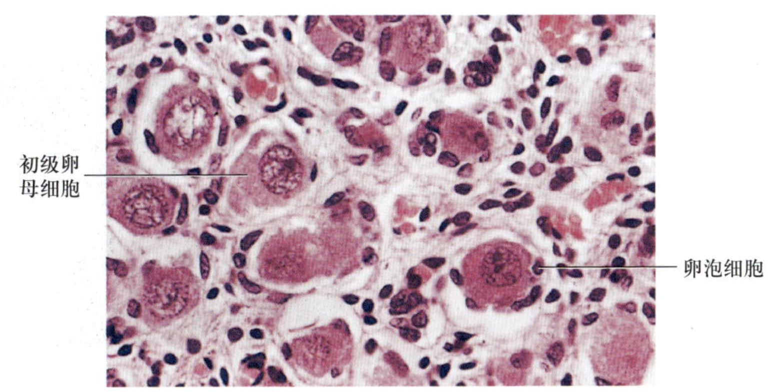

图 7-17　原始卵泡

（2）生长卵泡：生长卵泡包括初级卵泡和次级卵泡。

自青春期开始，原始卵泡相继发育为**初级卵泡**。主要变化为：① 卵泡细胞由扁平变成立方形或柱状，由一层增殖为多层。② 初级卵母细胞体积逐渐增大，并在其表面出现一层厚度均匀的嗜酸性膜，称**透明带**。③ 结缔组织在卵泡壁外形成卵泡膜。

初级卵泡受卵泡刺激素作用相继发育为**次级卵泡**。主要变化为：① 随着卵泡细胞的不断增殖，卵泡细胞之间出现一些大小不等的含液体的腔隙，继而汇合成一个大的**卵泡腔**，充满**卵泡液**。② 由于卵泡腔不断扩大，使初级卵母细胞、透明带及其周围的卵泡细胞逐渐居于卵泡腔的一侧，形成一个圆形隆起突入卵泡腔，称**卵丘**。③ 紧靠透明带的一层高柱状卵泡细胞呈放射状排列，称**放射冠**。④ 卵泡腔周围的卵泡细胞排列紧密，称颗粒层，构成卵泡壁，此时卵泡细胞改称**颗粒细胞**。⑤ 卵泡膜分化成内、外两层，其内层有多边形或梭形的**膜细胞**及毛细血管（图 7-18）。

颗粒细胞和膜细胞能协同合成**雌激素**。雌激素有激发并维持女性第二性征、促进女性生殖器官发育特别是促使子宫内膜增生等作用。

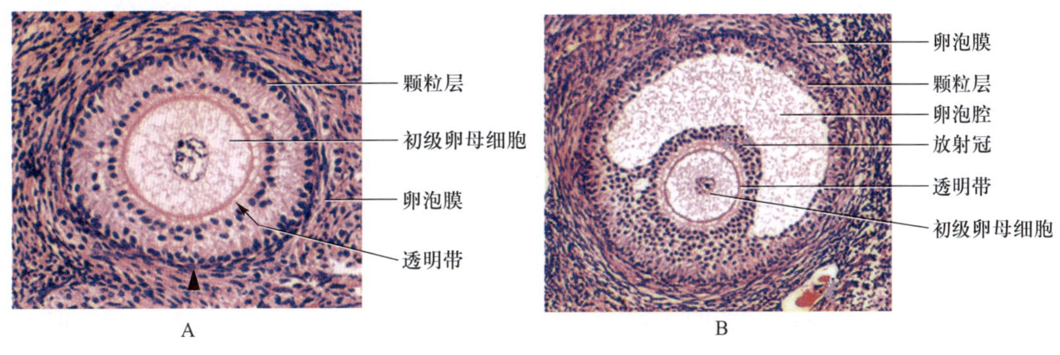

图 7-18　生长卵泡

A. 初级卵泡（▲ 卵泡膜）；B. 次级卵泡

(3) 成熟卵泡:是卵泡发育的最后阶段。由于卵泡液急剧增多,卵泡腔变大,卵泡体积显著增大,直径可达 2 cm 以上,占据皮质全层并凸出卵巢表面(图 7-19)。在排卵前 36~48 h,初级卵母细胞完成第一次成熟分裂,形成一个很大的**次级卵母细胞**和一个很小的**第一极体**。接着次级卵母细胞迅速开始第二次减数分裂,并停滞在分裂中期。

2. 排卵　在月经周期的第 14 天左右,成熟卵泡的卵泡壁破裂,次级卵母细胞连同透明带、放射冠与卵泡液一起脱离卵巢的过程称**排卵**(ovulation)(图 7-20)。一般情况下,左右卵巢交替排卵。次级卵母细胞在排卵后 24 h 内未能受精,则退化消失;若受精,则继续完成第二次减数分裂,形成单倍体(23,X)的卵细胞和一个**第二极体**。

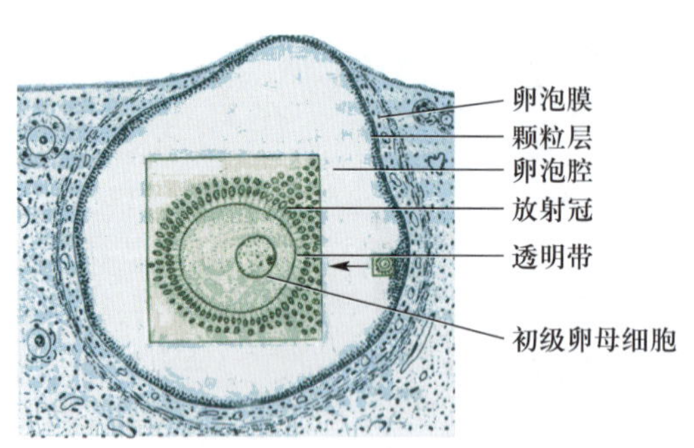

图 7-19　成熟卵泡

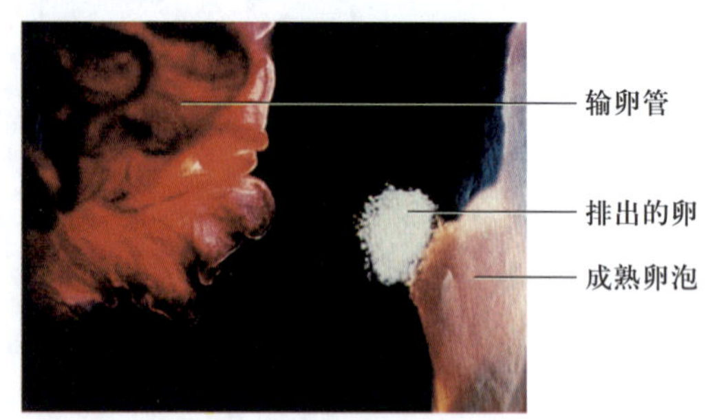

图 7-20　排卵

3. 黄体的形成与退化　排卵后,残留在卵巢内的颗粒层和卵泡膜向卵泡腔内塌陷,在黄体生成素的作用下,逐渐发育成一个体积较大而又富有血管的内分泌细胞团,新鲜时呈黄色,称**黄体**(corpus luteum)(图 7-16)。黄体能分泌**孕激素**及少量的雌激素。孕激素有促进子宫内膜增生、子宫腺分泌、乳腺发育和抑制子宫平滑肌收缩等作用。黄体的发育,取决于排出的卵是否受精。如卵受精,黄体继续发育增大,可维持约 6 个月,称**妊娠黄体**;如卵未受精,黄体维持约 14 天即退化,称**月经黄体**。两种黄体最终都退化消失,逐渐被结缔组织取代成为**白体**。

二、输卵管

输卵管(uterine tube)是输送生殖细胞的肌性弯曲管道,长 10~14 cm,左右各一,位于子宫底的两侧,包藏在子宫阔韧带的上缘内(图 7-15)。输卵管由外侧到内侧分为**输卵管漏斗**、**输卵管壶腹**、**输卵管峡**和**子宫部** 4 部分。① 输卵管漏斗,其末端中央有**输卵管腹腔口**,开口于腹膜腔,卵巢排出的卵子即由此进入输卵管;输卵管漏斗的游离缘有许多细长的指状突起,称**输卵管伞**,是手术时识别输卵管的标志。② 输卵管壶腹,约占输卵管全长的 2/3,粗而弯曲,卵细胞多在此部受精。③ 输卵管峡,短直且狭窄,管壁厚,血管少,是输卵管结扎术的常选部位。④ 子宫部,为输卵管穿过子宫壁的部分,经**输卵管子宫口**与子宫腔相通。

输卵管与卵巢在临床上被称**子宫附件**。

输卵管的管壁由黏膜、肌层和浆膜组成。黏膜的上皮为单层柱状上皮,由分泌细胞和纤毛细胞组成。肌层由内环和外纵的两层平滑肌构成。纤毛的规律性定向摆动和平滑肌的节律性收缩均有助于卵或受精卵向子宫腔方向运送。

三、子宫

子宫(uterus)是一个壁厚、腔小的肌性器官,是孕育胎儿、产生月经的场所。

子宫

(一) 子宫的形态和分部

成人未产妇的子宫呈前后略扁的倒置梨形,长 7~8 cm,宽约 4 cm,厚 2~3 cm。子宫分为**子宫底**、**子宫体**和**子宫颈** 3 部分(图 7-15,图 7-21)。子宫底为在输卵管子宫口水平以上隆凸的部分。子宫颈为子宫下端呈细圆柱状的部分,成人长 2.5~3.0 cm,是肿瘤的好发部位,由突入阴道内的**子宫颈阴道部**和阴道以上的**子宫颈阴道上部**组成。子宫底与子宫颈之间的部分为子宫体。在子宫颈上端与子宫体相接处的较狭窄部分称**子宫峡**。在未妊娠期,子宫峡不明显,长约 1 cm;在妊娠期,子宫峡逐渐伸展拉长变薄,形成子宫下段,妊娠末期可伸展至 7~11 cm,产科常在此处行剖宫产术。在未妊娠期,子宫内的腔隙较为狭窄,由位于子宫体内的**子宫腔**和位于子宫颈内的**子宫颈管**两部分组成。子宫腔呈底在上前后略扁的三角形,两端通输卵管,尖端向下通子宫颈管。子宫颈管呈梭形,下口通阴道,称**子宫口**。未产妇,子宫口呈圆形;经产妇,子宫口为横裂状(图 7-22)。

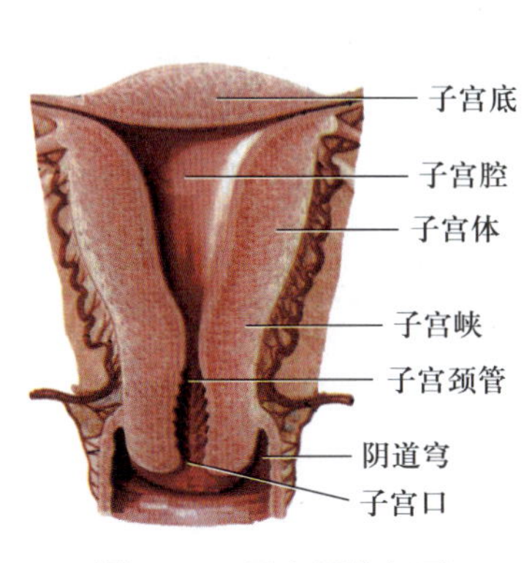

图 7-21 子宫冠状切面

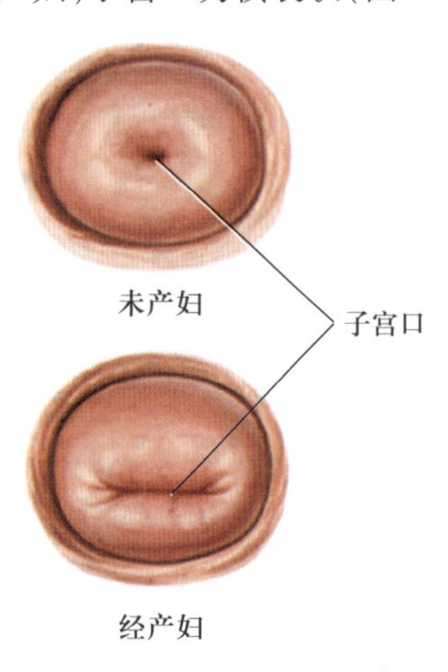

图 7-22 子宫口

(二) 子宫的位置和固定装置

1. 子宫的位置 子宫位于盆腔中央,膀胱与直肠之间,下端突入阴道,两侧连有输卵管、子宫阔韧带等结构。当膀胱空虚时,成年女性的子宫呈**前倾前屈位**(图 7-14)。**前倾**是指整个子宫向前倾斜,子宫的长轴与阴道的长轴形成向前开放的钝角,稍大于 90°;**前屈**是指子宫体和子宫颈之间形成一个向前开放的钝角,约为 170°。膀胱和直肠的充盈程度可影响子宫的位置。子宫后倾后屈等位置异常是女性不孕的原因之一。

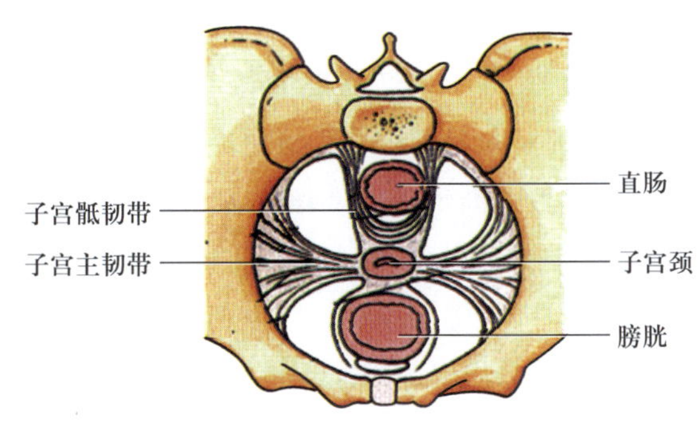

图 7-23 子宫的固定装置

2. 子宫的固定装置 子宫主要依靠盆底肌、阴道的承托和韧带的牵引固定等多种因素共同作用维持其正常位置(图 7-23)。重要的韧带有 4 对。① **子宫阔韧带**,由子宫前后面的两层腹膜向两侧延伸至盆壁构成，主要功能是限制子宫向两侧移动。子宫阔韧带两层间包有输卵管、卵巢、卵巢固有韧带、子宫圆韧带、血管、淋巴管、神经等。② **子宫圆韧带**，是由平滑肌和结缔组织构成的圆索状结构，起自子宫与输卵管交界处下方，经腹股沟管，止于阴阜和大阴唇的皮下，是维持子宫前倾的重要结构。③ **子宫主韧带**，由平滑肌和结缔组织构成，连于子宫颈两侧缘与盆腔侧壁之间，是维持子宫颈正常位置、防止子宫脱垂的重要结构。④ **子宫骶韧带**，由平滑肌和结缔组织构成，起自子宫颈后外侧，向后绕过直肠的两侧，止于骶骨的前面，向后上方牵引子宫颈，是维持子宫前屈的重要结构。

（三）子宫壁的组织结构

子宫壁由内向外依次分为内膜、肌层和外膜（图 7-24）。① 内膜由单层柱状上皮和固有层构成。固有层较厚，内含**子宫腺**、**螺旋动脉**等血管及大量分化程度低而增殖能力强的**基质细胞**。子宫底和子宫体的内膜，根据其结构和功能特点可分为**功能层**和**基底层**。功能层较厚，位于浅层，每次月经来潮时发生脱落；妊娠时，胚泡植入此层。基底层较薄，位于深层，在月经和分娩时均不脱落，有增生、修复并产生新的功能层的作用。② 肌层由分层排列的平滑肌构成。③ 外膜大部分为浆膜，只有子宫颈部分为纤维膜。

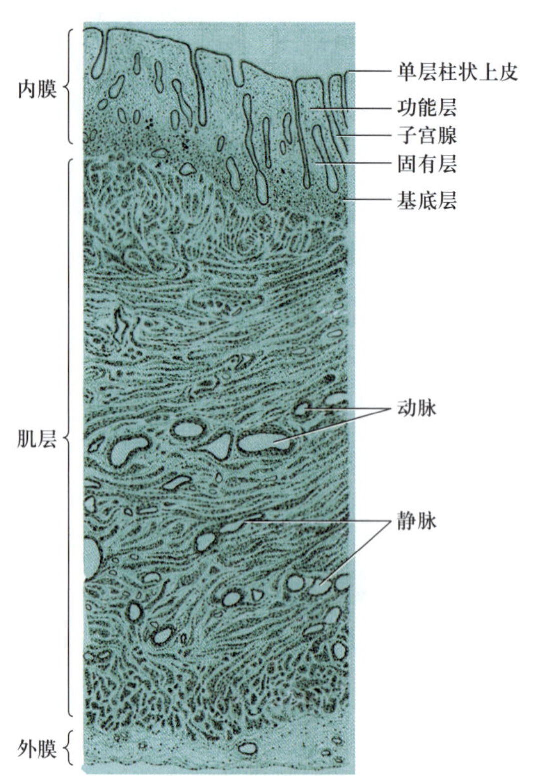

图 7-24　子宫壁的组织结构

（四）子宫内膜的周期性变化

自青春期开始，在卵巢分泌的雌激素和孕激素的周期性作用下，子宫底和子宫体的内膜功能层发生周期性变化，即每 28 天左右发生一次内膜剥脱、出血、增生、修复的过程，称**月经周期**（menstrual cycle）。每个月经周期是从月经来潮的第一天起至下次月经来潮的前一天止，分为**月经期**、**增生期**和**分泌期** 3 个时期。

1. 月经期　月经周期的第 1~4 天。该阶段，由于排卵后卵未受精，月经黄体退化，血液中孕激素和雌激素急剧减少，引起子宫内膜功能层中的螺旋动脉持续收缩，导致功能层缺血坏死。随后螺旋动脉又骤然短暂地扩张，毛细血管破裂，血液涌入功能层，与坏死脱落的功能层经阴道流出体外，成为**月经**。月经期末子宫内膜功能层全部脱落。

2. 增生期　月经周期的第 5~14 天。该阶段，卵巢内又有一批卵泡开始向成熟卵泡发育，雌激素分泌量逐渐增多。在雌激素的作用下，子宫内膜逐渐增厚，子宫腺和螺旋动脉均逐渐增长而出现轻度弯曲（图 7-25）。增生期末，通常卵巢有一个卵泡发育成熟并排卵。

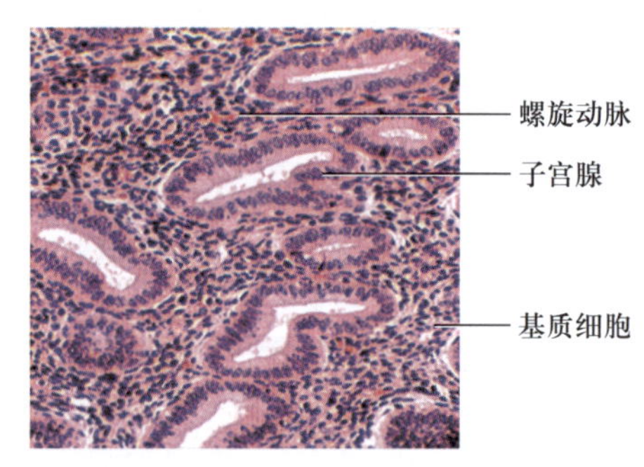

图 7-25　增生晚期子宫内膜功能层组织结构

3. 分泌期　月经周期第 15~28 天。该阶段，卵巢内黄体逐渐形成，孕激素分泌量逐渐增多。

在孕激素和雌激素的共同作用下，子宫内膜继续增厚，螺旋动脉增长变得更弯曲，子宫腺变得肥大而弯曲，并处于分泌状态，固有层内组织液增多（图 7-26）。子宫内膜的这些变化，为胚泡的植入和发育做准备。若排出的卵已受精，妊娠黄体继续分泌孕激素和雌激素，子宫内膜继续增厚，发育为蜕膜；否则，又转入下一个月经周期。

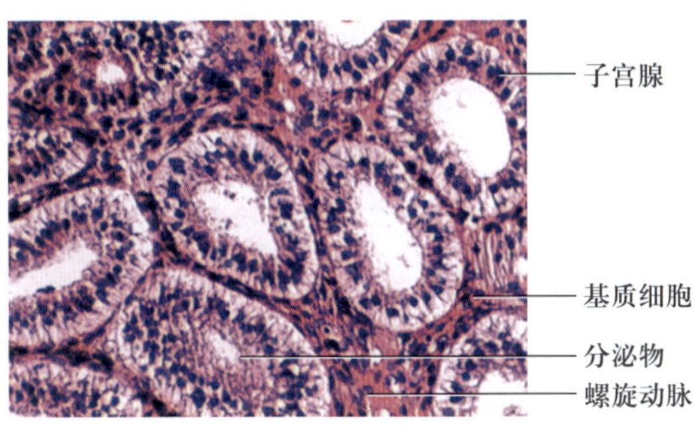

图 7-26　分泌期子宫内膜功能层组织结构

知识拓展

人工流产的伤害

据国家卫健委人工流产调查结果显示，我国人工流产绝对数大，流产人群低龄化，未婚未育比例高。人工流产主要靠医生凭经验通过负压吸引术吸除胚胎，以终止 14 周以内的妊娠。若吸除过度，轻者导致子宫内膜不能正常修复，重者导致深部血管破裂出血，甚至子宫穿孔；若吸除不全，导致妊娠组织残留，术后流血不止，需再次手术。人工流产还可造成子宫颈管粘连、子宫腔粘连、子宫内膜异位症、慢性盆腔炎、月经不调、继发性不孕等。

大学生要树立正确的恋爱观和婚姻观，自尊自爱，拒绝随意性行为和非医疗性堕胎，爱惜身体，尊重生命。

四、阴道

阴道（vagina）是前后略扁、富有伸展性的肌性管道，是女性的性交器官，也是排出月经和娩出胎儿的通道（图 7-14，图 7-15）。阴道位于小骨盆中央，前邻膀胱和尿道，后邻直肠，前壁较短，后壁较长，通常前后壁相贴，阴道下部穿经尿生殖膈。阴道上端宽阔，包绕子宫颈阴道部，在两者之间形成的环状凹陷，称**阴道穹**（fornix of vagina），可分为相互通连的前部、后部和两侧部，其中后部最深，称**阴道后穹**。阴道下端较窄，以阴道口开口于阴道前庭。处女的阴道口周围有**处女膜**（图 7-27）。处女膜破裂后，则留有处女膜痕。

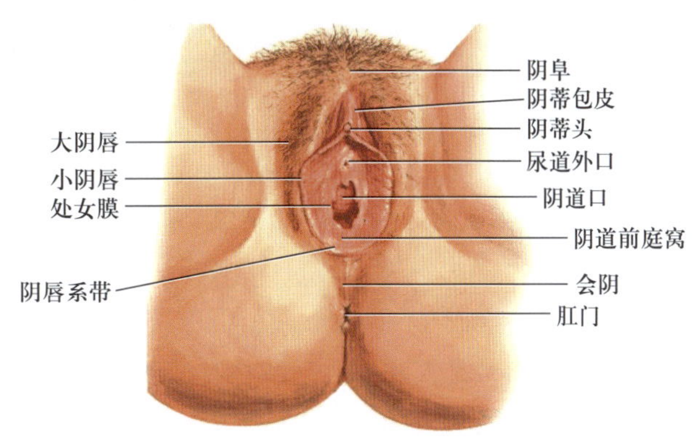

图 7-27　女阴

阴道是由黏膜、肌层和外膜构成的。阴道黏膜形成许多横行皱襞，其上皮为复层扁平上皮，上皮的形态随月经周期发生变化。在雌激素作用下，阴道上皮细胞合成糖原增加，乳酸含量增多，使阴道 pH 下降，不利于致病菌生长，有利于防止感染。

五、前庭大腺

前庭大腺（greater vestibular gland）形如豌豆，左右各一，位于前庭球的后方、阴道口后外侧的深面，其导管开口于阴道前庭，分泌物有润滑阴道口的作用（图 7-27）。

六、女性外生殖器

女性外生殖器，即**女阴**（female pudendum），包括阴阜、阴蒂、大阴唇、小阴唇等结构。**阴道前庭**是位于两侧小阴唇之间的裂隙。前部有尿道外口，后部有阴道口，阴道口两侧各有一个前庭大腺导管的开口。

七、会阴

会阴（perineum）是指盆膈以下、封闭骨盆下口的全部软组织。其境界呈菱形，前界为耻骨联合下缘，后界为尾骨尖，两侧为耻骨下支、坐骨支、坐骨结节和骶结节韧带。两侧坐骨结节的连线将会阴分为前后两个三角区（图 7-28）。前部为**尿生殖区**（urogenital region），男性有尿道穿过，女性有尿道和阴道穿过；后部为**肛区**（anal region），有肛管穿过。

狭义的会阴，在男性是指阴囊根部与肛门之间的软组织；在女性是指阴道前庭后端与肛门之间的软组织，又称**产科会阴**（图 7-28）。产科会阴在分娩时伸展扩张较大，结构变薄，助产时应注意保护，避免撕裂。

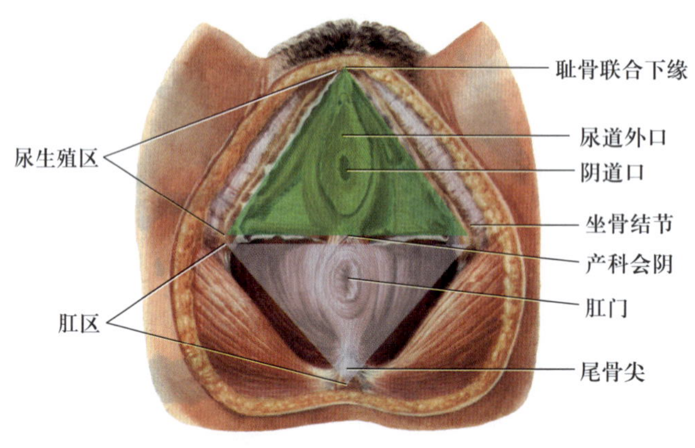

图 7-28　女性会阴

八、乳房

乳房（mamma）是人和哺乳动物特有的腺体。人的乳房左右各一。男性乳房不发达，其乳头的位置较恒定，多位于第 4 肋间隙，常作为定位标志。女性乳房于青春期开始发育生长，妊娠期和哺乳期有分泌活动。教材重点叙述女性乳房。

（一）乳房的位置和形态

成年未产妇的乳房呈半球形，紧张而富有弹性，位于胸大肌和胸肌筋膜的浅面，在第 3 肋至第 6 肋之间，内侧缘至胸骨旁线，外侧缘可达腋中线，其中央的突起为**乳头**，平对第 4 肋间隙或第 5 肋。乳头的顶端有输乳管的开口，乳头周围有颜色较深的皮肤环形区称**乳晕**（图 7-29）。乳头和乳晕的皮肤薄弱，易损伤而感染，在哺乳期尤应注意。

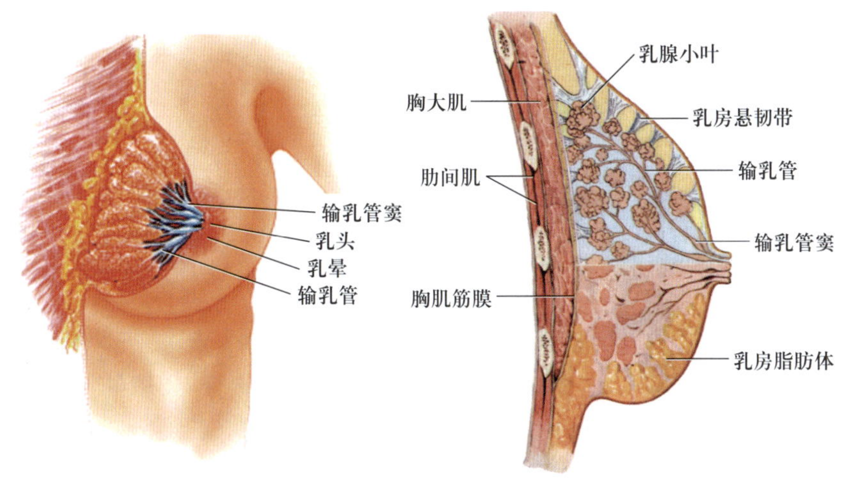

图 7-29　女性乳房

（二）乳房的构造

乳房由皮肤、乳腺和脂肪组织等构成。**乳腺**被结缔组织分隔成 15～20 个**乳腺叶**（图 7-29）。每个乳腺叶有一条**输乳管**，在近乳头处膨大为**输乳管窦**，其末端变细开口于乳头。乳腺叶和输乳管都是以乳头为中心呈放射状排列的，乳房手术时应尽量采取放射状切口，以减少对乳腺叶和输乳管的损伤。在乳腺内有许多结缔组织纤维束连于乳房皮肤和乳腺深面的胸肌筋膜之间，称**乳房悬韧带**或库珀（Cooper）韧带，对乳房起支持和固定作用。若癌细胞浸润乳房悬韧带时，可使其收缩失去弹性，导致皮肤凹陷，称酒窝征。

九、女性生殖系统结构的解剖应用

（一）阴道后穹穿刺术应用解剖

阴道后穹穿刺术是妇产科常用操作技术之一。操作时，选择在患者的阴道后穹中央部进针，穿刺进针方向应与子宫颈管方向平行，针依次经阴道后壁、腹膜进入直肠子宫陷凹（图 7-30）。当针穿过阴道壁后失去阻力、有落空感时表示到达直肠子宫陷凹，抽取积液以做进一步处理。穿刺时，穿刺深度及方向要适宜，避免损伤直肠、子宫。穿刺前嘱咐患者排尿排便，因当膀胱充盈直肠空虚时，子宫底可能被推向后，朝向骶骨，使子宫倾斜度减小，变成直立位甚至后倾位，此时穿刺易伤及子宫；当直肠充盈时，直肠子宫陷凹容积变小，此时穿刺易刺入直肠。

（二）女性会阴擦洗的应用解剖

女性会阴擦洗是妇产科常用护理技术之一。操作时，要正确辨认尿道外口、阴道口和肛门的

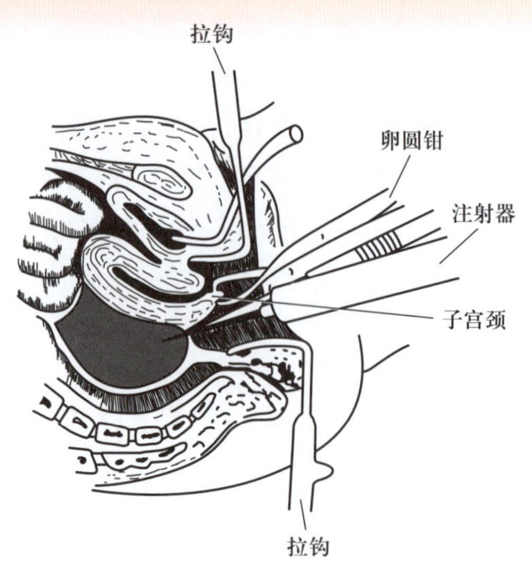

图 7-30　阴道后穹穿刺术

位置关系，注意擦洗顺序。会阴擦洗一般擦洗 3 遍。第 1 遍按自上而下、由外向内的顺序用棉球初步擦净会阴部的污垢、血迹等，先擦净一侧后换一个棉球擦净对侧，再用另一个棉球擦净中间，最后擦洗肛周和肛门。具体擦洗顺序为：阴阜→大阴唇→小阴唇→尿道外口→阴道口→肛门。第 2 遍的顺序以阴道口或伤口为中心，自内向外擦洗，最后擦洗肛门，防止尿道外口、阴道口或伤口被污染。第 3 遍顺序同第 2 遍。

回顾思考

在线测试

1. 名词解释

精索　排卵　黄体　阴道穹　产科会阴

2. 输精管分为几部分？输精管结扎术结扎部位在哪里？结扎后，会改变男性第二性征吗？为什么？

3. 一个成年男性肾盂结石患者，经治疗后结石排出体外，请结合解剖学知识说出结石经过哪些狭窄和弯曲排出体外。

4. 某产妇，29 岁，妊娠 38 周，在某医院分娩，经过一系列处理，医生仍发现其子宫收缩力异常，决定行剖宫产术。请问子宫分为几部分？临床上在子宫的什么部位行剖宫产术？

（刘晓梅）

第八章　脉管系统

脉管系统
PPT

3D 全身血管

3D 心腔结构

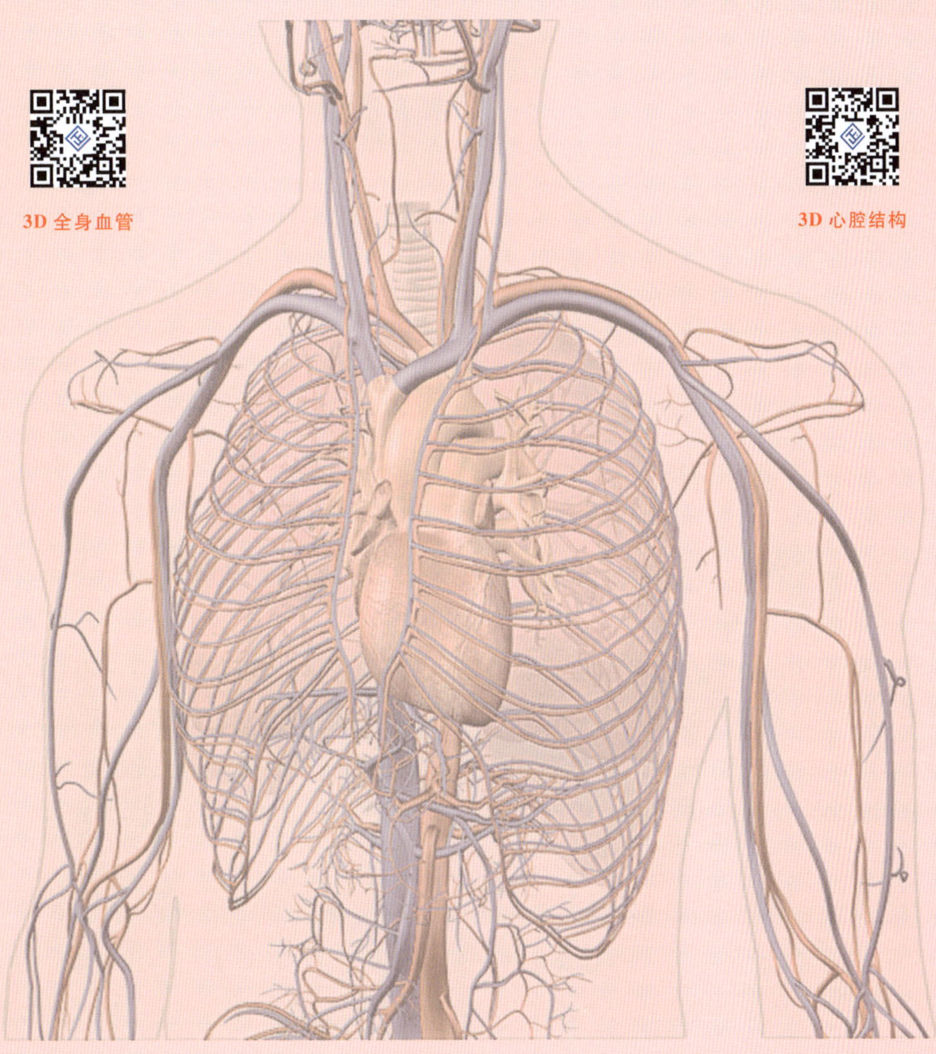

案例导学

患者，男，43 岁，因“心前区疼痛 3 h 伴咯粉红色泡沫样痰”入院。患者 3 h 前在家中休息时突然出现心前区疼痛，持续性，有濒死感，舌下含服硝酸甘油无效，继而出现咳嗽、咯粉红色泡沫样痰，呼吸困难。查体：T 36.8℃，P 108 次/min，R 25 次/min，BP 80/50 mmHg。端坐呼吸，口唇发绀，双肺满布湿啰音，HR 108 次/min，律齐，心音低钝，各瓣膜听诊区未闻及病理性杂音。双下肢无凹陷性水肿。初步诊断：急性心肌梗死、急性心力衰竭。

问题与思考：

1. 营养心肌的血管是什么？从主动脉哪个部位发出？
2. 心壁分为哪几层？该患者出现心力衰竭累及心壁哪一层？
3. 血液循环途径是什么？该患者出现咯粉红色泡沫样痰主要累及哪部分血液循环？

第一节 概述

预习任务

通过在线课程学习，解答以下问题。

1. 说出脉管系统的组成和功能。
2. 说出血液循环的路径和功能。

一、脉管系统的组成和功能

脉管系统是体内一套连续而封闭的管道系统，包括**心血管系统**（cardiovascular system）和**淋巴系统**（lymphatic system）。

心血管系统由**心**、**动脉**、**毛细血管**和**静脉**组成，其内循环流动着血液。**心**（heart）是推动血液在心血管系统内循环的动力器官；**动脉**（artery）是输送血液离心的血管，动脉从心发出后，不断分支，最后移行于毛细血管；**静脉**（vein）是引导血液回心的血管；**毛细血管**（capillary）是连于微动脉与微静脉之间的相互交织成网状的微细血管，是血液同其他组织之间进行物质交换的场所。

淋巴系统由淋巴管道、淋巴器官和淋巴组织组成，其内流动着淋巴液，淋巴液沿着一系列淋巴管道向心流动，最终注入心血管系统。所以，淋巴系统被认为是心血管系统的辅助部分。

脉管系统的功能主要是把营养物质、O_2 和激素等输送给身体各器官、组织和细胞，供细胞新陈代谢；同时将组织细胞的代谢产物如 CO_2、尿素等运送到肺、肾及皮肤等排泄器官排出体外，从而保证机体新陈代谢的正常进行。此外，淋巴系统能产生淋巴细胞和抗体，参与机体的免疫应答，构成机体重要的免疫防御体系。

二、血液循环及其途径

血液由心室射出，经动脉、毛细血管和静脉返回心房，这种周而复始的循环流动过程，称**血液循环**。根据途径不同，血液循环分为体循环和肺循环（图 8-1）。两个循环同时进行，彼此相通。

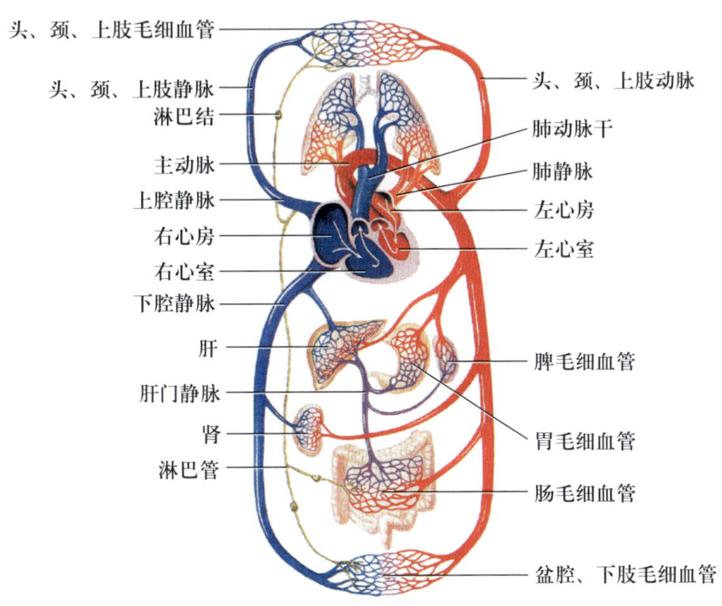

图 8-1　血液循环

体循环（systemic circulation）又称**大循环**。左心室收缩时，动脉血由左心室射入主动脉及其各级分支到达全身各部的毛细血管。动脉血在此与周围的组织、细胞进行物质交换和气体交换后变成含 CO_2 和代谢废物较多的静脉血，再通过各级静脉属支，最后经过上、下腔静脉及冠状窦流回右心房。体循环的特点是流程长、范围广，分布于全身，既进行物质交换，又进行气体交换。

肺循环（pulmonary circulation）又称**小循环**。右心室收缩时，静脉血由右心室射入肺动脉干，经肺动脉及其在肺内的各级分支，流至肺泡周围毛细血管网。静脉血在此与肺泡内的气体进行交换后变成富含 O_2 的动脉血。再经肺静脉返回左心房。肺循环的特点是流程短、流经范围窄，仅分布于肺，只进行气体交换。

三、血管的吻合及侧支循环

人体的血管除经动脉、毛细血管和静脉相通外，动脉与动脉之间、静脉与静脉之间甚至动脉与静脉之间，可借吻合支或交通支彼此连接，形成血管吻合（图 8-2）。

发自主干不同高度的侧副管彼此吻合，称侧支吻合。通常情况下很少有血液流过，但当主干阻塞时，血液将通过侧支吻合形成侧支循环，以保证阻塞部位以下的器官组织的血液供应。

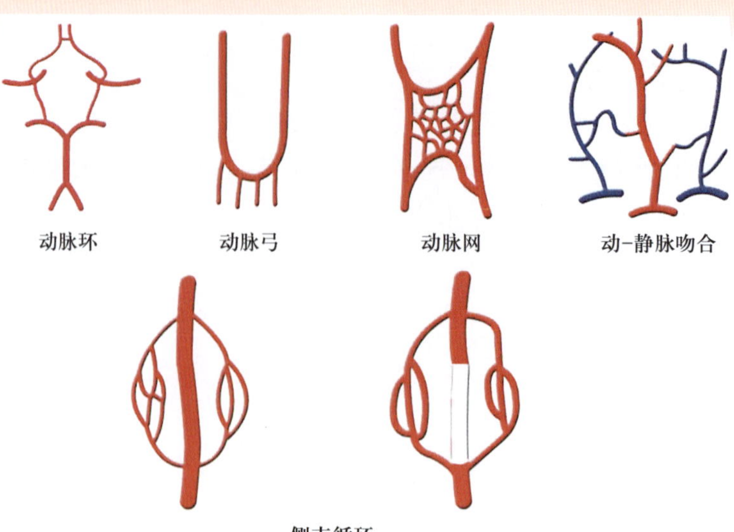

图 8-2　血管的吻合和侧支循环

第二节　心血管系统

预习任务

通过在线课程学习，解答以下问题。

1. 说出各心腔的出、入口。
2. 心腔内有哪些瓣膜？ 说出它们的位置和功能。
3. 说出头颈部、上肢、下肢动脉主干的名称。
4. 说出主动脉的大致走行和分段名称。
5. 说出上、下腔静脉系的主干及收集范围。
6. 全身主要的浅静脉有哪些？ 请在身体上观察其走行。

一、心

（一）心的位置

心脏概观

心位于胸腔的中纵隔内(图 8-3)，在胸骨体和第 2~6 肋软骨的后方，约 2/3 在正中线的左侧，1/3 在正中线的右侧。心的上方与出入心的大血管相连；心的下方为膈；心的前面大部分被肺和胸膜遮盖，只有左肺心切迹以内的部分与胸骨体下部左半及左侧第 4~6 肋软骨相邻，行心内注射时，多在胸骨左缘第 4 肋间进针，以免损伤肺和胸膜；心的后方与食管和胸主动脉等相邻；心的两侧与纵隔胸膜和肺相邻。

（二）心的外形

心的外形呈倒置的圆锥形，大小与本人的拳头相近。心分一尖、一底、两面、三缘和三沟

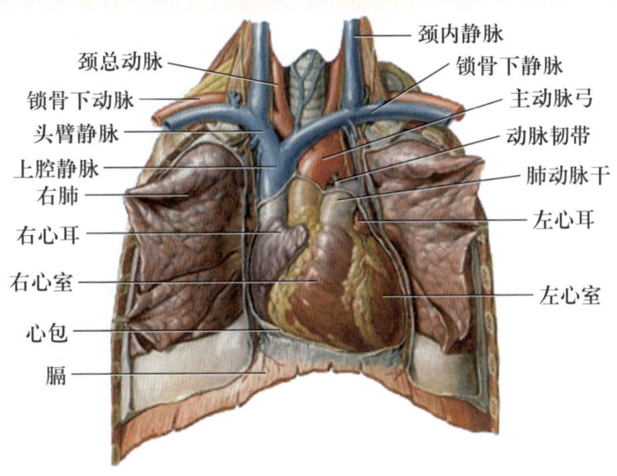

图 8-3　心的位置

(图 8-4)。**心尖**朝向左前下方,在左第 5 肋间隙、左锁骨中线内侧 1~2 cm 处可扪及心尖的搏动;**心底**朝向右后上方,与出入心的大血管相连。心的前面,称**胸肋面**;心的下面,称**膈面**。心的表面近心底处有略呈环形的**冠状沟**,是心房与心室在心表面的分界线;在胸肋面有从冠状沟向下到心尖稍右侧的浅沟,称**前室间沟**;在膈面有从冠状沟向下到心尖稍右侧的浅沟,称**后室间沟**,前、后室间沟是左、右心室在心表面的分界线。

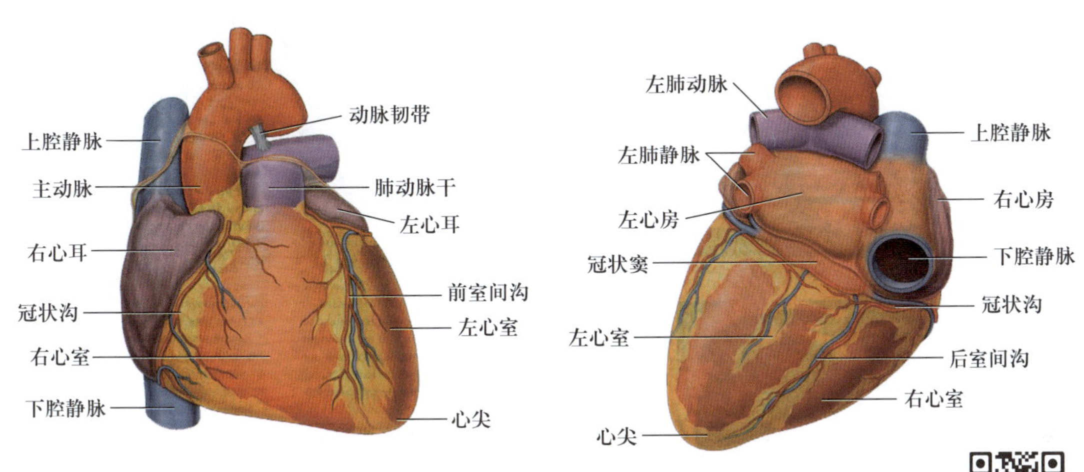

图 8-4　心的外形和血管(前面观、后面观)

(三) 心腔结构

心腔包括**右心房**、**右心室**、**左心房**和**左心室**。左、右心房间有房间隔分隔,左、右心室间有室间隔分隔。因此,左、右心房之间及左、右心室之间均不相通,但同侧的心房与心室之间可经房室口相通。

1. 右心房(right atrium)　位于心的右上部,壁薄,腔大。其向左前方突出的部分称右心耳,内面有许多大致平行排列的肌束,称**梳状肌**。右心房有 3 个入口:上部有**上腔静脉口**,引导上半身的静脉血回心;下部有**下腔静脉口**,引导下半身的静脉血回心;在下腔静脉口与右房室口之间有**冠状窦口**,引导心的静脉血回心。右心房有一个出口,称**右房室口**,通向右心室(图 8-5)。

在房间隔右心房侧的下部,有一卵圆形浅窝,称**卵圆窝**,是胎儿时期卵圆孔闭合后的遗迹。

此处壁较薄弱，缺乏心肌，是房间隔缺损的好发部位。

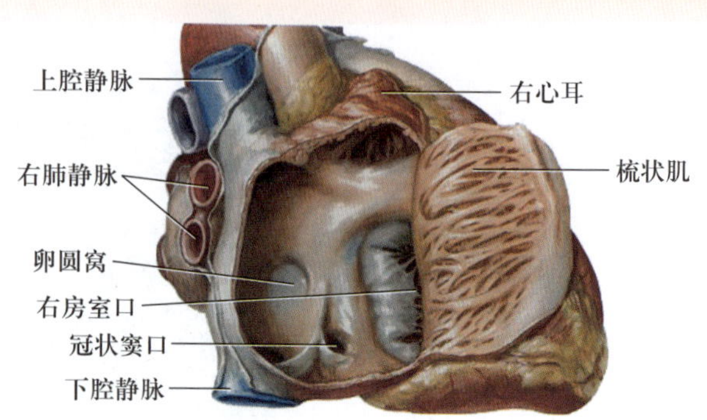

图 8-5　右心房

2. 右心室（right ventricle）　位于右心房的左前下方。右心室有一个入口，即右房室口，其周围由致密结缔组织构成的三尖瓣环围绕，该纤维环上附有 3 片呈三角形的瓣膜，称**三尖瓣**。瓣的边缘有许多**腱索**向下连到室壁上的**乳头肌**。三尖瓣环、三尖瓣、腱索、乳头肌在功能上是一个整体，称**三尖瓣复合体**。当右心室收缩时，血流推动三尖瓣，关闭右房室口，由于乳头肌的收缩，腱索的牵拉，使三尖瓣不致翻入右心房，从而防止右心室内的血液返流入右心房。右心室有一个出口，称**肺动脉口**，口周缘的纤维环上附有 3 片半月形的袋状瓣膜，称**肺动脉瓣**，袋口开向肺动脉干。当右心室收缩时，血流冲开肺动脉瓣射入肺动脉干中；当右心室舒张时，肺动脉瓣被倒流的血液充盈，关闭肺动脉口，防止肺动脉干内的血液返流入右心室（图 8-6）。

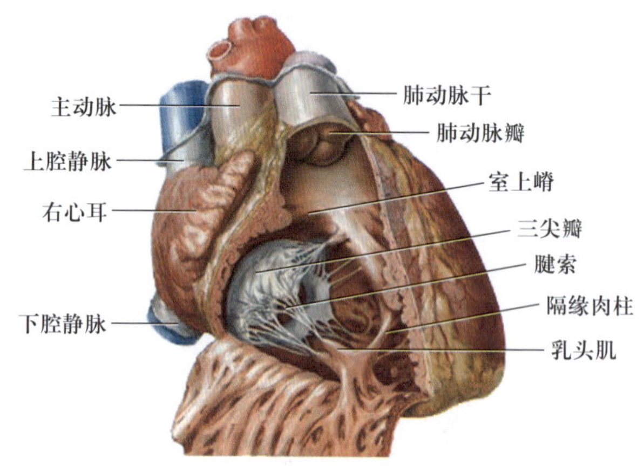

图 8-6　右心室

3. 左心房（left atrium）　位于右心房的左后方，占心底的绝大部分，左心房向右前方突出的部分称**左心耳**，其腔面有与右心耳类似的梳状肌。左心房有 4 个入口，即左、右各两个**肺静脉口**，位于左心房后壁上下两侧。左心房有一个出口，称**左房室口**，在左心房的前下部，通向左心室（图 8-7）。

左心结构

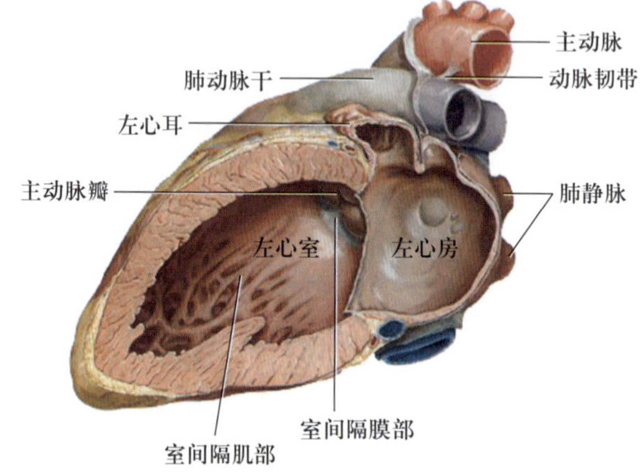

图 8-7　左心房和左心室

二尖瓣复合体

4. 左心室（left ventricle）　位于右心室的左后方。左心室的入口有一个，即左房室口，在口的周围有纤维环，其上附有两片呈三角形的瓣膜，称**二尖瓣**（图 8-8），边缘也有腱索连于室壁的乳头肌。二尖瓣环、二尖瓣、腱索、乳头肌在功能上是一个整体，称**二尖瓣复合体**，防止血液返流入左心房。左心室的出口有一个，称**主动脉口**，口周缘的纤维环上也附有 3 片半月形的袋状瓣膜，称**主动脉瓣**（图 8-7）。当左心室收缩时，二尖瓣关闭，同时血液冲开主动脉瓣进入主动脉；当左心室舒张时，主动脉瓣被倒流的血液充盈而关闭，防止血液从主动脉返流入左心室。

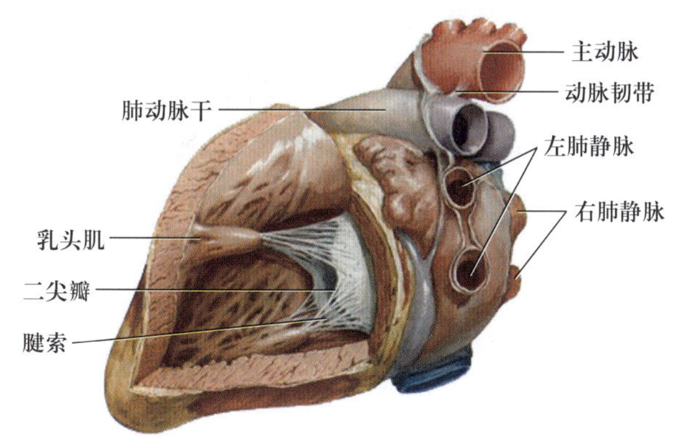

图 8-8　左心室

（四）心壁的组织结构

心壁从内向外依次分为**心内膜**、**心肌层**和**心外膜** 3 层（图 8-9）。

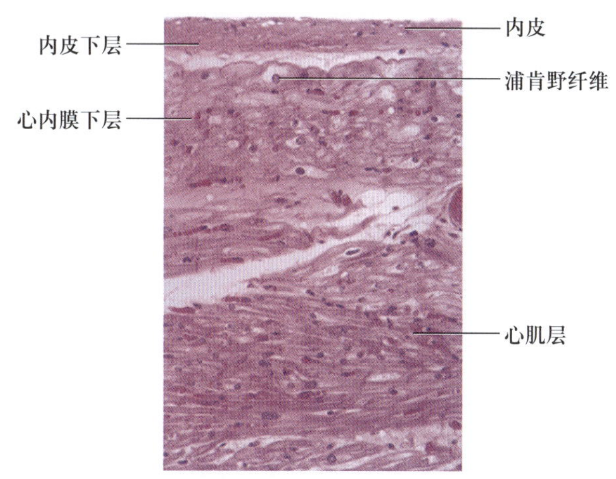

图 8-9　心壁的微细结构

1. 心内膜　为心腔的最内层，与血管内膜相连续，由内皮及其深面的结缔组织组成，结缔组织中含有心传导系统的分支。心内膜表面光滑，利于血液流动。心内膜在房室口和动脉口处突入心腔折叠形成**心瓣膜**。

2. 心肌层　由心肌纤维组成，是心壁的主要组成部分。心房肌较薄，心室肌较厚，左心室肌最厚。心房肌和心室肌互不相连，分别附着于左、右房室口周围的纤维环上，从而保证心房、心室可分别收缩。

3. 心外膜　被覆在心肌层的外面，即浆膜心包的脏层。

（五）心的传导系统

心的传导系统位于心壁内，由特殊分化的心肌纤维构成，包括**窦房结**、**房室结**、**房室束**及**左、右束支**、**浦肯野**（Purkinje）**纤维**等（图 8-10）。功能是自动产生并传导兴奋，维持心跳节律。

1. 窦房结　位于上腔静脉与右心耳交界处的心外膜的深面，呈椭圆形，内含起搏细胞，是心

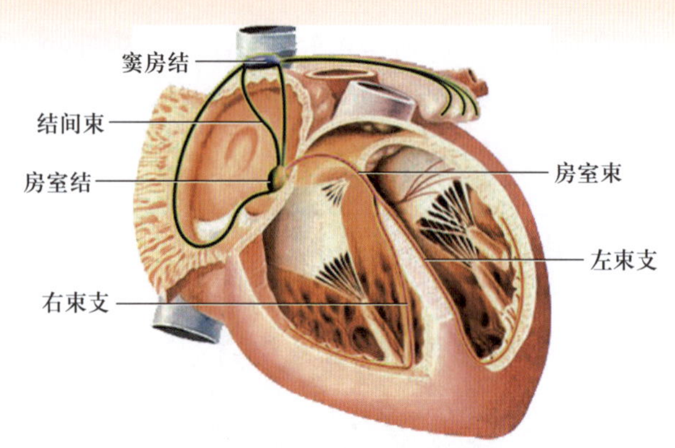

图 8-10 心的传导系统

兴奋的正常起搏点。

2. 房室结　位于房间隔下部冠状窦口前上方的心内膜深面，呈扁椭圆形，其与房室结的心房扩展部（房结区）及房室束的近侧部（结希区）共同构成房室结区，又称**房室交界**，具有传导兴奋的作用，可将窦房结传来的冲动通过房室束及其分支传向心室肌。

3. 房室束　又称**希氏**（His）**束**，起于房室结，沿室间隔膜部下行至肌部上缘分为左束支和右束支，分别沿室间隔肌部左、右两侧心内膜深面下行，逐渐分为许多细小分支。

4. 浦肯野纤维　左、右束支的分支形成浦肯野纤维网，与心室肌纤维相连。

正常情况下，由窦房结发出的节律性兴奋，先兴奋心房肌，使心房先收缩，同时兴奋由结间束、房室结（在房室结内兴奋传导稍缓慢）、房室束及左右束支、浦肯野纤维传向心室肌，再使心室肌收缩。

兴奋在心内的正常传导途径是：

窦房结产生兴奋 ↗ 心房肌
窦房结产生兴奋 ↘ 优势传导通路→房室交界→房室束及左右束支→浦肯野纤维→心室肌

知识拓展

心搏骤停及其识别

心搏骤停是指各种原因引起的心脏突然停止跳动，有效泵血功能消失，引起全身严重缺血缺氧，临床表现为扪不到大动脉搏动、心音消失，继之意识丧失、呼吸停止、瞳孔散大，若不及时抢救可引起死亡，必须争分夺秒积极抢救。

根据美国心脏协会（AHA）2020 版《国际心肺复苏与心血管急救指南》的推荐，对心搏骤停的诊断与识别主要抓住以下 3 点：① 神志突然丧失；② 大动脉搏动消失（成人：颈动脉、股动脉，儿童：肱动脉）；③ 无自主呼吸。

尤其注意：非专业人员不强调大动脉搏动的检查，即使是专业医务人员检查脉搏的时间也不应超过 10 s；不要等待心搏骤停的所有临床依据均具备才诊断；不要因为听心音、测血压而浪费宝贵的抢救时间；更不要等待心电图证实以后才开始抢救。

标识：

启动应急反应系统
高质量CPR
除颤
高级心肺复苏
心脏骤停恢复自主循环后治疗
康复

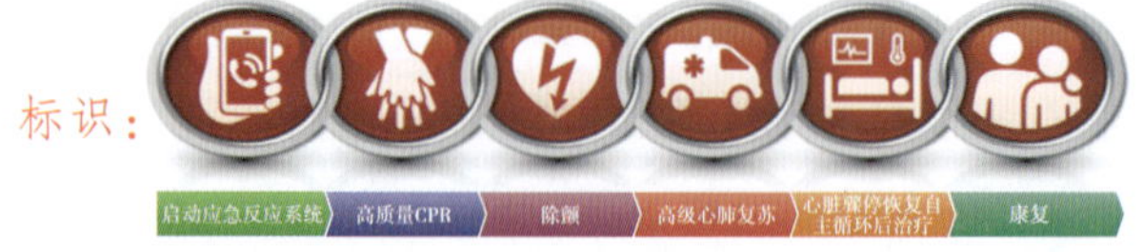

（六）心的血管

1. 动脉　营养心的动脉称**冠状动脉**（coronary artery）（图 8-11）。

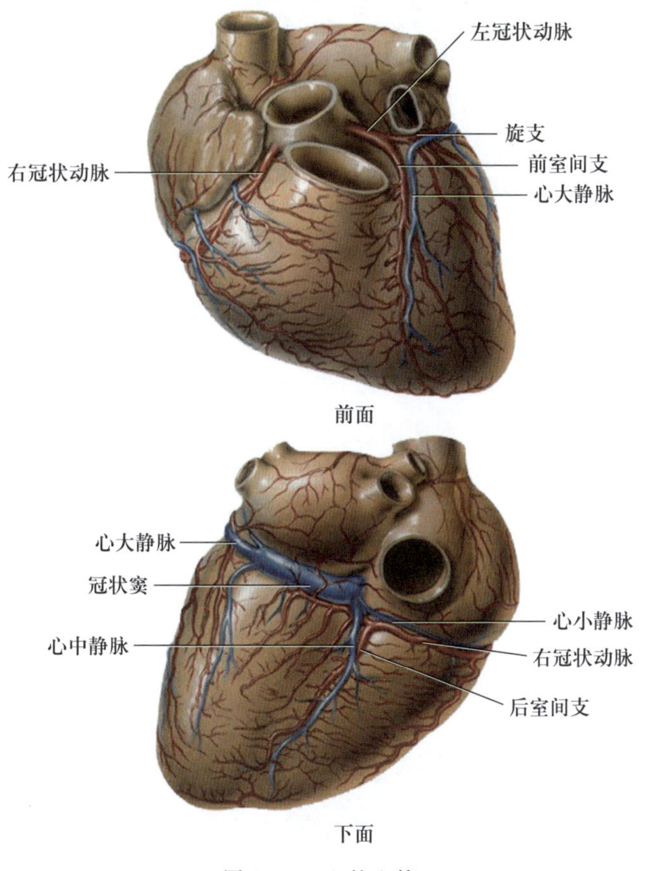

图 8-11　心的血管

（1）左冠状动脉：起自升主动脉起始处，在左心耳与肺动脉干根部之间穿出，沿冠状沟左行，分为**前室间支**（又称**前降支**）和**旋支**。前室间支沿前室间沟前行，并向左、右及深面发出分支，分布于左心室前壁、部分右心室前壁、室间隔前上 2/3。当前室间支闭塞时，可发生左心室前壁和室间隔前部心肌梗死，并可发生束支传导阻滞。旋支沿冠状沟左行，分布于左心房、左心室的左侧面和膈面。

（2）右冠状动脉：起自升主动脉起始处，在右心耳与肺动脉干根部之间入冠状沟右行至膈面，一般分为两支，其中较粗大的一支，称**后室间支**。右冠状动脉分布于右心房、右心室、室间隔后下 1/3 及左心室后壁的一部分。此外，还发出分支分布到窦房结和房室结。

2. 静脉　心的静脉有**心大静脉**、**心中静脉**、**心小静脉**、**心前静脉**等，多与动脉伴行，最后汇入冠状窦。**冠状窦**位于冠状沟的后部内，收集心壁大部分静脉血后，经冠状窦口注入右心房（图 8-11）。

心包裸区

（七）心包

心包（pericardium）是包裹心和大血管根部的纤维浆膜囊，分外层的**纤维心包**和内层的**浆膜心包**（图 8-12）。

纤维心包是坚韧的结缔组织囊，上方与出入心的大血管外膜相移行，下方与膈的中心腱紧密相连。

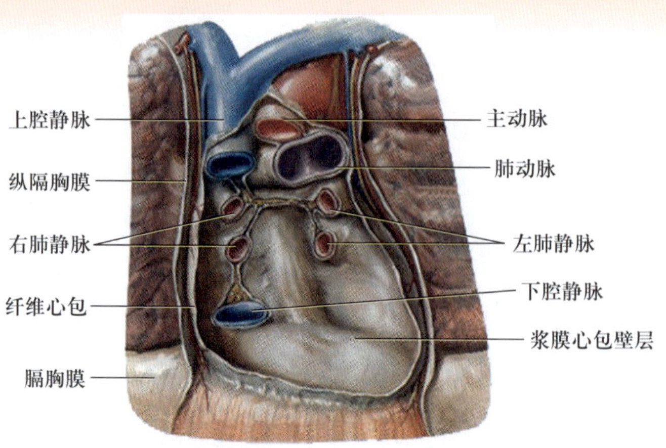

图 8-12　心包

浆膜心包分为壁层和脏层。壁层紧贴纤维心包的内面，脏层即心外膜。浆膜心包的壁层和脏层在出入心的大血管根部互相移行，两层之间围成**心包腔**，内含少量浆液，起润滑作用，可减少心搏动时的摩擦。由于纤维心包伸缩性小，当心包腔内大量积液时，不易向外扩张，以致压迫心，影响心的正常活动。

（八）心的体表投影

心在胸前壁的体表投影可用下列 4 点及其间的连线来确定（图 8-13）。

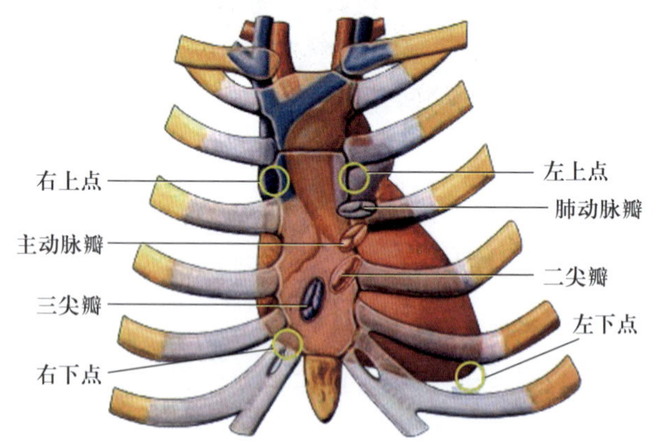

图 8-13　心的体表投影

1. 左上点　在左侧第 2 肋软骨下缘，距胸骨左缘约 1.2 cm 处，是**肺动脉瓣听诊区**。
2. 右上点　在右侧第 3 肋软骨上缘，距胸骨右缘约 1 cm 处，是**主动脉瓣听诊区**。
3. 右下点　在右侧第 6 胸肋关节处，是**三尖瓣听诊区**。
4. 左下点　在左侧第 5 肋间隙，左锁骨中线内侧 1～2 cm 处（或距前正中线 7～9 cm 处），是**二尖瓣听诊区**。

了解心在胸前壁的投影，对临床叩诊时判断心界是否扩大具有重要意义。

（九）心肺脑复苏的应用解剖

心肺脑复苏（cardiopulmonary cerebral resuscitation，CPCR）是对心脏骤停的患者采取的使其尽快建立有效循环和自主呼吸，并尽早加强脑保护的紧急医疗救治措施。以人工呼吸代替病人的自主呼吸，以心脏按压形成暂时的人工循环，并诱发心脏的自主搏动。

其中，有效循环的建立指用人工的方法通过增加胸腔内压或直接挤压心脏推动血液循环的方法。包括**胸外心脏按压**和**胸内（开胸）心脏按压**（图 8-14）。

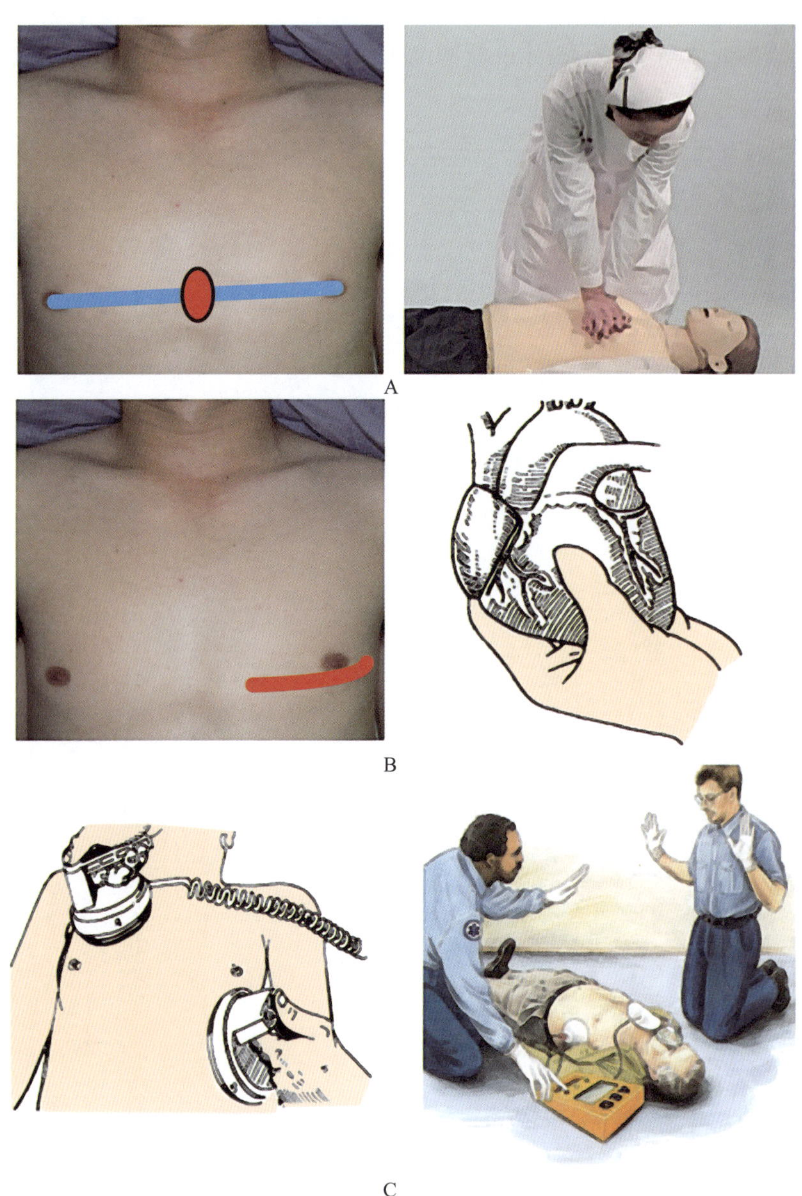

A

B

C

图 8-14　心肺脑复苏应用解剖

A. 胸外心脏按压位置；B. 胸内心脏按压切口及按压位置；C. 胸外电除颤电极置放位置

1. 胸外心脏按压的应用解剖

（1）位置：胸骨下 1/2 处或剑突上 4～5 cm 处（非专业人员可简单判断为双乳连线中间点）。

（2）深度：至少 5 cm 或胸廓前后径的 1/3，婴儿约为 4 cm，儿童约为 5 cm。

（3）频率：至少 100 次/min。

2. 胸内（开胸）心脏按压的应用解剖

（1）开胸切口：胸骨左侧第 4 肋间，起于距离胸骨左缘 2～2.5 cm，止于左腋前线。

（2）按压位置：以除拇指外另外四指握住心脏对准大鱼际部位均匀用力按压，忌指端用力，以免损伤心肌。

开胸心脏按压在条件和技术上的要求较高，一般认为，胸外心脏按压效果不佳并超过 10 min 者，只要具备开胸条件，应采用开胸心脏按压。

3. 胸外电除颤的应用解剖　胸外电除颤的电极置放位置分别为：胸骨右缘的第 2 肋间、左胸壁心尖部。

关于 CPCR 的具体操作步骤和方法将在后续专业课程中详细介绍。

二、动脉

（一）动脉的组织结构

动脉分为大动脉、中动脉、小动脉和微动脉 4 级。虽然各级动脉的管腔大小不同，但其管壁的组织结构，都可分为**内膜**、**中膜**、**外膜**（图 8-15，图 8-16）。

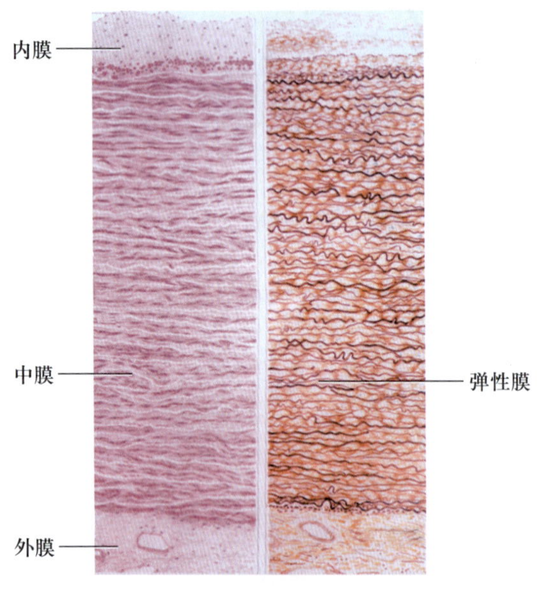

图 8-15　大动脉的组织结构

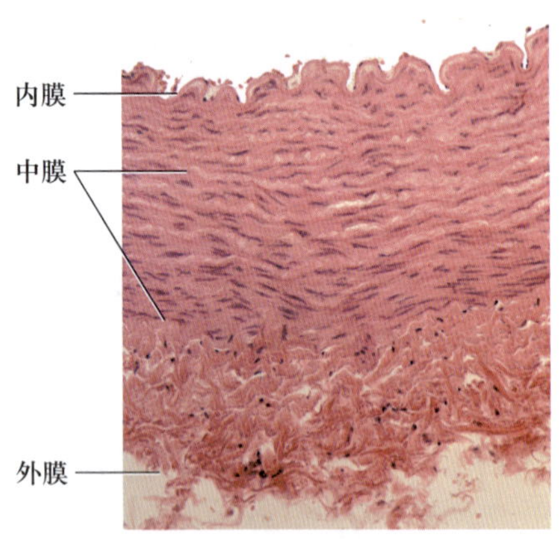

图 8-16　中动脉的组织结构

1. 内膜　内膜最薄，由一层内皮、内皮下层和内弹性膜构成。内皮表面光滑，可减少血流的阻力。内皮下层为薄层结缔组织。**内弹性模**由弹性纤维构成，切片上呈波浪状，可作为内膜与中膜的分界，中动脉的内弹性膜最为明显，其余动脉则不明显。

2. 中膜　中膜最厚，由平滑肌、弹性纤维和胶原纤维组成。大动脉的中膜由 40～70 层弹性膜构成，管壁具有较大的弹性，称**弹性动脉**。中动脉的中膜含有 10～40 层环行平滑肌；小动脉的中膜由 3～9 数层环行平滑肌构成，因而中动脉和小动脉称**肌性动脉**。小动脉平滑肌收缩，管径明显变小，外周阻力增大，故小动脉又称**阻力血管**。

3. 外膜　外膜较薄，主要由结缔组织构成。中动脉的外膜近中膜处有明显的外弹性膜；大动脉有外弹性膜，但不明显。

（二）肺循环的动脉

肺循环的动脉包括**肺动脉干**（pulmonary trunk）及其分支（图 8-17）。

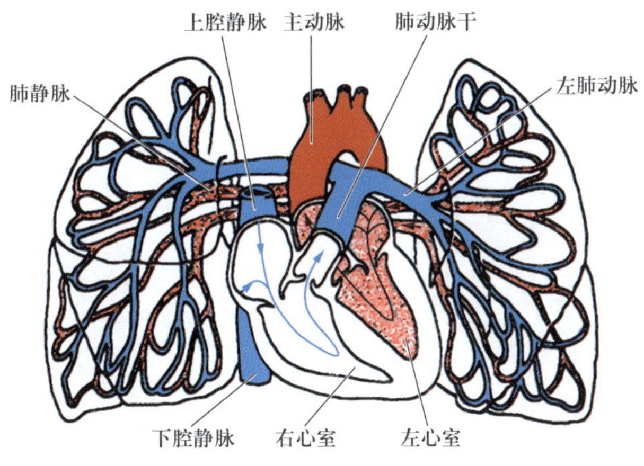

图 8-17　肺循环的血管

肺动脉干起自右心室的肺动脉口，是一短而粗的动脉干，在升主动脉的前方向左后上方斜行，至主动脉弓下方分为**左肺动脉**和**右肺动脉**，分别经左、右肺门入肺。肺动脉在肺实质内反复分支，最后形成肺泡毛细血管网。

在肺动脉干分叉处与主动脉弓下缘之间有一条短的纤维结缔组织索，称**动脉韧带**，是胎儿时期的动脉导管在出生后闭锁的遗迹。若动脉导管出生后 6 个月尚未闭锁，则称**动脉导管未闭**，为先天性心脏病之一。

（三）体循环的动脉

体循环的动脉主干为**主动脉**（aorta，图 8-18），由左心室发出，先向右上斜行至右第 2 胸肋关节后方，再弯向左后方至第 4 胸椎体下缘转折向下，继而沿脊柱左前方下行，穿膈的主动脉裂孔入腹腔，至第 4 腰椎体下缘水平分为左、右髂总动脉。以胸骨角至第 4 胸椎体下缘平面为界，将主动脉分为**升主动脉**、**主动脉弓**和**降主动脉** 3 段。

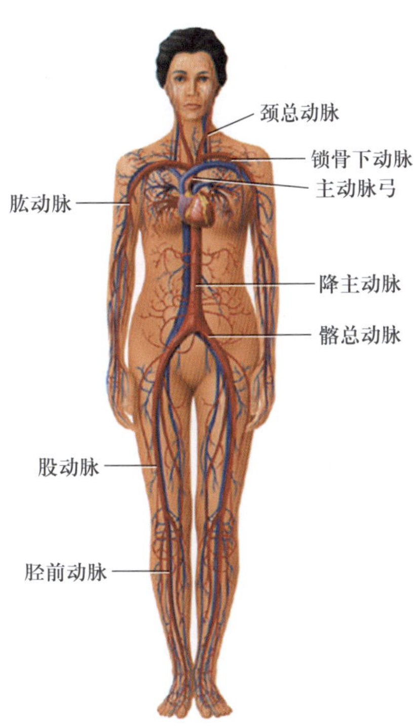

图 8-18　主动脉及其分支分布

升主动脉位于胸骨后方，自左心室起始后，在肺动脉干与上腔静脉之间向右前上方斜行，至右第 2 胸肋关节，移行为主动脉弓。升主动脉的起始处发出左、右冠状动脉，营养心。

主动脉弓位于胸骨柄的后方，是升主动脉的延续，弓形弯向左后方，至第 4 胸椎体下缘移行为降主动脉。主动脉弓的凸侧发出 3 个向上的分支，自右向左分别为**头臂干**、**左颈总动脉**和**左锁骨下动脉**。头臂干短而粗，分为右颈总动脉和右锁骨下动脉。主动脉弓壁内有丰富的神经末梢，能感受血压的变化，称**主动脉弓压力感受器**。主动脉弓下方有 2~3 个粟粒状小体，称**主动脉体**，能感受血液中 CO_2 和 O_2 的变化，是**化学感受器**。

降主动脉以膈的主动脉裂孔为界，又分为**胸主动脉**和**腹主动脉**。

1. 头颈部的动脉　头颈部的动脉主干是左、右颈总动脉。右颈总动脉起自头臂干，左颈总动脉起自主动脉弓。两侧颈总动脉沿着食管、气管和喉的外侧上升，至甲状软骨上缘平面分为**颈内动脉**和**颈外动脉**（图 8-19）。在颈总动脉分为颈内动脉和颈外动脉处，有两个重要结构，即颈动脉窦和颈动脉体。

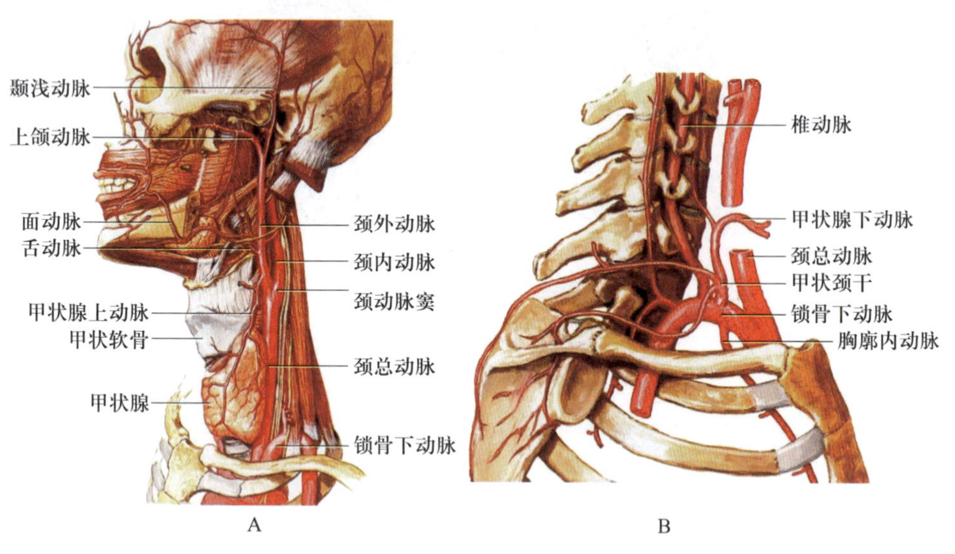

图 8-19　头颈部的动脉

A. 颈外动脉及分支；B. 锁骨下动脉及分支

颈动脉窦是颈总动脉末端和颈内动脉起始处的膨大部分，其壁内有压力感受器，能感受血压的变化。

颈动脉体是附着于颈总动脉分叉处后方的一个扁椭圆形小体，为化学感受器，能感受血液中 CO_2 浓度的变化，反射性地调节呼吸运动。

颈总动脉的主要分支有：

（1）颈内动脉：颈内动脉由颈总动脉发出后垂直上行至颅底，再经颈动脉管入颅腔，营养脑和视器。

（2）颈外动脉：颈外动脉起自颈总动脉，向上进入腮腺实质，并在腮腺内分为颞浅动脉和上颌动脉两终支。颈外动脉的分支有**甲状腺上动脉**、**舌动脉**、**面动脉**、**颞浅动脉**和**上颌动脉**等。

1）甲状腺上动脉：起自颈外动脉起始处，行向前下方，分布于甲状腺上部和喉。

2）舌动脉：在甲状腺上动脉的稍上方发自颈外动脉，分布于舌、舌下腺和腭扁桃体。

3）面动脉：平舌骨大角稍上方，由颈外动脉发出，经下颌下腺深面至咬肌前缘，绕过下颌骨下缘至面部，沿鼻唇沟至内眦，易名为**内眦动脉**。面动脉分支营养下颌下腺、面部和腭扁桃体等。

面动脉在下颌骨下缘与咬肌前缘交界处，位置表浅，活体上可触及其搏动。当面部出血时，可在此处压迫止血。

4）颞浅动脉：经外耳门前方上行，越过颧弓根部上行至颞部浅出达皮下，分支营养腮腺、颞部和颅顶等的软组织。颞浅动脉在外耳门前方颧弓根部可触及其搏动，当头前外侧部出血时，可在此处压迫止血。小儿可在此处触摸颞浅动脉计数脉搏。

5）上颌动脉：经下颌颈深面入颞下窝，分支营养外耳道、鼓室、牙及牙龈、鼻腔、腭、咀嚼肌、颊、硬脑膜等。其中，分布于硬脑膜的分支称**脑膜中动脉**，穿棘孔入颅营养颅骨和硬脑膜，分为前、后两支，它的前支经过翼点内面，颞骨骨折易损伤此动脉，引起**硬膜外血肿**。

2. 锁骨下动脉和上肢的动脉

（1）锁骨下动脉：**右锁骨下动脉**起自头臂干，**左锁骨下动脉**起自主动脉弓。锁骨下动脉经胸廓上口至颈根部，穿斜角肌间隙到第 1 肋外缘续为**腋动脉**。在上肢大出血时，可在同侧锁骨中点上方将锁骨下动脉压向第 1 肋进行止血。锁骨下动脉的分支有**椎动脉**、**胸廓内动脉**、**甲状颈干**等，营养脑、脊髓、胸部、背部及颈部等处（图 8-19）。

（2）腋动脉：是锁骨下动脉的延续，经腋窝到背阔肌下缘处移行为**肱动脉**。腋动脉主要分支营养肩部、背部、胸壁和乳房等处（图 8-20）。

（3）肱动脉：是腋动脉的直接延续，沿肱二头肌内侧沟下行至肘窝，分为**桡动脉**和**尺动脉**。肱动脉的主要分支是肱深动脉，与桡神经伴行，营养臂部和肘关节（图 8-20）。

肱动脉在肘窝稍上方，肱二头肌肌腱的内侧，位置表浅，可触及其搏动，此处为测量血压时听诊的部位。当上肢远侧部大出血时，可在臂中部的内侧将肱动脉压向肱骨止血。

（4）桡动脉：在桡骨颈水平起自肱动脉，在前臂前面桡侧肌群之间下行，最后入手掌（图 8-21）。桡动脉主要分支为拇主要动脉和掌浅支。

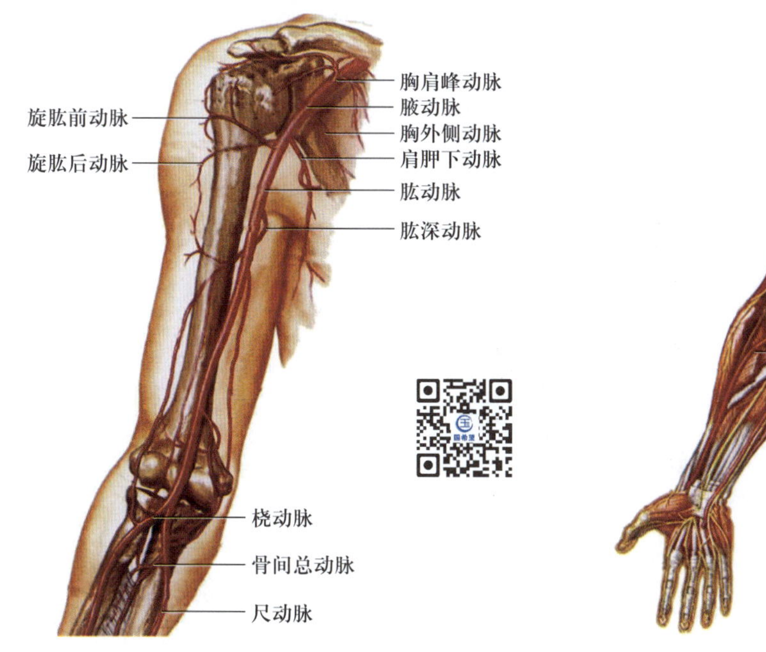

图 8-20　上肢的动脉

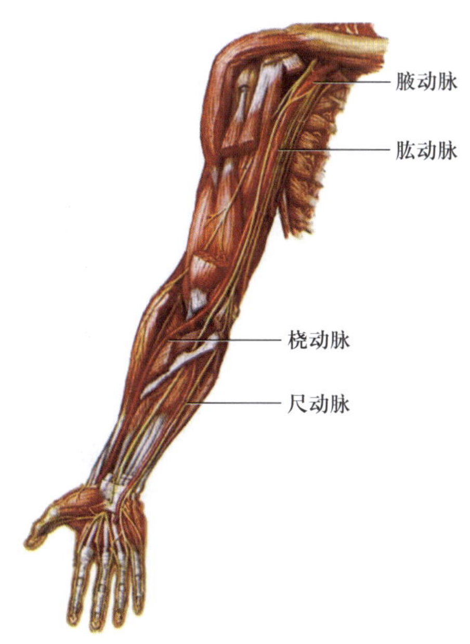

图 8-21　前臂的动脉（桡动脉和尺动脉）

桡动脉在前臂远端桡侧腕屈肌肌腱的外侧，位置表浅，可摸到其搏动，为诊脉的常见部位。

（5）尺动脉：于桡骨颈水平起自肱动脉，斜向内下，在前臂前面尺侧肌群之间下行入手掌（图 8-21）。尺动脉主要分支为骨间总动脉和掌深支。

（6）掌浅弓和掌深弓：桡动脉与尺动脉的终支到手掌，互相吻合，形成**掌浅弓**和**掌深弓**

(图 8-22)。掌浅弓和掌深弓发出分支营养手掌和手指。营养手指的分支沿手指掌面的两侧向远端到指尖。手指出血时,可在手指根部的两侧同时压迫止血。

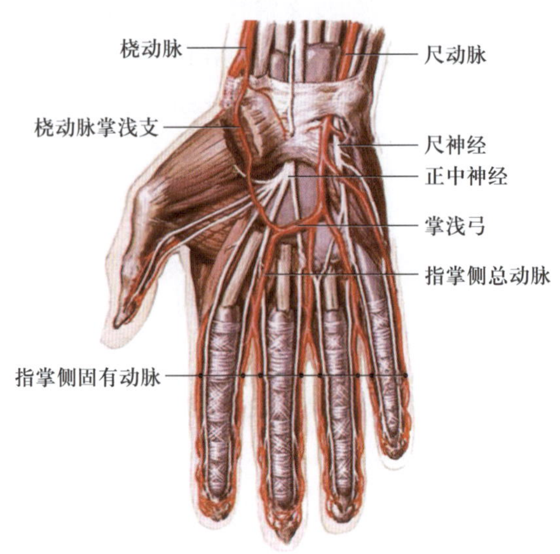

图 8-22　手的动脉

3. 胸主动脉　是胸部的动脉主干,分支有壁支和脏支两种(图 8-23)。

(1) 壁支:有**肋间后动脉**和**肋下动脉**。肋间后动脉共九对,走行在第 3~11 肋间隙中,肋下动脉行于第 12 肋下缘处,主要营养胸、腹壁的肌和皮肤等。

(2) 脏支:主要有**支气管支**、**食管支**和**心包支**,分别营养气管、支气管、肺、食管、心包等处。

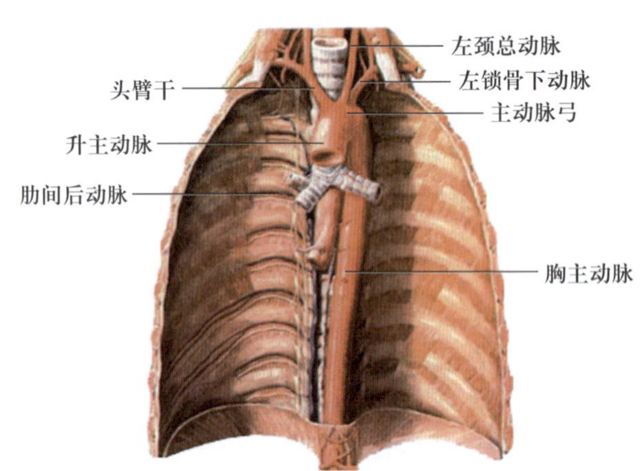

图 8-23　胸部的动脉

4. 腹主动脉　是腹部的动脉主干,也分壁支和脏支(图 8-24,图 8-26,图 8-27)。

(1) 壁支:主要有 4 对**腰动脉**,营养腹后壁、脊髓和被膜;一对**膈下动脉**,营养膈和肾上腺;一条**骶正中动脉**,营养盆腔后壁。

(2) 脏支:可分为不成对的和成对的两种。

1) 成对的脏支:① **肾上腺中动脉**,分布于肾上腺;② **肾动脉**,左右各一,约在第 2 腰椎水平起自腹主动脉的侧壁,横行向外侧,分为 4~5 支经肾门入肾(图 8-24);③ **睾丸(或卵巢)动脉**,左右各一;在肾动脉起始处的稍下方起自腹主动脉的前壁,营养睾丸和附睾,在女性此动脉称卵巢动脉,分支营养卵巢和输卵管(图 8-24)。

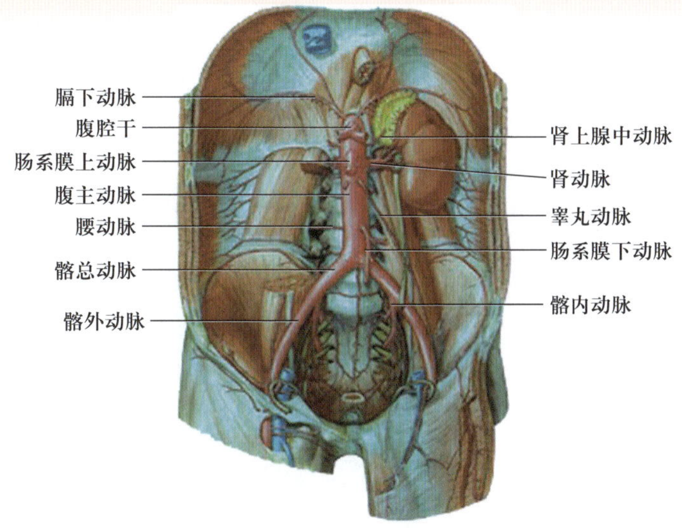

图 8-24 腹部的动脉

2）不成对的脏支：① **腹腔干**，为一短干，在主动脉裂孔的稍下方起自腹主动脉的前壁，随即分为**胃左动脉**、**肝总动脉**和**脾动脉**（图 8-25）。腹腔干的分支主要营养食管的腹段、胃、十二指肠、肝、胆囊、胰、脾和网膜等处。② **肠系膜上动脉**，在腹腔干起始处的稍下方起自腹主动脉的前壁，分支分布到胰、十二指肠至结肠左曲的肠管（图 8-26）。③ **肠系膜下动脉**，约在第 3 腰椎高度起自腹主动脉的前壁（图 8-27）。在壁腹膜深面行向左下方，分支营养降结肠、乙状结肠和直肠上部和中部。

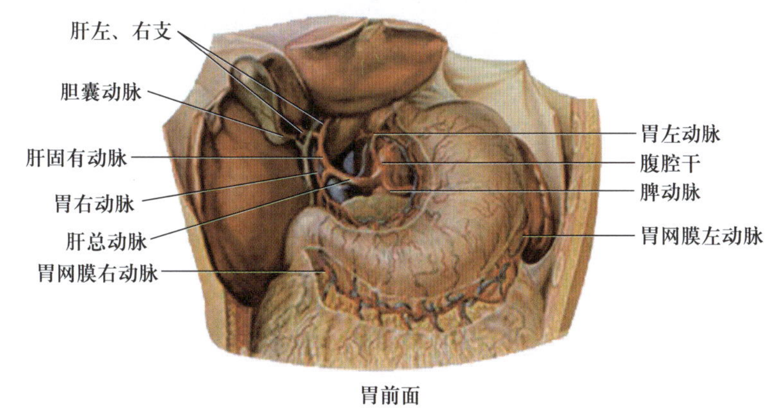

胃前面

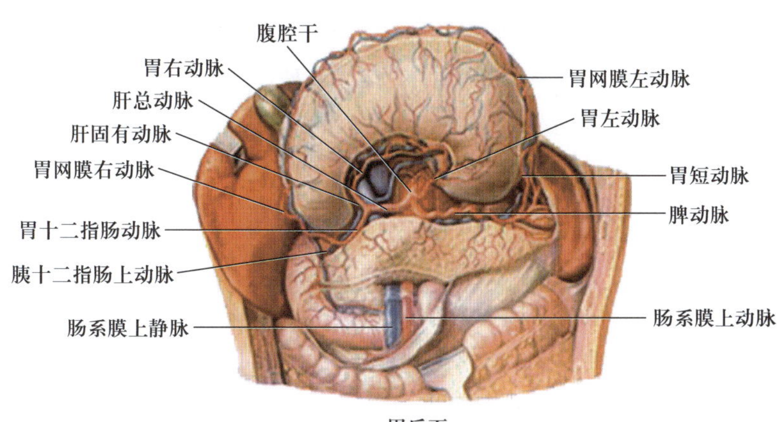

胃后面

图 8-25 腹腔干及其分支

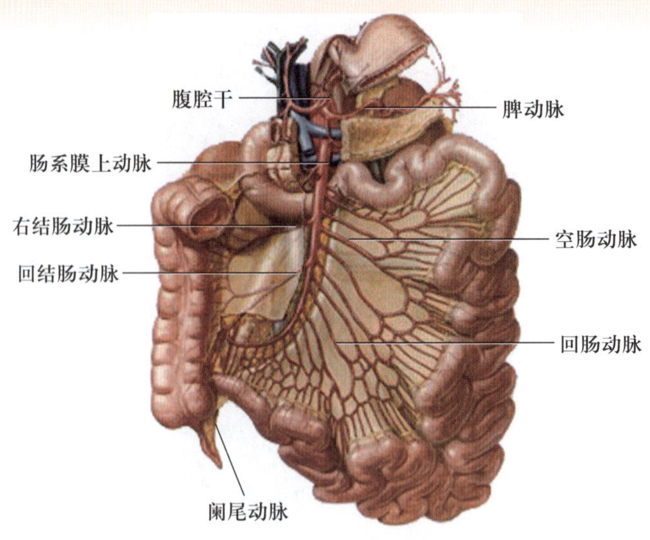

图 8-26　肠系膜上动脉及其分支

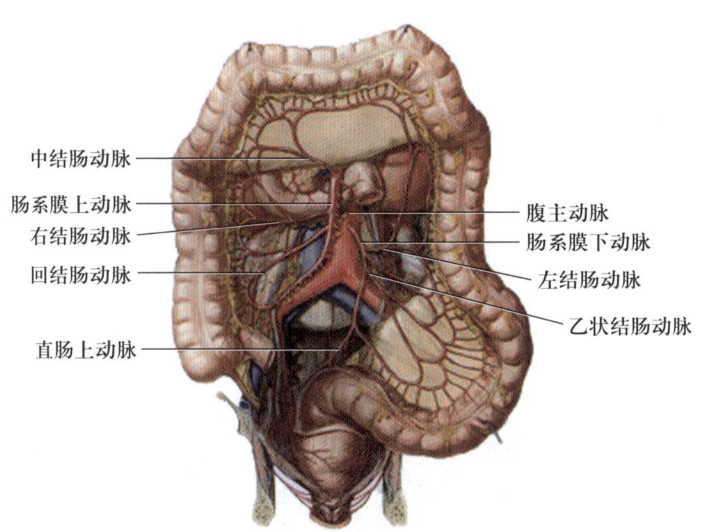

图 8-27　肠系膜下动脉及其分支

5. 盆部的动脉　主干是**髂总动脉**,左右各一,在平第 4 腰椎高度自腹主动脉分出,沿腰大肌内侧行向外下方,至骶髂关节的前方分为**髂内动脉**和**髂外动脉**。

(1) 髂内动脉:粗而短,是盆部的动脉主干,向内下入盆腔,发出脏支和壁支。脏支有直肠下动脉、子宫动脉、阴部内动脉、膀胱下动脉等(图 8-28),营养盆腔内脏器、肛区和外生殖器等;壁支有臀上动脉、臀下动脉、闭孔动脉等,营养盆壁、臀部等处。

(2) 髂外动脉:沿腰大肌内侧缘下行,经腹股沟韧带中点的深面至股前部移行为**股动脉**。髂外动脉在腹股沟韧带的上方发出**腹壁下动脉**。腹壁下动脉向内上方进入腹直肌鞘内,分布于腹直肌(图 8-28)。

6. 下肢的动脉

(1) 股动脉:下肢动脉的主干,在腹股沟韧带中点的深面接续髂外动脉,在股三角内下行,至股三角下份穿收肌腱裂孔到腘窝,改名**腘动脉**(图 8-29,图 8-30)。在腹股沟韧带中点下方,股动脉位置表浅,可摸到股动脉的搏动,当下肢出血时,可在此处将股动脉压向耻骨下支止血。股动脉的主要分支为股深动脉、旋髂浅动脉、腹壁浅动脉、阴部外动脉等。营养大腿肌及腹前壁下部、外阴等处的皮肤。

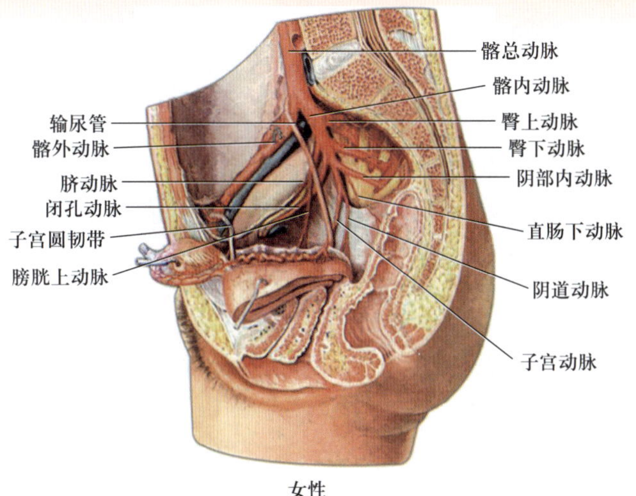

女性

髂总动脉
输尿管
髂外动脉
髂内动脉
脐动脉
臀上动脉
输精管
臀下动脉
闭孔动脉
阴部内动脉
膀胱上动脉
直肠下动脉
膀胱下动脉

男性

图 8-28　盆部的动脉

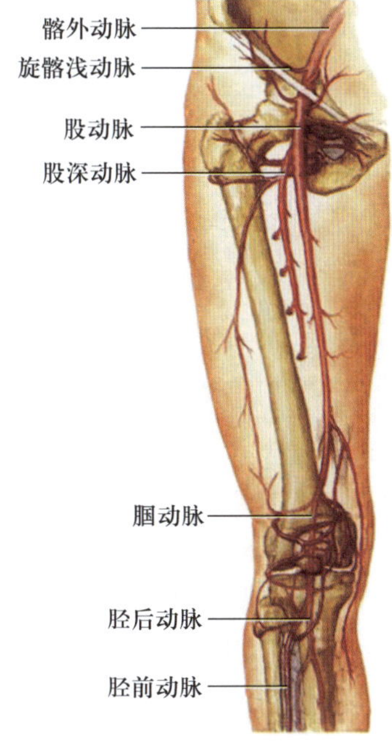

图 8-29　股动脉及其分支

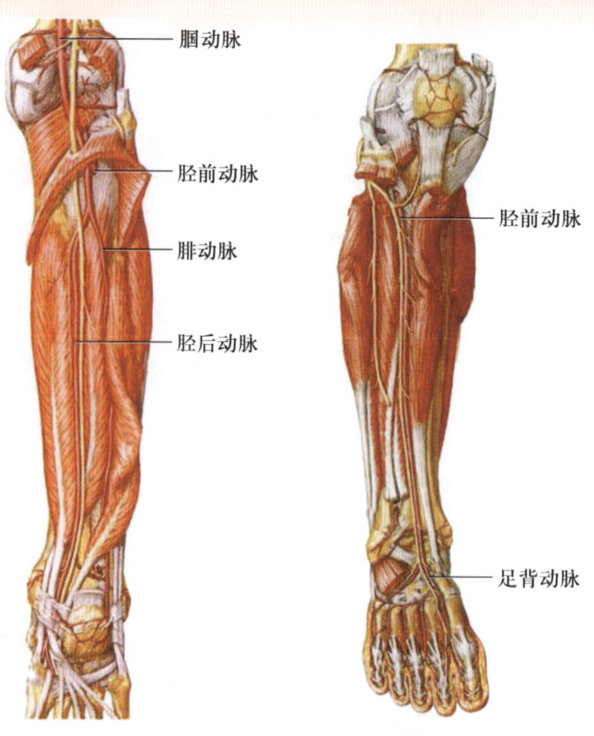

图 8-30 下肢的动脉

（2）腘动脉：在腘窝深部下行，到腘窝下角分为胫前动脉和胫后动脉。腘动脉分支分布于膝关节及其附近诸肌（图 8-30）。

（3）胫前动脉：从腘动脉发出后，向前穿骨间膜到小腿肌前群之间下行，至踝关节前方移行为**足背动脉**。当足背出血时，可在内外踝连线的中点压迫足背动脉止血。胫前动脉的沿途分支和足背动脉营养小腿肌前群、足背和足趾（图 8-30）。

（4）胫后动脉：沿小腿肌后群浅、深两层之间下行，经内踝后方至足底，分为**足底内侧动脉**和**足底外侧动脉**。足底外侧动脉与足背动脉的分支吻合成足底弓。胫后动脉最大的分支为腓动脉。胫后动脉的分支及足底内、外侧动脉营养小腿肌后群、外侧群、足底和足趾（图 8-30，图 8-31）。

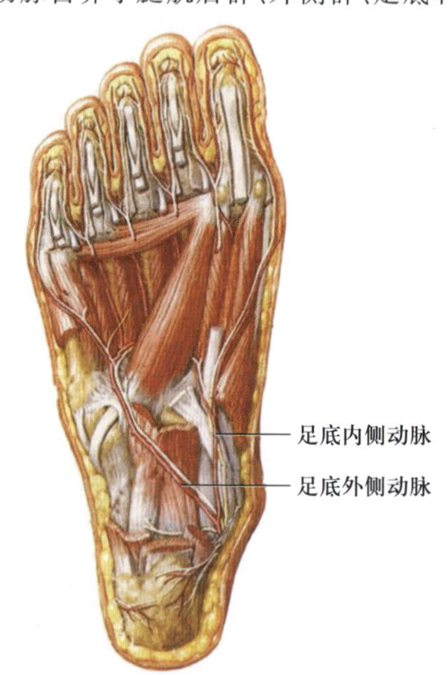

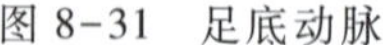
图 8-31 足底动脉

（四）动脉的应用解剖

体表可触及搏动的动脉

体表可触及搏动的动脉有颈总动脉、面动脉、颞浅动脉、肱动脉、桡动脉、股动脉、足背动脉等，在临床工作中非常重要。临床工作中的压迫止血、动脉穿刺、测量血压、触诊动脉搏动等常使用上述动脉。现择要分述如下。

1. 颈总动脉

（1）位置：颈总动脉的上端位置表浅，通常在胸锁乳突肌前缘、环状软骨高度可触摸其搏动（图 8-32）。

（2）临床应用：心搏骤停判断大动脉搏动是否消失时常选用此动脉，头面部大出血时，将颈总动脉向后内压迫到第 6 颈椎横突上，可进行临时性止血。

2. 肱动脉

（1）位置：在肘关节稍上方，肱二头肌内侧沟内可摸到肱动脉的搏动（图 8-33）。

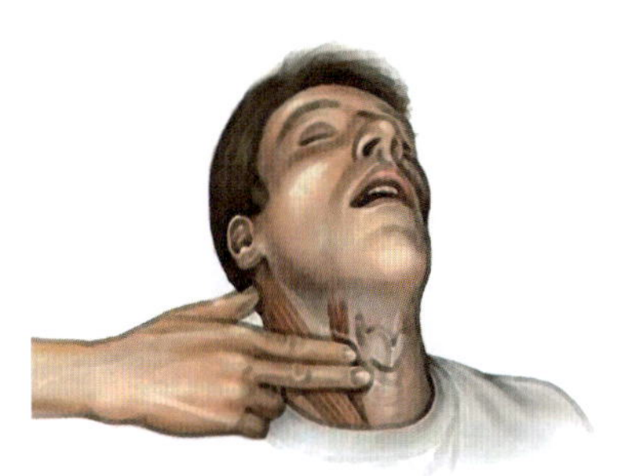

图 8-32　颈总动脉触诊位置

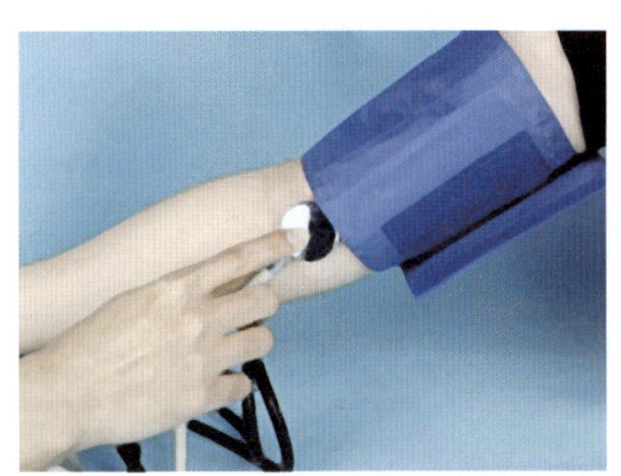

图 8-33　测量血压的位置

（2）临床应用：此处为测量血压听诊的部位。在臂中份将肱动脉向后外方压于肱骨上，可进行压迫点以下的上肢临时性止血。

3. 桡动脉

（1）位置：在前臂远侧端桡侧腕屈肌腱的外侧易摸到桡动脉的搏动。

（2）临床应用：诊脉的常用部位。

4. 股动脉

（1）位置：在腹股沟韧带中点下方可摸到股动脉的搏动。

（2）临床应用：股动脉位置表浅、管径较粗，是动脉穿刺采血、血管造影、介入治疗穿刺插管等常选用的动脉（图 8-34）。另外，将股动脉压向耻骨亦可进行下肢的临时性止血。

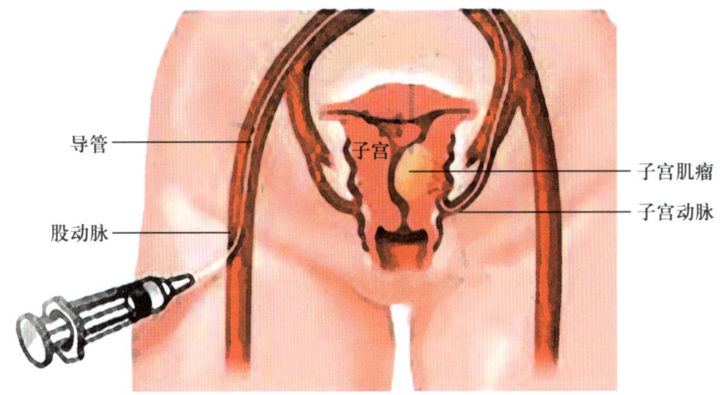

图 8-34　经股动脉介入治疗子宫肌瘤

三、静脉

（一）静脉的结构特点

静脉是导血回心的血管，起于毛细血管，止于心房。在结构和配布上，静脉有以下特点：① 与同级的动脉相比，静脉管腔大且形状不规则；管壁较薄；内有向心性开放的**静脉瓣**（图 8-35），可阻止血液逆流，主要存在于受重力影响较大的部位，如四肢，尤其下肢，其他部位则较少或发育不全。② 体循环的静脉在配布上可分为浅静脉和深静脉。**浅静脉**位于皮下组织内，故又称皮下静脉。浅静脉位置表浅，临床上常用作静脉内注射、输液和输血。**深静脉**多与同名动脉伴行。③ 静脉之间有丰富的吻合。浅静脉之间、深静脉之间、浅深静脉之间都有吻合支相通。④ 静脉的管壁也分为内膜、中膜、外膜（图 8-36），但 3 层膜的分界不明显。内膜较薄，由内皮和结缔组织组成；中膜稍厚；外膜最厚，大静脉的外膜内有大量纵行平滑肌束。

静脉概观

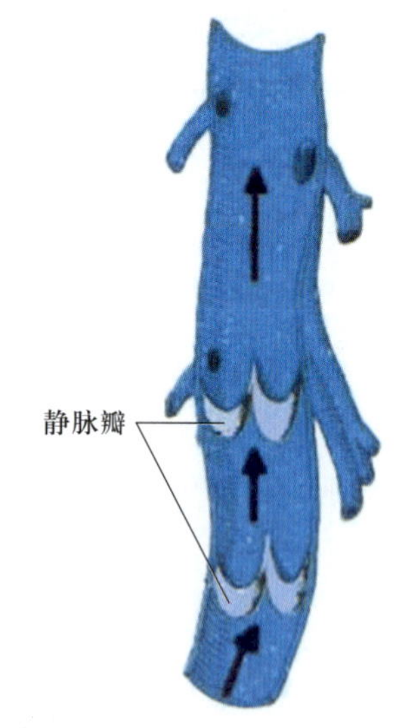

图 8-35　静脉瓣（↑血流方向）

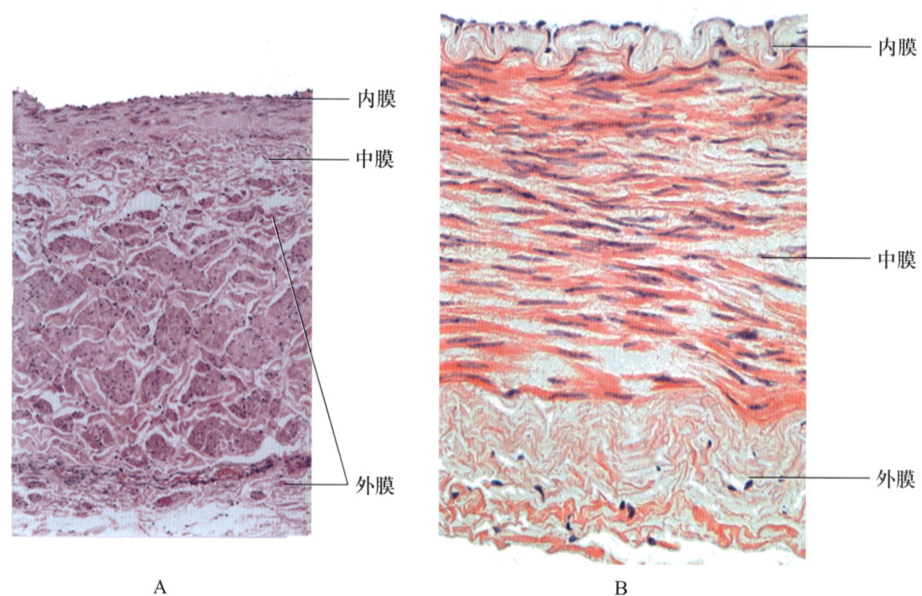

图 8-36　大、中静脉的组织结构

A. 大静脉微细结构；B. 中静脉微细结构

（二）肺循环的静脉

肺循环的静脉是 4 条**肺静脉**（pulmonary vein）。

肺静脉起于肺泡毛细血管网，在肺内逐级汇合，最后形成左右各两条肺静脉，出肺门后，注入左心房。

（三）体循环的静脉

体循环的静脉始于全身毛细血管，在向心汇集的过程中不断接受属支，逐渐变粗，末端连于右心房。

体循环的静脉包括**上腔静脉系**、**下腔静脉系**和**心静脉系**。心的静脉在心的血管中已叙述。

1. 上腔静脉系　由**上腔静脉**及其属支组成，主要收集头、颈、胸部（心除外）和上肢的静脉血（图 8-37）。

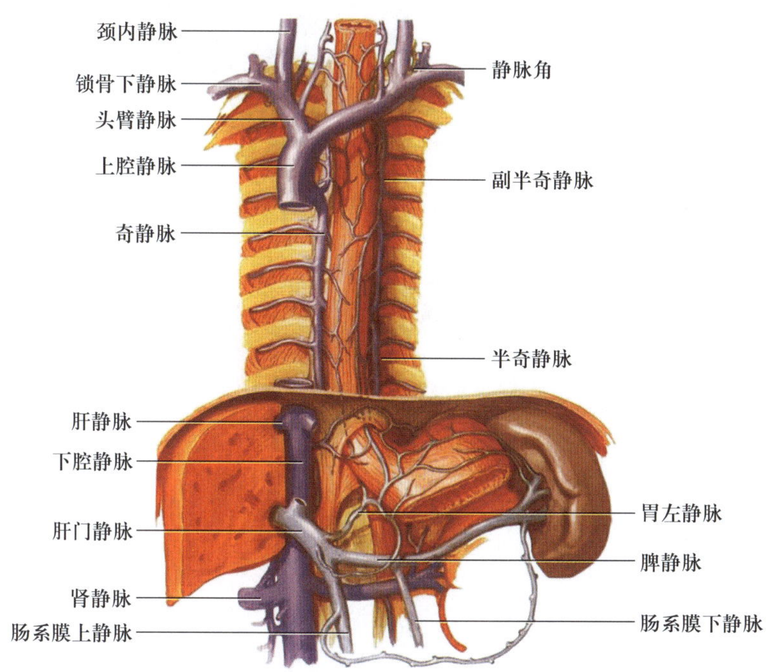

图 8-37　上腔静脉及其属支

（1）头颈部的静脉：主要有**颈内静脉**和**颈外静脉**（图 8-38）。

1）颈内静脉：为头颈部静脉回流的主干。在颅底颈静脉孔处续于颅内乙状窦，于颈根部与锁骨下静脉合成**头臂静脉**。同侧颈内静脉和锁骨下静脉汇合处形成的夹角，称**静脉角**（图 8-37）。颈内静脉收集脑、视器、面部、颈部和甲状腺等处的静脉血。颈内静脉在颅外的主要属支有**面静脉**和**下颌后静脉**。

面静脉（facial vein）起自内眦静脉，与面动脉伴行至下颌角下方，与下颌后静脉的前支汇合后注入颈内静脉（图 8-38）。面静脉通过内眦静脉经眶内的眼上、下静脉与颅内海绵窦相交通。由于面静脉在口角以上的部分一般无静脉瓣，当面部尤其以鼻根至两侧口角之间的三角区内发生化脓性感染时，若处理不当（如挤压等）则有导致颅内感染的可能。因此，临床上常将该面部三角区称"**危险三角**"。

下颌后静脉：由颞浅静脉和下颌静脉在腮腺内汇合而成，在腮腺下端分为前、后两支，前支注入面静脉，后支与耳后静脉及枕静脉汇合成颈外静脉。下颌后静脉主要收集颅顶和面部深面区域的静脉血。

2）颈外静脉：是颈部最大的浅静脉，由下颌后静脉后支、耳后静脉及枕静脉汇合成。颈外静脉沿胸锁乳突肌浅面下行，注入锁骨下静脉。颈外静脉主要收集枕部、颈外侧皮肤和肌的静脉血（图 8-38）。颈外静脉位置表浅且恒定，故临床儿科常在此做静脉穿刺。心脏疾病或上腔静脉阻

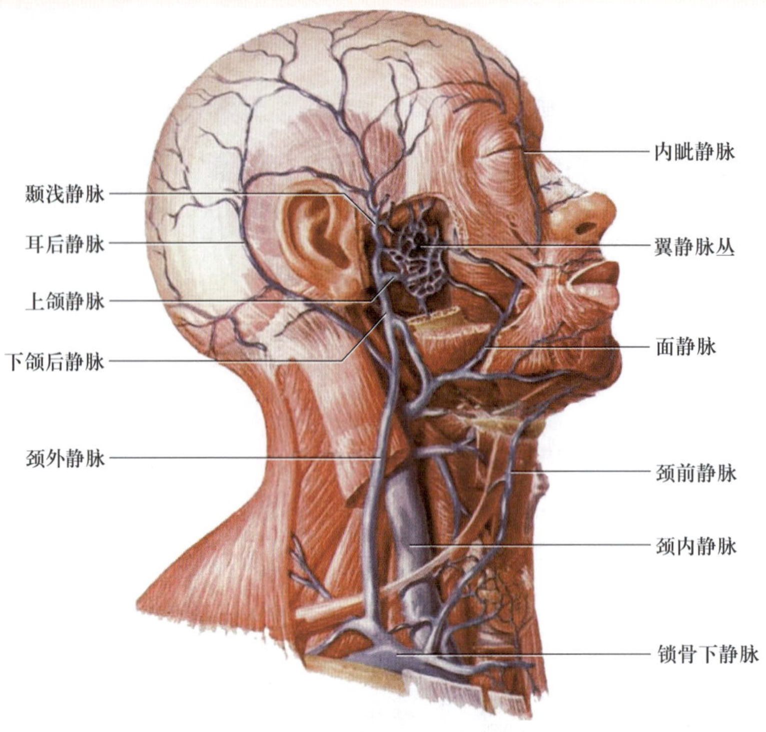

图 8-38　头颈部的静脉

塞引起颈外静脉回流不畅时，颈外静脉将出现怒张。

（2）锁骨下静脉和上肢的静脉

1）锁骨下静脉：在第 1 肋的外缘续于腋静脉，与颈内静脉汇合成头臂静脉。锁骨下静脉位置较固定，管腔较大，可作为静脉穿刺或长期导管留置的血管。

2）上肢的静脉：分浅静脉和深静脉。

上肢的深静脉与同名动脉伴行，且多为 2 条。两条肱静脉在大圆肌下缘汇合成腋静脉，上续为锁骨下静脉，收集上肢所有浅深静脉的血液。

上肢的浅静脉主要有头静脉、贵要静脉、肘正中静脉、前臂正中静脉等（图 8-39），是临床采血和输液的常选部位。

头静脉起自手背静脉网桡侧，沿前臂桡侧及肱二头肌外侧沟上行，至三角肌与胸大肌间沟穿深筋膜注入腋静脉或锁骨下静脉。

贵要静脉起自手背静脉网尺侧，沿前臂尺侧及肱二头肌内侧沟上行，到臂的中部穿深筋膜注入肱静脉。

肘正中静脉位于肘窝处的皮下，为一短粗的静脉干，自头静脉向内上方连到贵要静脉。肘正中静脉常接受前臂正中静脉的血液。

（3）胸部的静脉：主要有头臂静脉、上腔静脉、奇静脉及其属支（图 8-37）。

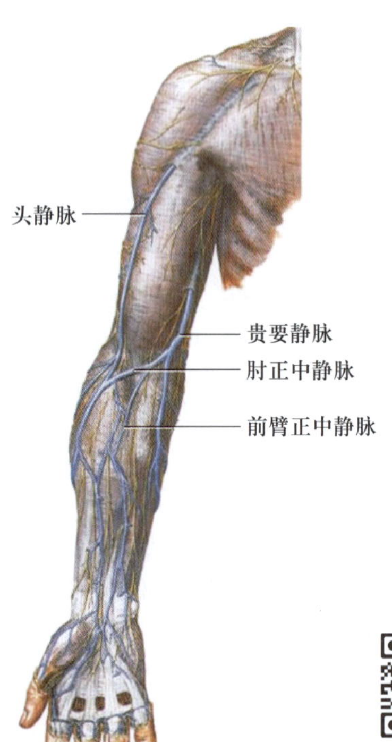

图 8-39　上肢的浅静脉

1）头臂静脉：由颈内静脉和锁骨下静脉在胸锁关节后方汇合而成。头臂静脉还收纳椎静脉、胸廓内静脉、肋间最上静脉等静脉的血液。

2）上腔静脉：为一条短而粗的静脉干，由左头臂静脉和右头臂静脉在右侧第 1 胸肋关节的后方汇合而成，在升主动脉的右侧垂直下降，注入右心房。在上腔静脉注入右心房前有**奇静脉**注入。

3）奇静脉：起自右腰升静脉，沿脊柱胸段的右前方上升，至第 4 胸椎体高度，弓形向前跨过右肺根上方注入上腔静脉。奇静脉收集右肋间后静脉、食管静脉、支气管静脉及半奇静脉和副半奇静脉内的静脉血。

半奇静脉收集左侧下部肋间后静脉、食管静脉及副半奇静脉的血液，在第 8 胸椎处向右横过脊柱注入奇静脉。副半奇静脉收集左侧上、中部肋间后静脉的血液。

2. 下腔静脉系　由下腔静脉及其属支组成，主要收集下肢、盆部和腹部的静脉血（图 8-40）。

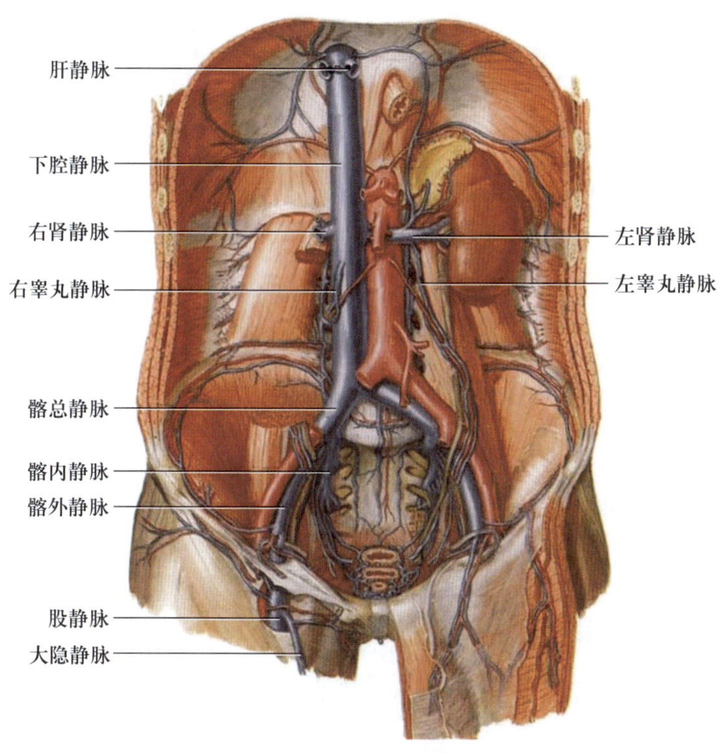

图 8-40　下腔静脉及其属支

（1）下肢的静脉：与上肢的静脉类似，也分浅静脉和深静脉。

1）下肢的深静脉：小腿和足的深静脉均为 2 条且与同名动脉伴行，上行至腘窝处汇合成腘静脉，继续上行续为股静脉，股静脉与股动脉伴行达腹股沟韧带中点的深面，移行为髂外静脉。髂外静脉收集下肢所有浅、深静脉的血液。股静脉位于股动脉内侧，临床上常用此静脉做静脉穿刺或插管。

2）下肢的浅静脉：主要有大隐静脉、小隐静脉（图 8-41）。

大隐静脉是人体最长的静脉，起于足背静脉弓内侧缘，经内踝前方，沿小腿和大腿的内侧上行，在腹股沟韧带下方注入股静脉。大隐静脉在内踝前上方位置表浅，临床上常在此处做大隐静脉穿刺或切开输液。

小隐静脉起自足背静脉弓外侧缘，经外踝后方，沿小腿后面上行到腘窝，穿深筋膜注入腘静脉。

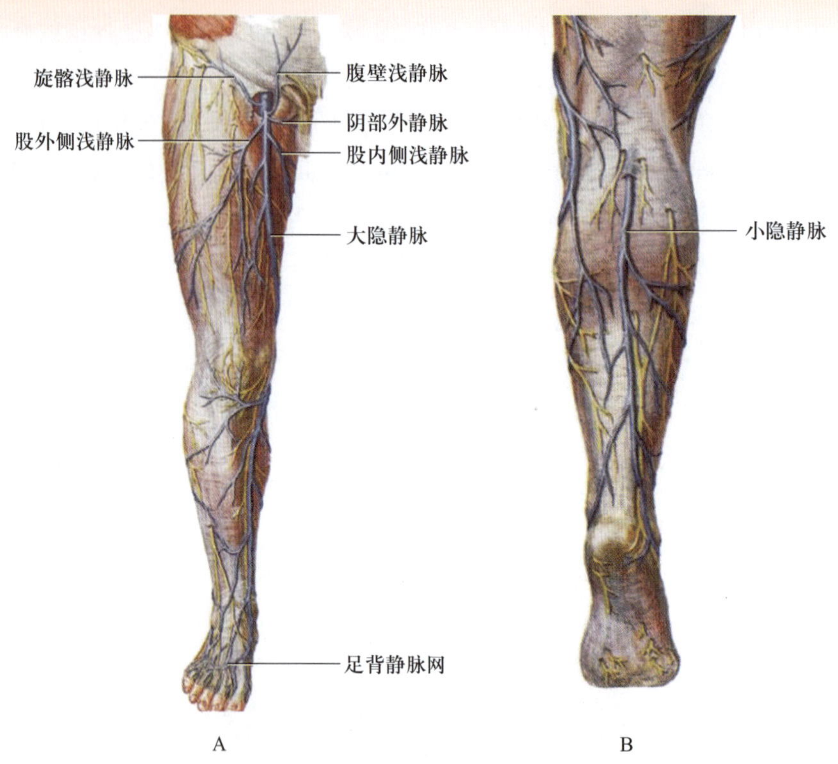

图 8-41　下肢的浅静脉

A. 大隐静脉及其属支；B. 小隐静脉及其属支

（2）盆部的静脉：主要有髂总静脉及其在盆部的属支（图 8-42）。

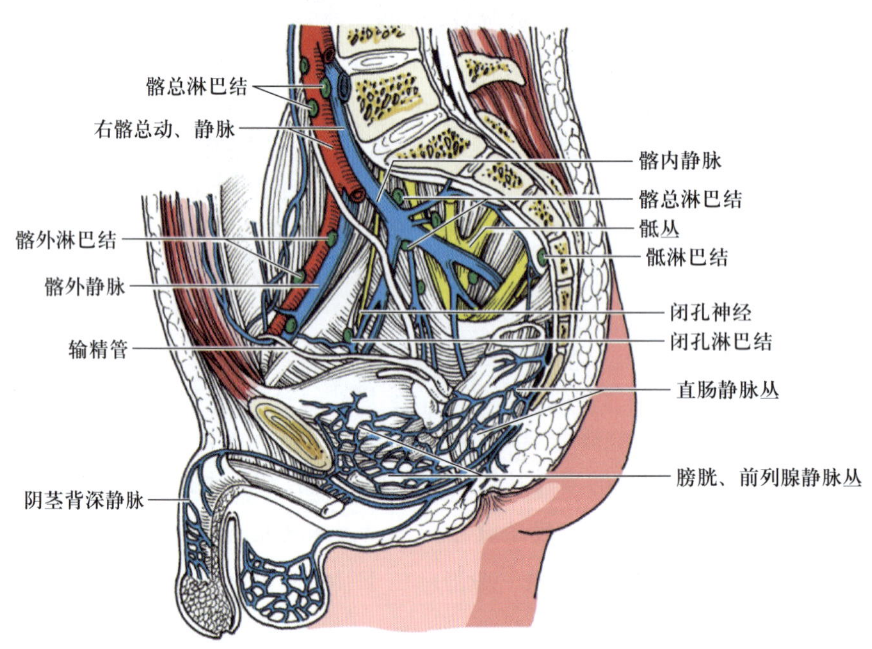

图 8-42　盆部的静脉

1）髂内静脉：短而粗，与髂内动脉伴行。髂内静脉的属支收集同名动脉分布区的静脉血。盆腔器官的静脉在各脏器周围构成丰富的静脉丛，如**直肠静脉丛**（图 8-43）（该丛的上部、中部、下部分别汇入直肠上静脉、直肠下静脉和肛静脉）、**子宫静脉丛**和**膀胱静脉丛**等，再汇入髂内静脉。

2）髂外静脉：由**股静脉**延续而来，主要收集下肢和腹前外侧壁下部的静脉血。

3）髂总静脉：髂内静脉与髂外静脉在骶髂关节前方汇合成髂总静脉，左、右髂总静脉在第 5

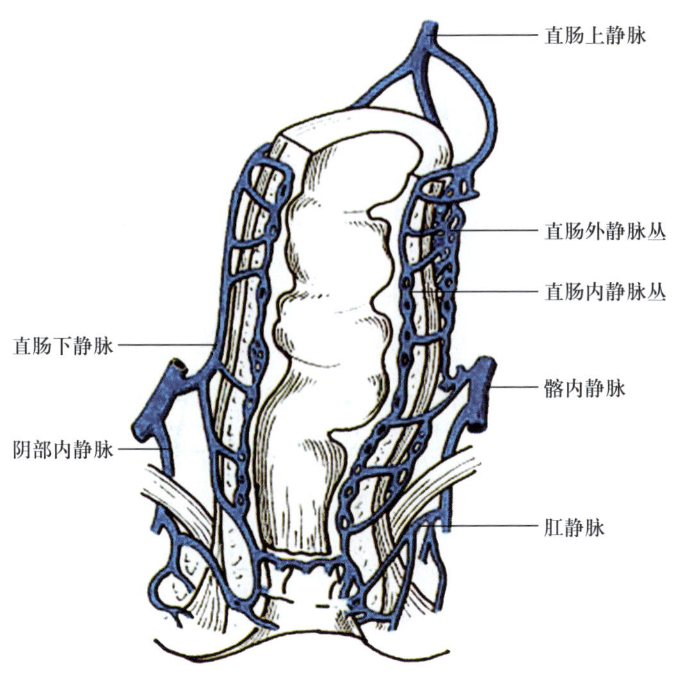

图 8-43　直肠的静脉

腰椎体右侧汇合成下腔静脉。

（3）腹部的静脉：主要由**下腔静脉**及其属支和**肝门静脉系**组成。

1）**下腔静脉**：是下腔静脉系的主干，为人体最粗大的静脉，在第 5 腰椎的水平由左髂总静脉和右髂总静脉汇合而成，沿腹主动脉的右侧上升，经肝的后缘，穿膈的腔静脉孔进入胸腔，注入右心房。其属支分为壁支和脏支 2 组。

壁支：主要有 1 对膈下静脉和 4 对**腰静脉**。

脏支：包括① **睾丸（卵巢）静脉**，起自睾丸和附睾。右睾丸静脉以锐角注入下腔静脉；左睾丸静脉以直角注入左肾静脉。在女性此静脉为卵巢静脉，流注关系与男性相同。② **肾静脉**，从肾门横行向内侧注入下腔静脉。左肾静脉略长。③ 肾上腺静脉。④ **肝静脉**，一般有肝右静脉、肝中静脉和肝左静脉 3 条，均包埋于肝实质内，在肝的后缘注入下腔静脉。肝静脉收集**肝门静脉**及肝固有动脉运到肝内的血液。

2）肝门静脉系：是下腔静脉系的一部分。由肝门静脉（hepatic portal vein）及其属支组成。主要收纳腹腔内除肝以外不成对器官的静脉血，包括食管腹段、胃、小肠、大肠（除直肠下部）、胰、胆囊和脾等的静脉血，向右上方注入肝（图 8-44）。

肝门静脉是一条短而粗的静脉干，长约 8 cm，主干及其属支内皆无静脉瓣。常由**肠系膜上静脉**和**脾静脉**在下腔静脉的前方、胰头的后方汇合而成。

肝门静脉的主要属支有：① **肠系膜上静脉**，与同名动脉伴行，主要收集同名动脉分布区域的静脉血。② **脾静脉**，较粗大，与同名动脉伴行，除收集同名动脉分布区域的静脉血外，还收纳肠系膜下静脉的静脉血。③ **肠系膜下静脉**，与同名动脉伴行，起于来自直肠静脉丛的直肠上静脉，收集同名动脉分布区域的静脉血，注入脾静脉。④ **胃左静脉**，与同名动脉伴行，收集同名动脉分布区域的静脉血，注入肝门静脉。⑤ **胃右静脉**，与同名动脉伴行，注入肝门静脉。⑥ **胆囊静脉**，收纳胆囊壁的静脉血，注入肝门静脉。⑦ **附脐静脉**，为数条细小静脉，起于腹前壁的脐周静脉

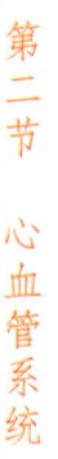

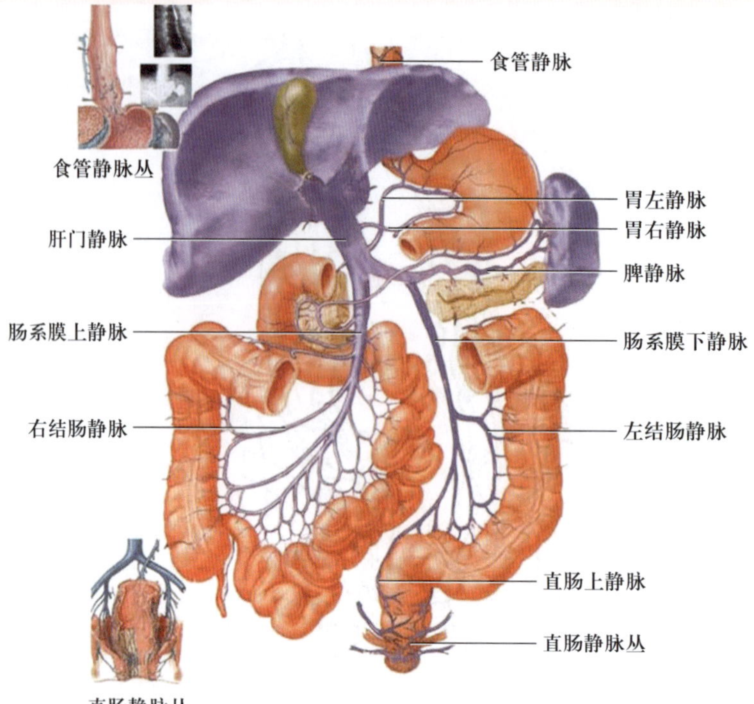

图 8-44 肝门静脉及其属支

网，沿肝圆韧带走行，注入肝门静脉。

肝门静脉系与上、下腔静脉系之间的交通途径为（图 8-45）：① 通过食管静脉丛交通途径：**肝门静脉→胃左静脉→食管静脉丛→食管静脉→奇静脉→上腔静脉**；② 通过直肠静脉丛交通途径：**肝门静脉→肠系膜下静脉→直肠上静脉→直肠静脉丛→直肠下静脉→髂内静脉→髂总静脉→下腔静脉**；③ 通过脐周静脉网交通途径：**肝门静脉→附脐静脉→脐周静脉网→胸腹壁静脉和腹壁**

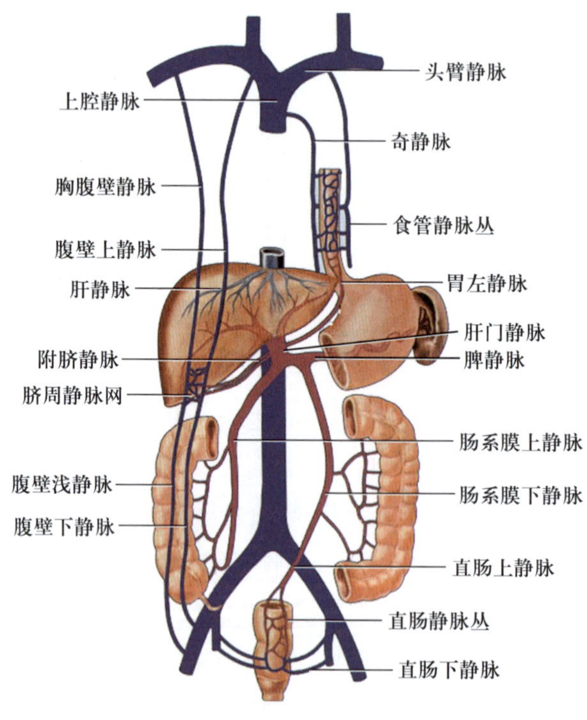

图 8-45 肝门静脉系与上、下腔静脉系间的吻合

上静脉→腋静脉、锁骨下静脉或头臂静脉→上腔静脉或肝门静脉→附脐静脉→脐周静脉网→腹壁浅静脉和腹壁下静脉→股静脉或髂外静脉→髂总静脉→下腔静脉。

在正常情况下，肝门静脉和上、下腔静脉系之间的吻合支细小，血流量较少。如果肝门静脉循环发生障碍（如肝硬化引起肝门静脉高压），肝门静脉血液可通过多条途径形成侧支循环，经上、下腔静脉系回流入心。此时由于吻合部位小静脉血流量增加而变得扩张弯曲，呈现静脉曲张现象。曲张静脉如果破裂，可引起大量出血，出现呕血、便血及脐周小静脉曲张等症状。

（四）静脉穿刺的应用解剖

静脉穿刺术有**浅静脉穿刺**、**深静脉穿刺**及**经外周静脉置入中心静脉导管穿刺**等。

1. 浅静脉穿刺术

（1）浅静脉穿刺的目的：主要是采血、输液、输血、注射药物等。

（2）浅静脉穿刺术的血管：主要有**手背静脉**、**贵要静脉**、**头静脉**、**肘正中静脉**、**颈外静脉**、**足背静脉**、**小隐静脉**、**大隐静脉**、**小儿头皮静脉**等。

（3）应用解剖：浅静脉位于皮下组织内，又称皮下静脉，位置表浅，透过皮肤在体表易于看见。浅静脉数目较多，多吻合成静脉网，无动脉伴行。浅静脉有静脉瓣，其数目以四肢较多，下肢多于上肢。静脉管壁薄，平滑肌和弹性纤维较少，浅静脉穿刺选用的静脉部位不同，但穿经的层次基本相同，即皮肤、皮下组织和静脉壁。因年龄不同，静脉壁的厚度、弹性及硬度有所不同。根据年龄及病情可选择不同部位的静脉。婴幼儿多选用头皮静脉和颈外静脉，其次选用手背静脉和足背静脉。成人常选用手背静脉和足背静脉。

2. 深静脉穿刺术

（1）适应证：① 需长期输液而外周静脉因硬化、塌陷等原因致穿刺困难者；② 需行肠道外全静脉营养者；③ 需化疗、高渗、高刺激性溶液治疗、血液透析者；④ 中心静脉压（CVP）测定者。

（2）深静脉穿刺的血管：主要有**颈内静脉**、**锁骨下静脉**、**股静脉**。

（3）颈内静脉穿刺术的应用解剖

1）走行特点：起于颅底颈静脉孔，伴颈内动脉、颈总动脉下行至胸锁关节后方，上中段位于颈内动脉、颈总动脉的后外侧，被胸锁乳突肌覆盖，下段位于胸锁乳突肌的锁骨头、胸骨头和锁骨三者所形成的三角区内，颈总动脉的前外侧。

2）常用的进针点：胸锁乳突肌的锁骨头、胸骨头和锁骨三者所形成的三角区的顶部即为穿刺进针点。

（4）锁骨下静脉穿刺术的应用解剖

1）走行特点：续于腋静脉，起自第 1 肋的外侧缘。前方为锁骨内侧缘，下方为第 1 肋的上面，后方为前斜角肌，在越过第 1 肋表面时略呈弓形，最高点在锁骨中点偏内，然后跨越前斜角肌与颈内静脉汇合为头臂静脉。

2）进针点：锁骨下径路的进针点在锁骨中、外 1/3 交界处，锁骨下 1.0 cm；锁骨上径路的进针点在胸锁乳突肌锁骨头外侧缘，锁骨上约 1.0 cm。

（5）股静脉穿刺术的应用解剖

1）走行特点：股静脉为腘静脉的延续，位于股三角内，在腹股沟韧带下方，股动脉的内侧，可借股动脉搏动定位。

2）进针点：腹股沟韧带下一横指，股动脉搏动内侧 0.5 cm 处。

3. 经外周静脉置入中心静脉导管(peripherally inserted central venous catheters，PICC)

（1）PICC 的适应证：PICC 导管口径小、壁薄，有高度生物相容性，由于其操作简便、危险性低、并发症少、留置时间长等优点，适合于长期静脉输液、肿瘤化疗、肠外营养、老年患者及患儿。

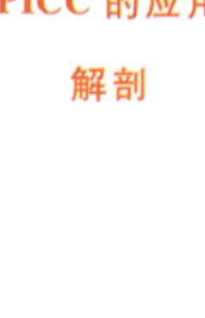

PICC 的应用解剖

（2）PICC 的穿刺深度：由外周静脉（贵要静脉、肘正中静脉、头静脉）穿刺插管，尖端定位于上腔静脉下 1/3(图 8-46)。

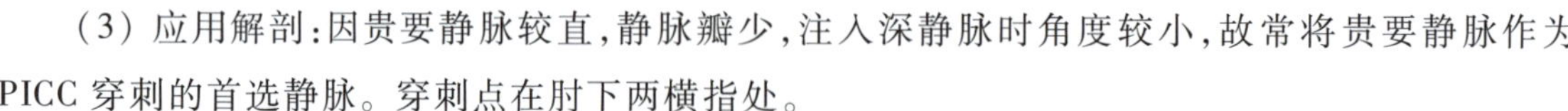

（3）应用解剖：因贵要静脉较直，静脉瓣少，注入深静脉时角度较小，故常将贵要静脉作为 PICC 穿刺的首选静脉。穿刺点在肘下两横指处。

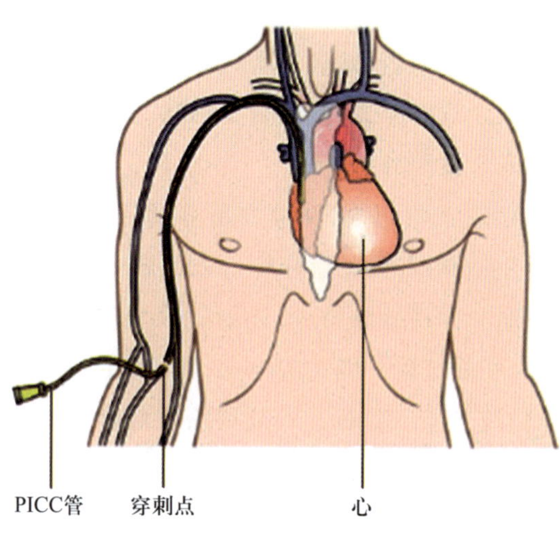

图 8-46　PICC

四、毛细血管及微循环

（一）毛细血管的组织结构

毛细血管是管径最细、分布最广的血管，平均直径 6～8 μm，一般可以容许 1～2 个红细胞通过。毛细血管结构简单，管壁薄，主要由一层内皮细胞和基膜组成，具有一定的通透性，有利于血液与组织细胞之间的物质交换。

（二）毛细血管的分类

根据毛细血管壁的结构特点，可将毛细血管分为**连续毛细血管**、**有孔毛细血管**和**血窦** 3 类（图 8-47）。

1. 连续毛细血管　内皮细胞和基膜连续完整，细胞质内有许多吞饮小泡，主要分布于结缔组织、肌组织、肺和中枢神经系统内，参与各种屏障性结构的构成。

2. 有孔毛细血管　内皮细胞上有许多小孔，不含核的部分很薄，内皮细胞外面有连续的基膜。主要分布于胃肠黏膜、肾血管球及某些内分泌腺。

3. 血窦　是管腔扩大了的毛细血管，内皮细胞薄，有孔，细胞间隙较大，基膜不完整或缺

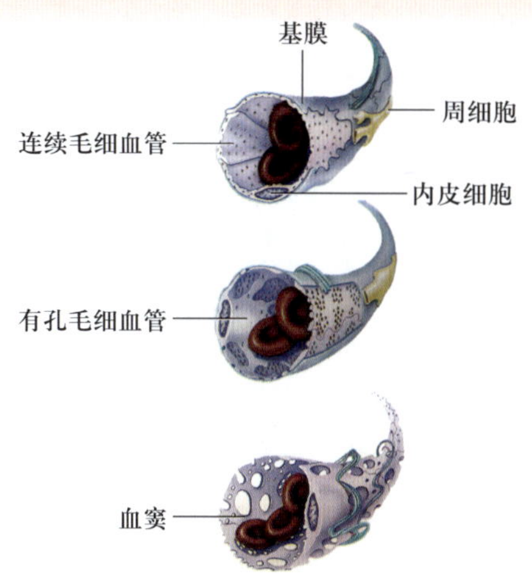

图 8-47　毛细血管的分类

如，血窦通透性大，利于大分子物质甚至血细胞出入血管。主要分布于肝、脾、骨髓和一些内分泌腺。

（三）微循环

微循环，是指微动脉和微静脉之间的血液循环，是血液与组织细胞进行物质交换的场所。典型的微循环一般由微动脉、后微动脉、毛细血管前括约肌、真毛细血管、通血毛细血管、动-静脉吻合支和微静脉 7 个部分组成（图 8-48），微循环的血液可通过 3 条途径由微动脉流向微静脉。

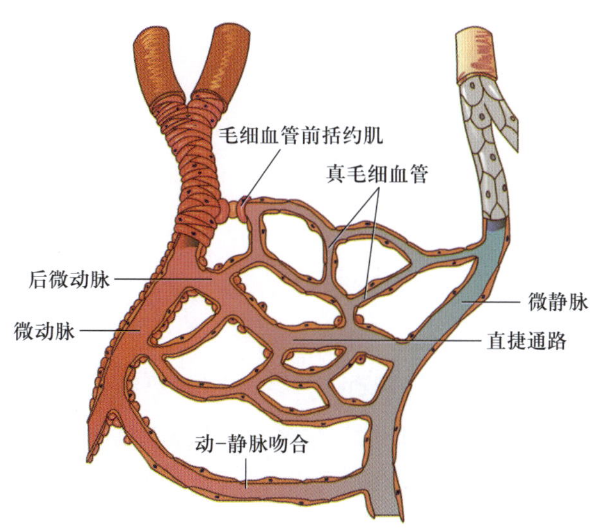

图 8-48　微循环

1. 迂回通路　迂回曲折，交织成网，血流慢，通透性大，是血液与组织细胞进行物质交换的主要场所，故又称营养通路。组成：血液从微动脉→后微动脉→毛细血管前括约肌→真毛细血管→微静脉。

2. 直捷通路　较短直，经常处于开放状态，流速较快，使一部分血液通过微循环快速返回心脏。组成：血液从微动脉→后微动脉→通血毛细血管→微静脉的通路。

3. 动-静脉短路　多分布在皮肤，其口径变化与体温调节有关。当环境温度升高时，吻合支

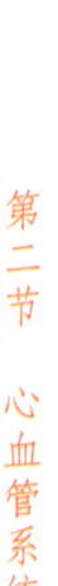

开放，皮肤血流量增加，有利于散热；反之，散热减少。组成：血液从微动脉→动-静脉吻合支→微静脉。

（焦海山）

第三节 淋巴系统

案例导学

患者，女，45岁，因“发现左乳肿块1周”就诊。患者1周前洗澡发现左乳房一肿块，无红肿、疼痛，无乳头溢液。查体：左乳外下象限触及一个大小约2 cm×3 cm肿块，腋窝淋巴结可触及。乳腺X线摄影检查：左乳腺占位。初步诊断：乳腺癌。

问题与思考：

1. 试述淋巴系统的组成。
2. 乳腺癌患者为何会出现腋窝淋巴结肿大？

预习任务

通过在线课程学习，解答以下问题。

1. 说出胸导管和右淋巴导管的收纳范围。
2. 说出淋巴结的主要结构特点和功能。
3. 说出人体主要浅表淋巴结的位置。
4. 说出脾的位置，主要结构特点和功能。

一、概述

淋巴系统（lymphatic system）由淋巴管道、淋巴器官和淋巴组织构成（图8-49）。

淋巴系统内流动着无色透明的**淋巴液**，简称**淋巴**。当血液流至毛细血管动脉端时，部分血浆成分透过管壁渗出到组织间隙，形成**组织液**。组织液与细胞进行物质交换后大部分经毛细血管静脉端重新进入血液，小部分进入毛细淋巴管成为淋巴。淋巴沿各级淋巴管道向心流动，沿途经过若干淋巴结，最后汇入静脉。淋巴器官和淋巴组织可以产生淋巴细胞、过滤淋巴、参与免疫应答等。因此，淋巴系统既有辅助静脉运输组织液回心的功能，同时还是人体重要的免疫防御装置。

二、淋巴管道

淋巴管道包括毛细淋巴管、淋巴管、淋巴干和淋巴导管（图8-50，图8-51）。

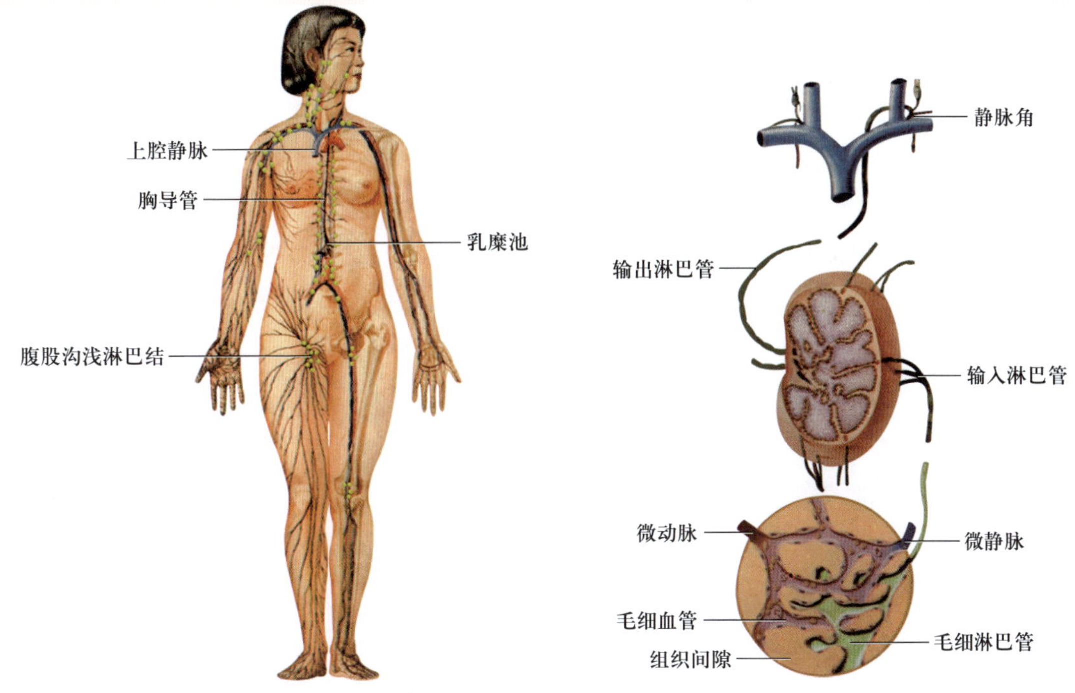

图 8-49　淋巴系统组成

图 8-50　淋巴注入关系

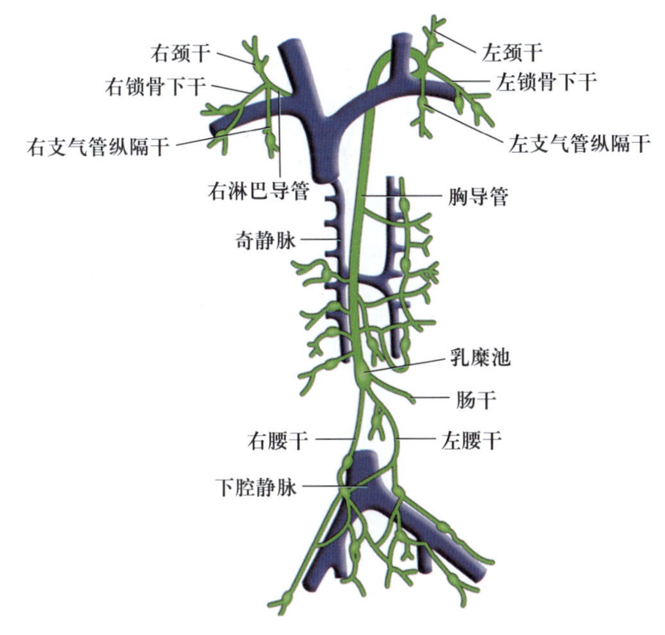

图 8-51　淋巴干和淋巴导管

（一）毛细淋巴管

毛细淋巴管（lymphatic capillary）是淋巴管道的起始部分，以膨大的盲端起于组织间隙，彼此交织成网（图 8-50）。毛细淋巴管一般略粗于毛细血管，管腔大且不规则，管壁薄。毛细淋巴管内皮细胞之间有较宽的间隙，基膜很薄或不存在，所以通透性大，大分子物质如蛋白质、癌细胞、细菌、异物、细胞碎片等比较容易进入毛细淋巴管。毛细淋巴管分布广泛，除脑、脊髓、骨髓及无

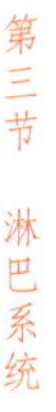

毛细血管的结构外，几乎遍布全身各处。

（二）淋巴管

淋巴管（lymphatic vessel）由毛细淋巴管汇合而成。其管壁结构与小静脉相似，但管壁薄，管腔较大。管壁瓣膜较多，呈串珠状。瓣膜具有防止淋巴逆流的功能，当淋巴管局部阻塞时，远侧管腔扩大引起瓣膜关闭不全，可造成淋巴逆流。淋巴管在向心行程中，通常要经过一个或多个淋巴结（图 8-50）。淋巴管分为浅、深两种，它们之间有丰富的吻合。浅淋巴管位于皮下浅筋膜内，多与浅静脉伴行；深淋巴管位于深筋膜深面，多与深部血管伴行。

（三）淋巴干

淋巴干（lymphatic trunk）是全身各部的淋巴管在经过一系列淋巴结后，最后汇合而成的 9 条较粗大的淋巴管。淋巴干包括头颈部淋巴管汇成的左、右颈干；上肢及部分胸、腹壁淋巴管汇成的左、右锁骨下干；胸腔脏器及部分胸、腹壁淋巴管汇成的左、右支气管纵隔干；下肢、盆部、腹腔内成对脏器及部分腹壁的淋巴管汇成的左、右腰干和腹腔内不成对脏器淋巴管汇合成的肠干（图 8-51）。

（四）淋巴导管

淋巴导管（lymphatic duct）由 9 条淋巴干汇合成，包括胸导管和右淋巴导管（图 8-51）。

1. 胸导管（thoracic duct）　是全身最粗大的淋巴管道，长 30～40 cm，由左、右腰干和肠干在第 1 腰椎体前方汇合而成，汇合处囊状膨大称**乳糜池**（cisterna chyli）。胸导管向上穿主动脉裂孔进入胸腔，出胸廓上口至左颈根部，注入左静脉角。在注入左静脉角前收纳左颈干、左锁骨下干和左支气管纵隔干。胸导管收集人体上半身左侧和下半身的淋巴，即全身 3/4 区域的淋巴回流。

2. 右淋巴导管（right lymphatic duct）　为一短干，长约 1.5 cm，由右颈干、右锁骨下干和右支气管纵隔干汇合而成。右淋巴导管位于右颈根部，注入右静脉角。右淋巴导管收集右侧上半身的淋巴，即全身 1/4 的淋巴回流。

三、淋巴组织

淋巴组织（lymphoid tissue）依其形态和功能可分为弥散淋巴组织和淋巴小结两种。

1. 弥散淋巴组织（diffuse lymphoid tissue）　无固定的形态，呈弥散性分布，与周围的结缔组织无明显分界。其内主要含 T 细胞，也有少量 B 细胞和浆细胞。

2. **淋巴小结**（lymphoid nodule）　又称**淋巴滤泡**，是具有一定形态结构的密集淋巴组织，呈圆形或椭圆形，直径 1～2 mm。其内主要含有大量 B 细胞，还有少量 T 细胞和巨噬细胞。淋巴小结受抗原刺激后增大，中央部分染色较浅，常见细胞分裂象，可产生淋巴细胞，故称**生发中心**。通常以此将淋巴小结分为两种类型：**初级淋巴小结**，体积较小且无生发中心；**次级淋巴小结**，有生发中心。生发中心可分为深部的暗区和浅部的明区两部分（图 8-52）。

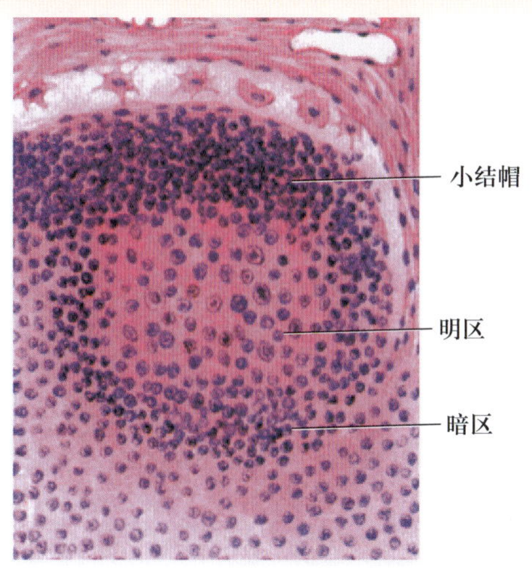

图 8-52　淋巴小结

四、淋巴器官

淋巴器官又称免疫器官，根据发生、结构和功能的不同，分为中枢淋巴器官和周围淋巴器官。

中枢淋巴器官(central lymphoid organ)包括胸腺和骨髓，出生前已基本发育完善，其发生与功能不受抗原刺激的影响。胸腺可产生初始 T 细胞，骨髓产生初始 B 细胞，并向周围淋巴器官不断输送淋巴细胞，促进周围淋巴器官的发育。

周围淋巴器官(peripheral lymphoid organ)包括淋巴结、脾、扁桃体等，可接受和容纳由中枢淋巴器官迁来的淋巴细胞，是免疫活性细胞定居、增殖及发生免疫应答的重要部位。

(一) 淋巴结

1. 淋巴结的形态　**淋巴结**(lymph nodes)是大小不等的圆形或椭圆形小体，色灰红，质软。淋巴结一侧隆凸，有数条输入淋巴管进入；另一侧凹陷称淋巴结门，有 1~2 条输出淋巴管、神经和血管出入(图 8-50)。淋巴结数目较多，常成群分布，亦有浅、深之分，多数沿血管周围配布，位于身体较隐蔽的位置，如关节的屈侧或腋窝、腘窝等。在内脏多位于门的附近，如肺门淋巴结等。

2. 淋巴结的组织结构　包括被膜和实质。被膜和淋巴结门的结缔组织向淋巴结实质内伸入，形成许多小梁。淋巴结实质可分为周围的**皮质**和中央的**髓质**。皮质与髓质的结构相互通连，两者无明显分界(图 8-53)。

淋巴结的组织结构

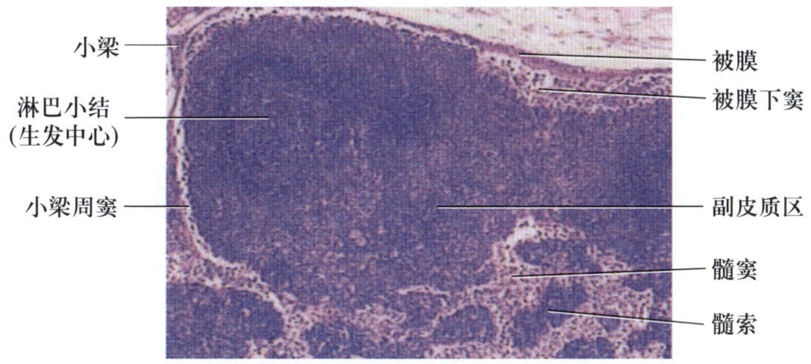

图 8-53　淋巴结的组织结构

（1）皮质

1）**浅层皮质**：位于皮质浅层，含淋巴小结和薄层弥散淋巴组织，主要含有B淋巴细胞。当受到抗原刺激时，此层增厚，淋巴小结增多、增大。

2）**副皮质区**：位于深层皮质，为大片的弥散淋巴组织，主要由T细胞组成，并有散在分布的网状细胞和交错突细胞。**交错突细胞**（interdigitating cell）是一种树突状细胞，具有较强的抗原提呈能力。

3）**皮质淋巴窦**：位于被膜下和小梁周围，分别称被膜下窦和小梁周窦。淋巴窦的管壁由单层扁平的内皮细胞等构成，窦内有巨噬细胞附于内皮细胞或游离于窦腔内（图8-54）。淋巴在窦内流动缓慢，有利于巨噬细胞清除病原微生物、异物等。

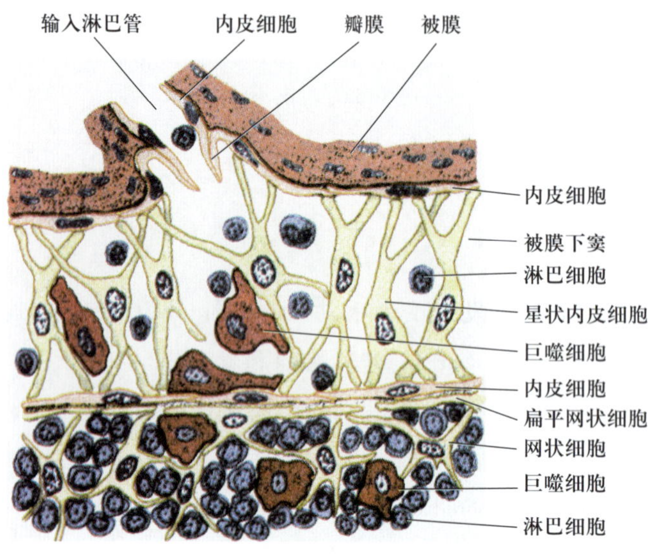

图8-54　被膜下窦

（2）髓质：位于淋巴结内部，由**髓索**和**髓窦**组成。髓索是条索状排列的淋巴组织，主要有B细胞。髓窦位于髓索之间，有较强的滤过功能（图8-55）。

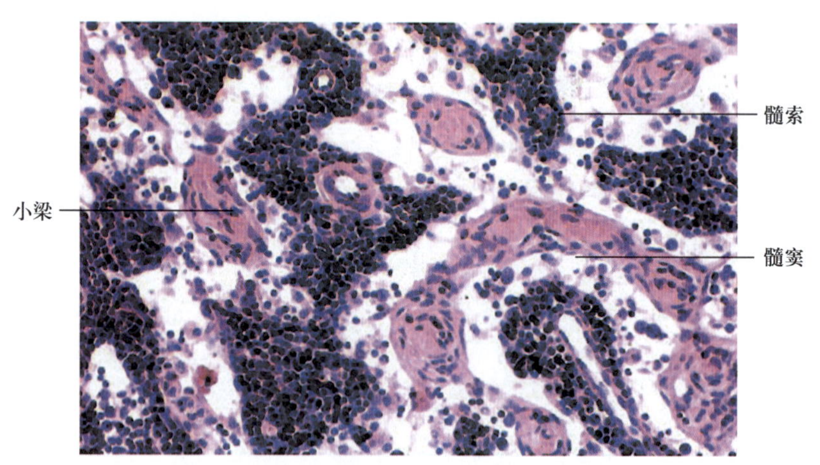

图8-55　淋巴结的髓质

（3）淋巴结内的淋巴通路：淋巴由输入淋巴管流入被膜下窦和小梁周窦，一部分渗入皮质的淋巴组织内，再流入髓窦；另一部分直接流入髓窦，最后经1~2条输出淋巴管流出。

3. 淋巴结的功能

（1）滤过淋巴：淋巴内的异物或细菌进入淋巴结后，由于淋巴窦内淋巴流速缓慢，窦内的巨噬细胞可将其吞噬而清除，从而起到滤过淋巴的作用。

（2）免疫应答：当受到抗原刺激后，产生体液免疫和细胞免疫。体液免疫应答时，淋巴小结增大。细胞免疫应答时，副皮质区明显扩大。

浅表淋巴结

4. 全身主要的淋巴结群　人体各器官或部位的淋巴管都汇至一定位置的淋巴结，称此为该器官或部位的局部淋巴结。当某器官或部位发生病变时，引起局部淋巴结肿大，并可沿淋巴管的流向扩散和转移。

（1）头部的淋巴结：多位于头颈交界处，由后向前依次是枕淋巴结、乳突淋巴结、腮腺淋巴结、下颌下淋巴结和颏下淋巴结（图 8-56）。它们主要收纳头面部浅层的淋巴，直接或间接注入颈外侧深淋巴结。

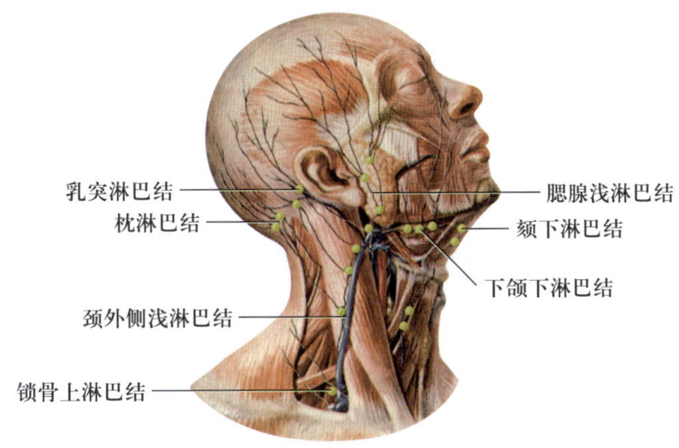

图 8-56　头颈部的淋巴结（浅层）

下颌下淋巴结收纳面部和口腔的淋巴。面部大部分淋巴管直接或间接注入下颌下淋巴结，所以面部有炎症或肿瘤时，常引起此淋巴结的肿大。

（2）颈部的淋巴结

1）**颈外侧浅淋巴结**：沿颈外静脉排列，收纳头部和颈浅部的淋巴管，其输出管注入颈外侧深淋巴结（图 8-57）。

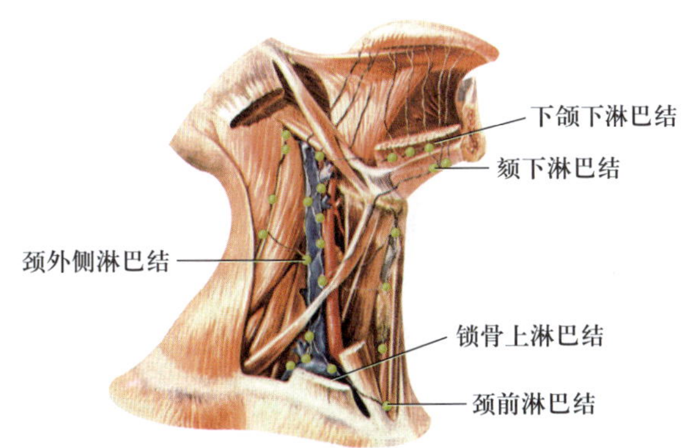

图 8-57　头颈部的淋巴结（深层）

2）**颈外侧深淋巴结**：沿颈内静脉排列，收纳头颈部和胸壁上部的淋巴管（图 8-57）。主要包括：① 咽后淋巴结，收纳鼻、鼻旁窦、鼻咽等处的淋巴。鼻咽癌患者，癌细胞首先转移至此淋巴结；② 锁骨上淋巴结，食管癌或胃癌患者，癌细胞可经胸导管、左颈干逆行转移至左锁骨上淋巴结，引起该淋巴结肿大。

（3）上肢的淋巴结：主要为**腋淋巴结**（图 8-58），收纳上肢、胸壁和乳房等处的浅、深淋巴管。腋淋巴结围绕在腋血管的周围，根据排列位置，可分为外侧淋巴结、胸肌淋巴结、肩胛下淋巴结、中央淋巴结、尖淋巴结 5 群。腋淋巴结位于腋腔内，数目较多，乳腺癌患者，癌细胞经淋巴管常注入胸肌淋巴结，该淋巴结输出管注入中央淋巴结和尖淋巴结。这是乳癌早期转移的主要途径。

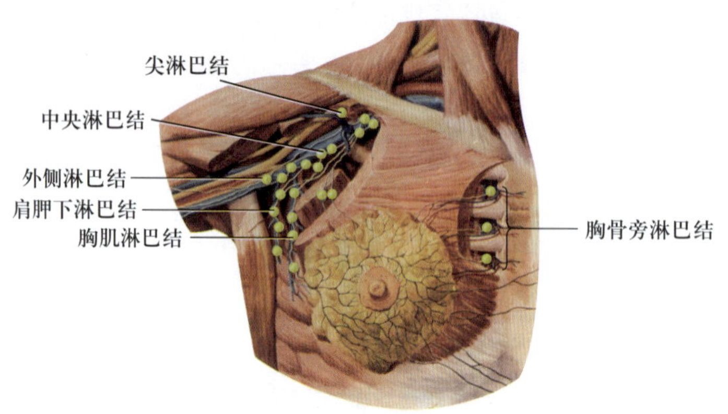

图 8-58　腋淋巴结

（4）胸部的淋巴结：主要有胸壁淋巴结和胸腔内淋巴结，胸壁大部分浅淋巴注入胸肌淋巴结，深淋巴管注入深淋巴结，胸腔内淋巴结主要有纵隔前、后淋巴结，纵隔后淋巴结包括食管淋巴结、支气管肺淋巴结、气管支气管淋巴结等，其中支气管肺淋巴结又称**肺门淋巴结**（图 8-59）。肺结核和肺癌经常转移至肺门淋巴结。

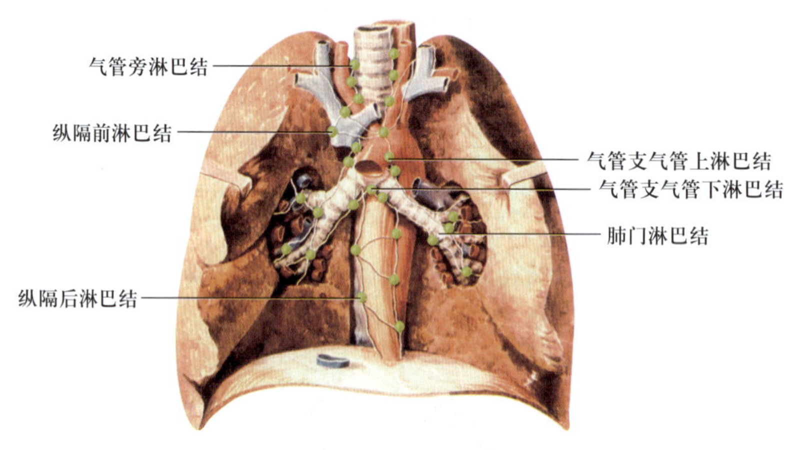

图 8-59　胸腔器官的淋巴结

（5）腹部的淋巴结：主要有腰淋巴结、腹腔淋巴结、肠系膜上淋巴结和肠系膜下淋巴结等。腹后壁的深淋巴管注入位于腹主动脉和下腔静脉周围的**腰淋巴结**，该淋巴结还收纳腹腔成对脏器的淋巴管及髂总淋巴结的输出管，其输出管形成左、右腰干，注入乳糜池。腹腔不成对脏器的淋巴管分别注入沿供应该脏器的腹腔干、肠系膜上动脉、肠系膜下动脉及其分支排列的淋巴结。淋巴结多与伴行排列的动脉同名，收受同名动脉分布范围的淋巴回流（图 8-60，图 8-61）。腹腔淋巴结和肠系膜上、下淋巴结的输出管合成肠干，注入乳糜池。

（6）盆部的淋巴结：有髂内淋巴结、髂外淋巴结和髂总淋巴结。其中髂内、外淋巴结收纳同名动脉分布区的淋巴管，其输出管注入髂总淋巴结；髂总淋巴结输出管注入腰淋巴结。

（7）下肢的淋巴结：主要有腹股沟浅淋巴结和腹股沟深淋巴结（图 8-62）。

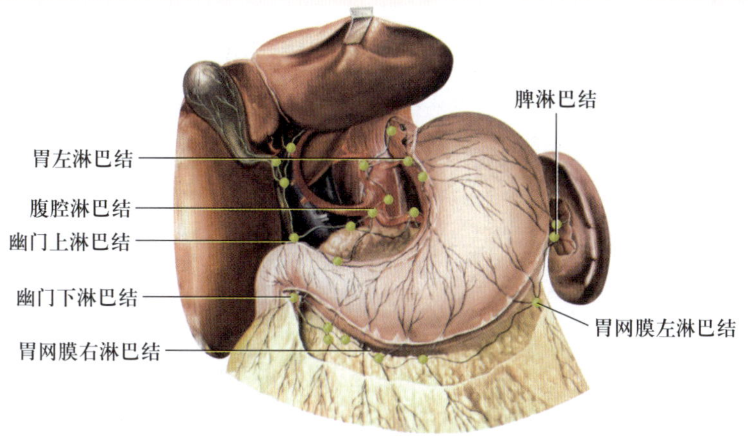

图 8-60　沿腹腔干及其分支排列的淋巴结

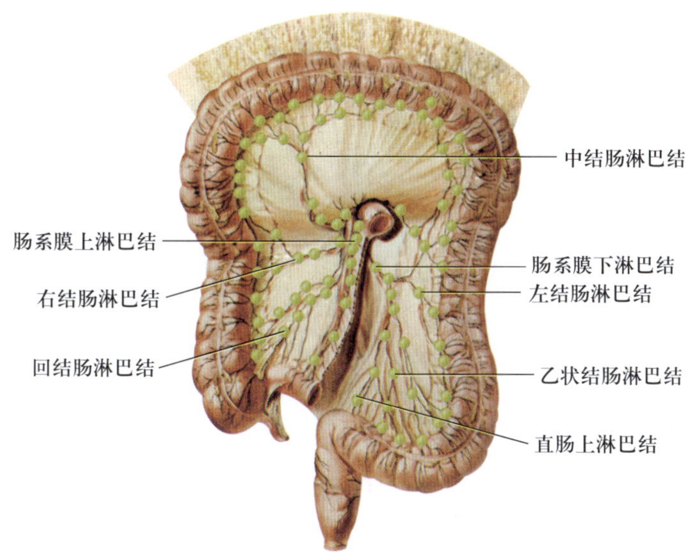

图 8-61　大肠的淋巴结

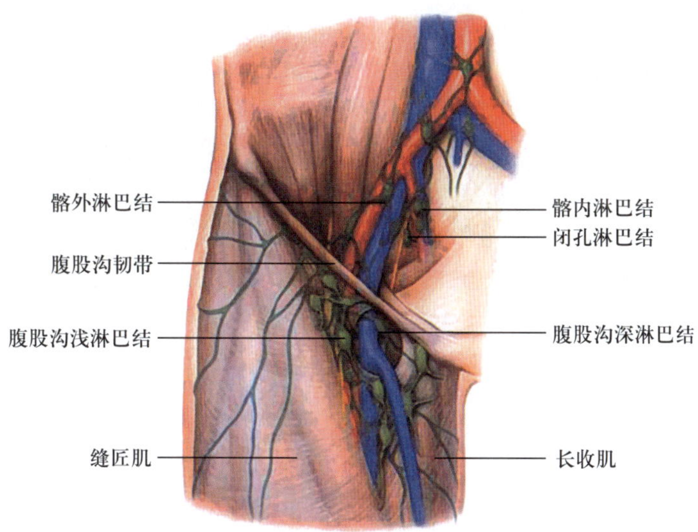

图 8-62　腹股沟的淋巴结

1）**腹股沟浅淋巴结**：收纳腹前壁下部、臀部、会阴部、外生殖器和下肢大部分的浅淋巴管，其输出管大部分注入腹股沟深淋巴结，少部分注入髂外淋巴结。

2）**腹股沟深淋巴结**：收纳腹股沟浅淋巴结的输出管及下肢的深淋巴管，其输出管注入髂外淋巴结。

腹股沟浅淋巴结在腹股沟韧带下方皮下易于摸到，当下肢感染时，常引起该淋巴结肿大。

知识拓展

癌细胞的淋巴转移

淋巴管道转移是恶性肿瘤最常见的转移途径之一。由于毛细淋巴管壁通透性大，恶性肿瘤细胞易进入毛细淋巴管，随淋巴到达淋巴结，造成淋巴结无痛性肿大，并可继续转移至其他淋巴结，最后经胸导管进入血液继发血液转移。

但值得注意的是，有的肿瘤可以逆行转移或发生跳跃式转移。在临床上最常见的肿瘤转移是左锁骨上淋巴结，其原发病灶多位于食管、胃肠道和肺。

癌细胞淋巴转移一般至少是中晚期，具体分期应结合其他情况由专科医生判断，对于此类患者应注意精神和心理的护理。

（二）脾

1. 脾的位置和形态　**脾**（spleen）是人体最大的周围淋巴器官，位于左季肋区，第 9～11 肋的深面，长轴与第 10 肋一致。正常情况下在左肋弓下不能触及脾。脾呈扁椭圆形，暗红色，质软而脆，当受到暴力作用时易破裂。

脾分为内、外侧两面，前、后两端和上、下两缘。内侧面又称脏面，与胃底、左肾、左肾上腺和胰尾相邻，脏面近中央处为脾门，是血管、神经等出入之处。外侧面又称膈面，与膈相贴（图 8-63）。上缘较锐，前部有 2～3 个切迹，称**脾切迹**（splenic notch），是触诊脾的重要标志。

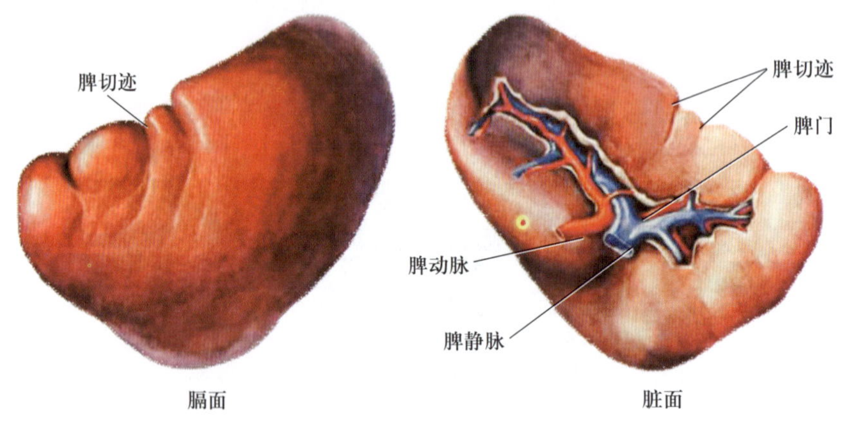

图 8-63　脾的形态位置

2. 脾的组织结构　脾表面有较厚的被膜，主要由致密结缔组织和平滑肌形成，表面有间皮被覆。被膜伸入脾内形成交错相连的小梁，通过其内的平滑肌及弹性纤维伸缩可调节脾的容积和血量。脾内主要由淋巴组织构成，分为**白髓**、**边缘区**和**红髓**。脾内无淋巴窦，而有大量血窦（图 8-64）。

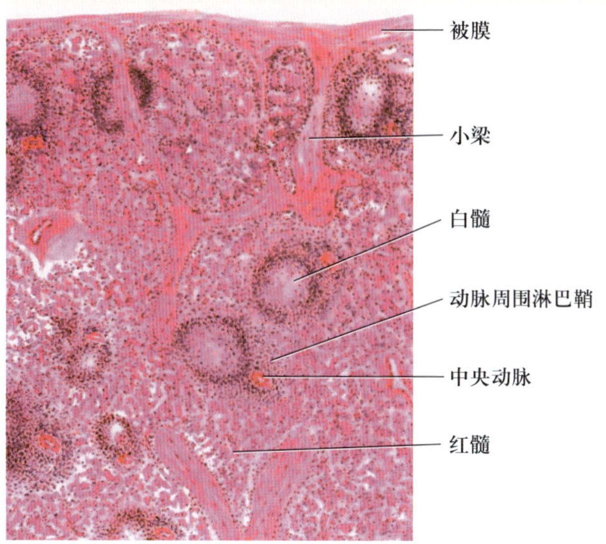

图 8-64　脾的组织结构

（1）白髓：由密集的淋巴细胞组成，沿中央动脉周围分布，在新鲜脾的切面上呈分散的灰白色小点。

1）**动脉周围淋巴鞘**：是环绕在中央动脉周围的弥散淋巴组织，主要由大量 T 细胞构成。其相当于淋巴结的副皮质区，是胸腺依赖区。

2）**淋巴小结**：又称**脾小体**，与淋巴结内的淋巴小结结构相同，主要由大量 B 细胞组成。当脾受到抗原刺激引起免疫应答时，脾小体增大增多，出现于动脉周围淋巴鞘的一侧，使得中央动脉常偏向一侧。

（2）边缘区：位于白髓与红髓的交界处，主要含有 T 细胞和 B 细胞，也有巨噬细胞和浆细胞。

（3）红髓：由**脾索**与**脾窦**构成。脾索呈索状，互相连接成网，脾索内有许多 B 淋巴细胞、网状细胞、巨噬细胞及红细胞等；脾窦又称脾血窦，位于脾索之间，是外形不规则的腔隙，附近有较多的巨噬细胞（图 8-65）。

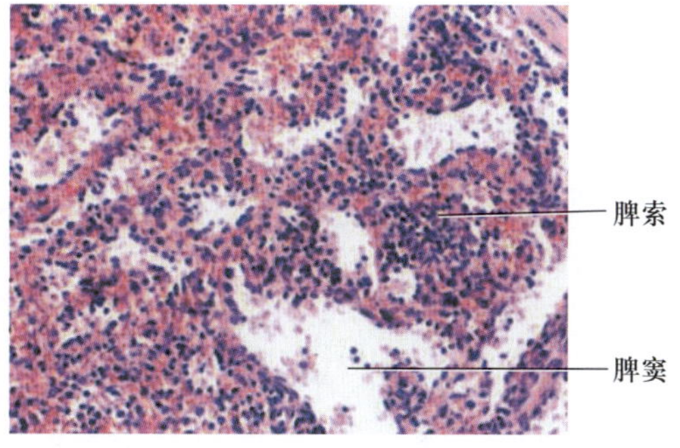

图 8-65　脾索和脾窦

3. 脾的功能

（1）滤血：脾是清除血液中抗原和衰老红细胞的主要场所。当血液流经脾时，衰老的红细胞由于变形能力下降，不能穿过脾窦的内皮细胞间隙，被巨噬细胞清除。当脾肿大或功能亢进时，会使红细胞破坏过多，导致贫血。脾切除后，血液中异形衰老红细胞会大量增多。

（2）免疫应答：脾内含有各类淋巴细胞及其他免疫细胞，是对血中抗原物质产生免疫应答的主要部位。

（3）贮血：人脾约可贮血 40 ml，主要贮存于脾窦内。当机体需要时，被膜和小梁内平滑肌收缩，可将所贮的血液排入血液循环。

（4）造血：胚胎早期的脾有造血功能，之后逐渐减弱消失。但是，当机体严重缺血或在特殊病理状态下，脾可恢复造血功能。

（三）胸腺

1. 胸腺的位置和形态　**胸腺**（thymus）属于中枢淋巴器官，位于胸骨柄的后方，大部位于上纵隔的前部（图 8-66），有时可向上突到颈根部。胸腺为灰红色锥体形，质柔软，分为不对称的左、右两叶，每叶多为扁条状。胸腺在新生儿和幼儿期生长快，至性成熟后体积最大。青春期以后，胸腺开始萎缩退化，老年期胸腺逐渐被脂肪组织所代替。

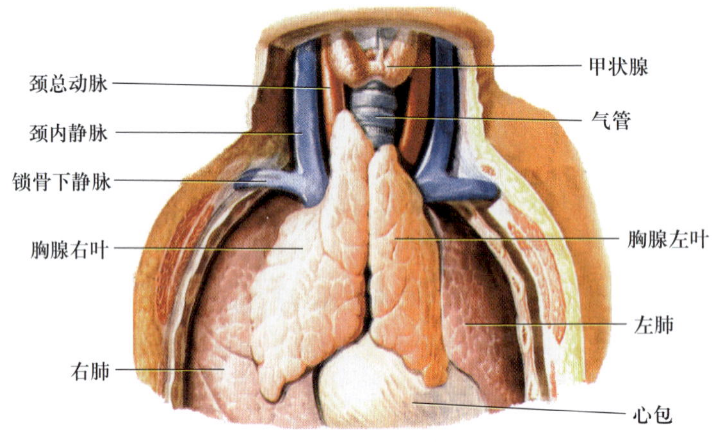

图 8-66　胸腺

2. 胸腺的组织结构　胸腺表面有结缔组织形成的被膜，被膜伸入胸腺实质内把胸腺分成许多小叶。每个小叶可分为位于表浅部分的皮质和深部的髓质，相邻小叶的髓质可以相互连接（图 8-67）。

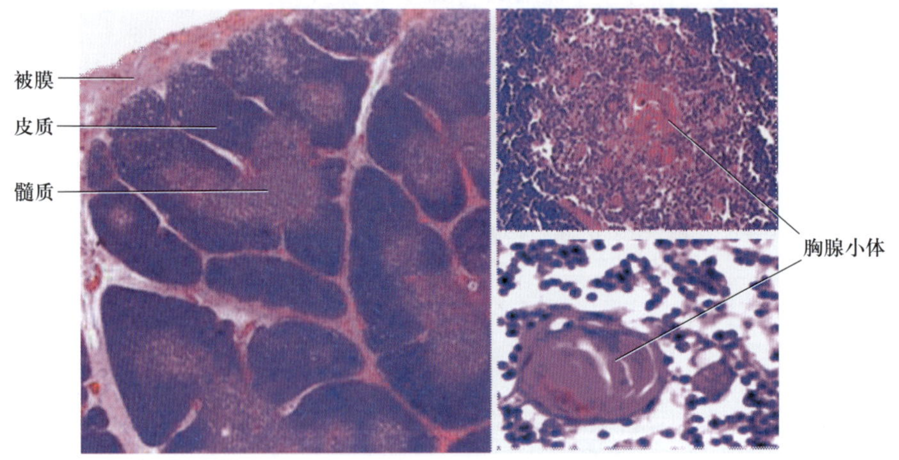

图 8-67　胸腺的组织结构

胸腺的实质主要由胸腺细胞和上皮性网状细胞所构成。在皮质内，胸腺细胞密集；在髓质内，胸腺细胞较少，此外，髓质内有上皮性网状细胞形成的同心圆小体，称**胸腺小体**。胸腺小体的功能尚不明确，但缺乏胸腺小体的胸腺不能培育出 T 细胞。

3. 胸腺的功能

（1）产生 T 细胞：从骨髓来的造血干细胞，在胸腺素的作用下，迅速地分裂和分化，产生大量 T 细胞。T 细胞随血循环离开胸腺输送到全身淋巴结和脾等淋巴器官内。

（2）分泌胸腺素：胸腺内上皮性网状细胞能分泌**胸腺素**，胸腺素能促进胸腺细胞增生和发育成熟，并提高细胞免疫能力。

（四）扁桃体

扁桃体（tonsil）位于消化道和呼吸道，包括腭扁桃体、咽扁桃体和舌扁桃体。它们与咽黏膜内分散的淋巴组织共同组成咽淋巴环，是机体的重要防线。

知识拓展

扁桃体炎与护理

扁桃体炎是临床常见的腭扁桃体感染性疾病，根据临床症状及病程长短分为急性和慢性扁桃体炎，当出现扁桃体炎反复急性发作、扁桃体过度肥大影响呼吸等指征时可考虑手术摘除扁桃体。急性扁桃体炎时可出现剧烈咽痛、高热、畏寒、头痛乏力等症状，尤其是急性化脓性扁桃体炎全身症状明显。护理人员应嘱患者减少说话、用餐前后漱口等以减轻疼痛症状，避免食用辛辣刺激食物。注意观察病人体温变化，局部红肿及疼痛程度，张口受限及呼吸道通畅情况，发现异常立即报告医师。对于扁桃体术后病人，由于扁桃体血液供应丰富，应注意观察创面的出血情况。

回顾思考

1. 名词解释

卵圆窝　三尖瓣复合体　颈动脉窦　静脉角　淋巴小结　乳糜池　胸导管

2. 全身可摸到哪些动脉的搏动？

3. 全身可用来穿刺的静脉有哪些？

4. 阑尾炎时口服药物，试述药物如何到达阑尾发挥作用？

5. 患者，女，52 岁，因持续性上腹胀痛 4 个月，加重 10 天入院。查体：慢性重病容，消瘦，左锁骨上扪及淋巴结，蚕豆大，中等硬度，无压痛；腹壁膨隆，轻压痛，明显腹水征。诊断：溃疡型胃癌伴转移。请问：为什么癌细胞能通过淋巴转移？胃癌的癌细胞通过哪些淋巴管道转移？转移到的淋巴结群是哪些？

在线测试

（穆志杰）

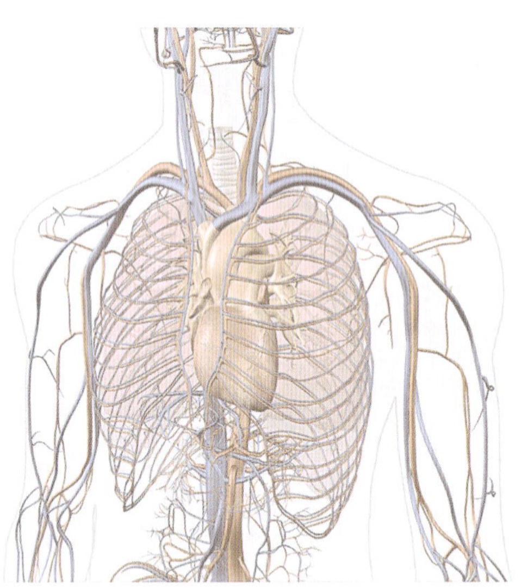

第九章　内分泌系统

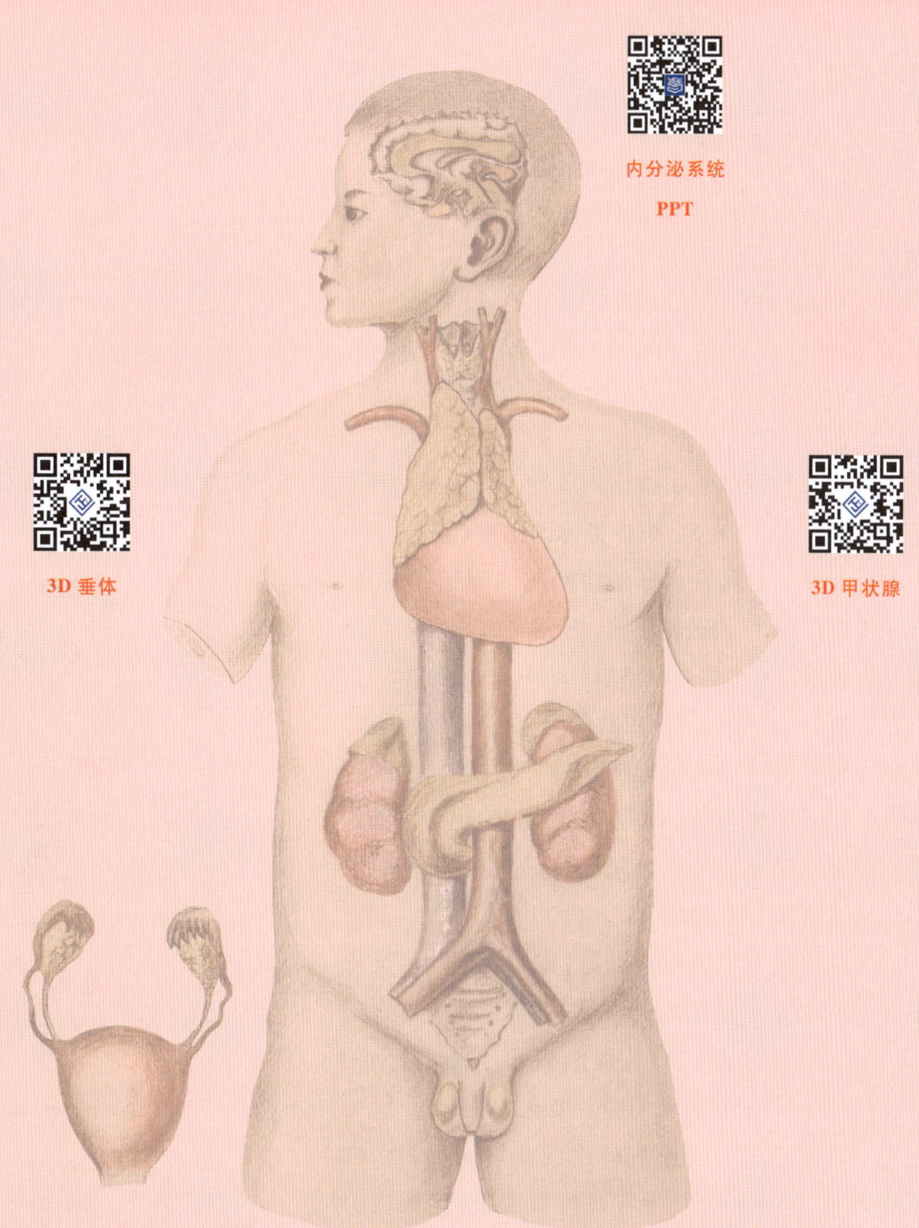

内分泌系统

PPT

3D 垂体

3D 甲状腺

案例导学

患者，女，36 岁。颈部肿胀伴性情急躁、失眠、消瘦 3 个月就诊。患者 3 个月来易怒，性情急躁，容易激动，爱哭，夜间失眠，怕热多汗，食欲亢进，体重减少，月经失调。体格检查:消瘦面容，T 36.9℃，P 105 次/min,两手颤动，眼球轻度外突;颈部两侧明显肿大，可触及肿大的甲状腺，随吞咽上下移动。腺体弥散性肿大，两侧对称，腺体表面光滑，无结节。测量基础代谢率中度增高，血清中 T3、T4 的含量明显升高。临床诊断:甲状腺功能亢进。

问题与思考:

1. 肿大的甲状腺为什么能随吞咽动作上下移动?
2. 肿大的甲状腺可能压迫周围哪些器官，引起哪些相应症状?

预习任务

通过在线课程学习，解答以下问题。

1. 说出内分泌系统的组成和功能。
2. 腺垂体分泌哪些激素?
3. 神经垂体释放哪些激素?
4. 说出甲状腺和甲状旁腺的位置、形态和分泌的激素。
5. 说出肾上腺的位置形态和分泌的激素。

内分泌系统(endocrine syetem)是人体重要的调节系统,调节机体的新陈代谢、生长发育、脏器功能、生殖等生命现象,维持机体的正常状态。

内分泌系统由具有内分泌功能的细胞组成,在体内有 3 种存在形式:内分泌器官、内分泌组织和内分泌细胞。内分泌器官又称**内分泌腺**(endocrine glands),是独立存在的器官,包括垂体、甲状腺、甲状旁腺、肾上腺、胸腺和松果体;内分泌组织是位于相关器官内的细胞团,包括胰岛、卵泡、黄体、睾丸间质细胞等;内分泌细胞则散在分布于消化、呼吸、泌尿、生殖等管道和心、肝、肺、肾、脑等器官内(图 9-1)。

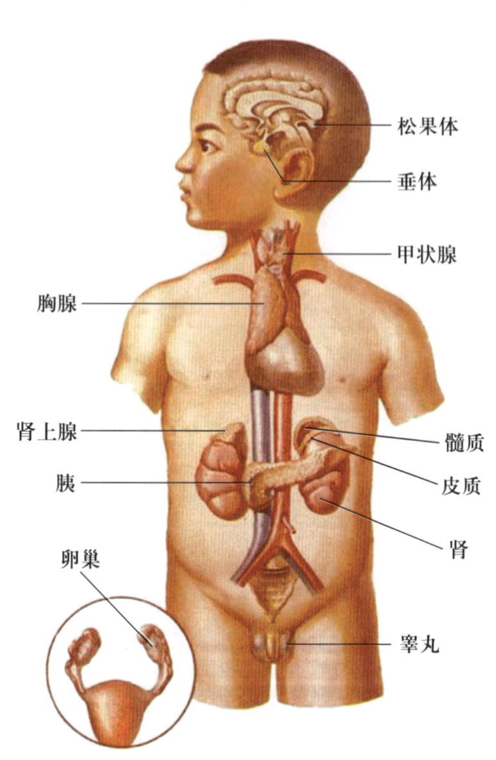

图 9-1　内分泌系统概况

内分泌腺的组织结构特点是:① 没有导管,又称无管腺;② 腺细胞排列成团块状、索状、网状或囊泡状;③ 腺组织含有丰富的毛细血管和毛细淋巴管;④ 结构和功能活动有显著的年龄变化。

内分泌腺或内分泌细胞分泌的高效能生物活性物质称**激素**(hormone)。激素通过血液、淋巴液或组织液选择性地作用于特定的细胞、组织或器官,调节它们的生理活动。对某种激素产生特定效应的细胞、组织和器官,称为该激素的**靶细胞**、**靶组织**和**靶器官**。

第一节　垂体

一、垂体的位置和形态

垂体(hypophysis)是人体最重要的内分泌腺,位于颅中窝蝶骨体的垂体窝内,借垂体柄连于下丘脑。垂体呈椭圆形,灰红色,重 0.6~0.7 g,直径 0.8~1 cm。

垂体分为腺垂体和神经垂体两部分,**腺垂体**是垂体的主要部分,约占垂体体积的 75%,分为远侧部、结节部和中间部。**神经垂体**分为神经部和漏斗部,漏斗部由正中隆起和漏斗柄组成。远侧部又称垂体前叶,中间部和神经部合称垂体后叶(图 9-2)。

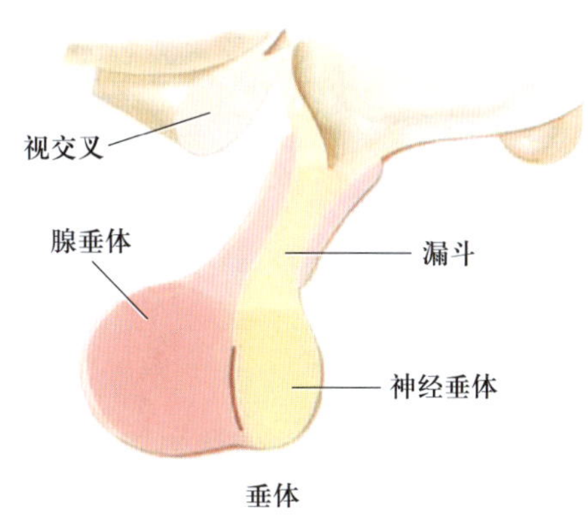

图 9-2　垂体的分部

二、垂体的组织结构

(一) 腺垂体

1. 远侧部　远侧部的腺细胞排列成团状或索状,少数围成小滤泡,细胞间有少量结缔组织和丰富的窦状毛细血管。远侧部的腺细胞有嗜酸性细胞、嗜碱性细胞和嫌色细胞 3 种,各种腺细胞均有含氮激素细胞的结构特点(图 9-3)。

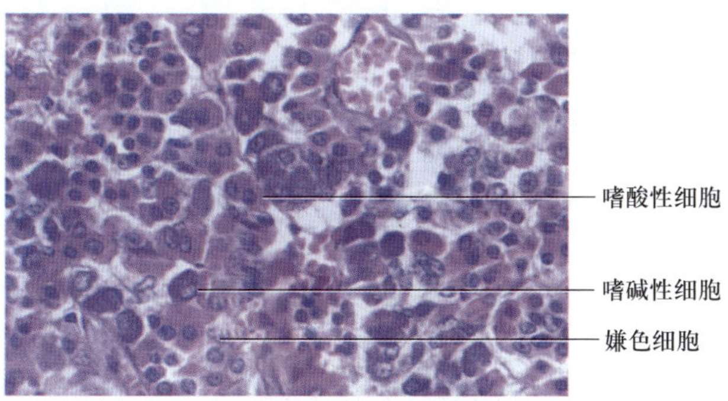

图 9-3　垂体远侧部

(1) 嗜酸性细胞:数量较多,胞体大,呈圆形或椭圆形,胞质内充满粗大的嗜酸性颗粒。根据所分泌激素的不同分为 2 种:① 生长激素细胞,数量较多,分泌**生长激素**(growth hormone,GH),

能促进机体的生长和代谢，尤其是刺激骺软骨细胞增殖，促进骨骼增长。如分泌过盛，在幼年引起**巨人症**，在成人发生**肢端肥大症**；如儿童时期分泌不足，则引起**侏儒症**。② 催乳素细胞，分泌**催乳素**(prolactin，PRL)，能促进乳腺发育和乳汁分泌。

(2) 嗜碱性细胞：数量较少，胞质内含有嗜碱性颗粒。根据所分泌激素的不同将嗜碱性细胞分为3种：① 促甲状腺激素细胞，分泌**促甲状腺激素**(thyroid stimulating hormone，TSH)，能促进甲状腺增生及甲状腺激素的合成和释放。② 促肾上腺皮质激素细胞，分泌**促肾上腺皮质激素**(adrenocorticotropic hormone，ACTH)，能促进肾上腺皮质束状带细胞分泌糖皮质激素。③ 促性腺激素细胞，分泌**卵泡刺激素**(follicle stimulating hormone，FSH)和**黄体生成素**(luteinizing hormone，LH)。卵泡刺激素在女性促进卵泡发育和卵细胞分泌雌激素；在男性则刺激生精小管支持细胞合成雄激素结合蛋白，促进精子发生。黄体生成素在女性可促进卵巢排卵和黄体形成，在男性刺激睾丸间质细胞分泌雄激素。

(3) 嫌色细胞：数量最多，细胞体积小，胞质少，着色浅，细胞轮廓不清。电镜下有些嫌色细胞含有少量分泌颗粒，因此嫌色细胞可能是脱颗粒的嗜色细胞，或嗜色细胞形成的初期阶段。

2. 结节部　包绕着神经垂体的漏斗柄，有丰富的纵行毛细血管，细胞排列成条索状或圆球状，该部细胞功能不清。

3. 中间部　为位于远侧部与神经部之间的狭窄部分，细胞围成大小不等的滤泡，滤泡腔内含有胶质，滤泡周围有一些散在的嫌色细胞和嗜碱性细胞。

(二) 神经垂体

神经垂体属神经组织，主要由**无髓神经纤维**和**垂体细胞**组成，含有丰富的窦状毛细血管(图9-4)。下丘脑的视上核和室旁核内有大型的神经内分泌细胞，其轴突经漏斗终止于神经垂体，是神经部无髓神经纤维的来源。神经内分泌细胞还含有许多分泌颗粒，分泌颗粒沿轴突被运送到神经部，在途中常聚集成团，使轴突呈串珠状膨大，在光镜下为大小不等的弱嗜酸性团块，称**赫林体**。垂体细胞是一种神经胶质细胞，对神经纤维起支持、保护和营养作用。

神经垂体不含腺细胞，无内分泌功能。神经垂体的作用是贮存和释放下丘脑视上核、室旁核合成的激素抗利尿激素(antidiuretic hormone，ADH)和催产素(oxytocin)。

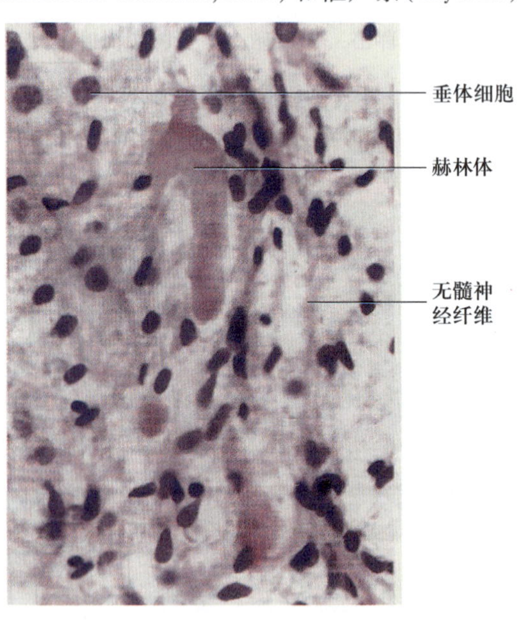

图9-4　神经垂体

三、下丘脑-垂体-靶器官的关系

垂体在神经系统和内分泌系统的相互作用中居枢纽地位。垂体的分泌活动受下丘脑的控制，同时又调控体内其他内分泌腺和内分泌组织的分泌活动，下丘脑、垂体和靶器官间的关系如下。

（一）下丘脑与神经垂体的关系

下丘脑与神经垂体之间的联系是通过**下丘脑垂体束**实现的，此束来自下丘脑神经内分泌细胞的轴突，构成神经垂体的主要成分。神经垂体无分泌功能，是贮存和释放下丘脑激素的部位。赫林体是下丘脑激素的临时贮存形式，在需要的时候释放入血。经神经垂体贮存和释放的激素如下。

1. 抗利尿激素　主要促进肾远曲小管和集合管重吸收水，使尿量减少。若超过生理剂量可收缩小动脉和毛细血管，故又称**血管升压素**。

2. 催产素　可促进乳汁分泌，引起子宫平滑肌收缩，加速分娩过程，减少产后出血。

（二）下丘脑、腺垂体与其他内分泌腺的关系

下丘脑与腺垂体的联系是通过垂体门脉系统实现的。供应腺垂体的垂体上动脉在漏斗处形成**第 1 次毛细血管网**，继而进入结节部汇集成数条**垂体门微静脉**，再下行至远侧部形成**第 2 次毛细血管网**，垂体门微静脉及两端的毛细血管网共同构成**垂体门脉系统**（图 9-5）。

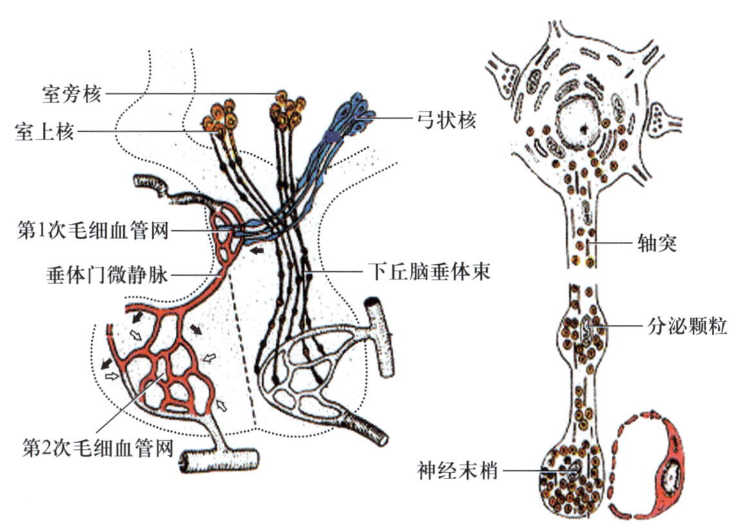

图 9-5　垂体与下丘脑关系

下丘脑的弓状核合成分泌多种激素，这些激素沿轴突运输到漏斗处，经垂体门脉系统进入腺垂体，调节各种腺细胞的分泌活动。其中对腺细胞分泌起促进作用者，称释放激素，反之称释放抑制激素。下丘脑分泌的释放激素和释放抑制激素调节腺垂体内细胞的分泌活动，腺垂体分泌的激素则调节相应靶器官的分泌和功能活动；另一方面，靶器官的分泌活动又可影响腺垂体和下丘脑的分泌，从而维持靶激素在血中的正常浓度。下丘脑、腺垂体和靶器官形成了一个功能整

体，**即下丘脑-腺垂体-靶器官功能轴**，机体通过这种调节维持内环境的相对稳定和机体正常的生理功能（图 9-6）。

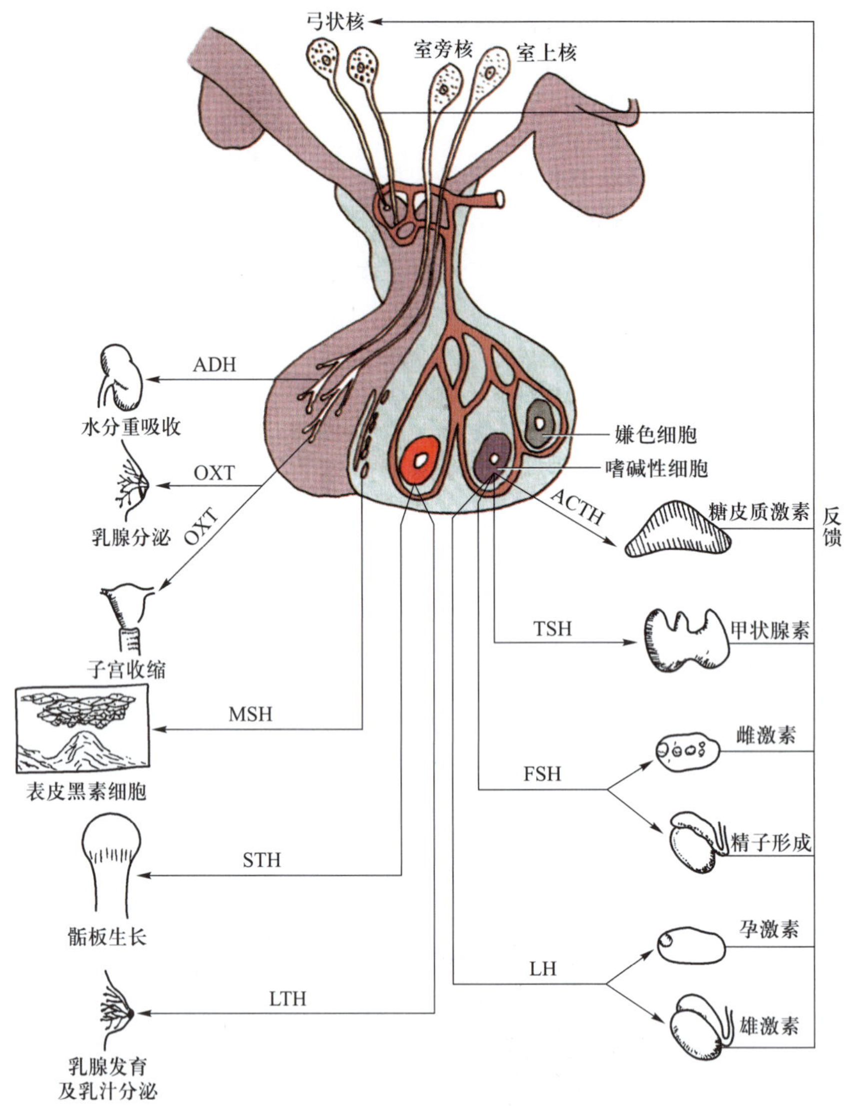

图 9-6 下丘脑-腺垂体-靶器官关系

知识拓展

希恩综合征

女性在妊娠期时脑垂体增生肥大，血供丰富。在围生期若是发生前置胎盘、胎盘早剥或子宫收缩无力等引起产后大出血、休克、血栓形成，可导致垂体大部分缺血坏死，甚至发纤维化，随之垂体激素分泌减少或缺乏，引起一系列临床综合征，称希恩综合征（Sheehan syndrome）。

这告诉我们在学习人体结构和功能的时候要用联系的观点，人体各个部分之间在功能上相互联系、相互影响；在往后的工作中，要加强责任心，不能忽视病人身体任何细小的异常和改变，否则都会对病人健康造成严重的影响。

第二节 甲状腺

一、甲状腺的位置和形态

（一）甲状腺的形态

甲状腺(thyroid gland)呈 H 形，分左、右侧叶和中间的**甲状腺峡**。侧叶呈锥体形，贴附在喉和气管上段的前外侧面，峡的上缘可有一向上延伸的**锥状叶**。少数人甲状腺峡缺如，约有 1/3 人无锥状叶(图 9-7)。

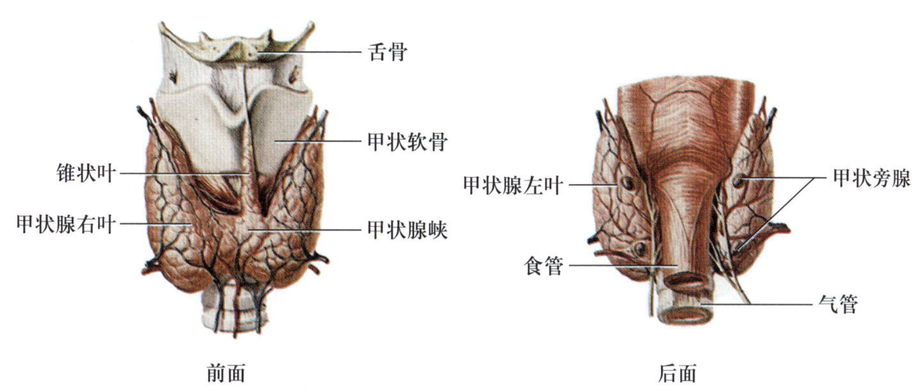

图 9-7　甲状腺及甲状旁腺

甲状腺质软，血液供应丰富，呈棕红色。成人甲状腺平均重约 25 g，老年人的甲状腺逐渐萎缩减轻。

（二）甲状腺的位置

甲状腺位于颈前部，侧叶上端达甲状软骨中部，下端达第 6 气管软骨高度，后方平对第 5~7 颈椎；甲状腺峡位于第 2~4 气管软骨的前方。

知识拓展

如何判断颈部肿块是否与甲状腺有关

甲状腺与甲状软骨、环状软骨之间借韧带相连，当吞咽或发音时，甲状腺可随喉上下移动。据此特点可判定颈部的肿块是否与甲状腺有关。当甲状腺过度肿大时，可压迫喉和气管引起呼吸和吞咽困难。

二、甲状腺的组织结构

甲状腺表面有一薄层结缔组织被膜，被膜深入腺实质将甲状腺分成许多小叶。每个小叶内有 20~40 个甲状腺滤泡，滤泡间有少量结缔组织、丰富的毛细血管及滤泡旁细胞（图 9-8）。

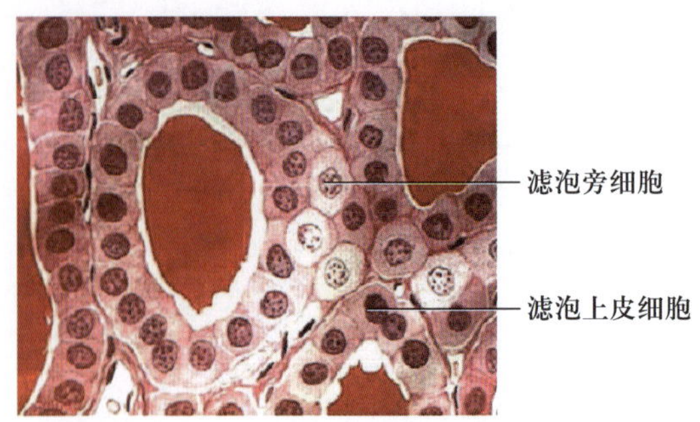

图 9-8　甲状腺的组织结构

（一）滤泡

滤泡（follicle）是由单层的滤泡上皮细胞围成的囊泡状结构，大小不等，呈圆形、椭圆形或不规则形。滤泡腔内充满透明的胶质，是滤泡上皮细胞的分泌物，即碘化的甲状腺球蛋白，在 HE 染色切片上呈均质状，嗜酸性。

（二）滤泡上皮细胞

滤泡上皮细胞是组成滤泡壁的主要细胞，通常为立方形，功能活跃时，细胞增高呈柱状，功能不活跃时，细胞变低甚至呈扁平状。细胞界限清楚，核圆，位于中央。电镜下，滤泡上皮细胞胞质内有发达的粗面内质网和高尔基复合体，线粒体和溶酶体较多。

滤泡上皮细胞合成和分泌**甲状腺激素**，能促进机体的新陈代谢，提高神经系统的兴奋性，促进机体的生长发育，尤其对婴幼儿骨骼的生长和中枢神经系统的发育影响较大。小儿甲状腺机能低下，不仅身材矮小，而且脑发育障碍，导致**呆小症**。甲状腺功能亢进时，甲状腺激素分泌增多，可出现甲状腺功能亢进，简称**甲亢**。

（三）滤泡旁细胞

滤泡旁细胞又称 C 细胞，位于滤泡之间，少量镶嵌在滤泡上皮细胞之间。细胞体积较滤泡上皮细胞大，在 HE 染色切片上，胞质稍淡。用镀银法可见基底部胞质内有嗜银颗粒，颗粒内含有降钙素。

滤泡旁细胞分泌**降钙素**，通过促进成骨细胞的活性、抑制破骨细胞的活性、抑制胃肠道和肾小管对 Ca^{2+} 的吸收从而使血钙降低。

第三节　甲状旁腺

一、甲状旁腺的位置与形态

甲状旁腺（parathyroid gland）是两对扁椭圆形小体，上下各一对，棕黄色，形状及大小如黄豆。甲状旁腺位于甲状腺侧叶背面的纤维囊和甲状腺鞘之间，少数人的甲状旁腺埋在甲状腺内。

二、甲状旁腺的组织结构

甲状旁腺表面包有薄层结缔组织被膜，深入腺实质内。腺细胞呈团索状排列，间质内有丰富的有孔毛细血管，腺细胞有主细胞和嗜酸性细胞两种（图 9-9）。

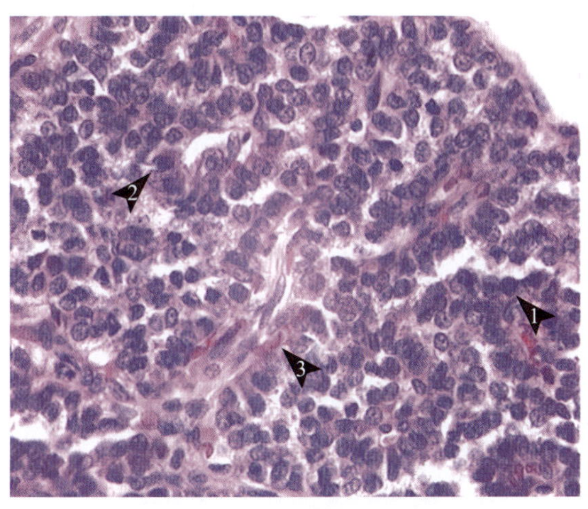

图 9-9　甲状旁腺的组织结构

1. 主细胞；2. 嗜酸性细胞；3. 毛细血管

主细胞是腺实质的主要细胞成分，呈多边形或圆形，核圆，居中。主细胞分泌**甲状旁腺素**，可以使血钙升高，参与调节钙和磷代谢。

嗜酸性细胞单个或成群分布，体积稍大，其功能不明。

第四节　肾上腺

一、肾上腺的位置和形态

肾上腺（adrenal gland）位于腹膜后，肾的内上方，与肾共同被包裹在肾筋膜内。肾上腺左右各一，左肾上腺呈半月形，右肾上腺呈三角形（图 9-10）。

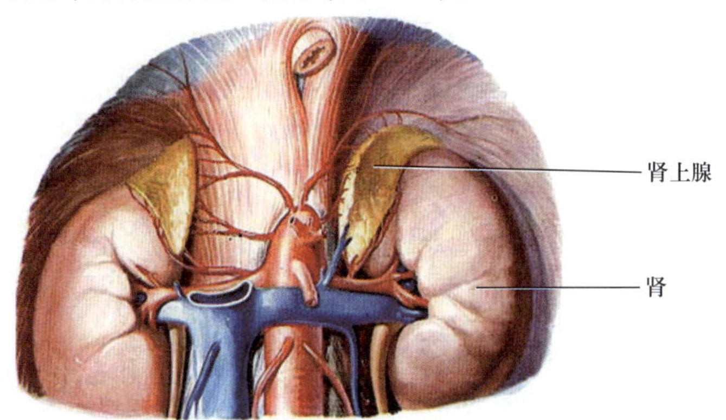

图 9-10　肾上腺

肾上腺

二、肾上腺的组织结构

肾上腺表面为结缔组织被膜，被膜伴随血管和神经进入肾上腺实质。实质由周围的皮质和中央的髓质构成，两者在发生、结构与功能上均不相同，实际上是两种内分泌腺（图 9-11）。

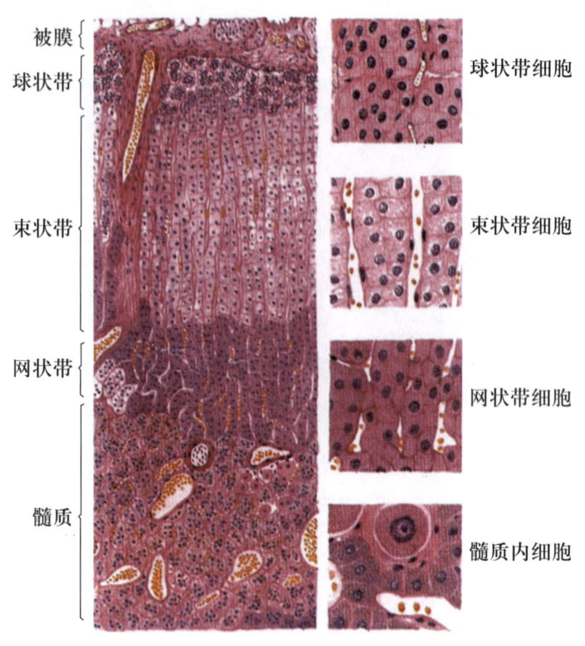

图 9-11　肾上腺结构示意图

（一）肾上腺皮质

皮质位于肾上腺表层，占肾上腺体积的 80%～90%，根据细胞的形状和排列形式，从外向内可分为球状带、束状带和网状带 3 部分。

1. 球状带　紧靠被膜，约占皮质厚度的 15%，细胞排列成球形或椭圆形。球状带细胞分泌**盐皮质激素**，主要成分为醛固酮，能促进肾远曲小管和集合管重吸收 Na^+ 及排出 K^+，维持体内电解质和体液的动态平衡。

2. 束状带　位于球状带深面，约占皮质厚度的 78%，细胞排列成束。束状带细胞分泌**糖皮质激素**（主要代表是皮质醇），对糖、脂肪和蛋白质的代谢都有调节作用。肾上腺皮质功能亢进，皮质醇分泌过多，引起皮质醇增多症。

3. 网状带　位于皮质的最深面，紧靠髓质，约占皮质厚度的 7%。细胞排列成条索状并交织成网，网状带细胞分泌雄激素和雌激素，但分泌量较少，在生理情况下意义不大。

（二）肾上腺髓质

髓质位于肾上腺的中部，主要由髓质细胞组成。髓质细胞体积较大，圆形或多边形，核大，核仁明显。经铬盐固定的标本，细胞内可见棕黄色颗粒，即嗜铬颗粒，故髓质细胞又称**嗜铬细胞**。在髓质内还有少量的交感神经节细胞。

嗜铬细胞分成两种，肾上腺素细胞和去甲肾上腺素细胞。肾上腺素细胞数量较多，分泌肾上腺素，使心肌收缩力增强，心率加快，皮肤血管收缩，肌肉血管扩张。去甲肾上腺素细胞数量较少，分泌去甲肾上腺素，对血管的收缩作用较强，可使血压升高。

回顾思考

1. 名词解释

激素　垂体门脉系统　赫令体

2. 肾上腺皮质分为几个带？分别分泌哪些激素？

3. 患者，女，35 岁，颈部无痛性肿物 1 年、加重 2 个月入院。有消瘦，易激动，时有心慌。体检：颈部一鸡卵大小肿物，随吞咽上下移动，听诊能闻及血管杂音。辅助检查：血清 T3、T4 增高 。诊断：甲状腺功能亢进。如何判断颈部肿块是否与甲状腺有关？甲状腺激素由什么细胞分泌？作用是什么？

在线测试

（许险艳）

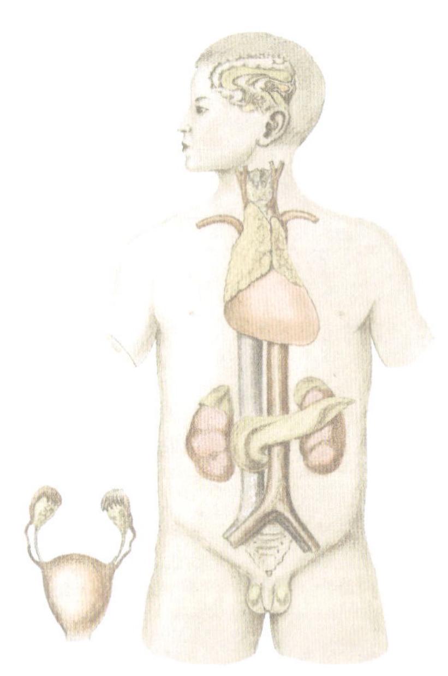

第十章　神经系统

神经系统——
概述与中枢
神经系统 PPT

神经系统——
周围神经系统
与传导路 PPT

脑

骶丛的
构成与分支

第一节 概述

预习任务

通过在线课程学习，解答以下问题。

1. 说出神经系统的组成和功能。
2. 反射弧有哪几个环节组成?
3. 神经系统的常用术语有哪些？ 请解释其概念。

神经系统(nervous system)由脑和脊髓及附于脑和脊髓的周围神经组成,是机体内起主导作用的调节系统。通过调控人体各器官、系统的活动,使之成为一个有机的整体,以适应体内、外环境的不断变化,维持机体内环境的稳定与平衡及自身和种系的生存和发展,保证生命活动的正常进行。

人类神经系统的结构和功能非常复杂,是在进化过程中逐渐形成的。由于生产劳动、语言交流和社会生活的产生和发展,人的神经系统尤其是大脑皮质得到高度发展。人类大脑皮质不仅是各种感觉和运动的最高中枢,也是思维、意识活动的物质基础,使人类既能适应外界环境的变化,更能主动地认识和改造客观世界。

一、神经系统的组成

神经系统在结构和功能上是不可分割的整体,按其所在的位置可分为**中枢神经系统**(central nervous system,CNS)和**周围神经系统**(peripheral nervous system,PNS)。中枢神经系统包括脑和脊髓,分别位于颅腔和椎管内;周围神经系统是指脑和脊髓以外的神经成分(图 10-1)。

人体神经系统概述

周围神经系统按其连接部位不同可分为:① **脑神经**,12 对,与脑相连。② **脊神经**,31 对,与脊髓相连。

周围神经系统按其分布范围,可分为两部分:① **躯体神经**,分布于体表、骨、关节和骨骼肌。② **内脏神经**,主要分布于内脏、心血管和腺体。躯体神经和内脏神经均含有运动和感觉两种神经纤维,内脏运动神经又可分为**交感神经**和**副交感神经**。

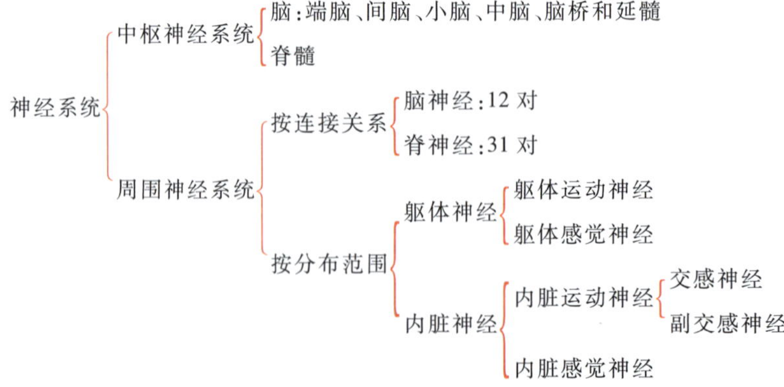

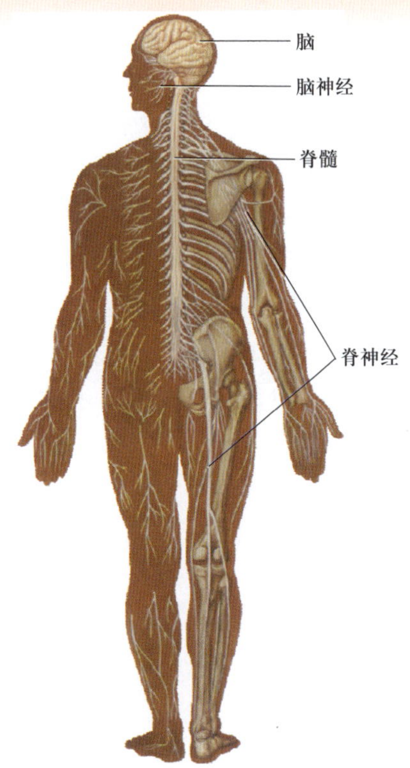

图 10-1　神经系统的组成

二、神经系统的活动方式

神经系统活动的基本方式是反射。神经系统在调节机体的活动中,对内、外环境刺激所做出的反应,称**反射**。反射活动的结构基础是**反射弧**。反射弧包括感受器、传入神经、中枢、传出神经和效应器 5 个部分(图 10-2)。反射弧任何一部分受损,就会出现反射障碍。所以临床上常用检查反射的方法来诊断神经系统的疾病。

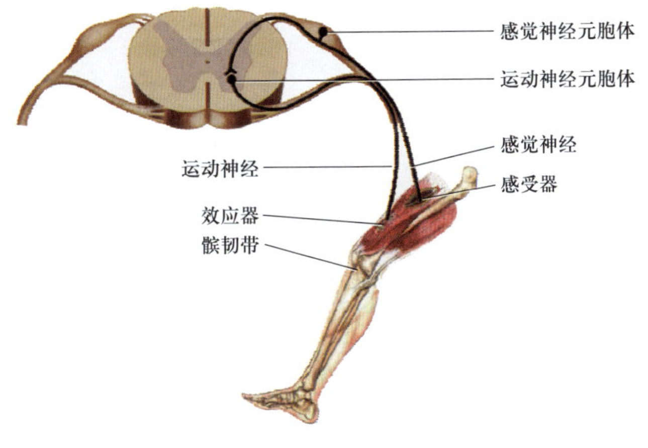

图 10-2　反射弧

三、神经系统的常用术语

神经系统的结构较复杂,为便于叙述,根据神经元胞体和突起的聚集方式及所在部位的不同，用不同的术语表示。

1. 灰质和皮质　在中枢神经系统内，神经元的胞体和树突聚集的部位，在新鲜标本中颜色较灰暗，称**灰质**（gray matter）。位于端脑、小脑表面的灰质称**皮质**。

2. 白质和髓质　在中枢神经系统内，神经纤维聚集的部位，因神经纤维外包髓鞘，色泽白亮，称**白质**（white matter）。位于端脑、小脑深部的白质称**髓质**。

3. 神经核与神经节　形态和功能相似的神经元胞体聚集成团或柱，在中枢神经系统内称**神经核**（nucleus）；在周围神经系统内则称**神经节**（ganglion）。

4. 神经和纤维束　在中枢神经系统内，起止、行程和功能相同的神经纤维聚集成束，称**纤维束**（fasciculus），又称**传导束**；在周围神经系中，神经纤维聚集成粗细不等的神经纤维束，称**神经**（nerve）。

5. 网状结构　在中枢神经系统内，神经纤维交织成网，神经元胞体散在其中，这种结构称**网状结构**（reticular formation）。

（张敏平）

第二节　中枢神经系统

案例导学

患者，男，50 岁，因“右侧肢体无力伴言语不清 1 天”就诊。患者 1 天前活动后出现右侧肢体无力，行走困难，伴言语不清，头痛，无恶心、呕吐。既往有高血压病史 5 年，未规律服药。查体：T 36.5℃，P 86 次/min，R 18 次/min，BP 190/115 mmHg。心肺检查未见异常。右侧肢体肌力 3 级，左侧肢体肌力 5 级，不完全运动性失语。脑膜刺激征阴性。头颅 CT：左侧基底节区有约 2 cm × 3 cm密度增高影。初步诊断：① 脑出血；② 原发性高血压。

问题与思考：

1. 左侧脑出血为什么出现右侧肢体肌力下降？大脑最高级运动中枢位于何处，其支配特点有哪些？
2. 该患者脑出血累及脑的哪个供血系统？
3. 请问语言中枢有哪几个？各位于何处？

预习任务

通过在线课程学习，解答以下问题。

1. 说出脊髓的位置和形态特点。
2. 腰椎穿刺术常在何处进行？
3. 说出脑的位置和分部。
4. 大脑半球分哪几个叶？
5. 说出大脑皮质的主要机能定位区。
6. 说出硬膜外隙和蛛网膜下隙的概念。

一、脊髓

（一）脊髓的位置

脊髓（spinal cord）位于椎管内，上端在枕骨大孔处与延髓相续，下端在成人约平第 1 腰椎体下缘，新生儿可达第 3 腰椎水平。

（二）脊髓的外形

脊髓呈前后略扁的圆柱形，全长 42～45 cm，粗细不等，有两处膨大，上方的称**颈膨大**，连有到上肢的神经；下方的称**腰骶膨大**，连有到下肢的神经。两个膨大内含有较多的神经元胞体和神经纤维。脊髓的末端变细，呈圆锥状，称**脊髓圆锥**。圆锥向下延伸为无神经组织的细丝，附于尾骨的背面，称**终丝**（图 10-3，图 10-4）。

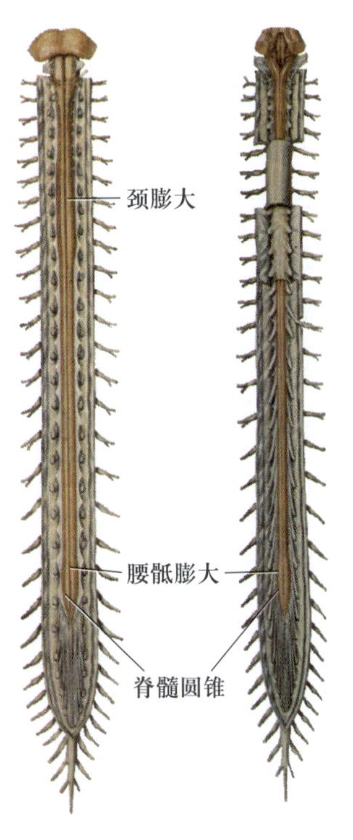

图 10-3　脊髓的外形

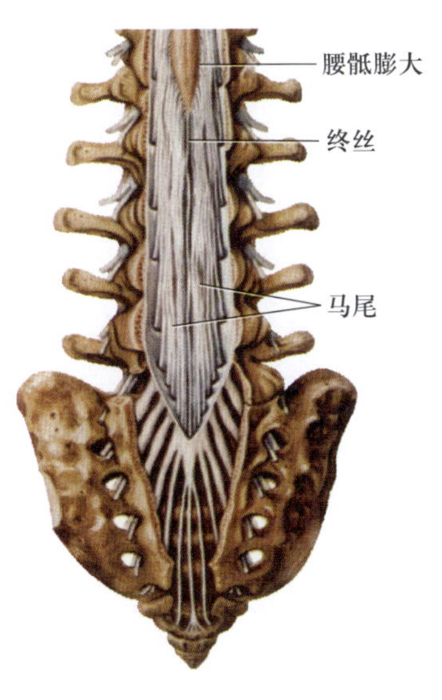

图 10-4　脊髓圆锥与马尾

脊髓表面有 6 条平行的沟，纵贯脊髓全长，位于前面正中的称**前正中裂**，较深。位于后面正中的称**后正中沟**，较浅。在前正中裂和后正中沟的两侧各有两条平行的沟，分别称**前外侧沟**和**后外侧沟**，沟内分别有 31 对脊神经的前、后根附着。**前根**由运动纤维组成，**后根**由感觉纤维构成，后根在近椎间孔处的膨大称**脊神经节**。每对脊神经的前根和后根在椎间孔处合并成一条脊神经（图 10-5），从相应的椎间孔穿出。

（三）脊髓节段及与椎骨的对应关系

脊髓的两侧连有 31 对脊神经，每对脊神经所连的一段脊髓，称 1 个**脊髓节段**。因此，脊髓也可分为 31 节，即 8 个**颈节**（C），12 个**胸节**（T），5 个**腰节**（L），5 个**骶节**（S）和 1 个**尾节**（Co）。

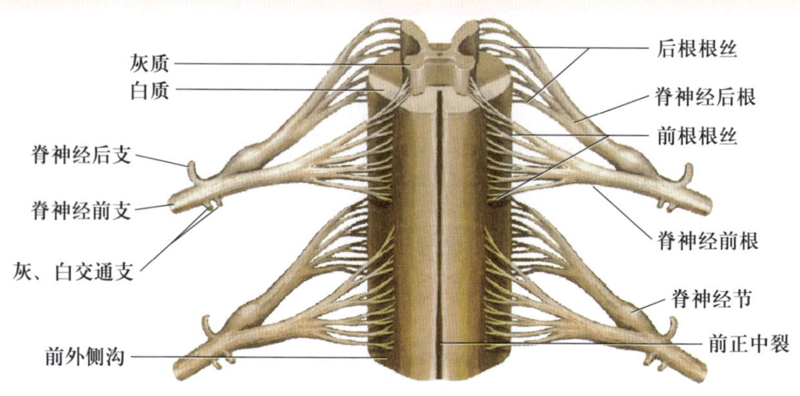

图 10-5　脊髓结构

胚胎早期，脊髓与脊柱的长度相等，所有的脊神经根均呈水平方向，进入相应的椎间孔。在胚胎3个月后，脊髓增长的速度逐渐比脊柱增长的速度缓慢。由于脊髓上端连于脑而固定，因此脊髓上段与脊柱的位置关系变化较小，而脊髓的中、下部各节渐高于相应的椎骨，脊神经根随椎间孔被向下拉。至成年，脊髓终于第1腰椎的下缘水平，腰、骶和尾神经根在椎管内斜向下行，围绕终丝形成**马尾**。因此，临床腰椎穿刺常在第3、4腰椎或第4、5腰椎之间进行，不致损伤脊髓。

由于脊髓长度比脊柱短，所以成人脊髓节段与相应序数的椎骨不能完全对应（图10-6）。两者的位置关系见表10-1。了解脊髓节段与椎骨的对应关系，有其重要的临床意义。可凭借受伤的椎骨来推算脊髓可能受损的节段，也可根据脊髓节段的病变推算出平对的椎骨平面。

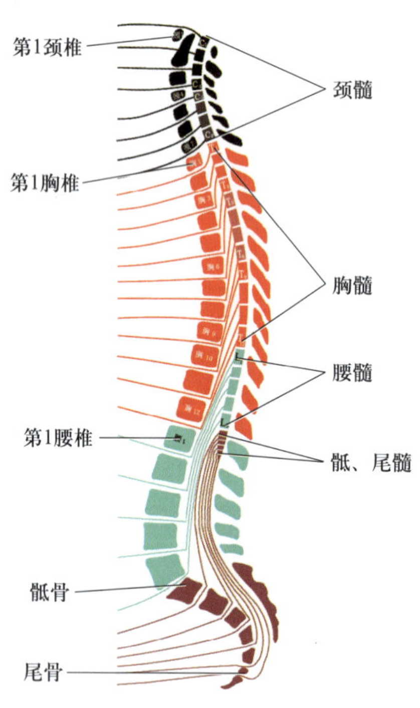

图 10-6　脊髓节段与椎骨的对应关系

表 10-1　脊髓节段与椎骨的对应关系

脊髓节段	对应椎骨	推算举例
上颈髓 C1～4	与同序数椎骨同高	C3 对第 3 颈椎
下颈髓 C5～8 上胸髓 T1～4	较同序数椎骨高 1 个椎骨	T4 对第 3 胸椎
中胸髓 T5～8	较同序数椎骨高 2 个椎骨	T6 对第 4 胸椎
下胸髓 T9～12	较同序数椎骨高 3 个椎骨	T11 对第 8 胸椎
腰髓 L1～5	平对第 10～12 胸椎	
骶髓 S1～5 和尾髓 Co	平对第 12 胸椎和第 1 腰椎	

（四）脊髓的内部结构

在脊髓的横切面上，中央有被横断的**中央管**。中央管周围是“H”的灰质，灰质的周围是白质。每侧灰质的前部扩大称**前角**，后部狭长称**后角**。在胸髓和部分腰髓（T1～L3）的前、后角之间，有向外侧突出的**侧角**。前、后角之间的区域为**中间带**。连接两侧灰质的横行部分称**灰质连合**。**白质**以脊髓的纵沟分为 3 条索：前正中裂与前外侧沟之间为**前索**，前、后外侧沟之间为**外侧索**，后外侧沟与后正中沟之间为**后索**。在中央管前方，左、右前索间有横越的纤维，称**白质前连合**（图 10-7，图 10-8）。

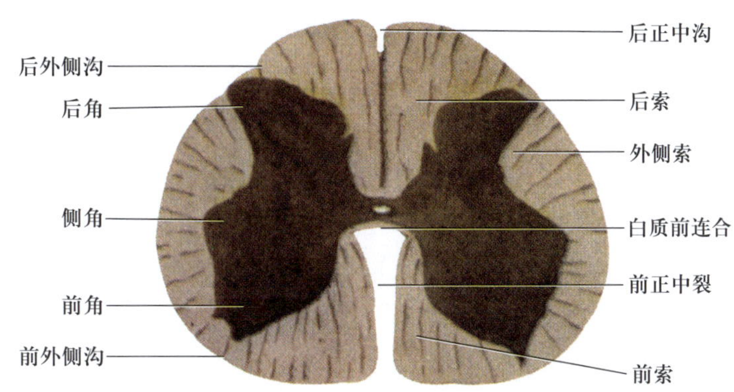

图 10-7　脊髓颈部水平切面

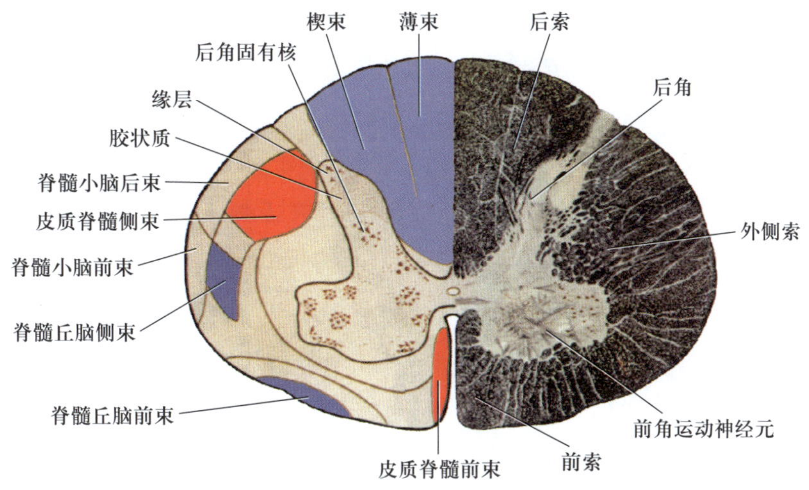

图 10-8　脊髓内部结构

1. 灰质

(1) 前角:也称**前柱**,内含躯体运动神经元,其轴突自前外侧沟穿出,组成脊神经前根,支配躯干、四肢的骨骼肌。

(2) 后角:又称**后柱**,内含联络神经元,接受后根进入脊髓的传入纤维。

(3) 侧角:又称**侧柱**,仅见于 T1~L3 脊髓节段,内含交感神经元,是交感神经的低级中枢,其轴突随前根出椎管,构成交感神经的节前纤维。

(4) 骶副交感核:仅见于 S2~4 骶髓节段,内含副交感神经元,是副交感神经的低级中枢,其轴突随前根出椎管,构成副交感神经的节前纤维。

知识拓展

脊髓灰质炎

脊髓灰质炎是由脊髓灰质炎病毒引起的急性传染病,多发生于婴幼儿,俗称小儿麻痹症或婴儿瘫。病毒侵犯脊髓灰质前角运动神经元。病情轻重不一,轻者无瘫痪表现,严重者累及生命中枢而死亡。典型者表现为弛缓性瘫痪,不对称腱反射消失,肌张力减弱。本病可预防,但很难完全治愈,最终造成肌肉萎缩或畸形等后遗症。随着我国脊髓灰质炎病毒疫苗的广泛使用,本病的发病率已明显降低。

2. 白质　主要由密集的纵行纤维束构成,纤维束有上行和下行两种,主要联系脑和脊髓。另外还有联系脊髓各节段的上升、下降纤维,它们紧靠灰质周围排列,称固有束,其功能是参与脊髓节段间的反射活动。

(1) 上行纤维束

1) 薄束和楔束:位于后索,**薄束**在内侧,**楔束**在外侧。均由起自脊神经节的中枢突组成,经脊神经后根入脊髓后索直接上升构成。薄束来自第 5 胸髓节段以下来的纤维,楔束来自第 4 胸髓节段以上的纤维。其功能是传导意识性**本体感觉**(肌、腱、关节的位置觉、运动觉和振动觉)及**精细触觉**(辨别两点间的距离和物体的纹理粗细)冲动。

2) 脊髓丘脑束:位于外侧索和前索,将来自躯干和四肢的痛、温、触压觉冲动传入脑。

(2) 下行纤维束

1) 皮质脊髓束:在脊髓内分为**皮质脊髓侧束**和**皮质脊髓前束**,分别位于外侧索和前索中。它们均起自大脑皮质躯体运动中枢,下行到延髓锥体交叉处,大部分纤维交叉至对侧形成皮质脊髓侧束,小部分不交叉的纤维形成皮质脊髓前束。主要功能是支配躯干、四肢骨骼肌的随意运动。

2) 其他下行纤维束:**红核脊髓束**,位于外侧索;**网状脊髓束**,起自脑干的网状结构,在前索和外侧索中下行;**前庭脊髓束**,位于前索。以上 3 束与骨骼肌张力和运动协调有关。

(五) 脊髓的功能

1. 传导功能　脊髓白质的上、下行纤维束是实现传导功能的主要结构。因此,脊髓是脑与感受器、效应器发生联系的重要枢纽。

2. 反射功能　脊髓的反射功能是对来自内、外刺激所产生的不随意性反应。脊髓作为低级中枢,有许多反射中枢位于其内,如膝反射中枢位于 L2~4 脊髓节段,排便中枢在骶髓,血管舒缩中枢在脊髓侧角。

二、脑

脑(brain)位于颅腔内,可分为端脑、间脑、小脑、中脑、脑桥和延髓6部分(图10-9)。通常把中脑、脑桥和延髓合称脑干。

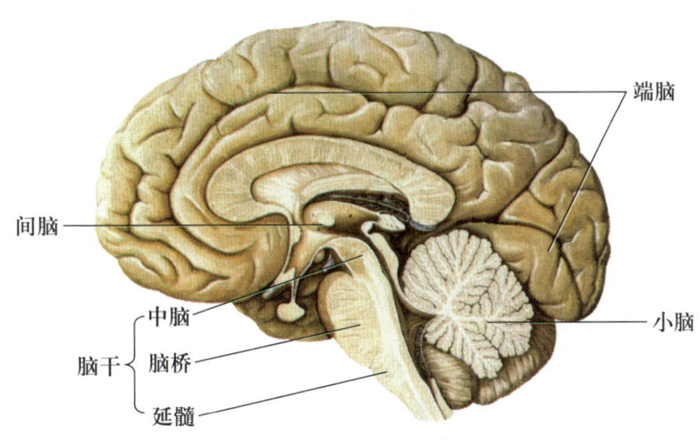

图10-9 脑的正中矢状面

(一)脑干

脑干(brain stem)上接间脑,下续脊髓,背连小脑,自上而下依次是中脑、脑桥和延髓。

1. 脑干的外形

(1)腹侧面:**延髓**(medulla oblongata)上宽下窄,表面有与脊髓相续的同名沟、裂。前正中裂的两侧,各有一个锥形隆起,称**锥体**。锥体的下端有左、右纤维相互交叉,称**锥体交叉**。锥体外侧有呈椭圆形隆起的**橄榄**。锥体与橄榄间的前外侧沟内,有舌下神经根出脑。在橄榄外侧,自上而下依次是舌咽神经、迷走神经和副神经(图10-10)。

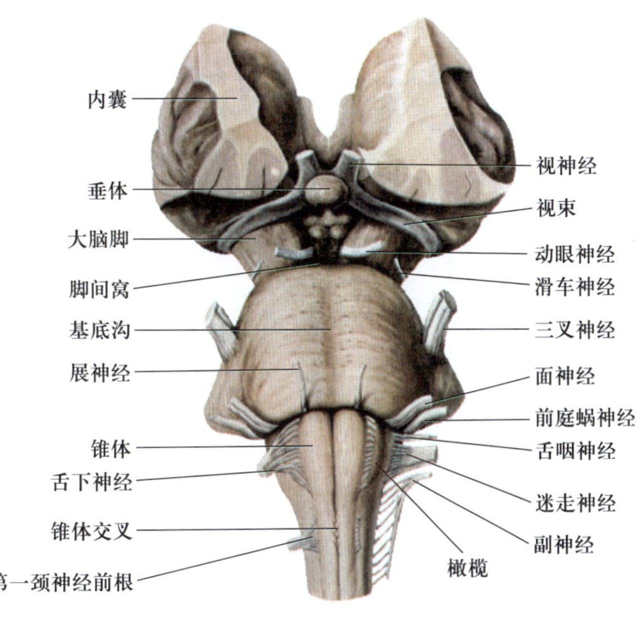

图10-10 脑干的腹侧面

脑桥(pons)的腹侧面宽阔而膨隆,称**基底部**。基底部正中有一纵行的**基底沟**,沟内有基底动脉通过;两侧逐渐变细形成**小脑中脚**,与背侧的小脑相连。基底部与小脑中脚移行处有三叉神经附着。脑桥的上缘与中脑相接,下缘借**延髓脑桥沟**与延髓分开,沟中自内向外依次有展神经、面神经和前庭蜗神经附着。

中脑(midbrain)的腹侧面有一对柱状结构,称**大脑脚**。两脚之间的凹窝,称**脚间窝**,动眼神经由此穿出。

(2)背侧面:延髓背侧面下半部形似脊髓,其后正中沟两侧各有一对隆起,内侧的称**薄束结节**,外侧的称**楔束结节**,深面分别有薄束核和楔束核。楔束结节外上方是延髓联系小脑的粗大纤维束,称**小脑下脚**。延髓上部和脑桥共同形成菱形窝(图 10-11),又称**第四脑室底**,中部有横行的**髓纹**为脑桥和延髓的分界。菱形窝中线有**正中沟**,将其分为左右两半,每侧又被纵行的**界沟**分为内、外侧两部分。内侧称**内侧隆起**,外侧的三角区称**前庭区**。中脑的背面有两对隆起,上方的一对称**上丘**,与视觉反射有关;下方的一对称**下丘**,与听觉反射有关。下丘下方有滑车神经附着。

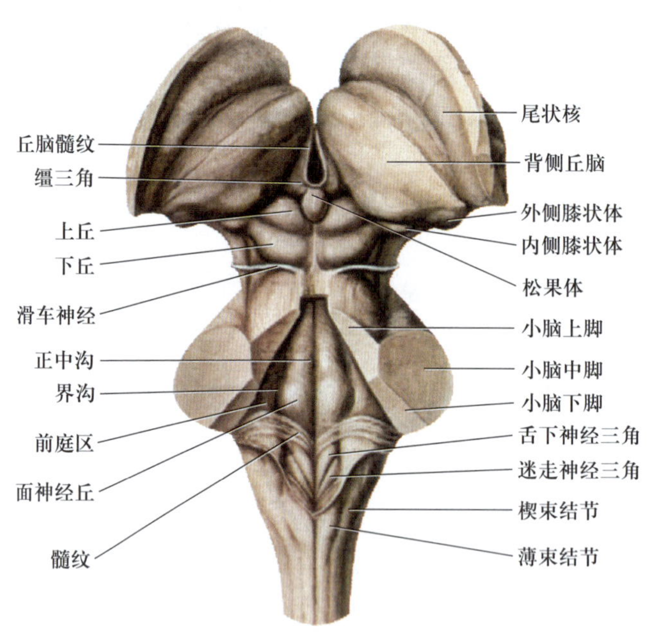

图 10-11　脑干的背侧面

(3)**第四脑室**:位于脑桥、延髓和小脑之间,由菱形窝和第四脑室盖构成(图 10-12)。第四脑室向上通中脑水管,向下通脊髓中央管,并借第四脑室正中孔和第四脑室外侧孔与蛛网膜下隙相通。

2. 脑干的内部结构　包括灰质、白质和网状结构。与脊髓相比有以下特征:① 与脑神经相连的灰质不再像脊髓呈连续的柱状,而是分段聚合呈彼此独立的**脑神经核**。② 延髓上部的中央管向后敞开成为**菱形窝**,致使脊髓前角和后角的腹背关系变成内外侧关系,即界沟内侧为运动神经核,外侧为感觉神经核。脊髓灰质与白质的内外排列关系在脑干的大部分区域也变成了背腹排列关系。③ 许多纤维束在脑干内交叉传导,打乱了脊髓原来灰质、白质的界线。

(1)脑干的灰质:脑干内的灰质可分为脑神经核和非脑神经核两部分。

脑神经核是脑神经的发起核或终止核。第 3~12 对脑神经的核都位于脑干内,位置基本与

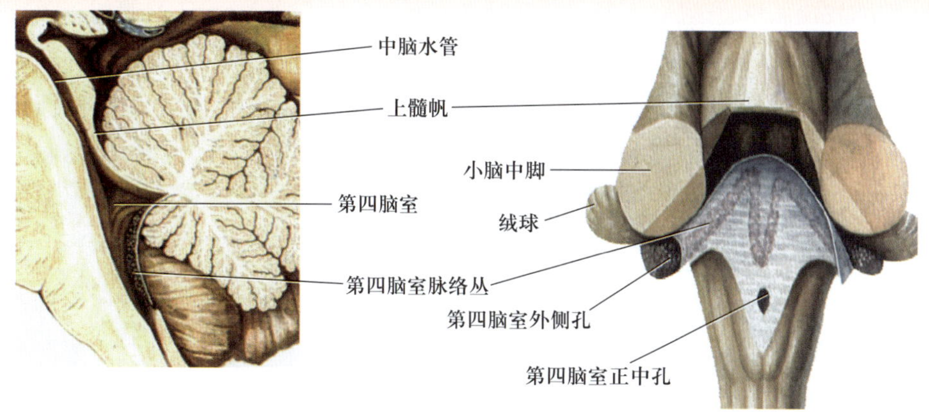

图 10-12　第四脑室

其连脑部位一致。脑神经核按功能不同可分为 4 种类型（图 10-13），自内侧向外侧分别是**躯体运动核**、**内脏运动核**、**内脏感觉核**和**躯体感觉核**。**非脑神经核**即传导中继核，主要有**薄束核**和**楔束核**，与本体感觉和精细触觉的冲动传导有关。

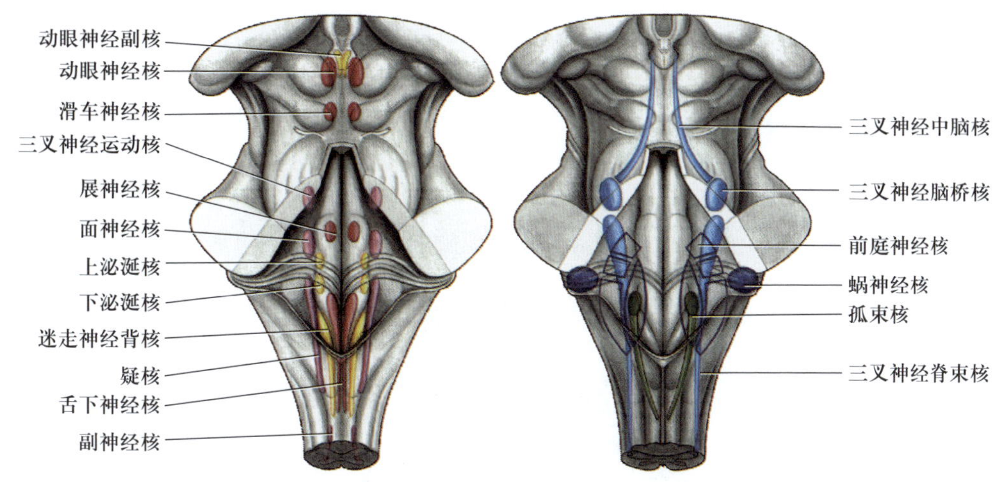

图 10-13　脑神经核在脑干背侧面的投影

（2）脑干的白质

1）上行纤维束

内侧丘系：由薄束核和楔束核发出的二级感觉纤维组成。薄束核及楔束核发出的纤维，呈弓状走向中央管的腹侧，在正中线与对侧的纤维相互交叉，形成**内侧丘系交叉**，交叉后的纤维折而上行形成**内侧丘系**，终于背侧丘脑腹后外侧核。传导对侧躯干、四肢的本体感觉和精细触觉。

脊髓丘系：也称脊髓丘脑束，脊髓内的脊髓丘脑前束和侧束上升至延髓中部后合并在一起，即称**脊髓丘系**，终于背侧丘脑腹后外侧核。传导对侧躯干、四肢的痛、温觉和粗略触觉。

三叉丘系：由三叉神经脑桥核和三叉神经脊束核发出的二级纤维交叉到对侧上行组成**三叉丘系**，终于背侧丘脑腹后内侧核。传导对侧头面部的痛、温、触觉。

外侧丘系：由蜗神经核发出的纤维大部分在脑桥中、下部左右交叉，然后折行向上形成**外侧丘系**，终于间脑的内侧膝状体，传导双侧听觉。

2）下行纤维束

锥体束：是大脑皮质控制随意运动的下行纤维束，包括**皮质核束**和**皮质脊髓束**。前者在脑干内下行过程中，发出纤维止于脑神经运动核；后者经脑干下行到脊髓，止于脊髓前角运动神经元。

（3）脑干的网状结构：在脑干内，除边界明显的神经核及长距离的纤维束以外的区域，纤维纵横交错，其间散在有大小不等的神经细胞群，这些区域称**网状结构**。网状结构是进化上较古老的部分，其细胞为多突触联系，可接受各种感觉信息，其传出纤维可直接或间接地到达中枢神经系统的各个部分。

3. 脑干的功能

（1）传导功能：联系大脑皮质、小脑和脊髓的上行、下行纤维束都经过脑干。因此，脑干是大脑皮质联系脊髓和小脑的重要通路。

（2）反射功能：脑干内具有多个反射活动的低级中枢，特别是延髓内有调节呼吸运动和心血管活动的"**生命中枢**"，这些中枢受损，可危及生命。此外，延髓、脑桥和中脑内还分别有呕吐反射、角膜反射和瞳孔反射等中枢。

（3）网状结构：有维持大脑皮质觉醒、引起睡眠、调节骨骼肌张力以及内脏活动等功能。

（二）间脑

间脑（diencephalon）位于中脑和端脑之间，两侧和背面被大脑半球所掩盖，仅腹侧下丘脑部分露于脑底。间脑可分为背侧丘脑、上丘脑、后丘脑、底丘脑和下丘脑 5 部分。两侧间脑之间的矢状狭窄间隙为**第三脑室**（图 10-14，图 10-15）。

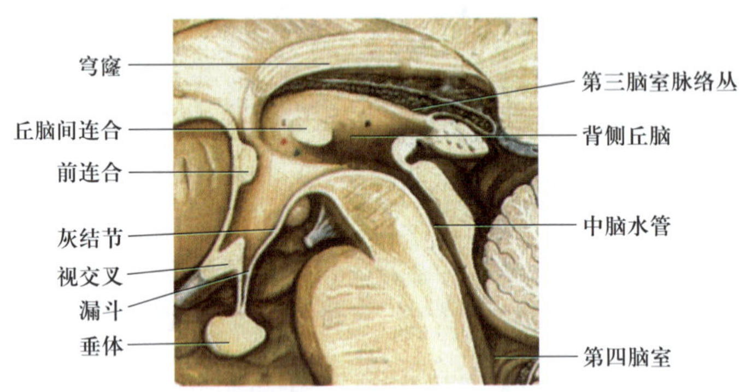

图 10-14　间脑内侧面

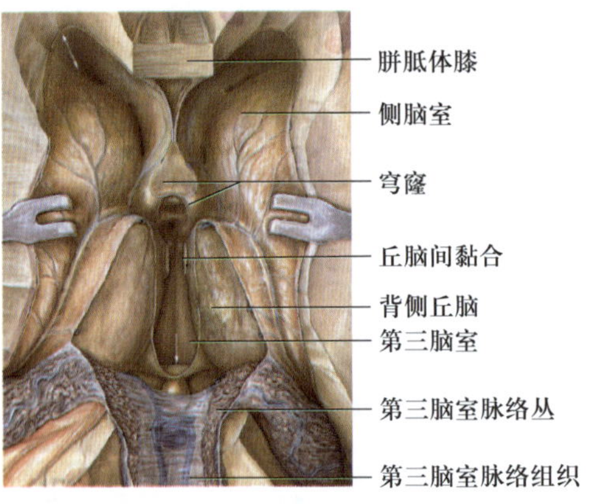

图 10-15　间脑背侧面

1. 背侧丘脑　又称**丘脑**，为一对卵圆形的灰质团块，借丘脑间黏合相连，前端称**丘脑前结**

节，后端称**丘脑枕**，中间被第三脑室隔开。

背侧丘脑内部有一自外上斜向内下的“Y”形白质板，称**内髓板**，将背侧丘脑分为前核群、内侧核群和外侧核群 3 部分（图 10-16）。外侧核群腹侧部的后份，称腹后核，腹后核又分**腹后内侧核**和**腹后外侧核**。腹后内侧核接受三叉丘系，腹后外侧核则接受内侧丘系和脊髓丘系的纤维。腹后核发出的纤维形成丘脑中央辐射，投射到大脑皮质中央后回的感觉中枢。

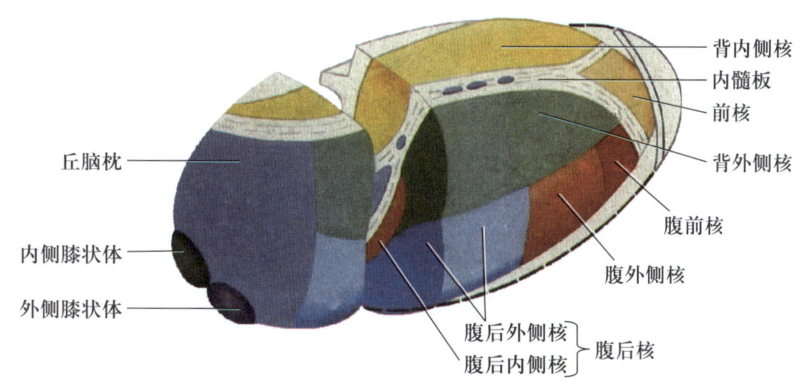

图 10-16　右侧背侧丘脑核团的立体

2. 上丘脑　位于第三脑室顶部的周围，包括**松果体**、髓纹和缰三角等。

3. 后丘脑　位于丘脑枕的后下方，包括**内侧膝状体**和**外侧膝状体**。前者与听觉传导有关，后者与视觉传导与关。

4. 下丘脑　位于丘脑的前下方，构成第三脑室的下壁和侧壁的下部，包括**视交叉**、**灰结节**、**乳头体**、**漏斗**和**垂体**等结构（图 10-17）。

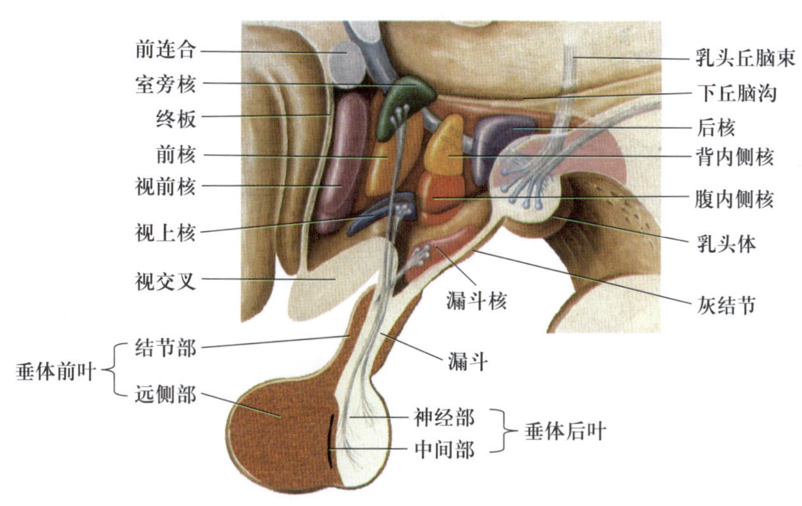

图 10-17　下丘脑的主要核团

视交叉前连视神经，向后移行为视束。灰结节位于视交叉的后方，向前下移行为漏斗，漏斗的末端与垂体相连，垂体属内分泌腺。乳头体是灰结节后方的一对隆起，与内脏活动有关。下丘脑中含有多个核群，重要的有视上核和室旁核。**视上核**位于视交叉的上方，分泌加压素，具有调节水盐代谢的作用；**室旁核**位于第三脑室的侧壁，分泌催产素。视上核和室旁核分泌的激素，各经其核内神经元的轴突，通过漏斗输送至垂体后叶贮存。

此外，下丘脑还发出下行纤维，直接或间接到达脑干的内脏运动核和脊髓侧角的交感神经元及骶副交感核，借此调节内脏的活动。下丘脑不仅是调节内脏活动和内分泌腺的较高级中枢，而且对体温、摄食、水平衡及情绪的改变等也有重要作用。

5. 底丘脑　为间脑和中脑的移行区。

6. 第三脑室　是位于两侧背侧丘脑和下丘脑之间的一个矢状裂隙。前方借室间孔与两个侧脑室相通，向后经中脑水管通第四脑室。

（三）小脑

小脑(cerebellum)位于颅后窝内，在脑桥和延髓的背侧。

1. 小脑的外形　小脑上面平坦，前、中 1/3 交界处有一略呈“V”形的深沟，称**原裂**。两侧部膨大，称**小脑半球**，中间部缩细，称**小脑蚓**。下面膨隆，靠近延髓的部分较突出，称**小脑扁桃体**(图 10-18，图 10-19)。

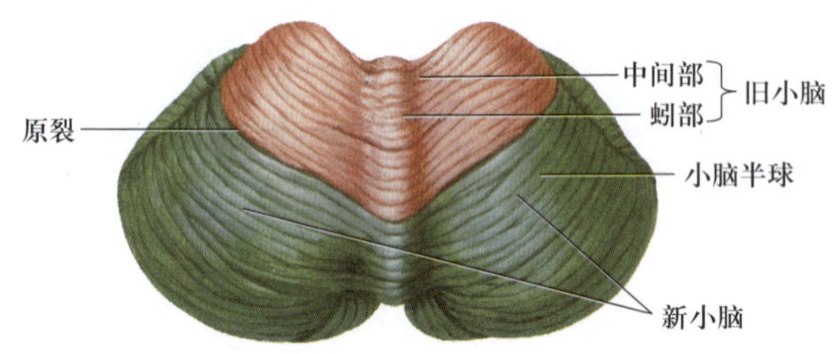

图 10-18　小脑的外形(背面观)

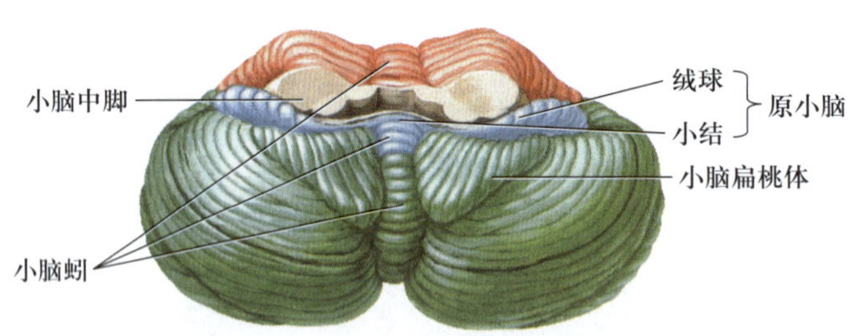

图 10-19　小脑的外形(腹面观)

小脑扁桃体紧靠枕骨大孔，所以当颅内压突然增高时，可被挤压而嵌入枕骨大孔内，压迫延髓，危及生命，临床上称小脑扁桃体疝或枕骨大孔疝。

2. 小脑的分叶　根据小脑的发生、功能和纤维联系，小脑可分为 3 叶。

(1) 绒球小结叶：位于小脑下面的最前部，包括半球上的绒球和小脑蚓前端的小结，其间以绒球脚相连。因在发生上最古老，称**原(古)小脑**，其纤维主要与脑干前庭神经核联系，所以又称**前庭小脑**。

(2) 前叶：位于小脑上部原裂以前的部分，还包括小脑下面的蚓垂和蚓锥体，因在发生上晚于绒球小结叶，又称**旧小脑**。主要接受来自脊髓的信息，又称**脊髓小脑**。

(3) 后叶：位于原裂以后的部分，占小脑的大部分。在进化中出现最晚，与大脑皮质的发展有关，故称**新小脑**。主要接受大脑皮质经脑桥核中继后的信息，又称**大脑小脑**。

3. 小脑的内部结构　小脑的灰质位于表层，称**小脑皮质**。皮质深面的白质称**小脑髓质**。髓质的深面埋藏有 4 对灰质团，称**小脑核**。包括**齿状核**、**顶核**、**栓状核**和**球状核**(图 10-20)。其中齿状核最大，位于小脑半球的中心部，接受新小脑皮质的纤维，是小脑传出纤维的主要发起核。

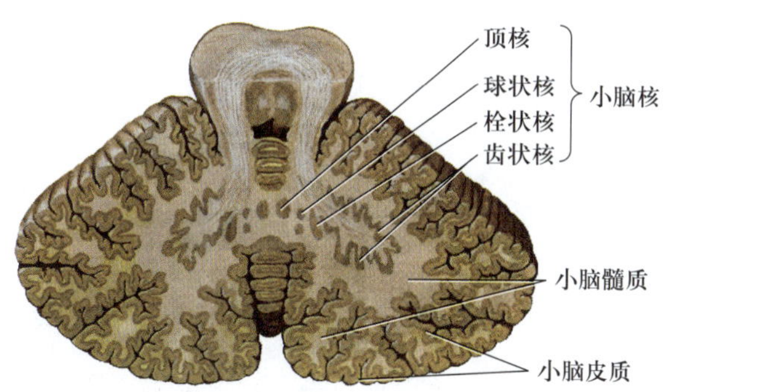

图 10-20　小脑水平切面（示小脑核）

4. 小脑的功能　主要功能是维持身体平衡，调节肌张力和协调肌肉的运动。绒球小结叶的主要功能是维持躯体的平衡，该部损伤时，患者身体平衡功能障碍，表现为站立时摇晃不稳，走路时步态蹒跚。小脑半球的主要功能是调节骨骼肌的张力，协调运动中各肌群的动作。因此，小脑半球受损时，患者表现为同侧肌张力降低、腱反射减弱和共济运动失调，如指鼻试验阳性等。

（四）端脑

端脑（telencephalon）包括左、右大脑半球，是脑的最高级部分。人类大脑半球高度发育，笼罩在间脑、中脑和小脑的上面。大脑半球和小脑之间有**大脑横裂**。两侧大脑半球之间，隔以纵行的深裂，称**大脑纵裂**，裂底有连接左、右半球的白质板，称**胼胝体**。

1. 大脑半球的外形和分叶　大脑半球的表面凹凸不平，凹进去的称**大脑沟**，相邻沟之间隆起的部分，称**大脑回**。每侧大脑半球均可分为 3 个面，即内侧面、上外侧面和下面；并借 3 条叶间沟分为 5 个叶（图 10-21，图 10-22）。

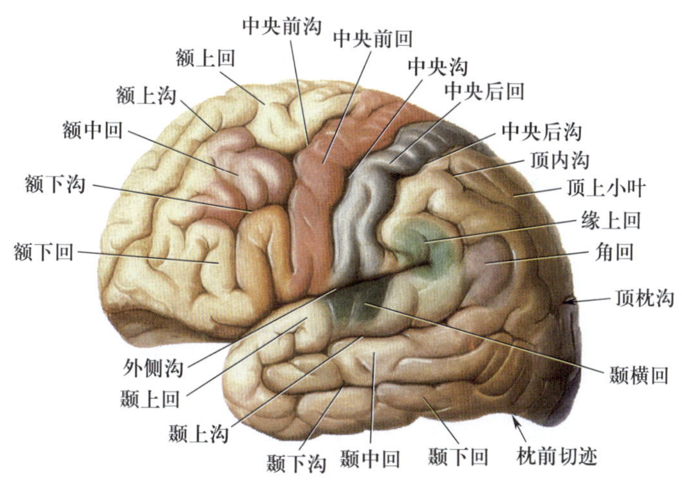

图 10-21　大脑半球上外侧面

（1）叶间沟：有 3 条沟。① **外侧沟**，起于半球下面，先行向前外，至半球的下缘，折而向后上，行于半球上外侧面。② **中央沟**，自半球上缘中点稍后方斜行向前下，上端延伸至半球内侧面。③ **顶枕沟**，位于半球内侧面，自胼胝体后端的稍后方，斜向后上并延伸至半球上外侧面。

（2）分叶：**额叶**位于外侧沟以上，中央沟之前。**枕叶**位于半球的后部，前界为顶枕沟与枕前切迹的连线。**顶叶**位于中央沟之后，枕叶的前方，下界为外侧沟的末端与枕叶前界中点的连线。

颞叶位于外侧沟以下，枕叶之前，顶叶的下方。**岛叶**略呈三角形，藏于外侧沟的深处（图 10-23）。

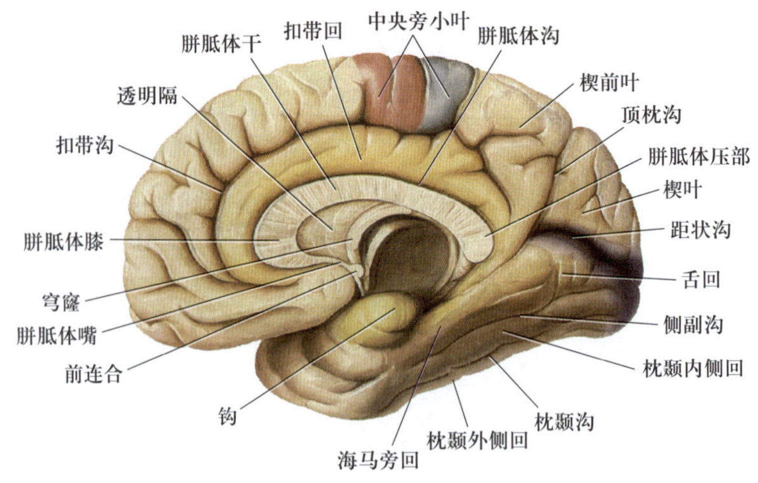

图 10-22　大脑半球内侧面

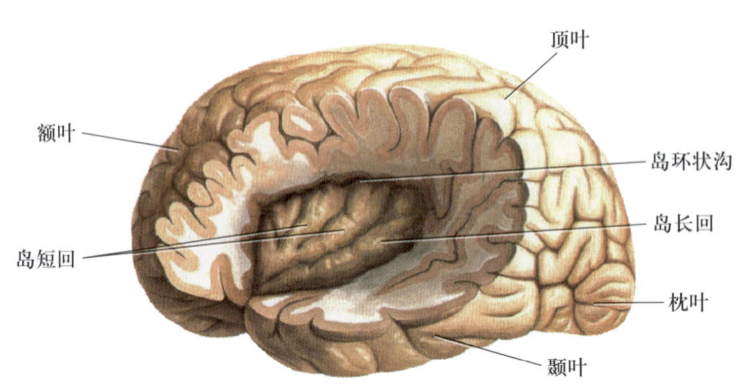

图 10-23　岛叶

2. 大脑半球的重要沟回

（1）大脑半球上外侧面的大脑沟和回

1）额叶：中央沟的前方有与之平行的**中央前沟**，两沟之间的部分为**中央前回**。由中央前沟向前有两条横行沟，分别称**额上沟**和**额下沟**，将额叶中央前沟以前的部分，分为**额上回**、**额中回**和**额下回**（图 10-21）。

2）顶叶：在中央沟的后方也有一条与之平行的沟，称**中央后沟**，两沟之间的部分，称**中央后回**。中央后沟的后方，有一条略与半球上缘平行，并常有间断的顶内沟。外侧沟末端的周围，称缘上回；颞上沟的末端，称**角回**。

3）颞叶：在颞叶内有大致与外侧沟平行的**颞上沟**和**颞下沟**，它们将颞叶分成**颞上回**、**颞中回**及**颞下回**。由颞上回翻入外侧沟内的横行脑回，称**颞横回**。

（2）大脑半球内侧面的大脑沟和回：大脑半球内侧面中部可见**胼胝体**的纵切面。胼胝体背面的沟称**胼胝体沟**，此沟绕过胼胝体后端，向前移行为**海马沟**。在胼胝体沟的上方，有与之平行的**扣带沟**。扣带沟与胼胝体沟之间是**扣带回**。扣带沟的上方有**中央旁小叶**，是中央前、后回在内侧面的延续。顶枕沟之后的枕叶上有前后弓状走向的**距状沟**。距状沟的下方，有前后方向的**侧副沟**。侧副沟和海马沟之间为**海马旁回**，其前端弯曲向后呈钩形，称**钩**（图 10-22）。

在大脑半球内侧面，胼胝体周围和侧脑室下角底壁可见一圆弧形结构，包括扣带回、海马旁回和被挤入侧脑室下角的其他脑回，合称**边缘叶**。边缘叶属于脑的古老系统，与情绪、行为和内脏活动有关。

(3) 大脑半球的下面：额叶下面有一条纵行的结构，称**嗅束**，其前端膨大，称**嗅球**，与嗅神经相连。嗅束后端扩大为**嗅三角**(图 10-24)。

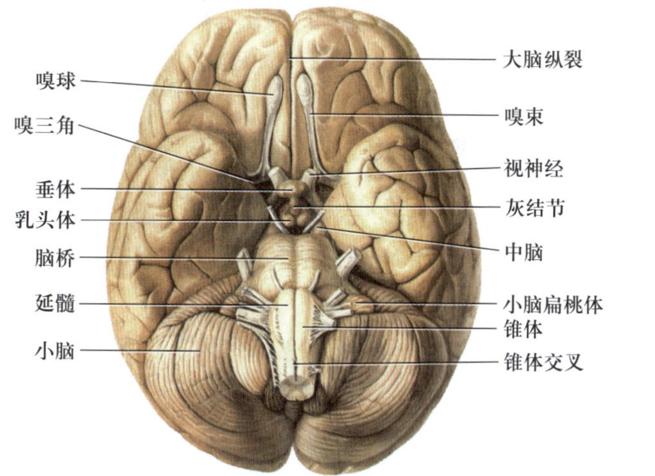

图 10-24　脑的下面

3. 端脑的内部结构　大脑半球表层的灰质称**大脑皮质**，深部的白质称**大脑髓质**，位于髓质深部的灰质团块称**基底核**。半球内部的室腔称**侧脑室**。

(1) 大脑皮质的功能定位：大脑皮质是人体运动、感觉的最高级中枢和语言、意识思维活动的物质基础。人体各种机能活动的最高级中枢在大脑皮质上具有定位关系，形成许多重要中枢。大脑皮质重要的功能区定位如下(图 10-25)。

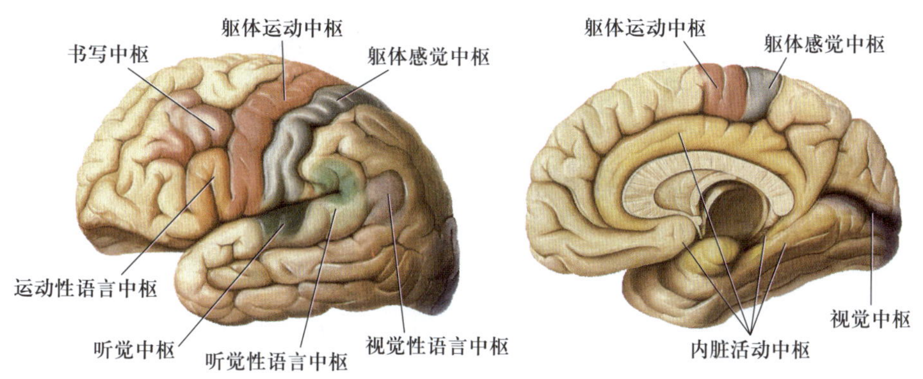

图 10-25　大脑皮质的主要中枢

1) 躯体运动区：位于中央前回和中央旁小叶的前部，管理对侧半身的骨骼肌运动，身体各部在运动区形成倒立的人体投影(头面部不倒立)。即中央前回的下部管理头面部的运动，上部、中部及中央旁小叶的前部则管理躯干和四肢的运动(图 10-26)。身体各部代表区的大小与该部运动的灵巧和精细程度有关。

2) 躯体感觉区：位于中央后回和中央旁小叶的后部。接受传导对侧半身的浅、深感觉冲动的神经纤维。这些纤维投射到中央后回和中央旁小叶后部，形成一个倒立的人体投影(头面部不倒立)。即传导头面部感觉冲动的神经纤维投射到中央后回的下部，而来自躯干、四肢的纤维则投射到中央后回的上部、中部和中央旁小叶的后部(图 10-27)。身体各部投射区面积的大小与该部感觉的敏感程度有关。

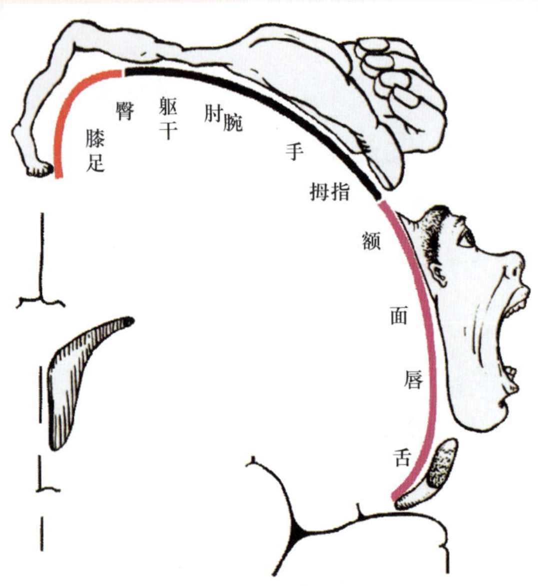

图 10-26　人体各部在躯体运动区的定位

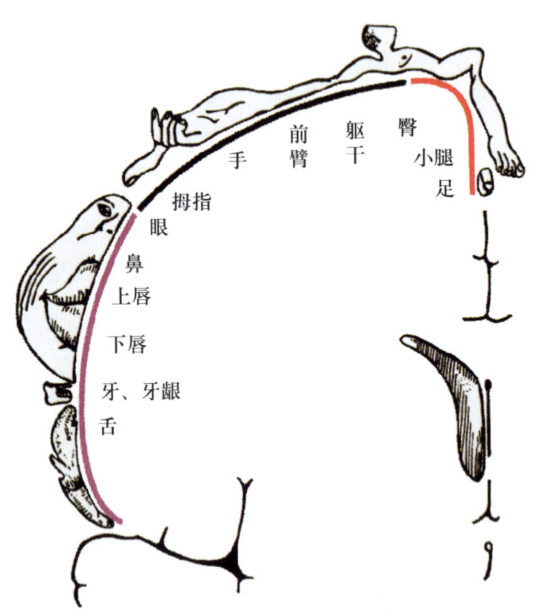

图 10-27　人体各部在躯体感觉区的定位

3）视区：位于枕叶内侧面，距状沟的两侧。

4）听区：位于颞横回。

5）语言区：左侧大脑半球是语言“优势半球”。语言中枢包括听讲、说话、阅读和书写 4 个中枢。

听觉性语言中枢：位于颞上回后部，靠近听区。此区受损，听觉无障碍，有说话能力，但不能理解他人的语言，称感觉性失语症。

运动性语言中枢：位于额下回后部。此区损伤，喉肌等虽不瘫痪，也能发音，但不能将音节、词组等组成有意义的语言，称运动性失语症。

视觉性语言中枢：位于角回。此区受损后，视觉虽无障碍，但不能理解文字符号，称失读症。

书写中枢：位于额中回的后部。此部受损，手虽能运动，但却丧失了书写文字符号的能力，称失写症。

（2）基底核：包括**尾状核**、**豆状核**、**杏仁核**和**屏状核**。豆状核和尾状核合称**纹状体**（图 10-28）。

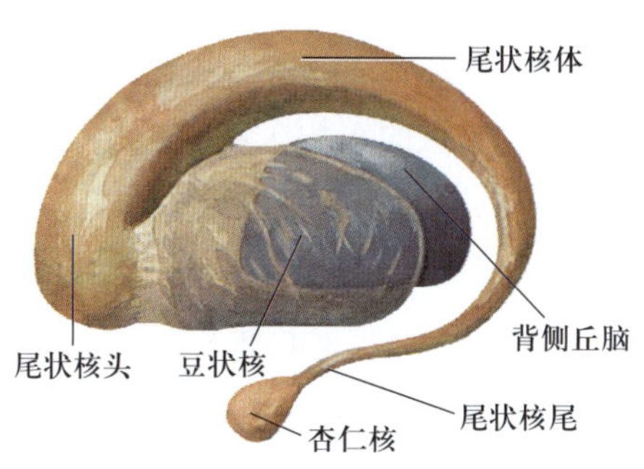

图 10-28　基底核和背侧丘脑

1）尾状核：呈“C”形弯曲，分头、体、尾 3 部，环绕于背侧丘脑的背外侧，末端连有杏仁体。

2）豆状核：位于背侧丘脑的外侧，被穿行于其中的白质纤维分为 3 部，外侧部最大称**壳**，内侧两部合称**苍白球**（图 10-30）。从种系发生上看，苍白球更为古老，又称**旧纹状体**。尾状核和壳则又称**新纹状体**。纹状体的主要功能是维持骨骼肌的张力，协调肌群间的运动。

3）杏仁体：位于海马旁回的深面，连于尾状核尾部。其功能与内脏活动、行为及内分泌有关。

4）屏状核：位于豆状核和岛叶之间，其功能目前不明。

知识拓展

关爱阿尔茨海默病患者

阿尔茨海默病是一种起病隐匿的进行性发展的神经系统退行性疾病。临床上以记忆障碍、失语、失用、失认、视空间技能损害（最常见迷路等）、执行功能障碍以及人格和行为改变等全面性痴呆表现为特征，病因迄今未明。65 岁以前发病者，称早老性痴呆；65 岁以后发病者，称老年性痴呆。

年龄增长是阿尔茨海默病最大的危险因素，女性总体多于男性，平均生存期为 5.5 年。如果您身边的老人出现认知能力下降、精神症状和行为障碍、日常生活能力逐渐下降三大表现时，及时帮助老人发现疾病，照顾好他们。要充分认识并理解老人的行为所造成的困难，给予老人更多的关爱。尊老敬老是中华民族的传统美德，是中华民族文明、进步的表现。

（3）大脑髓质：大脑髓质的神经纤维可分为 3 种，即联络纤维、连合纤维及投射纤维（图 10-29）。

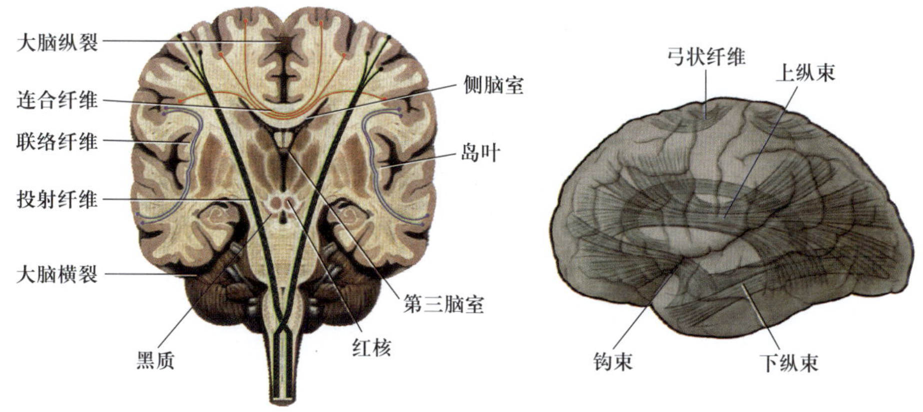

图 10-29　大脑髓质纤维联系

1）联络纤维：联系同侧大脑半球各部之间的纤维。其中短纤维联系相邻脑回，称弓状纤维；长纤维联系各叶，如上纵束、下纵束、钩束等。

2）连合纤维：联系两侧大脑半球皮质的纤维，包括胼胝体和前连合等。**胼胝体**位于大脑纵裂底，连接两侧半球相应部位的皮质，在脑的正中矢状切面上，前部略呈钩状，后部粗厚弯向后下。胼胝体的纤维向两侧呈扇状散开，广泛联系两侧大脑半球。

3）投射纤维：联系大脑皮质与皮质下结构的上、下行纤维，这些纤维大部分经过内囊。

内囊由宽厚的白质板构成，位于背侧丘脑、尾状核与豆状核之间，在脑水平切面上，左右略呈“><”形（图 10-30），分内囊前肢、内囊膝和内囊后肢 3 部。**内囊前肢**位于豆状核与尾状核之间，主要有额桥束和丘脑前辐射通过。**内囊后肢**位于豆状核与背侧丘脑之间，主要有皮质脊髓束、丘脑中央辐射、视辐射和听辐射通过。前、后肢相交处称**内囊膝**，有皮质核束通过。内囊是上、下行投射纤维高度集中的区域，此处病灶即使不大，也可造成投射纤维传导阻断，导致严重的后果。一侧内囊损伤时，患者会出现对侧半身浅、深感觉丧失（丘脑中央辐射受损），对侧半身痉挛性瘫痪（皮质脊髓束、皮质核束受损），患侧视野的鼻侧偏盲和健侧视野的颞侧偏盲（视辐射损伤），即所谓的“**三偏综合征**”。

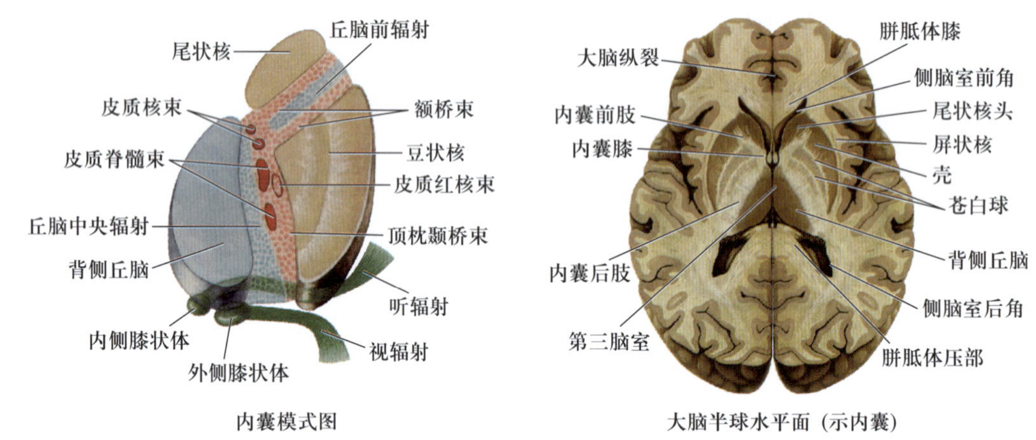

图 10-30　内囊

（4）侧脑室：位于大脑半球内，左右各一，可分为 4 部。中央部位于顶叶，由此向前、后、下发出 3 个角，前角向前伸入额叶，后角向后伸入枕叶，下角向前下伸入颞叶（图 10-31）。侧脑室经室间孔通第三脑室。

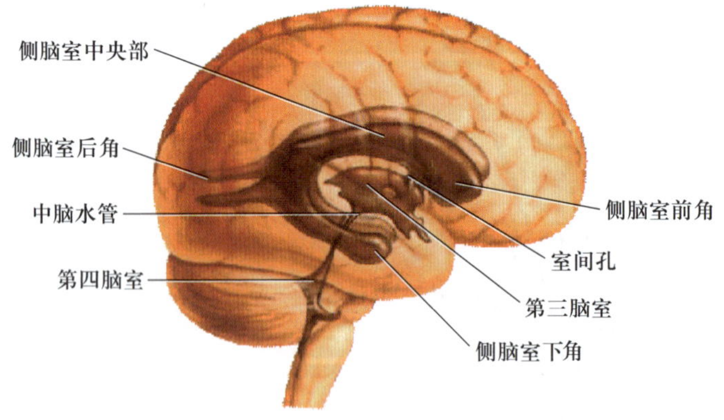

图 10-31　脑室投影图

三、脑和脊髓的被膜、血管及脑脊液循环

（一）脑和脊髓的被膜

脑和脊髓的表面都包被有3层被膜，由外向内依次是**硬膜**、**蛛网膜**和**软膜**，有支持、保护和营养脑和脊髓的作用。

1. 硬膜　分两部分，包被脊髓的称**硬脊膜**，包被脑的称**硬脑膜**。

（1）硬脊膜：由致密结缔组织构成，厚而坚韧，呈囊状包裹脊髓。硬脊膜上端附着于枕骨大孔边缘，并与硬脑膜相续。下部自第2骶椎以下包裹终丝，末端附于尾骨的背面。硬脊膜与椎管内面的骨膜之间有一腔隙，称**硬膜外隙**（图10-32），内含淋巴管、椎内静脉丛、疏松结缔组织和脂肪。由于硬脊膜在枕骨大孔处与骨膜结合紧密，故硬膜外隙不与颅内相通。硬膜外隙略呈负压，内有脊神经根通过。临床上进行硬脊膜外麻醉就是将药物注入此隙，以阻断脊神经根的传导。

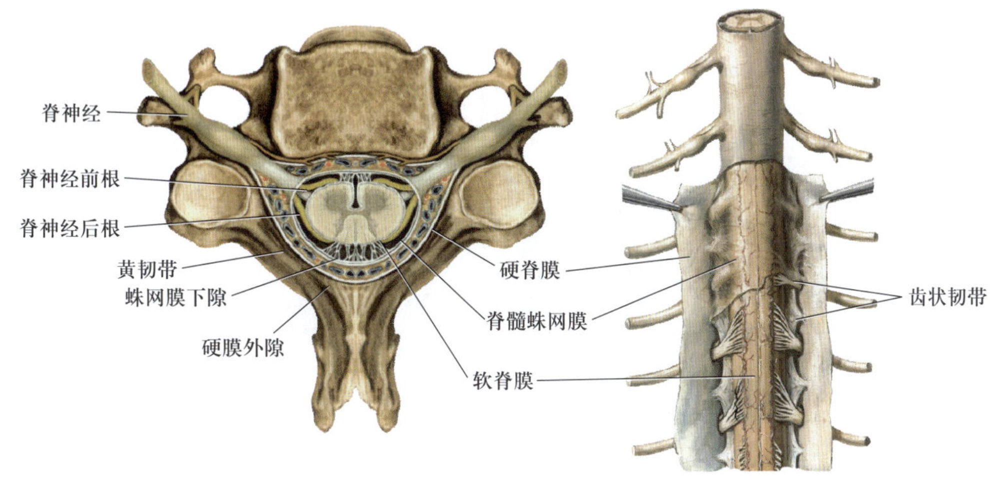

图10-32　脊髓的被膜

（2）硬脑膜：坚韧而有光泽，由两层构成，外层即颅骨内面的骨膜，内层较外层坚厚。两层之间有丰富的血管和神经。硬脑膜与颅盖骨连结疏松，易于分离，当硬脑膜血管损伤时，可在硬脑膜与颅骨内板之间形成硬膜外血肿。硬脑膜在颅底部与颅骨连结紧密，当颅底骨折时，易将硬脑膜和蛛网膜同时撕裂，导致脑脊液外漏。

硬脑膜内层在某些部位折叠形成板状隔幕，伸入脑的裂隙中对脑也起到支持作用。重要的隔幕有：**大脑镰**，形似镰刀，伸入大脑纵裂；**小脑幕**，呈半月形，伸入端脑的枕叶和小脑之间的大脑横裂中（图10-33），前内侧缘游离称**小脑幕切迹**，有中脑通过。当小脑幕上方颅脑病变引起颅内压增高时，可使位于小脑幕切迹上方的海马旁回和钩向下移位，嵌入小脑幕切迹，形成小脑幕切迹疝，压迫动眼神经根和大脑脚，引起同侧瞳孔散大、同侧动眼神经支配的眼球外肌瘫痪和对侧肢体瘫痪等症状。

两层硬脑膜在某些部位分开形成的腔隙，称**硬脑膜窦**，内衬内皮细胞，含有静脉血。窦内无瓣膜，窦壁无平滑肌，不能收缩，故损伤时出血难止，易形成颅内血肿。主要的硬脑膜窦有：**上矢状窦**，位于大脑镰的上缘内，向后流入窦汇；**窦汇**，由上矢状窦与直窦汇合而成；**下矢状窦**，位于大脑镰的下缘内，向后汇入直窦；**直窦**，位于大脑镰和小脑幕连接处，向后通窦汇，窦汇向两侧分出左、右横窦；**横窦**，位于小脑幕后外侧缘附着处的横窦沟处，向前下续乙状窦；**乙状窦**，位于乙状窦

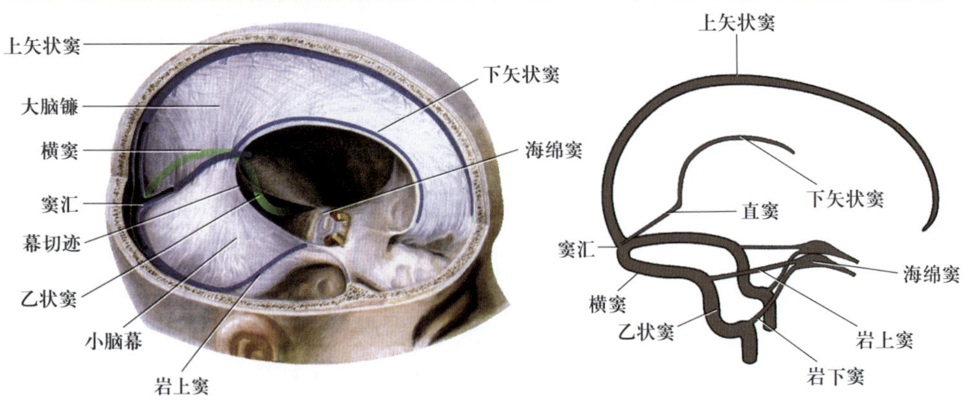

图 10-33　硬脑膜及硬脑膜窦

沟内，向前下经颈静脉孔出颅续为颈内静脉；**海绵窦**，在蝶骨体两侧（图 10-34），向后经位于颞骨岩部的**岩上窦**和**岩下窦**分别导入横窦和颈内静脉。

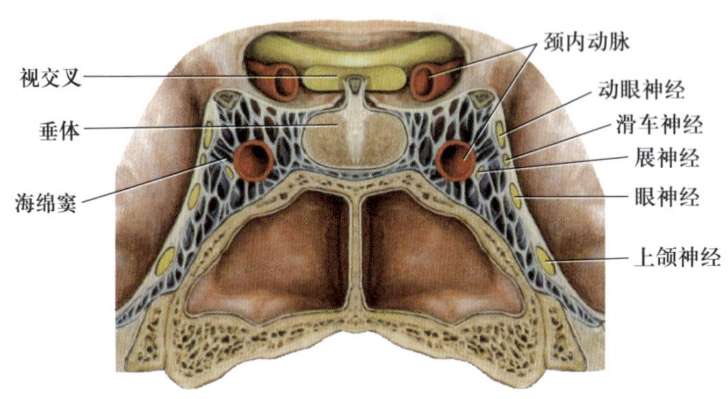

图 10-34　海绵窦示意图

硬脑膜窦内的血流方向归纳如图 10-35。

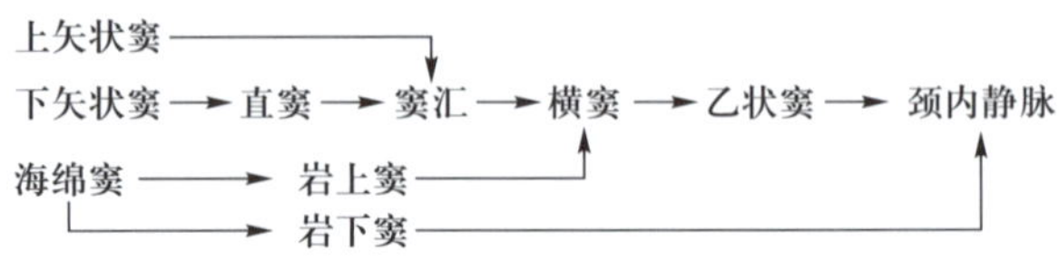

图 10-35　硬脑膜窦血液的流注关系

海绵窦内有颈内动脉、动眼神经、滑车神经、展神经及三叉神经眼支穿过。因此，海绵窦的病变可能累及上述结构。

硬脑膜窦借贯穿颅骨的导血管与头、面部的静脉相交通。海绵窦还借眼静脉直接与面静脉相通。因此，面部的感染可经上述途径扩散到颅内，引起海绵窦的炎症或血栓形成。

2. 蛛网膜　膜薄而透明，缺乏神经和血管，分为相互连续的**脑蛛网膜**和**脊髓蛛网膜**两部分。蛛网膜和软膜之间的腔隙，称**蛛网膜下隙**，隙内充满脑脊液。蛛网膜下隙在某些部位扩大成池，如小脑和延髓之间的**小脑延髓池**，位于脊髓圆锥以下至第 2 骶椎水平的扩大部分则称**终池**。终池内有马尾、终丝和脑脊液。脑蛛网膜在上矢状窦处形成许多绒毛状突起，突入上矢状窦内，称**蛛网膜粒**（图 10-36）。脑脊液通过蛛网膜粒渗入硬脑膜窦，回流入静脉。

图 10-36　上矢状窦与蛛网膜粒

知识拓展

腰椎穿刺术和硬膜外隙穿刺术

腰椎穿刺术是将穿刺针刺入终池，其目的是抽取脑脊液进行检验，协助诊断疾病，还可测定颅内压，了解蛛网膜下隙有无阻塞。硬膜外隙穿刺术是将穿刺针刺入硬膜外隙，注入麻醉药物，以阻滞脊神经根的传导功能，用于手术麻醉或临床疼痛治疗。

3. 软膜　膜薄而富有血管，分为相互延续的软脑膜和软脊膜，紧贴于脑和脊髓的表面，并深入其沟裂内。软脊膜自脊髓的下端形成终丝。在脑室的一定部位，软脑膜及其血管与该部的室管膜上皮共同构成脉络组织。在某些部位脉络组织中的血管反复分支成丛，连同其表面的软脑膜和室管膜上皮一起突入脑室，形成**脉络丛**。脉络丛是产生脑脊液的主要结构。

（二）脑和脊髓的血管

1. 脑的血管

（1）脑的动脉：脑的血液供应相当丰富，这是与脑的功能相适应的。脑的血液来自颈内动脉和椎动脉（图 10-37）。以顶枕沟为界，颈内动脉供应大脑半球的前 2/3 及部分间脑；椎动脉供应大脑半球的后 1/3 及部分间脑、脑干和小脑。

脑动脉之
颈内动脉系

1）颈内动脉：起自颈总动脉，向上穿过颈动脉管进入海绵窦，出海绵窦后，在视交叉的外侧分为大脑前动脉和大脑中动脉。

大脑前动脉在大脑纵裂内沿胼胝体背侧向后走行，供应大脑半球内侧面顶枕沟以前的部分及上外侧面的上部（图 10-38，图 10-39）。

大脑中动脉沿外侧沟向后上走行，供应大脑半球上外侧面的大部（图 10-38）。**后交通动脉**向后与大脑后动脉吻合。

2）椎动脉：左、右椎动脉入颅后，沿延髓腹侧面上行，至延髓脑桥沟合成一条**基底动脉**。基底动脉沿脑桥的基底沟向前至脑桥上缘，分为左、右**大脑后动脉**，供应大脑半球的枕叶及颞叶大部。椎动脉沿途分支供应小脑、延髓和脑桥。

大脑前、中、后三动脉的分支分为两类：皮质动脉供应大脑皮质和浅层髓质；中央动脉穿过大脑

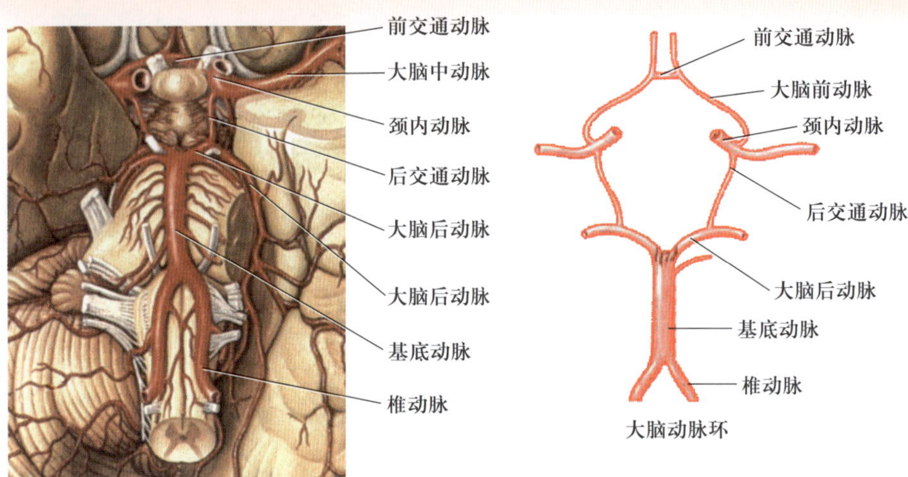

图 10-37　脑底面的动脉

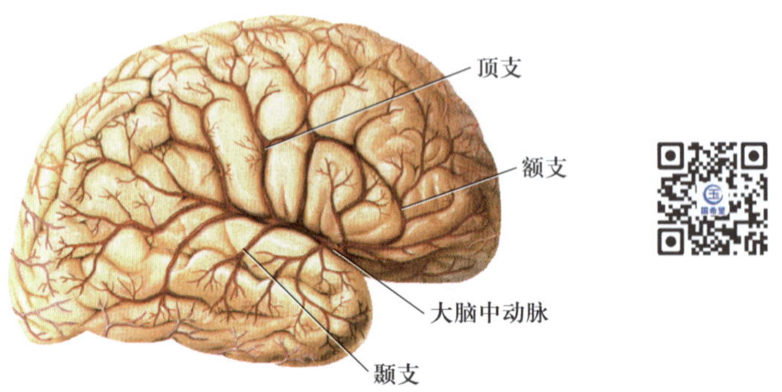

图 10-38　大脑半球上外侧面的动脉

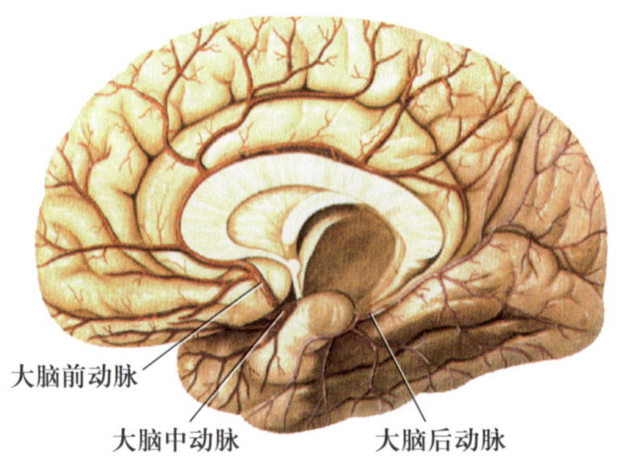

图 10-39　大脑半球内侧面的动脉

皮质供应深层髓质、间脑、基底核及内囊等深层结构。中央动脉又称出血动脉，且大脑中动脉发出后垂直向上，穿入脑实质，分布于内囊膝、后肢、纹状体和背侧丘脑，血管细，压力高。所以在高血压动脉硬化时这些动脉容易破裂，发生脑出血而导致严重的功能障碍（图 10-40）。

3）大脑动脉环：又称 **Willis 环**，由两侧大脑前动脉、颈内动脉和大脑后动脉借前、后交通动脉互相吻合而成，在脑底下方环绕视交叉、灰结节及乳头体。此环对保证脑的血液供应有重要意义（图 10-37）。

（2）脑的静脉：无静脉瓣，不与动脉伴行，可分深、浅两组，两组之间互相吻合。浅组有多条，分称大脑上、中、下静脉，收集脑皮质及皮质下髓质的静脉血，注入邻近的硬脑膜窦

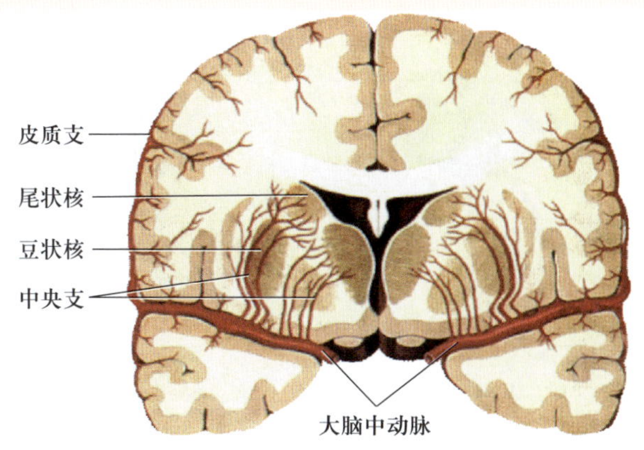

图 10-40　大脑中动脉的皮质支和中央支

(图 10-41)。深组收集髓质深层、基底核、内囊、间脑及脑室脉络丛的静脉血,最后汇成一条大脑大静脉,注入直窦。

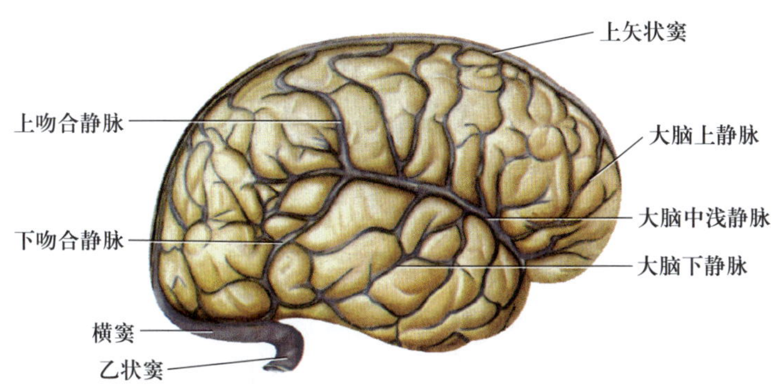

图 10-41　大脑浅静脉

2. 脊髓的血管

(1) 脊髓的动脉:主要来自椎动脉、肋间后动脉和腰动脉的脊髓支。

椎动脉经枕骨大孔入颅后,发出两条**脊髓后动脉**,绕至延髓的后方,沿脊髓的后外侧沟下降。**脊髓前动脉**也自椎动脉发出,左右各一,但很快就合成一条动脉干,沿脊髓的前正中裂下降。脊髓前、后动脉在下降的过程中,先后与来自肋间后动脉和腰动脉的脊髓支吻合,并在脊髓的表面形成血管网,由血管网发出分支营养脊髓(图 10-42)。

(2) 脊髓的静脉:与动脉伴行,多数静脉注入硬膜外隙内的椎内静脉丛。

(三) 脑脊液及其循环

脑脊液主要由脉络丛产生,是无色透明的液体。成人脑脊液的总量约 150 ml,循环于脑室和蛛网膜下隙中。脑脊液不但有保护脑和脊髓、维持颅内压的功能,而且在中枢神经系内起淋巴的作用,供给脑和脊髓营养物质,并带走其代谢产物(图 10-43)。

由侧脑室脉络丛产生的脑脊液经室间孔流至第三脑室,与第三脑室脉络丛产生的脑脊液一起,经中脑水管流入第四脑室,再汇合第四脑室脉络丛产生的脑脊液一起经第四脑室正中孔和外侧孔流入蛛网膜下隙,使脑、脊髓和脑神经、脊神经根浸泡其中,然后再沿此隙向大脑背面慢流,经蛛网膜粒渗透入上矢状窦,回流入静脉。脑脊液循环发生障碍时,可引起脑积水或颅内压增高。

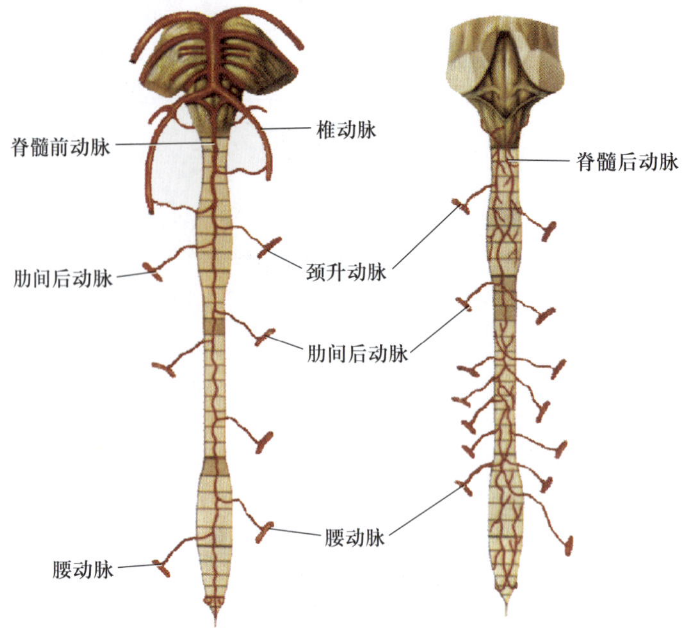

图 10-42　脊髓的动脉

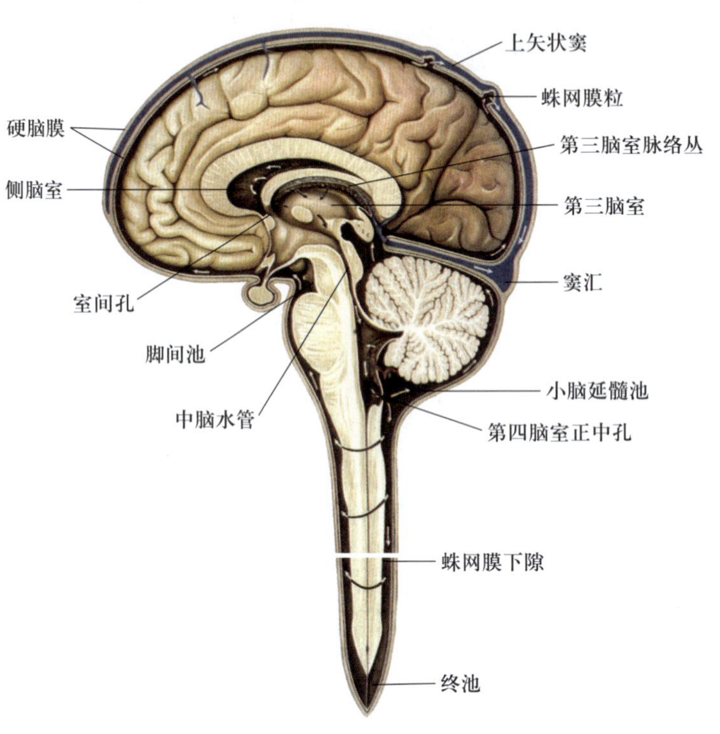

图 10-43　脑脊液循环

（张敏平）

第三节 周围神经系统

预习任务

通过在线课程学习，解答以下问题。

1. 正中神经、尺神经、桡神经、腋神经、股神经、胫神经和腓总神经损伤后分别出现哪些主要临床表现？
2. 面肌受哪一对神经支配？
3. 全身最粗大的神经是哪一条？
4. 内脏神经主要分布在哪些部位？
5. 交感神经的低级中枢在什么位置？

周围神经系统

周围神经系统是指脑和脊髓以外的神经成分，按其与中枢神经系统的连接关系和分布区域的不同，通常分为 3 部分：与脊髓相连的为**脊神经**，主要分布于躯干和四肢；与脑相连的为**脑神经**，主要分布于头部；其中分布于内脏、心血管和腺体的为**内脏神经**。

一、脊神经

脊神经(spinal nerves)共 31 对，包括颈神经 8 对、胸神经 12 对、腰神经 5 对、骶神经 5 对和尾神经 1 对。每对脊神经都含有躯体运动和躯体感觉两种纤维。**躯体运动纤维**发自脊髓前角运动神经元，支配全身骨骼肌运动；**躯体感觉纤维**来自脊神经节的神经元，其周围突主要分布于肌腱、关节以及口、鼻腔黏膜和感觉器官。此外，脊神经内还含有**内脏运动纤维**和**内脏感觉纤维**。因此，每对脊神经都是混合性神经(图 10-44)。

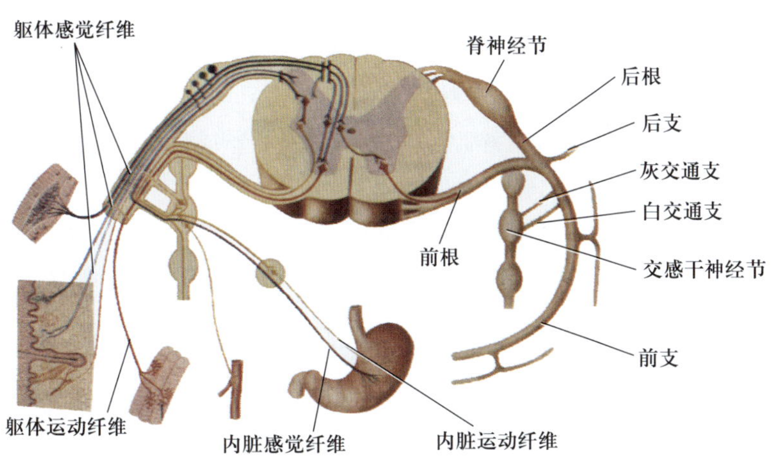

图 10-44　脊神经的组成及分布

脊神经借前根和后根与脊髓相连接，运动性的前根和感觉性的后根在椎间孔处汇合。脊神经出椎间孔后，分为前支、后支和交通支。前支较粗大，分布于躯干前外侧及四肢肌和皮肤；后支短而细，分布于项、背、腰、骶部的深层肌和皮肤。除胸神经前支保持有明显的节段性分布，其余各部的前支则先交织成丛，由丛分支到相应区域。脊神经的前支形成包括颈丛、臂丛、腰丛和骶丛。

（一）颈丛

颈丛（cervical plexus）由第 1~4 颈神经的前支组成，位于胸锁乳突肌上部的深面。分支有皮支和肌支。

1. 皮支　自胸锁乳突肌后缘中点附近穿出，呈放射状分布。其分支有枕小神经、耳大神经、颈横神经和锁骨上神经，分别走向枕部、耳郭、颈前部、肩部颈侧下部及胸壁上部，传导相应区域皮肤的感觉冲动。颈丛皮支位置较表浅，临床常在胸锁乳突肌后缘中点作局部阻滞麻醉（图 10-45）。

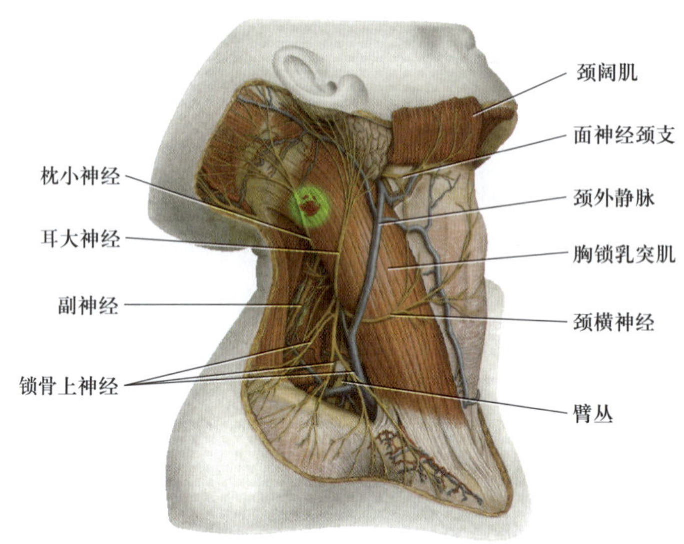

图 10-45　颈丛皮支

2. 肌支　颈丛最重要的分支为**膈神经**（phrenic nerve），为混合性神经，自颈丛发出后，经锁骨下动、静脉之间下行入胸腔，越过肺根的前方，在纵隔胸膜与心包之间下行至膈（图 10-46）。其运动纤维支配膈，感觉纤维分支分布于胸膜、心包和膈中央部的腹膜。右膈神经分布到肝和胆囊表面的腹膜。膈神经损伤可致同侧膈肌瘫痪，腹式呼吸减弱或消失，严重者可有窒息感。膈神经受刺激时，膈肌出现痉挛性收缩，产生呃逆。

（二）臂丛

臂丛（brachial plexus）由第 5~8 颈神经的前支和第 1 胸神经前支的大部分组成。臂丛自斜角肌间隙穿出，向下行于锁骨下动脉的后上方，再经锁骨中点的后方，进入腋窝，围绕腋动脉形成内侧束、外侧束和后束，分布于胸、背浅层肌（斜方肌除外）及上肢肌和皮肤。在锁骨中点的后方臂丛比较集中，位置表浅，临床上常在此行臂丛阻滞麻醉。臂丛主要的分支如下（图 10-47）。

1. 胸长神经（long thoracic nerve）　沿前锯肌表面下降并支配此肌。胸长神经损伤后前锯肌麻痹，表现为**翼状肩**，上肢上举困难。

2. 肌皮神经（musculocutaneous nerve）　发自外侧束，斜穿喙肱肌，经肱二头肌和肱肌之间下

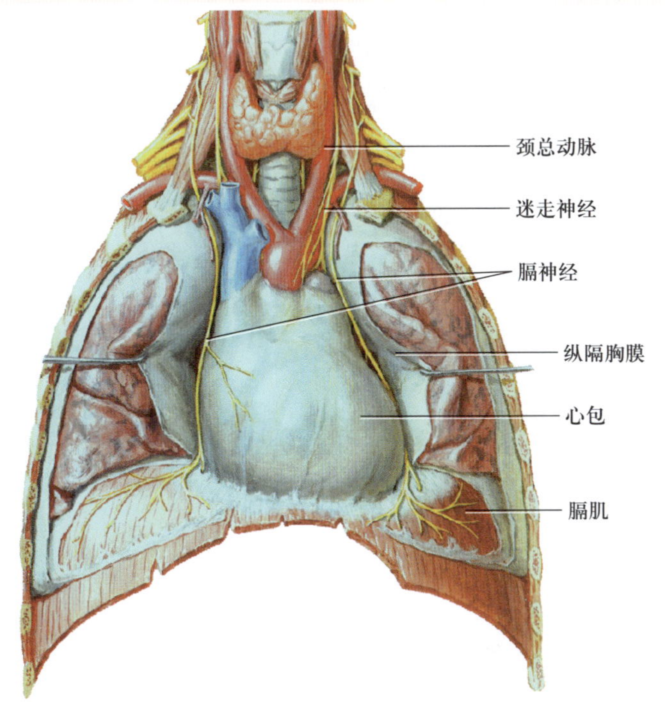

图 10-46　膈神经

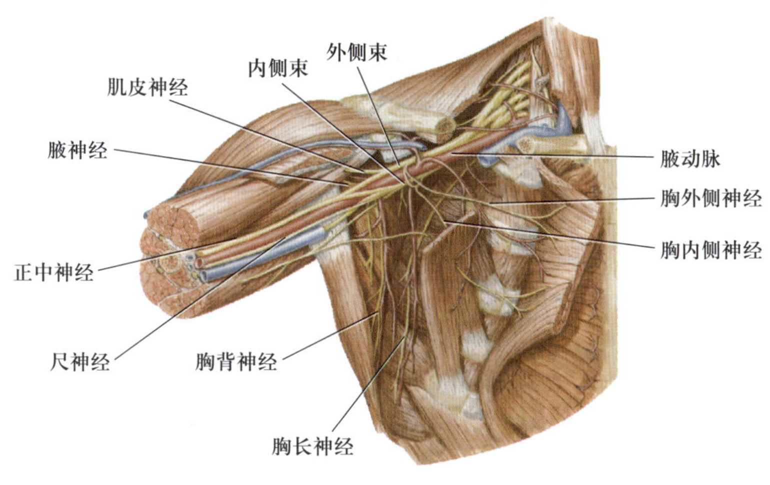

图 10-47　臂丛及其分支

行，沿途发出肌支支配臂前群肌。其终末支在肘窝稍下方穿出深筋膜，称前臂外侧皮神经，分布于前臂外侧部皮肤。

3. 正中神经（median nerve）　发自内、外侧束，伴肱动脉沿肱二头肌内侧缘下行至肘窝，于前臂正中经腕入手掌。正中神经在臂部无分支，在前臂发出分支，支配除肱桡肌、尺侧腕屈肌、指深屈肌尺侧半以外的所有前臂前群肌；在手掌发出肌支，支配鱼际肌（使拇指内收的肌除外）和桡侧的第 1、2 蚓状肌。皮支主要分布于掌心、鱼际、桡侧 3 个半指的掌面及其中、远节背面的皮肤。正中神经损伤导致拇指和食指不能屈，拇指不能对掌；前臂不能旋前，屈腕力减弱，鱼际肌萎缩，手常变平坦称**猿掌**，握掌时 3~5 指可屈曲而示指及拇指不能屈，称**枪形手**（图 10-48~图 10-50）。

4. 腋神经（axillary nerve）　发自后束，绕肱骨外科颈行至三角肌深面，肌支主要分布于三角肌；皮支主要分布于肩部和臂外侧区上部的皮肤。肱骨外科颈骨折时，可损伤腋神经，表现为肩

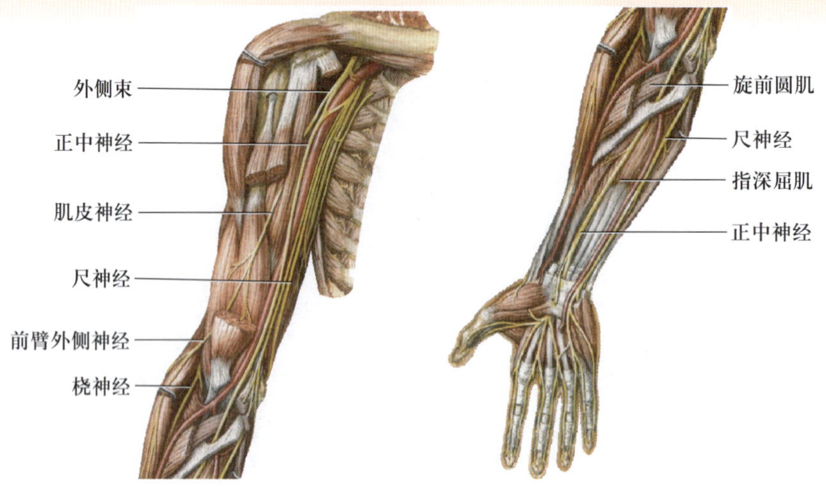

图 10-48 上肢前面的神经

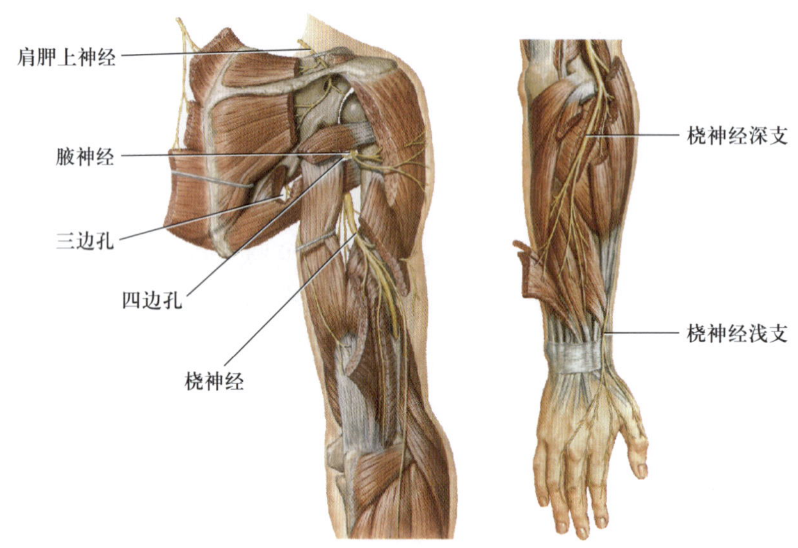

图 10-49 上肢后面的神经

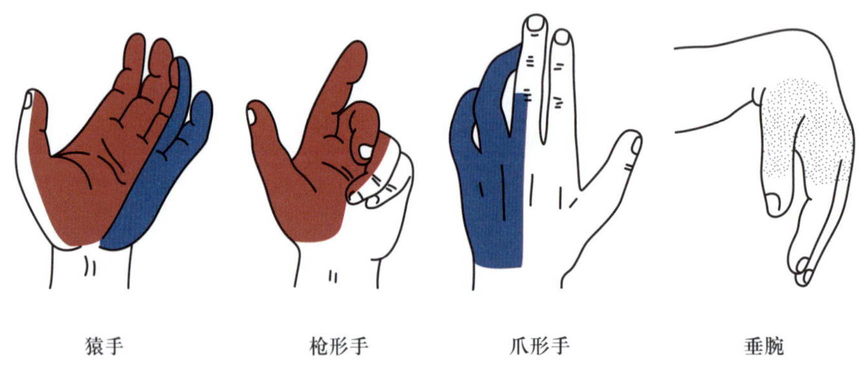

图 10-50 上肢神经损伤后的手形和手部皮肤感觉缺失

关节外展幅度减小，三角肌区皮肤感觉障碍，三角肌萎缩，肩部失去圆形隆起的外观，肩峰突出，形成**方形肩**。

5. 尺神经(ulnar nerve) 发自内侧束，伴肱动脉下行至臂中部，绕肱骨内上髁后方的尺神经沟至前臂,伴尺动脉下降,经腕部入手掌。尺神经在臂部无分支,在前臂发出肌支支配尺侧腕屈肌和指深屈肌的尺侧半;在手掌,尺神经的肌支支配全部骨间肌、拇收肌及小鱼际肌等。尺神经的皮支分布于手背尺侧半、小指和环指尺侧背面的皮肤,以及无名指和中指近节背面的皮肤。尺神经损伤后可致屈腕力减弱,手内侧缘感觉障碍,手肌内侧群萎缩,拇指以外的各掌指关节过伸,拇指不能内收,表现为**爪形手**(图 10-48,图 10-50)。

6. 桡神经(radial nerve) 发自后束,在腋窝位于腋动脉的后方,沿肱骨体后面的桡神经沟行向下外侧,至肱骨外上髁的前方分为浅、深两支。浅支为皮支,沿前臂的外侧下行至手背,分布于手背桡侧两个半指近节背面的皮肤。深支为肌支,下行于前臂后群肌之间,分布于臂和前臂后群肌以及肱桡肌。当肱骨中段骨折时易导致桡神经损伤,主要表现为前臂的后群肌瘫痪,腕关节不能伸,呈**垂腕畸形**状态(图 10-49,图 10-50)。

知识拓展

新生儿臂丛神经受损

臂丛神经是支配上肢的主要神经。臂丛神经行经锁骨与第 1 肋之间固定在肋骨上,然后在喙突下经过,当外力使第 1 肋骨喙突间的距离加宽时,臂丛神经受强力牵拉而损伤。分娩时引起受损的原因主要是头位分娩的肩难产、强力牵拉胎肩颈部和宫缩乏力等。临床表现根据损伤的部位而异,以上肢麻痹最多见,典型表现为:患肢松弛悬重于体侧,不能做外展、外旋及屈肘等活动。

护理要点:生产过程中注意产程的观察,调整良好的宫缩,采用恰当的分娩方式可有效减少此类并发症的发生。发现受损后,经常活动患肢手指,防止关节僵硬;手术治疗,长期服用神经营养药物,可同时进行物理治疗。

(三) 胸神经前支

胸神经前支共 12 对。除第 1 对大部分和第 12 对小部分,分别参与臂丛和腰丛外,其余各对均不形成神经丛。第 1~11 对胸神经前支各自位于相应的肋间隙内,称**肋间神经**。第 12 对胸神经前支因位于 12 肋的下方,故称**肋下神经**。肋间神经和肋下神经的肌支主要支配于肋间肌和腹肌前外侧群,皮支主要分布于胸、腹前外侧壁的皮肤及胸腹膜壁层(图 10-51)。

胸神经前支在胸、腹壁皮肤的分布有明显的节段性,呈环形条带状分布。其分布规律自上而下是:T2 相当于胸骨角平面,T4 相当于乳头平面,T6 相当于剑突平面,T8 相当于肋弓平面,T10 相当于脐平面,T12 相当于脐至耻骨联合上缘连线中点平面。临床上常以上述节段性分布感觉障碍来测定患者麻醉平面高低的位置。

(四) 腰丛

腰丛(lumbar plexus)由第 12 胸神经前支的一部分、第 1~3 腰神经的前支和第 4 腰神经前支的一部分组成,位于腰大肌的深面,腰丛除肌支支配髂腰肌和腰方肌外,皮支分布于大腿的前部和内侧部以及腹股沟区的皮肤。腰丛的主要分支如下(图 10-52)。

1. 髂腹下神经和髂腹股沟神经 主要分布于腹股沟区的肌和皮肤。

2. 股神经(femoral nerve) 是腰丛中最大的分支,自腰丛发出后经腰大肌和髂肌之间下行,

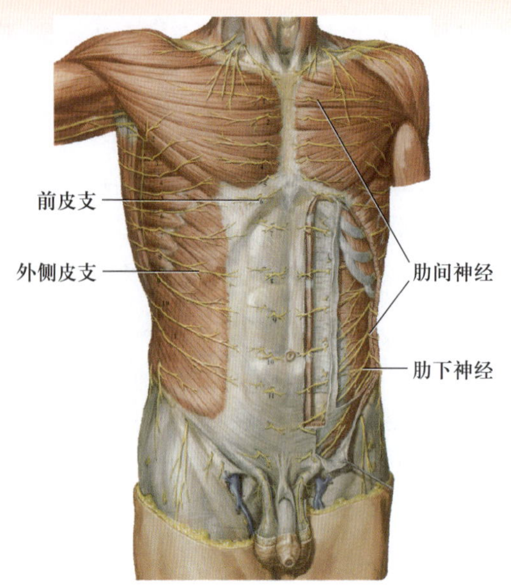

图 10-51　胸神经的节段性分布

穿过腹股沟韧带的深面至股三角。肌支支配大腿前群肌，皮支分布于大腿前面、小腿内侧面及足内侧缘的皮肤。股神经损伤后表现为屈髋无力，行走困难，坐位时不能伸小腿，股四头肌萎缩，膝跳反射消失；大腿前面、小腿内侧面及足内侧缘皮肤感觉障碍（图 10-53）。

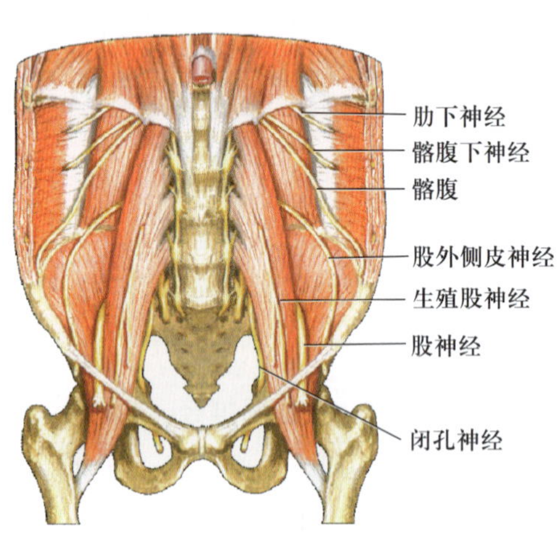

图 10-52　腰丛

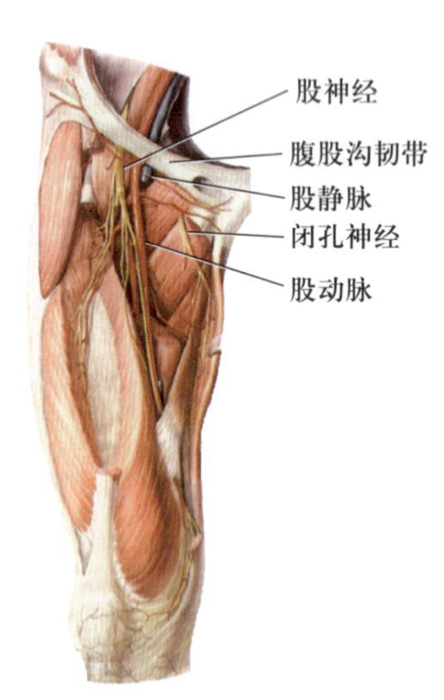

图 10-53　下肢前面的神经

3. 闭孔神经（obturator nerve）　自腰大肌的内侧缘穿出，伴闭孔动脉沿骨盆的侧壁前行，穿过闭孔到大腿的内侧部。分布于髋关节、大腿内侧肌群和大腿内侧面的皮肤。闭孔神经损伤后表现为股内侧肌瘫痪，大腿内收缩力减弱，仰卧时患肢不能置于健侧大腿之上，大腿内侧皮肤感觉障碍（图 10-52）。

4. 生殖股神经　自腰丛发出后，沿腰大肌的前面下降，在腹股沟韧带上方分为生殖支和股支。**生殖支**经腹股沟管分布于阴囊（大阴唇）和提睾肌，**股支**分布于股三角的皮肤。

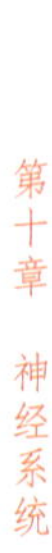

（五）骶丛

骶丛（sacral plexus）位于盆腔内、骶骨和梨状肌的前面，由第 4 腰神经前支的一部分和第 5

腰神经前支合成的腰骶干及全部骶、尾神经的前支组成（图 10-54）。骶丛的分支主要分布于盆壁、会阴、臀部、股后部、小腿和足等处。其主要分支如下。

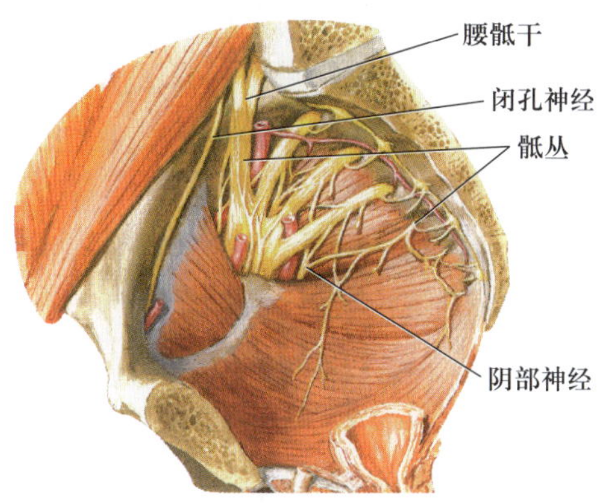

图 10-54　骶丛组成和位置

1. 臀上神经　在梨状肌上孔出盆腔，分布于臀中、小肌和阔筋膜张肌。

2. 臀下神经　在梨状肌下孔出盆腔，分布于臀大肌。

3. 阴部神经　在梨状肌下缘出盆腔，绕过坐骨棘进入坐骨肛门窝，沿此窝外侧壁前行，分布于会阴部的肌和皮肤（图 10-55）。

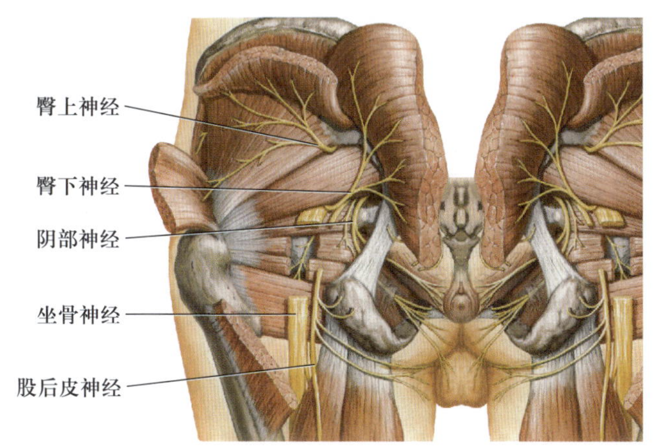

图 10-55　骶丛的分支

4. 坐骨神经（sciatic nerve）　是全身最粗大的神经，经梨状肌下孔出盆腔，在臀大肌的深面经坐骨结节与股骨大转子之间进入股后区，下行于股二头肌的深面，至腘窝上角分为**胫神经**和**腓总神经**。在股后部发出肌支分布于大腿后群肌（图 10-56）。

（1）胫神经：沿腘窝的中线下降，经小腿后群肌的深、浅两层之间下行，通过内踝后方至足底分为足底内侧神经和足底外侧神经，分布于足底肌和皮肤。沿途分支分布于小腿后群肌（图 10-56）。胫神经损伤后运动障碍主要表现为足内翻力弱，不能跖屈，不能以足尖站立。由于小腿前、外侧群肌过度牵拉，致使足部呈背屈、外翻位，出现**钩状足**畸形（图 10-57）。

（2）腓总神经：自坐骨神经发出后，沿腘窝外侧缘下行，绕腓骨颈至小腿前面，分为**腓浅神经**和**腓深神经**（图 10-58）。

1）腓浅神经：穿过小腿外侧肌群至足背。腓浅神经的肌支支配小腿外侧肌群，皮支分布于小腿外侧、足背和足趾（第 2~5 趾背）背侧的皮肤。

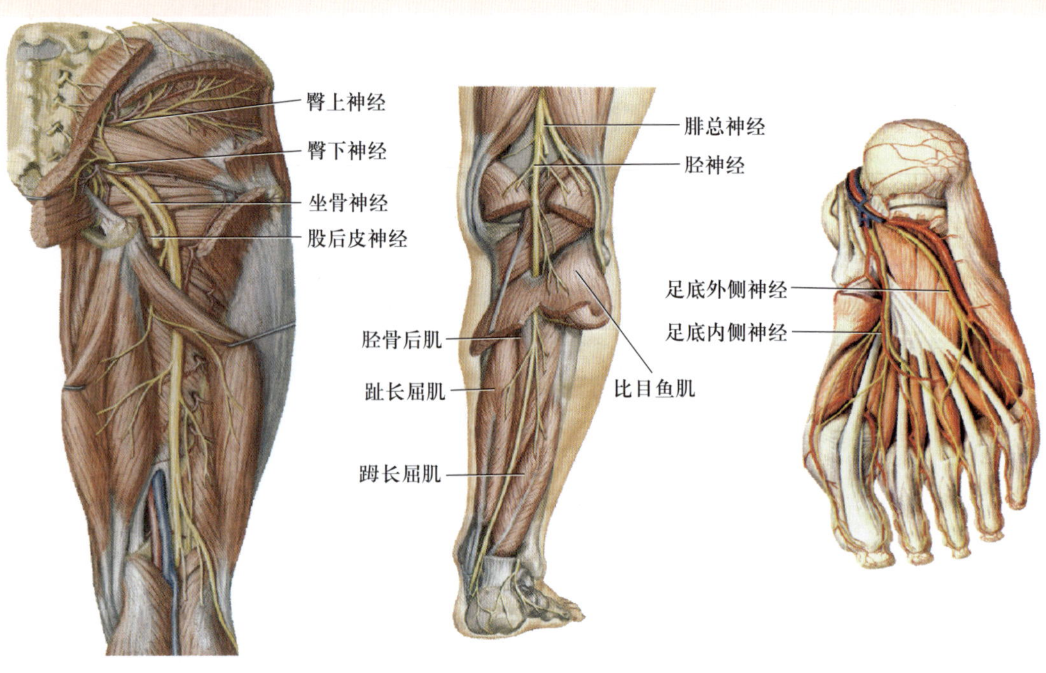

图 10-56　下肢后面的神经及足底神经

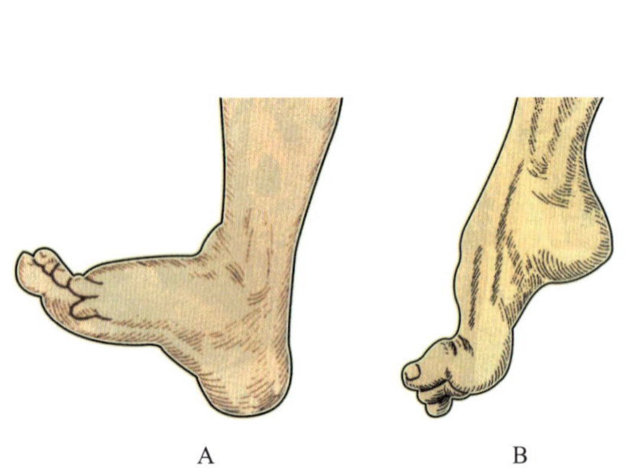

图 10-57　胫神经、腓总神经损伤后的足畸形

A. 钩状足;B. 马蹄内翻足

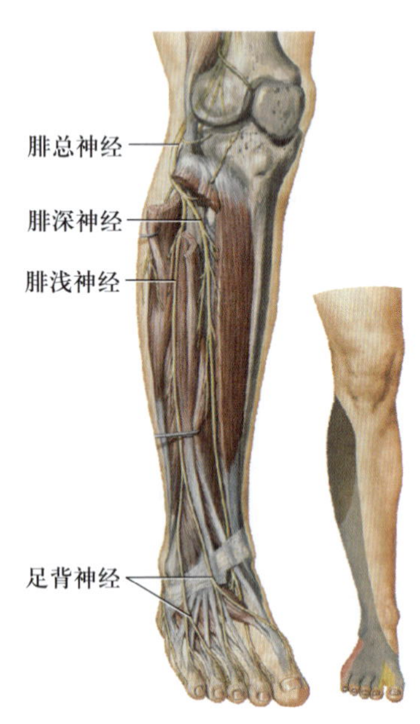

图 10-58　小腿前外侧的神经

2）腓深神经：伴胫前动脉下行。肌支支配小腿前群肌、足背肌，皮支分布于第 1、2 趾相对缘的皮肤。

腓总神经在经腓骨颈处位置表浅，易受损伤。损伤后表现为足不能背屈，趾不能伸直，足下垂内翻，呈**马蹄内翻足**畸形（图 10-57）。

（六）体位性神经损伤的护理应用

在护理工作中，有时由于操作不当，可能会造成病人体位性神经损伤。引起体位性神经损伤常见于两种情况。① 当人体的肢体或身体的某一部位在外力的作用下，产生突然、过度的位置变化时，周围神经可因过分牵拉而损伤。② 某些神经位置较浅，直接位于皮下，若该部位因卧床等遭受长时间、过度压迫，则会造成神经血运障碍而损伤。

1. 上肢体位性神经损伤

（1）臂丛损伤：臂丛在腋窝内邻近喙突、胸小肌止点处的肌腱及肱骨头。肱骨头向前脱臼时，容易伤及臂丛。当肩关节外展，肱骨头向下移位，离开关节盂时，可引起臂丛上干严重的牵拉伤。肩部被突然猛力向上牵拉，臂极度外展（如自高空坠落、以手攀物，上肢突然承受全身重量）均可导致臂丛下干或第 8 颈神经前支及第 1 胸神经前支的严重损伤。臂丛损伤包括臂丛神经根的损伤、神经干和神经的损伤。臂丛神经根的损伤又可分为臂丛上部根的损伤和下部根的损伤。

1）臂丛上部根（C5~7）损伤：在胎儿分娩时，助产医师猛力牵引胎头可造成胎儿臂丛上部根严重撕脱伤。患者上臂久垂床侧亦可导致臂丛上部根牵拉伤。臂丛上部根损伤，会伤及腋神经、肌皮神经、肩胛上神经、肩胛下神经以及肩胛背神经、正中神经与桡神经部分受累。因此，由上述神经所支配的肌肉如三角肌、肱二头肌、肱肌、大圆肌、冈上肌、冈下肌、肩胛下肌、桡侧腕屈肌、旋前圆肌、肱桡肌、旋后肌等均可出现瘫痪，指伸肌出现部分瘫痪。临床上表现为肘关节屈曲困难，上臂无力而下垂，肩关节不能外展，腕关节虽能屈伸，但肌力减弱，上肢背侧的大部分区域感觉缺失，拇指感觉减退，但手内侧半及前臂内侧的感觉正常。检查时可发现肩部肌肉、臂前群肌肉萎缩，以三角肌为重，前臂旋前、旋后均有障碍。

2）臂丛下部根（C8、T1）损伤：助产士或医生强力牵引臀位分娩的胎儿，可造成胎儿的臂丛下部根损伤，成人在手术麻醉状态下使用臂板、上肢过分外展等均可造成下部根受损。臂丛下部根受伤后，临床表现为尺神经、臂内侧皮神经、前臂内侧皮神经、正中神经内侧根麻痹，正中神经外侧根与桡神经部分麻痹。因此，由尺神经支配的尺侧腕屈肌、指深屈肌尺侧半瘫痪。由于正中神经内侧根也受损，故指浅、深屈肌，大、小鱼际肌群，全部蚓状肌与骨间肌均出现瘫痪，临床表现为手的功能完全丧失，拇指不能外展，前臂及手部尺侧半皮肤感觉缺失。但肩、肘、腕关节的活动尚好。患侧常出现霍纳（Horner）综合征（损伤 T1 至星状神经节的白交通支）。病程较长者，检查时可发现其手内部肌肉全部萎缩，其中以骨间肌为重，出现爪形手和猿手畸形。

（2）桡神经损伤：桡神经损伤在下列两种情况下易致。① 当上肢处于外展位，且臂部中 1/3 段的背外侧面长时间置于较硬的物体上时（如手术时，臂部背面置于手术台边缘；运送伤员时，伤员臂部置于担架边缘）。② 臂部使用止血带，如止血带压力过大，使用时间过长，也可致桡神经损伤。桡神经损伤后，前臂后群肌瘫痪，表现为伸腕、伸指障碍，拇指不能外展，前臂旋后功能减弱。抬前臂时，由于伸肌瘫痪及重力作用，出现垂腕畸形。

（3）尺神经损伤：尺神经损伤常发生于臂部和尺神经沟处。当臂部轻度外展并后伸时，臂内侧紧贴于较硬物体上（如臂内侧部卡于担架边或床沿，醉酒者臂部架在椅背上昏睡），可致其损伤。尺神经沟内的尺神经表面仅覆以皮肤和浅筋膜，当受到有棱角的硬物体撞击或长时间置于手术台边缘，可造成尺神经损伤。尺神经损伤后，屈腕力减弱，拇指不能内收，其他各指均不能向中指靠拢。由于骨间肌和小鱼肌瘫痪、萎缩，掌间隙出现深沟，各掌指关节过伸，第 4、5 指的指间屈曲，而呈现爪形手。

2. 下肢体位性神经损伤　因医源性因素造成的，多见于坐骨神经和腓总神经损伤。

（1）坐骨神经损伤：坐骨神经在相当于臀大肌下缘及其表面的皮肤、浅筋膜构成的臀股皱褶处位置表浅，昏迷或瘫痪患者臀下放置便盆时间过长，而且便盆边缘正好置于臀股皱褶处，易造成坐骨神经损伤，损伤后，除股后部肌肉瘫痪、股后部皮肤感觉障碍外，其他表现同胫神经和腓总神经的联合损伤。

（2）腓总神经体位性损伤：腓总神经绕腓骨颈处位置表浅，深面紧贴骨面，表面仅覆以皮肤和薄层浅筋膜。如患者长时间处于侧卧位伴屈髋屈膝时，下方小腿的外侧面垫在较硬的物体上，腓骨颈处受力较大，易致腓总神经损伤；外科或妇科手术时，如双下肢置于支具上时间过长，支具前外侧缘又过高过硬，也可致腓总神经损伤。腓总神经损伤后，小腿前外侧群肌瘫痪，临床表现为足不能背屈，伴有足下垂、足内翻，趾不能伸。因为足下垂，患者必须用力使髋关节、膝关节高度弯曲来提高下肢、抬高足尖，因而走路时呈跨阈步态，并且小腿外侧面和足背出现明显的感觉障碍。

二、脑神经

脑神经（cranial nerves）共 12 对，与脑相连，用罗马数字表示序号（图 10-59）。根据脑神经所含纤维成分的不同，将脑神经分为 3 类：含有感觉性神经纤维的感觉性脑神经（Ⅰ、Ⅱ、Ⅷ）；含有运动性神经纤维的运动性脑神经（Ⅲ、Ⅳ、Ⅵ、Ⅺ、Ⅻ）；既有感觉性神经纤维，又有运动性神经纤维的混合性脑神经（Ⅴ、Ⅶ、Ⅸ、Ⅹ）。

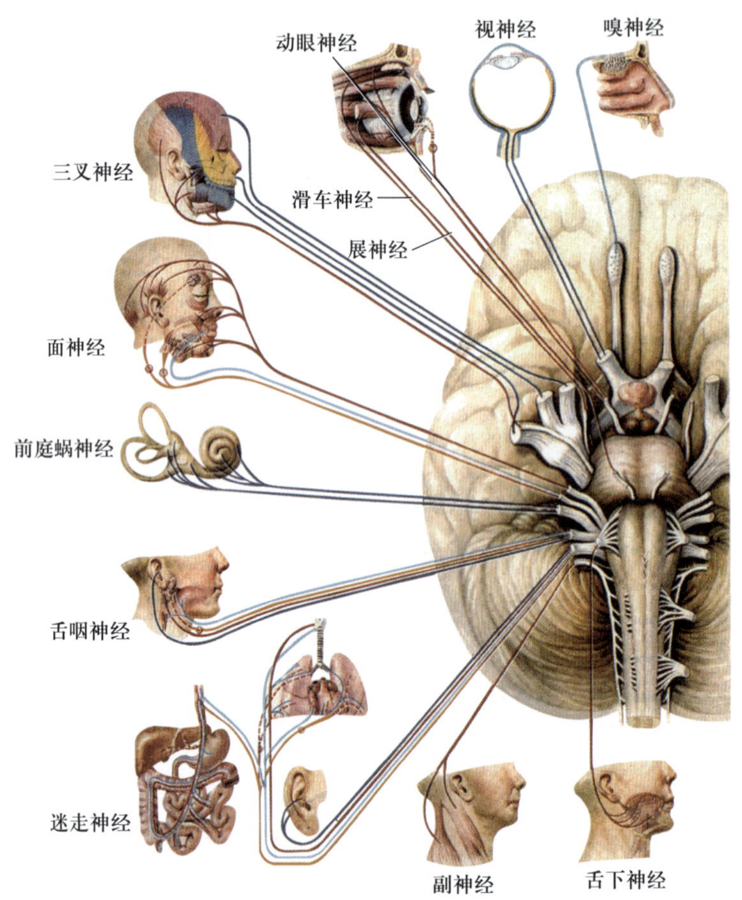

图 10-59　脑神经概观

1. 嗅神经（olfactory nerve）　感觉性神经，传导嗅觉。由鼻黏膜嗅区内嗅细胞的中枢突组成，向上穿过筛孔进入颅内，止于端脑的嗅球（图 10-60）。

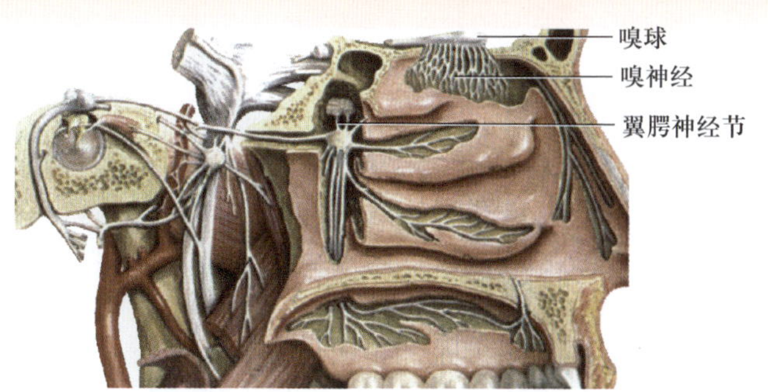

图 10-60　嗅神经

2. 视神经(optic nerve)　感觉性神经,传导视觉。由视网膜内的节细胞轴突在视神经盘处聚集而成,穿经视神经管入颅腔,连于视交叉(图 10-61)。

3. 动眼神经(oculomotor nerve)　运动性神经,含有躯体运动和内脏运动两种纤维。动眼神经自脚间窝出脑后,穿过海绵窦,经眶上裂入眶。躯体运动纤维支配上睑提肌、上直肌、下直肌、内直肌和下斜肌;内脏运动神经纤维支配瞳孔括约肌和睫状肌(图 10-61,图 10-62)。

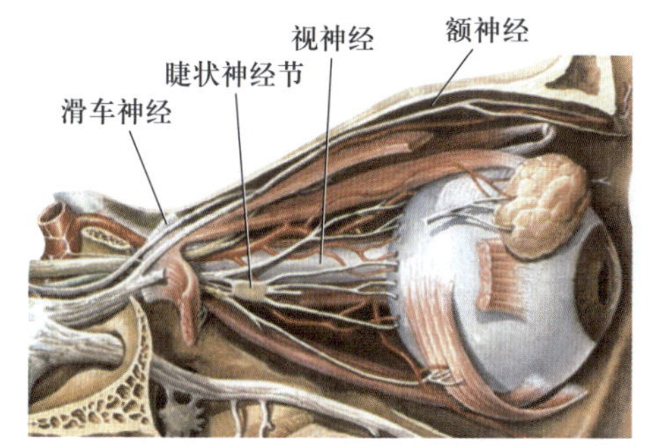

图 10-61　眼眶内神经(外侧面观)

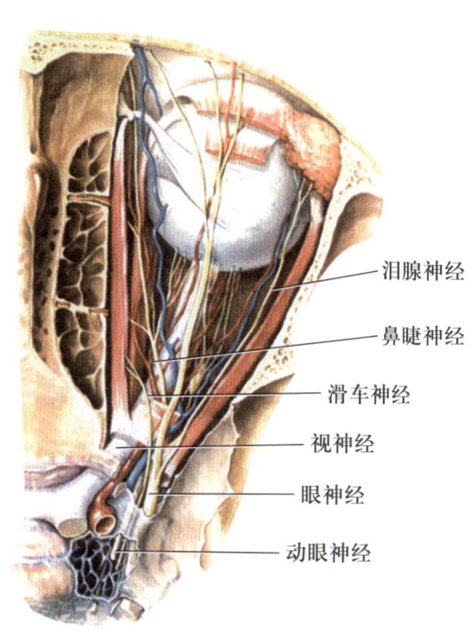

图 10-62　眼眶内神经(上面观)

4. 滑车神经(trochlear nerve)　运动性神经,由中脑下丘的下方出脑,绕过大脑脚外侧,经海绵窦外侧壁,由眶上裂入眶,支配上斜肌(图 10-62)。

5. 三叉神经(trigeminal nerve)　混合性神经,含有躯体感觉和躯体运动两种纤维。三叉神经躯体感觉纤维在颞骨岩部近尖端的前方连有三叉神经节,节内神经元的中枢突入脑桥,止于三叉神经感觉核群;躯体运动纤维发自三叉神经运动核,两根在脑桥基底部与小脑中脚交界处与脑桥相连。其周围突的前缘则组成 3 大分支:眼神经、上颌神经和下颌神经(图 10-63)。

(1) 眼神经:感觉性神经,经眶上裂入眶。分布于泪腺、眼球、结膜、上睑和鼻背的皮肤以及部分鼻黏膜。

(2) 上颌神经:感觉性神经,经圆孔出颅,向前经眶下裂入眶,延为眶下神经,然后沿眶下壁向前穿眶下孔至面部。上颌神经分布于上颌窦、硬脑膜、上颌牙、鼻腔和口腔腭部的黏膜及睑裂和口裂之间的皮肤。

(3) 下颌神经:混合性神经,经卵圆孔出颅后,即发出肌支支配咀嚼肌;感觉纤维分布于下颌牙、牙龈、颞部、硬脑膜、耳前及口裂以下的皮肤,口腔底和舌前 2/3 的黏膜。下颌神经分支主要有:**耳颞神经**、**舌神经**以及**下牙槽神经**,其中最粗大的分支为下牙槽神经,经下颌孔入下颌管,其管内发出分支分布于下颌牙和牙龈(图 10-64)。

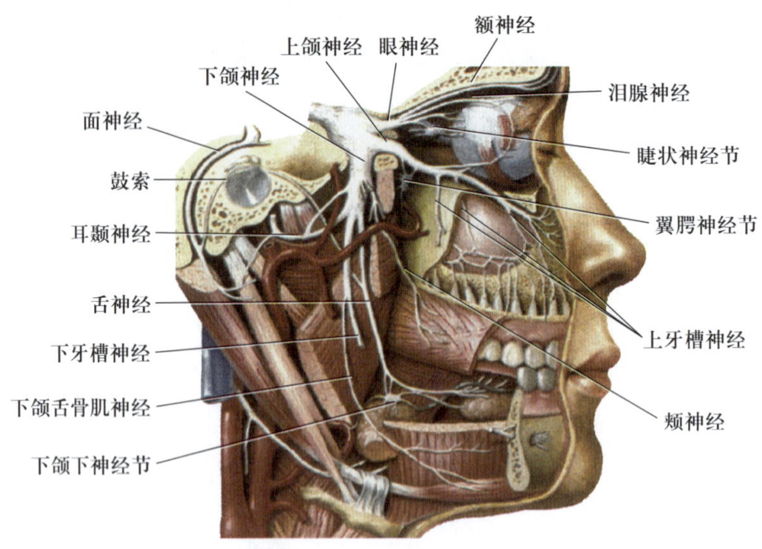

图 10-63　三叉神经及分支

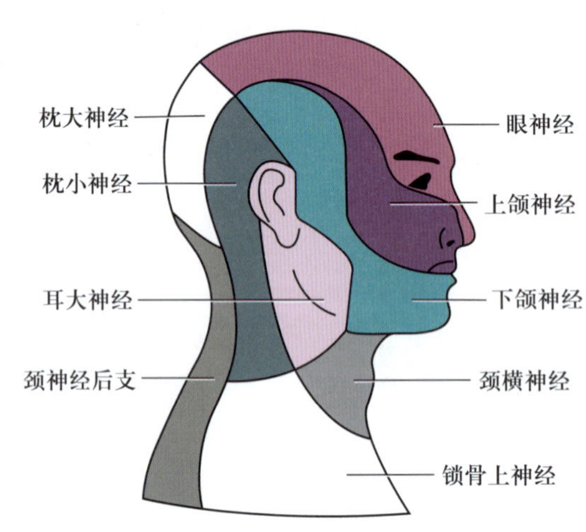

图 10-64　三叉神经皮支的分布

6. 展神经(abducent nerve)　运动性神经,起自脑桥的展神经核,自延髓脑桥沟中点的两侧出脑,向前穿过海绵窦,经眶上裂入眶,支配外直肌(图 10-59)。

7. 面神经(facial nerve)　混合性神经,含有 3 种纤维(图 10-65)。内脏运动纤维主要支配泪腺、下颌下腺、舌下腺等腺体的分泌;内脏感觉纤维分布于舌前 2/3 的味蕾;躯体运动纤维经茎乳孔出颅穿腮腺到达面部,支配同侧表情肌。

根据面神经的行程,因损伤部位不同,出现不同的临床表现:① 面神经管外损伤,表现为患侧面肌瘫痪,病人的患侧不能皱眉、睑裂闭合不全、鼻唇沟变浅,口角偏向健侧,不能鼓腮、角膜反射消失等。② 面神经管内损伤,则除上述表现外,可出现听觉过敏、患侧舌前 2/3 的味觉消失,甚至出现同侧下颌下腺、舌下腺分泌障碍。

8. 前庭蜗神经(vestibulocochlearnerve)　感觉性神经,包括**前庭神经**和**蜗神经**。起自内耳,经内耳门入颅(图 10-66)。

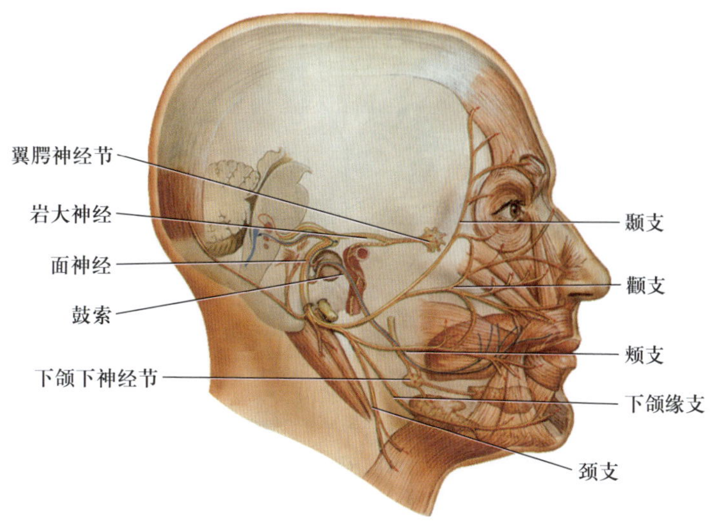

图 10-65　面神经

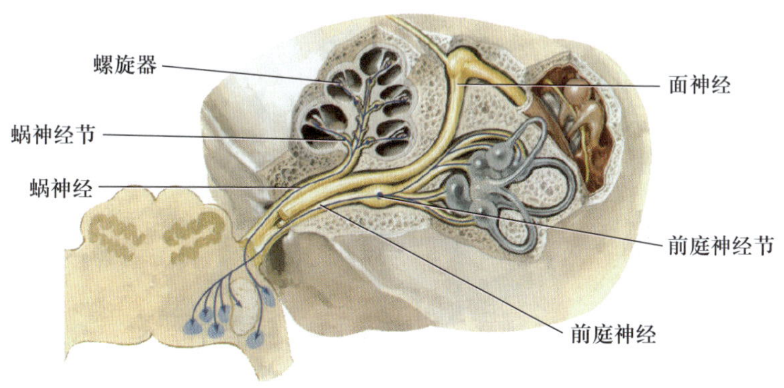

图 10-66　前庭蜗神经

(1) 前庭神经:起自前庭神经节,其周围突分布于球囊斑、椭圆囊斑和壶腹嵴等位置觉感受器,中枢突组成**前庭神经**,传导平衡觉。

(2) 蜗神经:起自蜗神经节,其周围突分布于螺旋器,中枢突组成**蜗神经**,传导听觉。

前庭蜗神经损伤表现为患侧耳聋及平衡功能障碍,并伴有恶心、呕吐等症状。

9. 舌咽神经(glossopharyngeal nerve)　混合神经,经颈静脉孔出颅,含有 4 种神经纤维。舌咽神经出颅后在颈内动、静脉之间下行,然后向前经舌肌内侧到达舌根。躯体运动纤维支配咽肌;躯体感觉纤维主要分布于耳后皮肤;内脏运动纤维支配腮腺的分泌;内脏感觉纤维分布于咽、鼓室、咽鼓管、舌后 1/3 以及颈动脉窦和颈动脉小球(图 10-67)。

10. 迷走神经(vagus nerve)　混合性神经,行程最长,分布最广,含有 4 种神经纤维。躯体运动纤维支配咽喉肌;躯体感觉纤维主要分布于硬脑膜、耳郭和外耳道的皮肤;内脏运动纤维控制心肌、平滑肌和腺体的活动;内脏感觉纤维主要分布于胸、腹腔脏器。

迷走神经自延髓的后外侧沟、舌咽神经的下方,经颈静脉孔出颅后与颈部的大血管伴行,经胸廓上口入胸腔。在胸腔内,左侧迷走神经下行越过主动脉弓前方经左肺根后方下行到食管分成许多分支,其分支继续下行至食管下段集合成迷走神经前干;右侧迷走神经下行沿气管右侧下

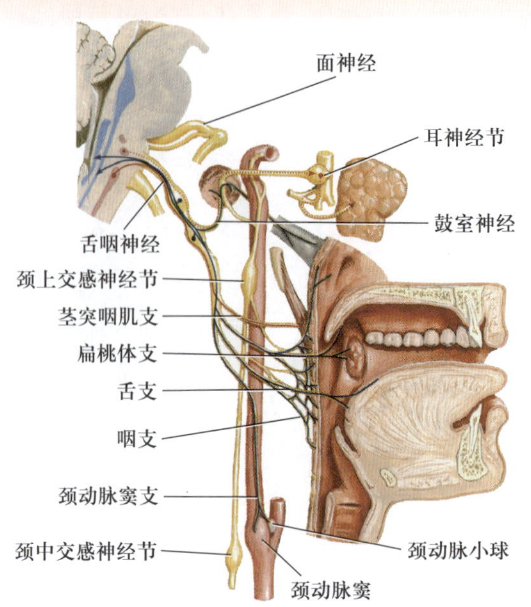

图 10-67　舌咽神经及其分支

降，经右肺根后方转至食管后面形成许多分支，其分支继续下行集合成迷走神经后干。迷走神经前干和后干随食管穿膈的食管裂孔进入腹腔。

迷走神经沿途发出的主要分支如下（图 10-68，图 10-69）。

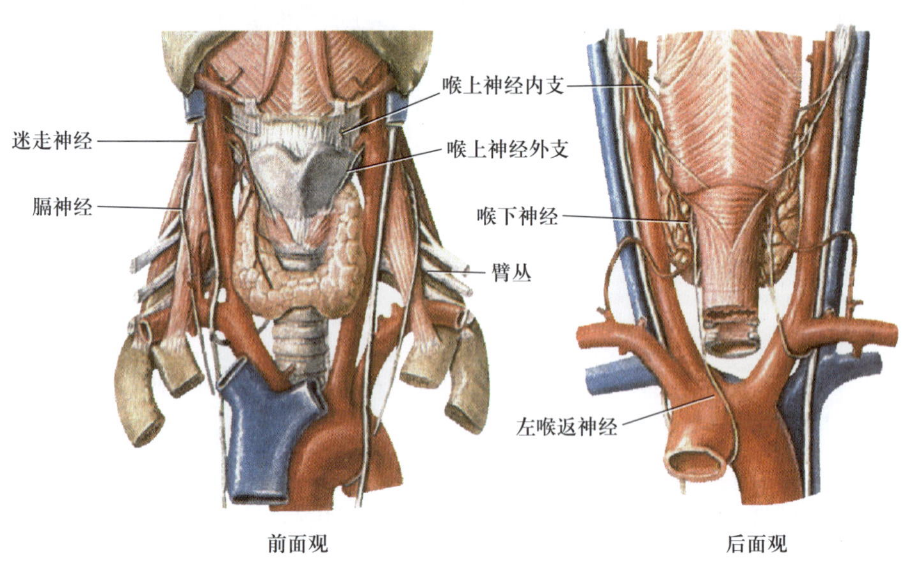

图 10-68　迷走神经及分支

（1）喉上神经：是迷走神经在颈部最大的分支，沿颈内动脉的内侧下降，分为内、外两支。外支支配环甲肌；内支伴喉上动脉穿甲状舌骨膜入喉，主要分布于声门裂以上的喉黏膜、会厌和舌根等。

（2）颈心支：有上、下两支，沿颈总动脉下降入胸腔，参加心丛的组成。分支分布于心传导系、心肌和心冠状动脉等。

（3）喉返神经：左喉返神经发自左迷走神经，越过主动脉弓前方，绕过主动脉弓返回上部。右喉返神经发自右迷走神经，绕过右锁骨下动脉返回上部。其分支分布于除环甲肌以外的所有喉肌和声门裂以下的黏膜。

11. 副神经（accessory　nerve）　运动性神经，经颈静脉孔出颅，支配胸锁乳突肌和斜方

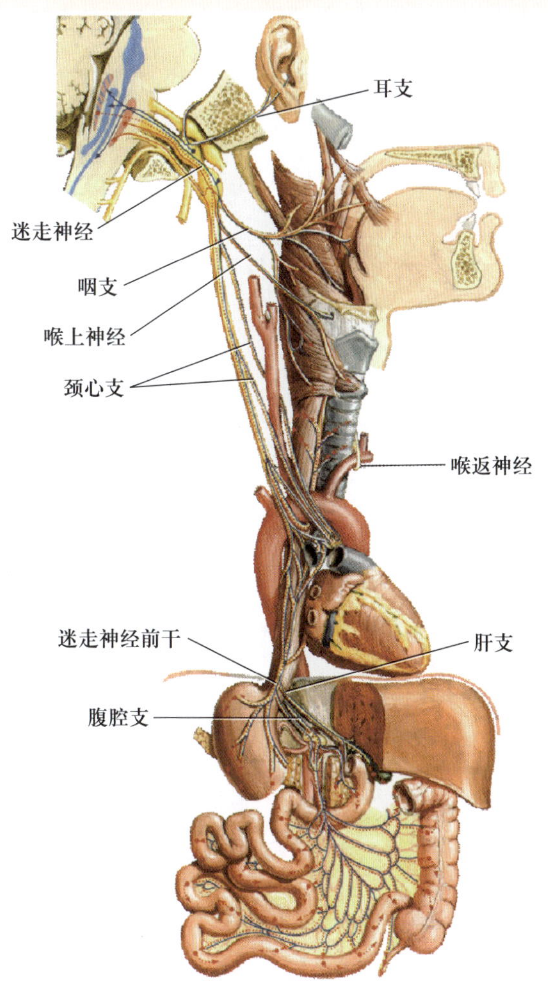

图 10-69　迷走神经及其分支分布

肌(图 10-70)。

12. 舌下神经(hypoglossal nerve)　运动性神经。经舌下神经管出颅,弓形向前至舌,支配舌肌。一侧舌下神经损伤,患侧颏舌肌瘫痪,伸舌时舌尖偏向患侧(图 10-70)。

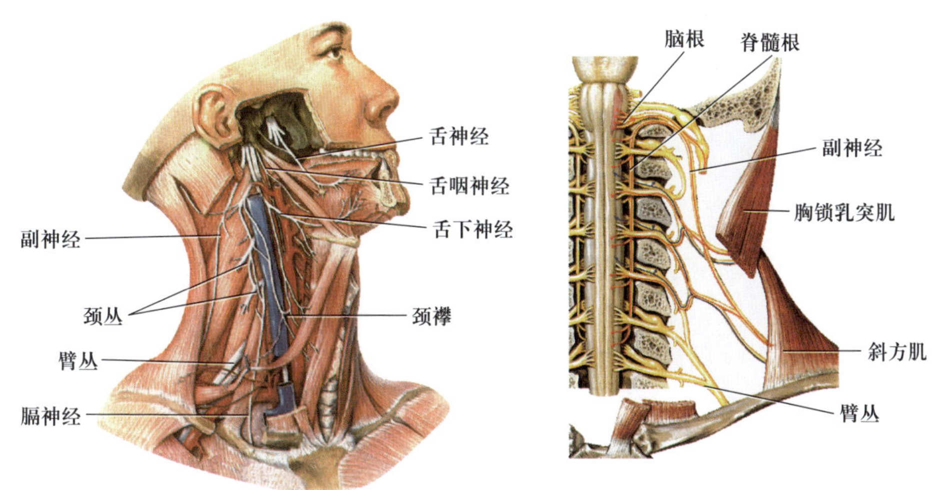

图 10-70　副神经、舌咽神经和舌下神经

脑神经顺序、名称、分布范围及损伤后表现见表10-2。

表10-2 脑神经顺序、名称、分布范围

顺序及名称	性质	连脑部位	分布或功能
Ⅰ嗅神经	感觉性	端脑	传导嗅觉
Ⅱ视神经	感觉性	间脑	传导视觉
Ⅲ动眼神经	运动性	中脑	躯体运动:上、下、内直肌,下斜肌和上睑提肌 内脏运动:瞳孔括约肌和睫状肌
Ⅳ滑车神经	运动性	中脑	上斜肌
Ⅴ三叉神经	混合性	脑桥	眼神经:眼、泪腺以及额部和鼻背的皮肤 上颌神经:眼裂与口裂之间的皮肤 下颌神经{躯体运动纤维:咀嚼肌 躯体感觉纤维:口裂以下的皮肤
Ⅵ展神经	运动性	脑桥	外直肌
Ⅶ面神经	混合性	脑桥	躯体运动纤维:面肌 内脏运动纤维:泪腺、下颌下腺和舌下腺 内脏感觉纤维:舌前2/3的味蕾
Ⅷ前庭蜗神经	感觉性	脑桥	传导听觉和平衡觉
Ⅸ舌咽神经	混合性	延髓	内脏运动纤维:腮腺 内脏感觉纤维:舌后1/3的黏膜和味蕾 躯体运动纤维:咽部肌 躯体感觉纤维:耳后的皮肤
Ⅹ迷走神经	混合性	延髓	内脏运动和内脏感觉纤维:颈、胸和腹部的脏器 躯体运动纤维:软腭和咽喉肌 躯体感觉纤维:耳郭、外耳道的皮肤和硬脑膜
Ⅺ副神经	运动性	延髓	胸锁乳突肌和斜方肌
Ⅻ舌下神经	运动性	延髓	舌肌

知识拓展

喉返神经受损及护理

喉返神经在甲状腺下动脉的下面,如单侧损伤可致同侧声带麻痹而出现声音嘶哑,但无呼吸困难或窒息感;如双侧损伤可致双侧声带麻痹,从而引起双侧严重的呼吸困难。因此,在甲状腺手术中须熟悉掌握颈部解剖学位置,手术时常规探查喉返神经,确定其位置以免损伤,手术过程中防止过度牵拉此神经,以免神经暴露后供血不足而受损,术后减少周围组织的水肿从而减轻对喉返神经的压迫。

护理要点:减少患者呛咳症状,注意有无声音嘶哑或呼吸困难,病床旁常备气管切开包;注意膳食平衡,提高机体免疫力。

三、内脏神经

内脏神经(visceral nerve)主要分布于内脏、心血管和腺体,包括内脏运动神经和内脏感觉神经。**内脏运动神经**主要功能是调节内脏、心血管的运动和腺体的分泌,通常不受人的意志控制的,故又称**自主神经**或**植物神经**。**内脏感觉神经**将来自内脏、心血管等处的感觉传递至各级内脏、心血管等处的感觉中枢,通过内脏运动神经调节相对应脏器的活动,从而维持机体内、外环境的动态平衡,保障机体正常生命活动。

(一)内脏运动神经与躯体运动神经的比较

1. 支配器官不同　躯体运动神经支配骨骼肌;内脏运动神经支配内脏、心血管和腺体。躯体运动神经受意识控制;内脏运动神经不受意识控制。

2. 纤维成分不同　躯体运动神经只有一种纤维成分;内脏运动神经有交感和副交感两种纤维成分,且大多内脏器官接受双重支配。

3. 神经元数目不同　躯体运动神经由低级中枢至骨骼肌只需一级神经元;内脏运动神经由低级中枢到效应器需两级神经元。第一级神经元称**节前神经元**,胞体位于脑或脊髓内,其轴突称**节前纤维**;第二级神经元称**节后神经元**,胞体位于周围部的内脏神经节内,其轴突称**节后纤维**。

4. 分布形式不同　躯体运动神经以神经干的形式分布于效应器;内脏运动神经多沿血管交织成丛或攀附于脏器构成神经丛,再由神经丛分支到所支配的效应器。

5. 神经纤维种类不同　躯体运动神经通常是较粗的有髓神经纤维;内脏运动神经的节前纤维是有髓纤维,节后纤维是无髓纤维。

(二)内脏运动神经的分类

内脏运动神经根据形态结构和生理功能分为**交感神经**和**副交感神经**,两者都包括**中枢部**和**周围部**两部分。

1. 交感神经

(1) 中枢部:低级中枢位于脊髓 T1~L3 节段灰质侧角。

(2) 周围部:由交感干、交感神经节及其发出的分支和交感神经丛等组成(图 10-71)。

1) 交感神经节:根据所在的位置不同分为椎旁神经节和椎前神经节。① **椎旁神经节**位于脊柱的两旁,大小不等,形态不规则。② **椎前神经节**位于脊柱前方,腹主动脉脏支的根部,主要有**腹腔神经节**、**主动脉肾神经节**、**肠系膜上神经节**及**肠系膜下神经节**等(图 10-72,图 10-73)。

2) 交感干:位于脊柱两侧,由椎旁神经节和节间支组成,呈串珠状。上至颅底,下至尾骨,两交感干在尾骨前方汇合于奇神经节。

3) 交通支:椎旁神经节借交通支与相应的脊神经相连,分为白交通支和灰交通支。① **白交通支**,由脊髓侧角发出的节前纤维组成,只存在于 T1~L3 脊神经与相对应的椎旁神经节之间。② **灰交通支**,由椎旁神经节发出的节后纤维组成,存在于全部椎旁神经节和 31 对脊神经之间。

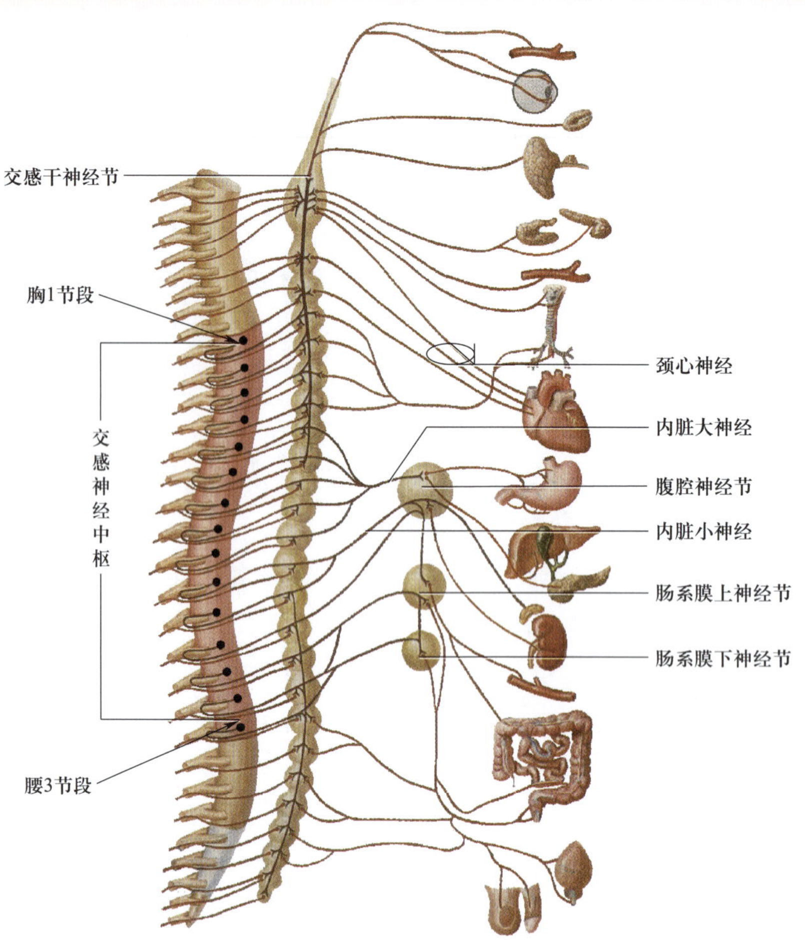

图 10-71　交感神经纤维的走行

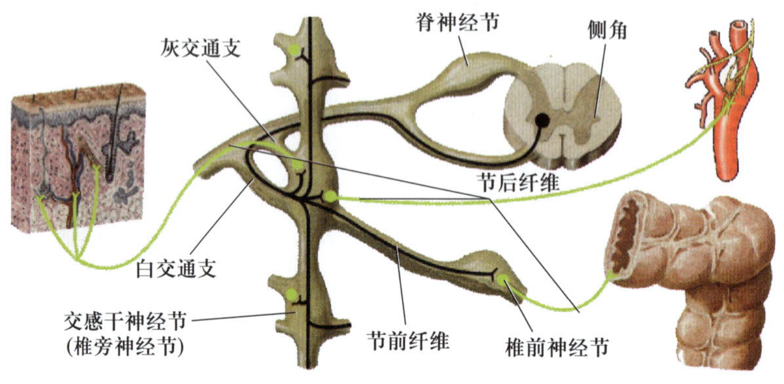

图 10-72　白交通支和灰交通支模式图

2. 副交感神经

（1）中枢部：低级中枢位于脑干的副交感神经核和脊髓 S2～4 节段的骶副交感核，由核发出副交感神经的节前纤维。

（2）周围部：由副交感神经节及其节前、节后纤维等组成。副交感神经节多位于所支配器官附近或器官壁内，故称**器官旁节**和**器官内节**。因此，副交感神经的节前纤维长，而节后纤维短（图 10-74）。

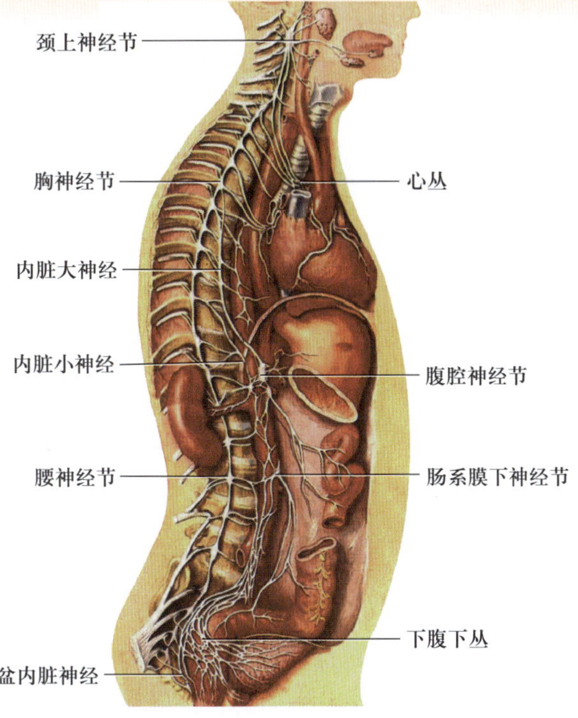

图 10-73　右交感干和纤维分布

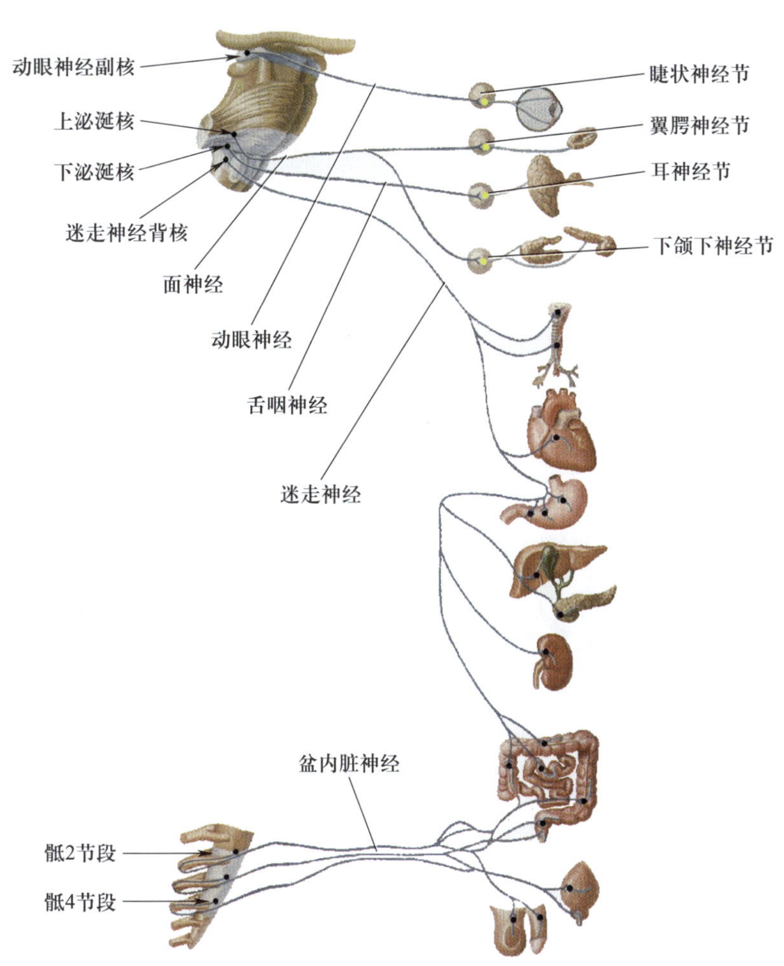

图 10-74　副交感神经中枢及分布

3. 交感神经和副交感神经的区别　交感神经和副交感神经在形态结构和分布范围等方面的区别(表 10-3)。

表 10-3　交感神经和副交感神经的区别

比较	交感神经	副交感神经
低级中枢位置	脊髓 T1~L3 节段灰质侧角	脑干副交感核、脊髓 S2~4 节段骶副交感核
周围神经节	椎旁节和椎前节	器官旁节和器官内节
节前、节后纤维	节前纤维短、节后纤维长	节前纤维长、节后纤维短
分布范围	分布范围广泛,全身血管和内脏、平滑肌、心肌、腺体、竖毛肌、瞳孔开大肌等	分布范围狭窄,大部分的血管、汗腺、立毛肌和肾上腺髓质均无副交感神经支配

(三)内脏感觉神经

内脏感觉神经在形态结构上与躯体感觉神经大致相同,具有如下特点:① 内脏感觉痛阈较高,内脏感觉纤维的数目较少,多为细纤维,痛阈较高,较强烈的内脏活动才能引起感觉,如胃的饥饿感等。内脏对牵拉、膨胀和痉挛等刺激比较敏感,而对切割、烧灼等刺激不敏感。② 内脏感觉的传入途径较分散,即一个脏器的感觉纤维可经几个节段的脊神经同时进入中枢,而一条脊神经又同时包含传导几个脏器的感觉纤维,所以内脏痛往往是弥散性的,定位模糊,可出现牵涉性痛。

当某些内脏器官发生病变时,常在体表一定区域产生感觉过敏或疼痛,这种现象称**牵涉性痛**。牵涉性痛可发生在患病器官的附近皮肤,也可发生在与病变器官较远的皮肤(图 10-75)。例如心绞痛时,常在胸前区和左臂内侧皮肤感到疼痛;肝胆疾患时,常感到右肩疼痛等。

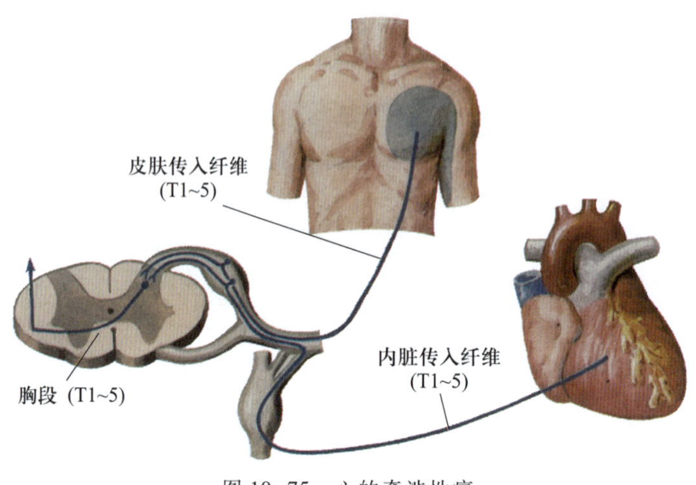

图 10-75　心的牵涉性痛

(颜丽萍)

第四节　神经系统的传导通路

案例导学

患者，男，50 岁，早上起床后因“感觉左侧面部麻木”就诊，患者无不良嗜好，无高血压史，身体健康，因前一天晚上天气炎热打开空调睡着了，早上起来就感觉左侧面部麻木，口眼歪斜，左侧额纹消失，鼻唇沟变浅，左眼睑闭合不全，口角向右歪斜，流口水，不能鼓腮，伸舌时舌尖不歪。初步诊断：面神经麻痹。

问题与思考：

1. 患者哪一侧的面神经受损？
2. 属于核上瘫还是核下瘫？
3. 核上瘫和核下瘫的区别在哪里？

预习任务

通过在线课程学习，解答以下问题。

1. 什么叫传导路？
2. 说出躯体和四肢意识性本体感觉和精细触觉传导路中三级神经元的位置和神经纤维交叉的部位。
3. 锥体系和锥体外系有何区别？

神经系统的传导通路是指从感受器到大脑皮质中枢，或从大脑皮质中枢到效应器之间传导神经冲动的途径。其中，将感觉冲动从感受器传到大脑皮质中枢的途径，称感觉（上行）传导通路；将运动冲动从大脑皮质传到效应器的途径，引起相应的生理效应，称运动（下行）传导通路。

一、感觉传导通路

（一）躯干和四肢意识性本体感觉和精细触觉传导通路

本体感觉是指在不同的状态下（静止或运动）通过肌、腱、关节等处本体感受器产生的感觉（例如，人在闭眼能感知身体各部的位置），又称深感觉，包括位置觉、运动觉和振动觉；精细触觉是指通过皮肤精细触觉感受器而辨别物体的纹理粗细、体表两点之间距离等感觉。该通路由 3 级神经元组成（图 10-76）。

第 1 级神经元胞体位于脊神经节，其周围突随脊神经分布于肌、腱、关节等处的本体感受器和皮肤的精细触觉的感受器，中枢突经脊神经后根进入脊髓后索，分为长的升支和短的降支。其中，来自第 5 胸节及以下的升支行于后索内侧部，形成**薄束**；来自第 4 胸节及以上的升支行于后索的外侧部，形成**楔束**。两束上行，分别止于延髓的薄束核和楔束核。

第 2 级神经元胞体位于**薄束核**和**楔束核**。此二核发出的纤维向前绕过中央灰质的腹侧，在中线上与对侧的交叉，称（**内侧**）**丘系交叉**，交叉后的纤维转折向上，称**内侧丘系**。经过脑桥、中

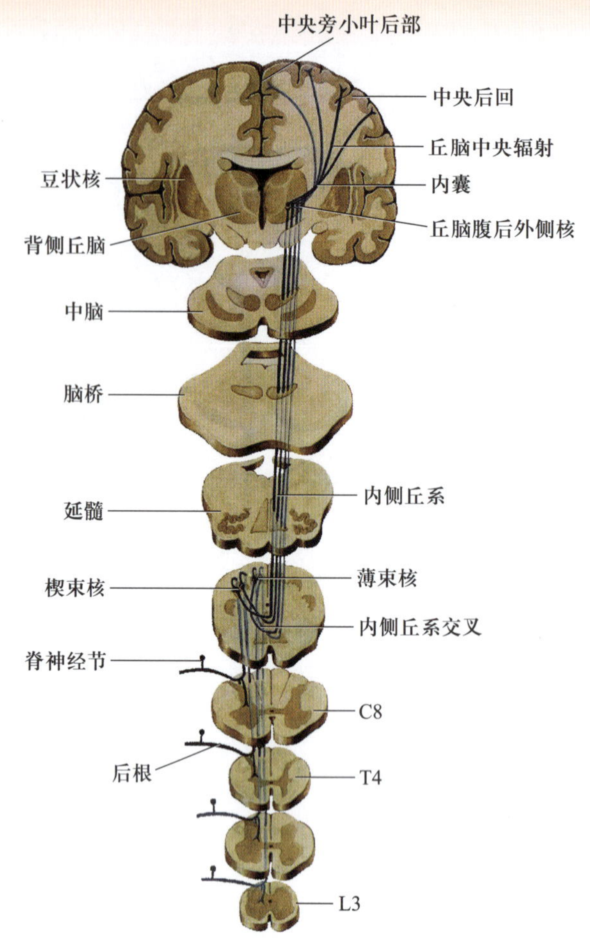

图 10-76　躯干和四肢意识性本体感觉和精细触觉传导通路

脑最后止于背侧丘脑的腹后外侧核。

第 3 级神经元胞体位于背侧丘脑的腹后外侧核。其发出纤维组成**丘脑中央辐射**，经内囊后肢投射到中央后回中、上部和中央旁小叶后部，部分纤维投射至中央前回。

（二）躯干和四肢的痛温觉、粗触觉和压觉传导通路

该通路又称浅感觉传导通路，主要由 3 级神经元组成（图 10-77）。

第 1 级神经元胞体位于脊神经节，其周围突分布于躯干和四肢皮肤内的感受器，中枢突经脊神经后根进入脊髓后角。

第 2 级神经元胞体位于脊髓后角（第Ⅰ、Ⅳ到Ⅶ层），其发出纤维上升 1～2 节段经白质前连合到对侧外侧索和前索内上行，组成**脊髓丘脑侧束**和**脊髓丘脑前束**（侧束传导温痛觉，前束传导粗触觉和压觉）上行，经延髓、脑桥、和中脑终止于背侧丘脑的**腹后外侧核**。

第 3 级神经元胞体位于背侧丘脑的腹后外侧核，其发出纤维称**丘脑中央辐射**，经内囊后肢投射至中央后回中、上部和中央旁小叶后部。

（三）头面部的痛温觉、粗触觉和压觉传导通路

此通路传导头面部皮肤和黏膜的感觉冲动，由三叉神经传入，主要由 3 级神经元组成。

第 1 级神经元胞体位于三叉神经节，其周围突组成三叉神经感觉支，分布于头面部皮肤和口

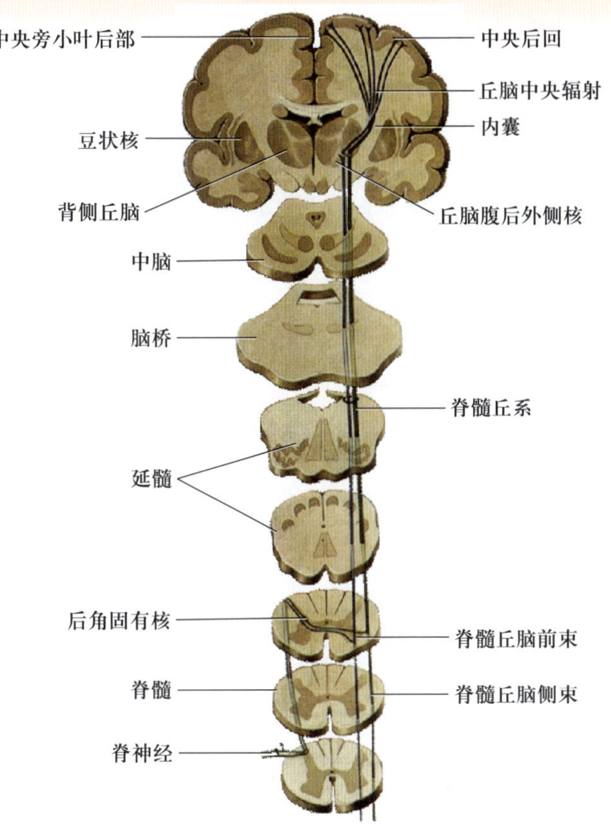

图 10-77 躯干和四肢痛温觉、粗触觉和压觉传导通路

腔、鼻腔黏膜的感受器，中枢突经三叉神经感觉根入脑桥，止于三叉神经感觉核群。

第 2 级神经元胞体位于三叉神经脊束核和三叉神经脑桥核，其发出纤维交叉至对侧上行称**三叉丘系**（又称三叉丘脑束），止于背侧丘脑的腹后内侧核。

第 3 级神经元胞体位于背侧丘脑的腹后内侧核，其发出纤维组成丘脑中央辐射，经内囊后肢投射到中央后回下部（图 10-78）。

（四）视觉传导通路及瞳孔对光反射通路

1. 视觉传导通路　由 3 级神经元组成。第 1 级神经元为视网膜的双极细胞，其周围突与视网膜内的视锥细胞和视杆细胞形成突触，中枢突与节细胞构成突触。第 2 级神经元为节细胞，其轴突在视神经盘处集合成视神经。视神经经视神经管入颅腔，形成**视交叉**后，延为**视束**。在视交叉中，来自双眼视网膜鼻侧半的纤维交叉，交叉后加入对侧视束；来自视网膜颞侧半的纤维不交叉，进入同侧视束。因此，左侧视束内含有来自两眼视网膜左侧半的纤维，右侧视束内含有来自两眼视网膜右侧半的纤维。视束的大部分纤维终止于外侧膝状体。第 3 级神经元胞体位于外侧膝状体内，其发出纤维组成**视辐射**，经内囊后肢投射到枕叶距状沟上下的视区皮质，产生视觉（图 10-79）。

2. 瞳孔对光反射通路　光照射一侧眼的瞳孔，引起双眼瞳孔都缩小的反应称**瞳孔对光反射**。光照侧的反应称直接对光反射，光未照射侧的反应称间接对光反射。瞳孔对光反射通路如下：视网膜→视神经→视交叉→两侧视束→上丘臂→顶盖前区→两侧动眼神经副核→动眼神经→睫状神经节→节后纤维→瞳孔括约肌→两侧瞳孔缩小。

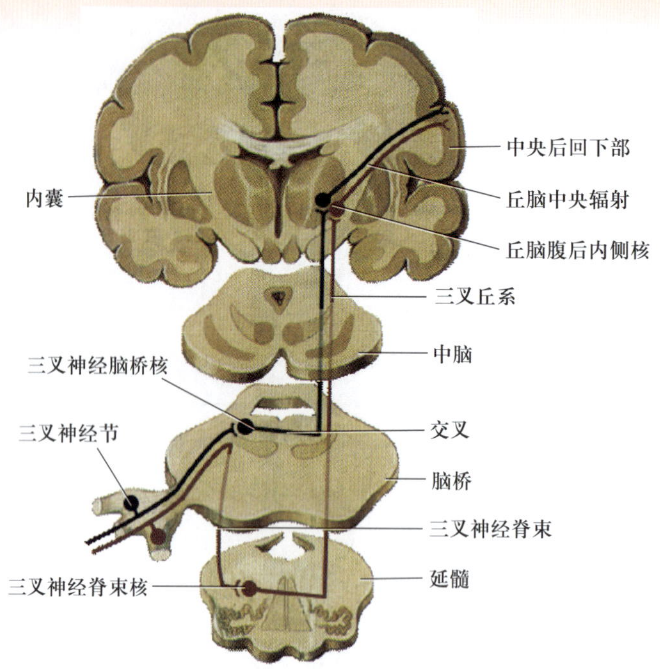

图 10-78　头面部浅感觉传导通路

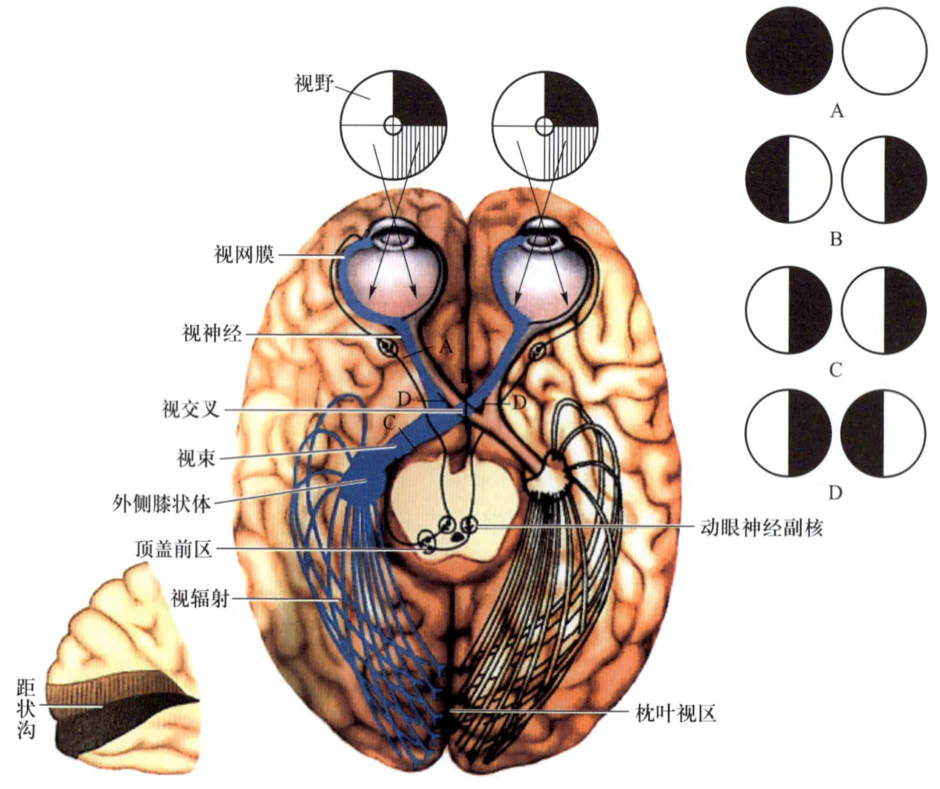

图 10-79　视觉传导通路及瞳孔对光反射通路

（五）听觉传导通路

第 1 级神经元为蜗神经节内的双极细胞，其周围突分布于内耳的螺旋器（Corti 器），中枢突组成蜗神经，入脑止于蜗神经核。第 2 级神经元胞体位于蜗神经核内，发出纤维大部分在脑桥内横行形成斜方体并交叉到对侧上行，少部分在同侧上行。上行纤维组成外侧丘系，大部分纤维止于下丘。第 3 级神经元胞体位于下丘，其纤维经下丘臂止于内侧膝状体。第 4 级神经元胞体位于内侧膝状体，其发出纤维组成**听辐射**，经内囊后肢，止于大脑皮质的听区颞横回（图 10-80）。

少数蜗神经核发出纤维进入同侧外侧丘系，大部分纤维交叉对侧组成对侧外侧丘系，即一侧外侧丘系包括同侧蜗神经核发出的纤维和对侧蜗神经核发出纤维。因此，听觉冲动是双侧传导的。若一侧通路在外侧丘系以上受损，不会产生明显症状，但若损伤了蜗神经、内耳或中耳，则将导致听觉障碍。

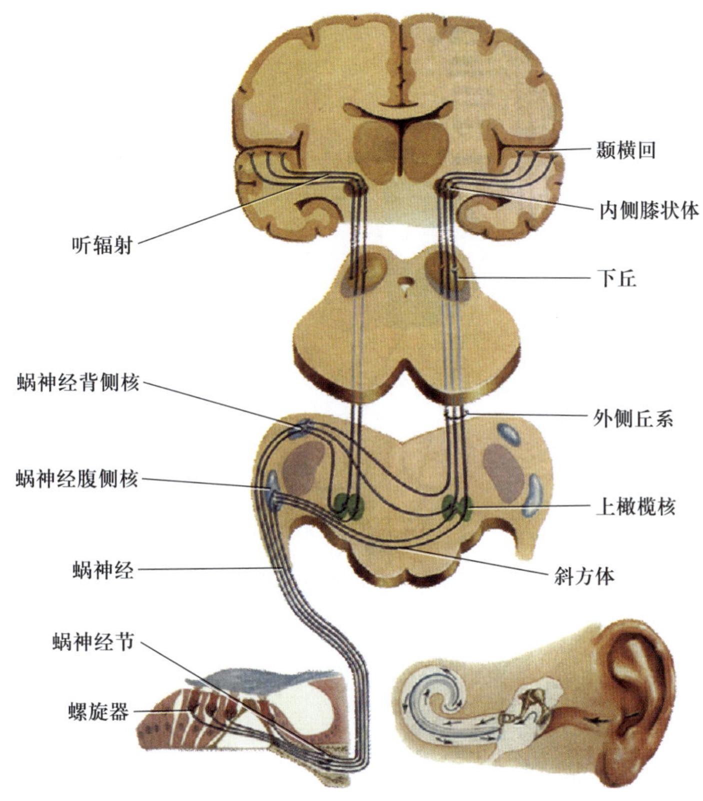

图 10-80　听觉传导通路

（六）感觉传导通路受损及护理应用

1. 躯干和四肢意识性本体感觉和精细触觉传导通路受损　患者不能确定躯干、四肢的空间位置，闭目站立时，身体倾斜摇晃。如损伤在内侧丘系交叉以上，表现为损伤对侧深感觉和精细触觉障碍；损伤在内侧丘系交叉以下，则表现为损伤同侧深感觉和精细触觉障碍。

2. 头面部的痛温觉、粗触觉和压觉传导通路受损　三叉神经脊束核和脊髓丘系相距较近，如果发生病变，可同时受累，若三叉丘脑束以上受损，则导致对侧头面部痛温觉和触压觉障碍；若三叉丘脑束以下受损，则导致同侧头面部痛温觉和触压觉障碍。

3. 视觉传导通路及瞳孔对光反射通路受损　由于眼球屈光装置对光线的折射作用，鼻侧半视野的物像投射到颞侧半视网膜，上半视野的物像投射到下半视网膜，反之亦然。当视觉传导通路的不同部位受损时，可引起不同的视野缺失：① 视网膜损伤引起的视野缺损与损伤的位置和范围有关，若损伤在视神经盘则视野中出现较大暗点，若黄斑部受损则中央视野有暗点，其他部位损伤则对应部位有暗点。② 一侧视神经损伤可致该侧视野全盲。③ 视交叉中交叉纤维损伤可致双眼视野颞侧半偏盲。④ 一侧视交叉外侧部不交叉纤维损伤,可导致患侧视野的鼻侧半偏盲。⑤ 一侧视束及以上视觉传导通路(视辐射、视区皮质)受损,可导致双眼病灶对侧半视野同向性偏盲,如左侧视束受损则左眼视野鼻侧半和右眼视野颞侧半偏盲。

受损瞳孔对光反射在临床上有重要意义,反射消失,有可能提示病危。但视神经和动眼神经的损伤都可引起瞳孔对光反射的改变。例如,一侧视神经受损,信息传入中断,光照患侧眼的瞳孔,两眼瞳孔均不反应,但光照健侧眼的瞳孔,则两眼对光反射均存在(即患侧眼瞳孔直接对光反射消失,间接瞳孔对光反射存在)。又如,一侧动眼神经受损时,由于信息传出中断,无论光照哪一侧眼,患侧眼的瞳孔对光反射都消失(患侧眼的直接、间接瞳光对光反射都消失),但健侧眼的瞳孔直接、间接对光反射存在。

4. 听觉传导通路受损　听觉的反射中枢在下丘。听觉冲动是双侧传导的,如果一侧通路在外侧丘系以上受损,听觉不会产生明显症状;如果损伤了蜗神经、内耳,将导致听觉障碍。

二、运动传导通路

从大脑皮质至内脏活动效应器(心肌、平滑肌、腺体等)的神经通路称内脏运动传导通路。从大脑皮质至躯体运动效应器(骨骼肌)的神经通路称躯体运动传导通路,包括锥体系和锥体外系。

运动传导通路

(一) 锥体系

锥体系(pyramidal system)是大脑皮质控制骨骼肌随意运动的主要下行传导通路,由上运动神经元和下运动神经元组成。上运动神经元为位于大脑皮质中央前回和中央旁小叶前部的锥体细胞,其轴突组成下行的锥体束。锥体束止于脑干内躯体运动核和特殊内脏运动核(脑神经运动核)的下行纤维束称皮质核束,止于脊髓前角运动神经元的下行纤维束称皮质脊髓束。下运动神经元为脑干脑神经运动核和脊髓前角运动神经元,其轴突分别参与脑神经和脊神经的组成,支配相应的骨骼肌。

1. 皮质脊髓束　由中央前回上、中部和中央旁小叶前半部的锥体细胞轴突组成,下行经内囊后肢的前部、大脑脚底中 3/5 的外侧部和脑桥基底部,至延髓锥体。在锥体下端,75%~90%的纤维左右交叉至对侧形成锥体交叉,交叉后的纤维继续在对侧脊髓外侧索内下行,称皮质脊髓侧束,此束沿途发出侧支,逐节止于前角运动神经元,支配四肢肌。小部分未交叉的纤维在同侧脊髓前索内下行,形成皮质脊髓前束,该束仅达上胸节,并经白质前连合逐节交叉到对侧,终止于前角运动神经元,支配躯干肌和四肢肌的运动;另一部分纤维始终不交叉而止于同侧前角运动神经元,主要支配躯干肌。因此,躯干肌是受两侧大脑皮质支配,而四肢肌只受对侧支配(图 10-81)。

2. 皮质核束　主要由中央前回下部的锥体细胞轴突集合而成,下行经内囊膝至大脑脚底中 3/5 内侧部,大部分纤维终止于双侧脑神经运动核,支配眼外肌、咀嚼肌、面上部表情、胸锁乳突肌、斜方肌和咽喉肌等。小部分纤维完全交叉到对侧,止于面神经核支配面下部肌的神经元细胞群和舌下神经核(图 10-81),两者发出的纤维分别支配对侧面下部的面肌和舌肌。因此,除支配面下部肌的面神经核和舌下神经核只接受单侧(对侧)皮支核束支配外,其他脑神经核均接受双侧皮质核束的纤维。

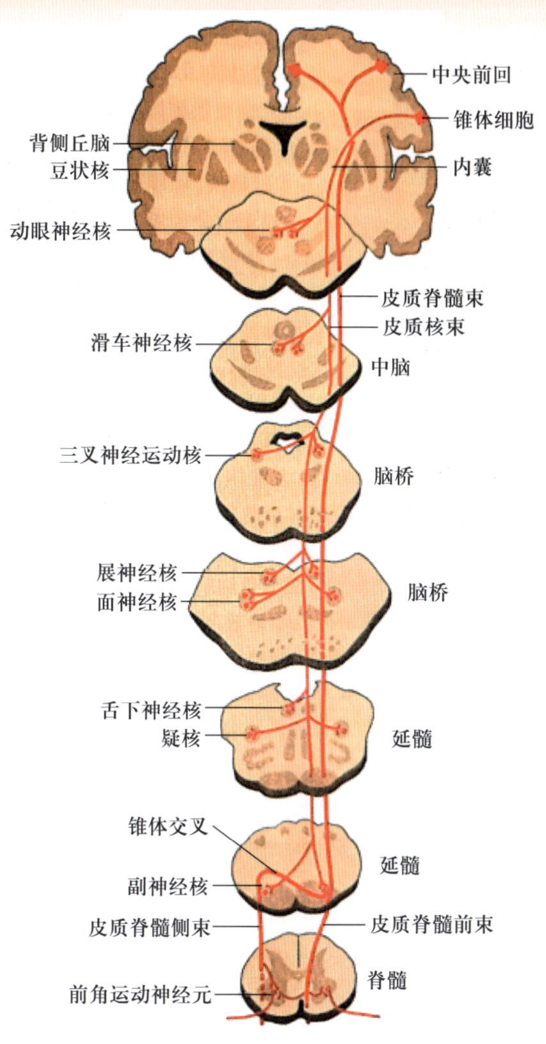

图 10-81　锥体系中皮质脊髓束与皮质核束

一侧上运动神经元受损，可产生对侧眼裂以下的面肌和对侧舌肌瘫痪，表现为病灶对侧鼻唇沟消失、口角低垂并向患处偏斜，流涎，不能做鼓腮、露齿等动作，伸舌时舌尖偏向病灶对侧，称**核上瘫**（图 10-82，图 10-83）。一侧面神经核的神经元受损可致病灶侧所有的面肌瘫痪，表现为额横纹消失、眼不能闭、口角下垂、鼻唇沟消失等；一侧舌下神经核的神经元受损，可致病灶侧全部舌肌瘫痪，表现为伸舌时舌尖偏向患侧，称**核下瘫**（图 10-82，图 10-83）。

锥体系的任何部位损伤都可引起支配区的随意运动障碍，即瘫痪。上、下运动神经元受损后都表现为瘫痪但临床表现各不相同（表 10-4）。

表 10-4　上、下运动神经元损伤的区别

项目	上运动神经元损伤（核上瘫）	下运动神经元损伤（核下瘫）
肌张力	增高	降低
瘫痪特点	硬瘫	软瘫
腱反射	增高↑	降低或消失
病理反射	（+）	（-）
肌萎缩	短期内不明显	短期内明显

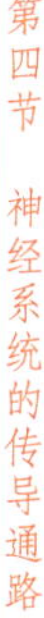

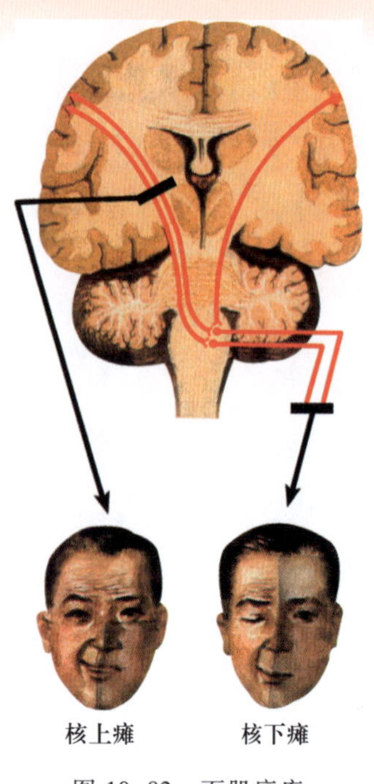

图 10-82 面肌瘫痪

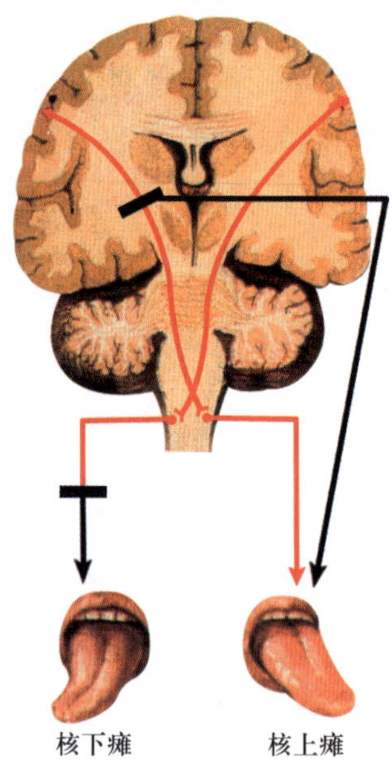

图 10-83 舌肌瘫痪

（二）锥体外系

锥体外系（extrapyramidal system）是指锥体系以外的影响和控制骨骼肌运动的神经传导通路。结构比较复杂，包括大脑皮质、纹状体、背侧丘脑、红核、黑质、小脑、脑干网状结构等以及它们的纤维联系。其纤维起自大脑皮质中央前回以外的皮质，最后终止于脊髓前角运动神经元和脑干躯体运动核。其主要功能是调节肌张力，协调肌群活动。锥体系和锥体外系在运动功能上需要互相依赖共同完成人体的各种随意运动。

知识拓展

从桑兰受伤说起

桑兰，中国体操队队员，全国跳马冠军，1998 年在美国参加友好运动会的跳马比赛时失手摔伤，颈椎骨折，高位截瘫，双手仅几个手指能活动。为什么一次失手摔伤会造成如此严重的后果？人有 7 节颈椎，每一块椎骨由椎体、椎弓组成，椎体和椎弓围成骨性椎管，各颈椎之间有椎间盘、前纵韧带、后纵韧带、黄韧带等组织连结。脊髓颈段就位于颈椎的椎管内，每个节段发出神经支配相应肢体的运动感觉，一旦发生颈椎的骨折脱位，骨折块、血肿、破裂的椎间盘等就会压迫挤压颈髓，使其发生出血、水肿甚至断裂，从而在受伤的脊髓平面以下发生瘫痪。

护理要点：应注重对瘫痪的护理，高位截瘫后呼吸肌瘫痪，应维持呼吸功能并重点关注循环、泌尿、消化等系统的残存功能，防止发生压疮及深静脉血栓等并发症。

回顾思考

1. 名词解释

神经节　灰质　小脑扁桃体疝　内囊　硬膜外隙　蛛网膜下隙　交感干　牵涉痛　上、下

运动神经元

2. 脊髓灰质炎损伤哪个部位可导致骨骼肌出现弛缓性瘫痪，但无感觉障碍？

3. 患者疑似急性脑膜炎，为确定诊断结果，需做腰椎穿刺，请问临床上进行腰椎穿刺的部位在何处？为什么？

4. 简述大脑皮质4大功能区。

5. 脑脊液的产生部位及循环途径如何？

6. 右足背被针伤，痛觉是如何传导至大脑皮质的？

7. 患者，男，有高血压病史5年。早上醒来后发现患者右侧肢体不能活动自如，针刺右侧肢体皮肤感觉减轻，伴眼视力障碍，即“三偏综合征”。

(1) 患者可能发病的部位及位置在何处？

(2) 该结构可分哪几部分？各部分有何结构走行？

在线测试

8. 患者，男，背部刺伤使双下肢失去活动。1周后右下肢几乎恢复运动，但左下肢完全瘫痪。检查发现：左下肢无随意性运动，腱反射亢进。右侧躯干胸骨剑突以下和右下肢丧失痛温觉，但左侧痛温觉完好，左侧触觉减弱，右侧触觉未受影响。左下肢震颤觉和运动丧失，右下肢正常。试问：患者左下肢的瘫痪体征是损伤了哪个部位？估计患者受损的脊髓节段是何处？患者右下肢痛温觉丧失是损伤了哪个部位？

(郑威楠)

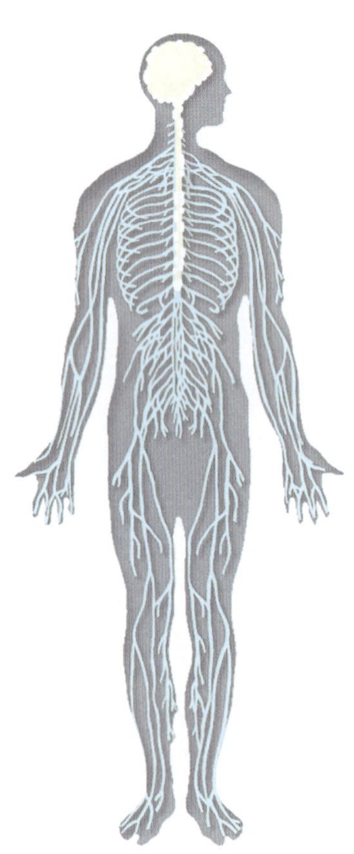

第十一章　感觉器

感觉器 PPT

3D 眼全貌

3D 耳全貌

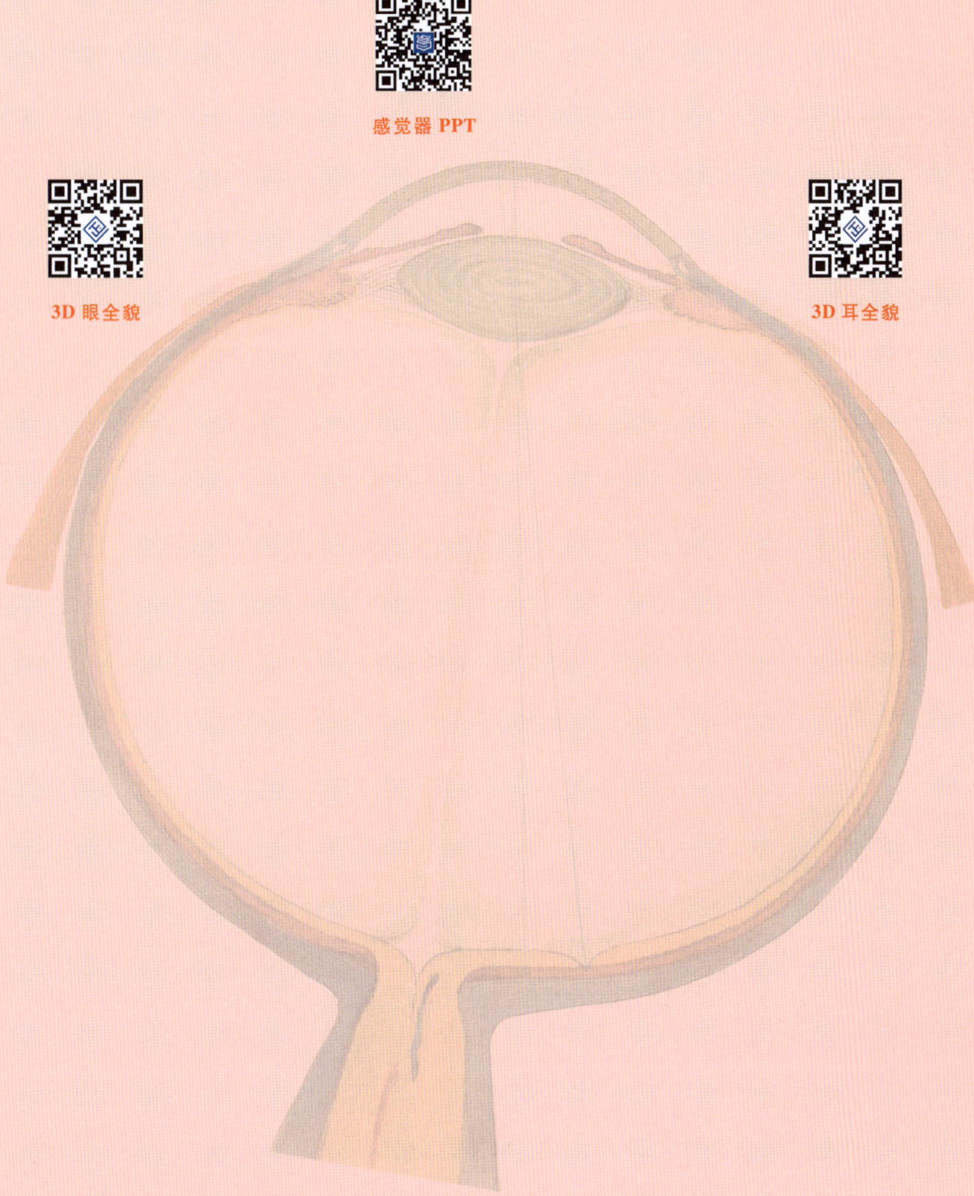

案例导学

患儿，男，5 岁，因"耳部疼痛 2 天"入院就诊。患儿 10 天前因咳嗽、发热、呕吐在家自服抗生素，2 天前开始出现耳部剧烈疼痛，吞咽及咳嗽时耳痛加剧，哭闹不安、拒食，今天疼痛减轻。体格检查：T 38.6℃，耳旁乳突处有压痛，可见脓液自右侧外耳道排出。诊断：中耳炎。

问题与思考：

1. 咽鼓管在何位置？ 其结构特点如何？
2. 小儿咽部感染为何易引起中耳炎？

感觉器由感受器及其附属结构组成。**感受器**(receptor)能接受机体内、外环境的适宜刺激，并将刺激转换为神经冲动，由感觉神经传递至中枢神经系统，到达大脑皮质的感觉区，产生相应的感觉。

第一节 视器

预习任务

通过在线课程学习，解答以下问题。

1. 眼球壁是如何构成的？ 各有何特点？
2. 眼内容物包括哪些？
3. 说出房水的循环途径和临床意义。
4. 用箭头表示外界光线到达视网膜，经过哪些结构？

视器(visual organ)又称眼，由**眼球**和**眼副器**构成。眼球能接受一定波长光的刺激，并将刺激转换为神经冲动，经视觉传导通路传至大脑视觉中枢产生视觉。眼副器位于眼球的周围，对眼球起支持、保护和运动的作用。

一、眼球

眼球(eyeball)是视器的主要部分，近似球形，由**眼球壁**和**眼球内容物**构成，位于眶内，借结缔组织连于眶壁，前有眼睑保护，后借视神经连于间脑的视交叉(图 11-1)。

(一) 眼球壁

眼球壁从外向内依次由外膜、中膜和内膜 3 层构成。

1. **外膜** 又称**纤维膜**，由坚韧的纤维结缔组织构成，具有支持眼球外形和保护眼球内容物的作用，可分为角膜和巩膜两部分。

(1) **角膜**(cornea)：占眼球外膜的前 1/6，无色透明，呈圆盘状，外凸内凹，具有屈光作用。角

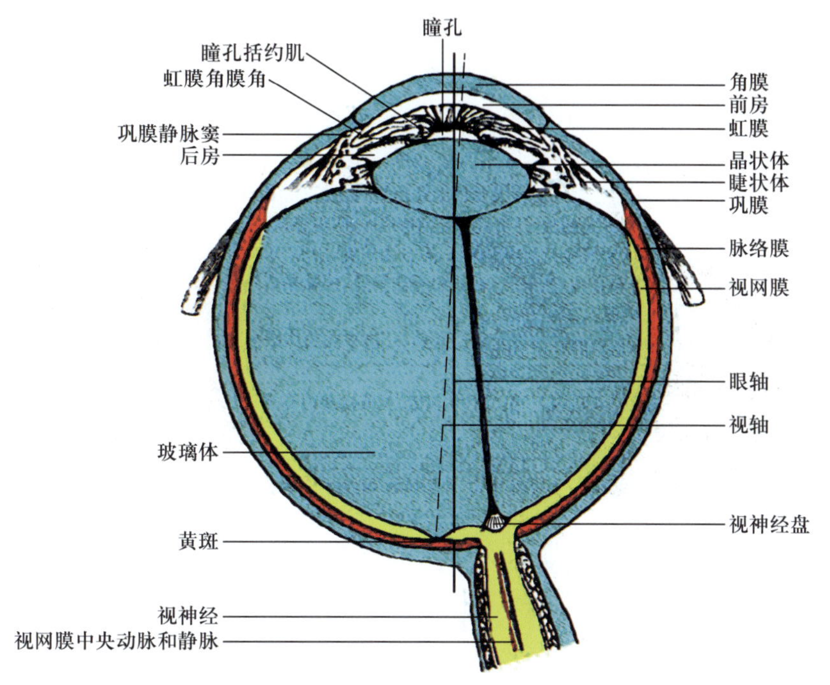

图 11-1　眼球的结构（水平切面）

膜无血管，其营养供给来源于角膜周围的毛细血管和房水。角膜表面富有感觉神经末梢，对感觉和痛觉十分敏锐，故发生病变时，易产生剧烈疼痛。

（2）**巩膜**（sclera）：占眼球外膜的后5/6，不透明，呈乳白色，厚而坚韧。巩膜与角膜交界处的深部，有一环形管道，称**巩膜静脉窦**，是房水回流的通道（图 11-1，图 11-2）。巩膜由致密胶原纤维、弹性纤维及其间的成纤维细胞构成。

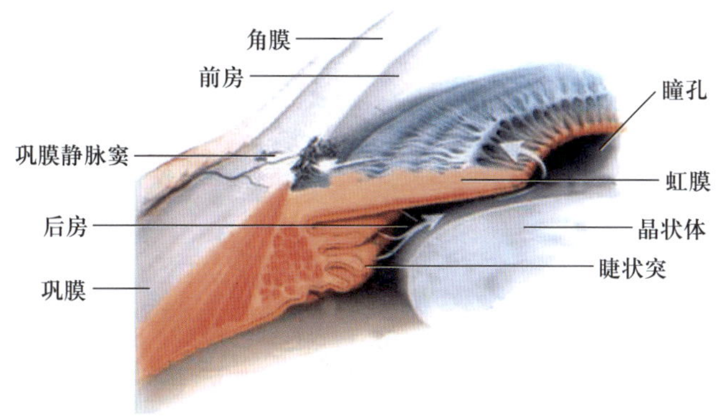

图 11-2　眼球前部水平切面及房水的循环

2. **中膜**　又称**血管膜**，薄而柔软，富含丰富的血管和色素细胞，具有营养眼球内部组织及遮光的作用。中膜由前至后分为**虹膜**、**睫状体**和**脉络膜** 3 部分，具有供给组织营养和防止光线散射的作用。

（1）**虹膜**（iris）：为一圆盘状的膜性结构，呈冠状位，位于角膜的后方。虹膜中央有一圆形的孔，称**瞳孔**，是光线进入眼内的通道。虹膜内有两种平滑肌纤维，瞳孔周缘呈环行排列的称瞳孔括约肌，收缩时使瞳孔缩小；瞳孔周围呈放射状排列的称瞳孔开大肌，收缩时使瞳孔开大。瞳孔在白天或看近物时缩小，直径 2~4 mm，在夜晚或看远物时开大，直径 5~7 mm，以调节进入眼内的光线。在活体上，透过角膜可见后方的虹膜及瞳孔（图 11-2，图 11-3）。

（2）**睫状体**（ciliary）：是血管膜中间环形增厚的部分，位于虹膜的后方，前部有许多向内突出呈放射状排列的皱襞，称**睫状突**。由睫状突发出的睫状小带与晶状体相连。睫状体内的平滑肌称睫状肌。睫状体有调节晶状体的曲度和产生房水的作用（图 11-2，图 11-4）。

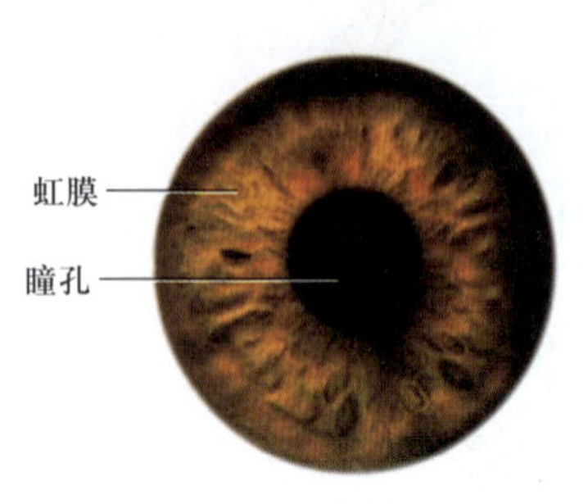

图 11-3　虹膜前面观

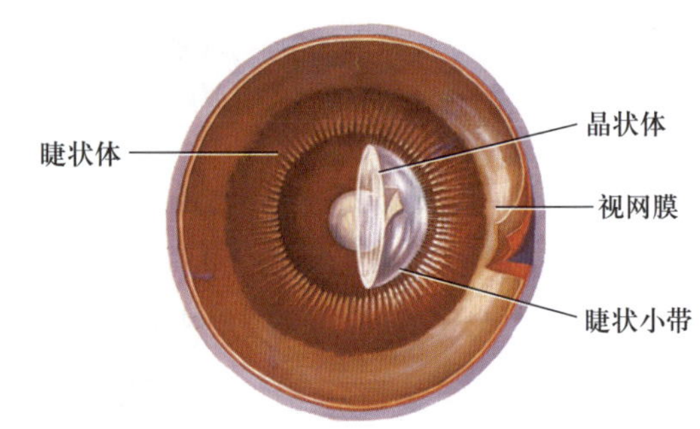

图 11-4　睫状体和瞳孔后面观

（3）**脉络膜**（choroid）：续于睫状体，占中膜的后 2/3，是富有血管、色素的薄膜。脉络膜有供给眼球内组织营养，吸收眼内散射光线以免扰乱视觉的作用。

3. **内膜**　又称**视网膜**（retina），贴附于中膜的内面，含有丰富的神经细胞，自前向后可分为虹膜部、睫状体部和脉络膜部。前两部分贴附于虹膜和睫状体的内面，无感光作用，称**视网膜盲部**。脉络膜部附于脉络膜的内面，有感光的作用，故称**视网膜视部**。视部的内面在眼球后极偏鼻侧处有一白色圆盘状结构，称**视神经盘**（视神经乳头），是视网膜节细胞轴突集中穿出眼球壁的部位，也是视网膜中央动、静脉穿出眼球壁处，此处无感光细胞，不能感光，故称**生理性盲点**。在视神经盘的颞侧 3.5 mm 处稍偏下方，有一黄色小区，称**黄斑**（macula lutea），其中间凹陷称**中央凹**（fovea centralis），此区无血管，是整个视网膜感光、辨色最敏锐处（图 11-5）。

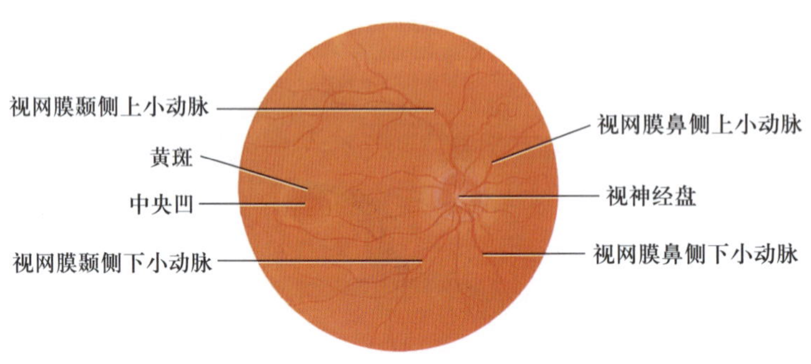

图 11-5　眼底镜下图

视网膜由色素上皮细胞层和神经细胞层两层结构组成。

（1）色素上皮细胞层：位于外层，含黑色素细胞，可吸收光线，保护视网膜免受强光的刺激。

（2）神经细胞层：位于内层，由视锥细胞、视杆细胞、双极细胞和节细胞组成，受光线刺激后产生神经冲动并经视神经传出（图 11-6）。**视锥细胞**主要分布在视网膜中央部，黄斑的中央凹处最密集。此处的视锥细胞、双极细胞与节细胞呈一对一突触联系，接受光线刺激后，引起神经冲动传入大脑皮质产生精确视觉。视锥细胞主要感受强光，并具有辨色能力。因此，视锥细胞主要在白昼发挥作用。**视杆细胞**主要分布于视网膜周边部分，它对光的敏感度高，能感受弱光，但无辨色能力，主要在暗光下起作用。因此，在光线昏暗时，只能看到物体粗略轮廓，而看不清其细节和色彩。

视网膜的内、外两层连接较疏松，有潜在性的间隙，遇有外伤或眼内压过高时，若玻璃体支撑作用减弱，两层可发生分离，临床上称**视网膜剥离**。

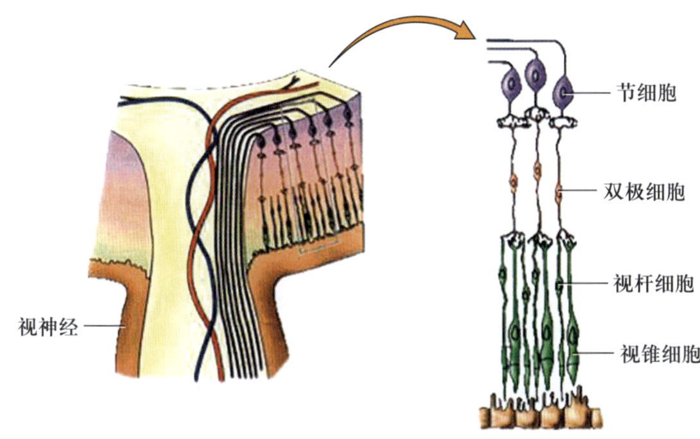

图 11-6　视网膜结构示意图

（二）眼球内容物

眼球的内容物包括**房水**、**晶状体**和**玻璃体**，这些结构无色透明而无血管，与角膜合称为眼的**屈光系统**。外界的物像通过上述结构成像在视网膜上。这些结构还可使眼球具有一定张力，以保持眼球的外形。

1. 房水（aqueous humor）　为无色透明的液体，充满在眼房内。角膜和晶状体之间的腔隙称**眼房**，虹膜将眼房分为较大的前房和较小的后房，角膜和虹膜之间为前房，虹膜与晶状体之间为后房，两者间借瞳孔相通。在眼前房的周边，虹膜与角膜交界处的环形区域，称**虹膜角膜角**，也称前房角，其深部有巩膜静脉窦（图 11-2）。房水由睫状体产生，进入眼后房，经瞳孔至眼前房，经虹膜角膜角进入巩膜静脉窦，最后汇入眼静脉，称房水循环。在某些病理情况下，房水代谢紊乱，循环通道受阻，造成眼房内压力增高，致使视力受损，临床上称之**青光眼**。房水除具有屈光作用外，还为角膜、晶状体和玻璃体提供营养，维持正常的眼压。

视器

2. 晶状体（lens）　位于虹膜与玻璃体之间，呈双凸透镜状，无色透明，无血管神经，富有弹性。晶状体外面包裹一层具有高度弹性的被膜，称晶状体囊。囊的周缘借睫状小带连于睫状体。晶状体内部由平行排列的晶状体纤维所组成，晶状体周围部分较软，称晶状体皮质，中央部较硬称晶状体核。晶状体是屈光系统的主要装置，其曲度可随所视物体的远近不同而改变。视近物时，睫状体收缩牵引脉络膜向前，使睫状突向内，睫状小带变得松弛，晶状体在自身弹性作用下而变凸，厚度增加，屈光度加强，进入眼球的光线恰能聚焦于视网膜上，以适应看近物。视远物时，与此相反。年龄增大后，晶状体的弹性减弱，睫状肌逐渐萎缩，调节视力的功能减退，致看近物时模糊，从而形成远视眼，俗称老花眼。晶状体因代谢、疾病或创伤变混浊而影响视力，称白内障。

3. 玻璃体（vitreous body）　是无色透明的胶状物质，填充于晶状体与视网膜之间，有折光和支撑视网膜的作用。若支撑作用减弱，易导致视网膜脱落；若玻璃体混浊，可影响视力，出现飞蚊症。

二、眼副器

眼副器包括眼睑、结膜、泪器和眼外肌等结构，有保护、支持和运动眼球的作用。

（一）眼睑

眼睑（eyelids）俗称"眼皮"，位于眼球的前方，分上睑和下睑两部分，是保护眼球的屏障。上、下睑之间的裂隙称**睑裂**。睑裂两侧上、下睑结合处分别为内眦和外眦。眼睑的游离缘称睑缘，在上、下睑缘的内侧各有一小孔，称**泪点**，是泪小管的开口。睑缘的前缘有向外生长的睫毛，可阻挡尘埃或异物进入眼内。

眼睑由外向内可分为5层：皮肤、皮下组织、肌层、睑板和睑结膜（图11-7）。眼睑的皮肤细薄，皮下组织疏松，缺乏脂肪组织，故可因积水或出血而引发肿胀。

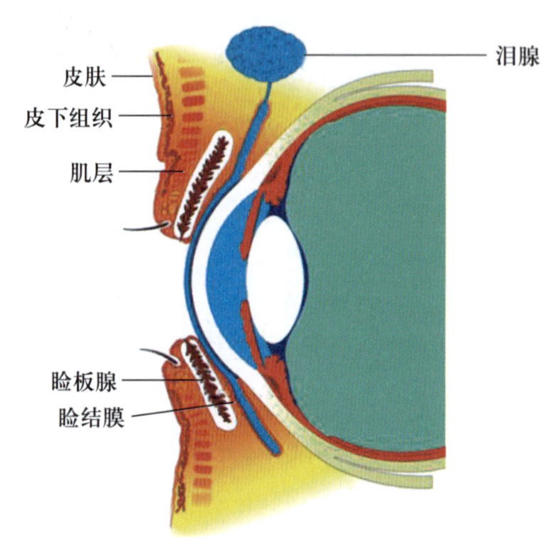

图 11-7　眼睑

在睫毛的根部有分泌脂质的腺体称睑缘腺，此腺的急性炎症称睑腺炎，俗称麦粒肿。眼睑内睑板腺的分泌物能润滑睑缘和防止泪液外溢。腺导管阻塞时，则形成睑板腺囊肿，俗称霰粒肿。

（二）结膜

结膜（conjunctiva）是一层薄而光滑、透明、富含血管的黏膜，其中覆盖在睑板后面的部分称**睑结膜**，覆盖在巩膜前面的称**球结膜**。两者互相移行处构成结膜穹，包括**结膜上穹**和**结膜下穹**。当结膜上、下睑闭合时，结膜与角膜共同形成的囊状间隙称**结膜囊**。临床上的沙眼、结膜炎是结膜常见的眼病。

（三）泪器

泪器由泪腺和泪道组成。

1. 泪腺（lacrimal gland）　位于眼眶前外上侧壁的泪腺窝内，分泌泪液，有10~20条排泄管开口于结膜上穹的外侧部。

2. 泪道　包括泪点、泪小管、泪囊和鼻泪管。上、下睑缘的**泪点**是泪小管的开口。**泪小管**为连接泪点与泪囊的小管，分上泪小管和下泪小管，分别成直角转向内侧汇合后开口于泪囊上部。**泪囊**位于眶内侧壁前部泪囊窝中，为一膜性囊。上端为盲端，下端移行为鼻泪管。**鼻泪管**为膜性管道，包埋在骨性鼻泪管中，末端开口于下鼻道（图 11-8）。泪液有防止角膜干燥和冲洗微尘的作用，此外尚含溶菌酶，具有灭菌作用。

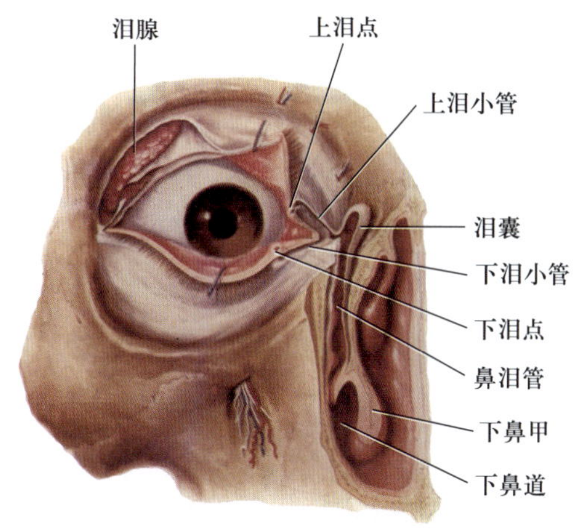

图 11-8　泪器

（四）眼外肌

眼外肌共 7 块。包括运动眼球的 4 块直肌、2 块斜肌和 1 块运动眼睑的上睑提肌（图 11-9）。上睑提肌可上提上睑，开大眼裂。上直肌使眼球转向上内，下直肌使眼球转向下内，内直肌使眼球转向内侧，外直肌使眼球转向外侧，上斜肌使眼球转向下外，下斜肌使眼球转向上外。眼外肌相互协调共同完成眼球的运动。

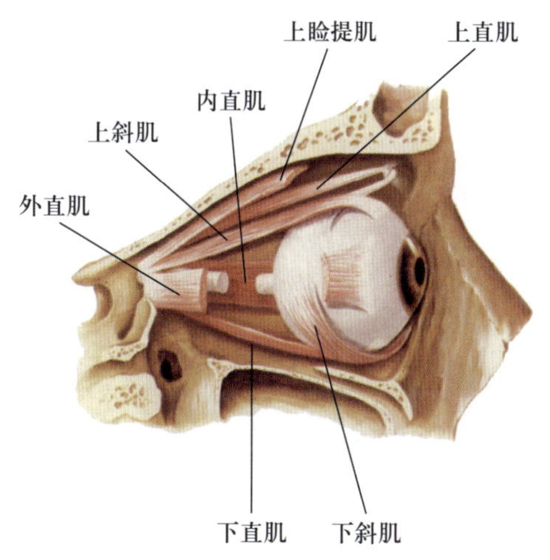

图 11-9　眼外肌（左眼前面观）

三、眼的血管和神经

1. 眼动脉　供应眼的血管是**眼动脉**（ophthalmic artery），为颈内动脉在颅内的分支，经视神经管入眶，分布于眼球和眼副器。其主要分支是**视网膜中央动脉**(central artery of retina)，它自眼球后方约 10 mm 处穿经视神经中央至视神经盘，分成视网膜鼻侧上、下小动脉和视网膜颞侧上、下小动脉 4 支。临床上观察这些动脉的变化，可以帮助诊断眼底疾患或某些全身性疾病。

2. 眼静脉(ophthalamic veins) 与同名动脉伴行，包括眼上静脉和眼下静脉。眼静脉内无瓣膜，向前经内眦静脉与面静脉形成吻合，向后注入海绵窦。故面部感染可经内眦静脉、眼静脉侵入海绵窦引起颅内感染。

3. 眼的神经 除视神经司视觉外，其感觉神经来自三叉神经的眼支。眼球外肌的运动受动眼神经、滑车神经和展神经支配。瞳孔括约肌和睫状肌受动眼神经内的副交感神经纤维支配；瞳孔开大肌受交感神经支配。泪腺的分泌受面神经内的副交感神经纤维支配。

知识拓展

瞳孔与疾病

正常成人瞳孔在自然光线下直径 2.5~4 mm，两侧瞳孔等大、等圆，位置居中，边缘整齐。

瞳孔缩小见于强光照射、虹膜睫状体炎和有机磷中毒等；瞳孔扩大见于外伤、青光眼、视神经萎缩、药物散瞳、无感光眼等；双侧瞳孔大小不等见于脑外伤、脑肿瘤等。

瞳孔对光反射迟钝或者消失见于昏迷患者；双侧瞳孔散大、对光反射消失为濒死状态特征。

瞳孔形状改变也与疾病相关：长椭圆形瞳孔见于闭角型青光眼；梨形瞳孔多见于粘连性角膜白斑；梅花形瞳孔可见于虹膜后粘连。葡萄膜炎可引起梅花样瞳孔。

第二节 前庭蜗器

预习任务

通过在线课程学习，解答以下问题。

1. 中耳的组成、各结构的形态、位置和作用如何?
2. 耳郭、鼓膜的形态、位置和作用是怎样的?
3. 简述骨迷路、膜迷路形态、结构和作用。

听觉感受器

前庭蜗器(vestibulocochlear organ)又称位听器，俗称“耳”，包括**前庭器**(位觉器)和**听器**两部分，这两部分在功能上虽然不同，但结构上关系密切。按部位可分为外耳、中耳和内耳 3 部分。外耳和中耳是声波的收集和传导装置；内耳含听觉感受器和位置觉感受器，能感受一定频率的声波和头部位置变动的刺激，并将刺激转换为神经冲动。

一、外耳

外耳(external ear)包括耳郭、外耳道和鼓膜 3 部分。

（一）耳郭

耳郭（auricle）又称耳廓，位于头部的两侧，前凹后凸，利于收集声波。耳郭大部分由弹性软骨和结缔组织构成支架，表面覆盖皮肤，皮下组织少但神经血管丰富。耳郭下方小部分无软骨，仅含结缔组织和脂肪，称**耳垂**，有丰富的神经血管，是临床常用的采血部位。耳郭外侧而有一孔，称**外耳门**，外耳门前方的一突起称耳屏（图 11-10）。

（二）外耳道

外耳道（external acoustic meatus）是从外耳门向内至鼓膜的管道，成人外耳道长 2.0～2.5 cm。外耳道可分外侧 1/3 的软骨部和内侧 2/3 的骨性部。成人外耳道外 1/3 向内后上、内侧 2/3 向内前下弯曲走行。将耳郭向后上方牵拉，即可使外耳道变直，经外耳道可观察到鼓膜。儿童的外耳道短而直，鼓膜近于水平位，检查时需将耳郭向后下方牵拉。

外耳道皮肤较薄，皮下组织较少，皮肤与软骨膜和骨膜紧密相连，含有丰富的感觉神经末梢、毛囊、皮脂腺及耵聍腺，当发生外耳道皮肤疖肿时疼痛剧烈。耵聍腺分泌耵聍，有保护作用。

（三）鼓膜

鼓膜（tympanic membrane）介于外耳道与鼓室之间，为椭圆形半透明的薄膜，自后上外斜向前内下，与外耳道底成大约 45°的倾斜角。鼓膜呈浅漏斗状，周缘较厚，中心向内凹陷，称**鼓膜脐**。鼓膜上 1/4 的三角形区为**松弛部**，此部薄而松弛，在活体上呈淡红色。鼓膜下 3/4 为**紧张部**，坚实而紧张，在活体呈灰白色。鼓膜脐前下方有一三角形的反光区，称**光锥**。当鼓膜内陷时光锥可以变形或消失（图 11-11）。

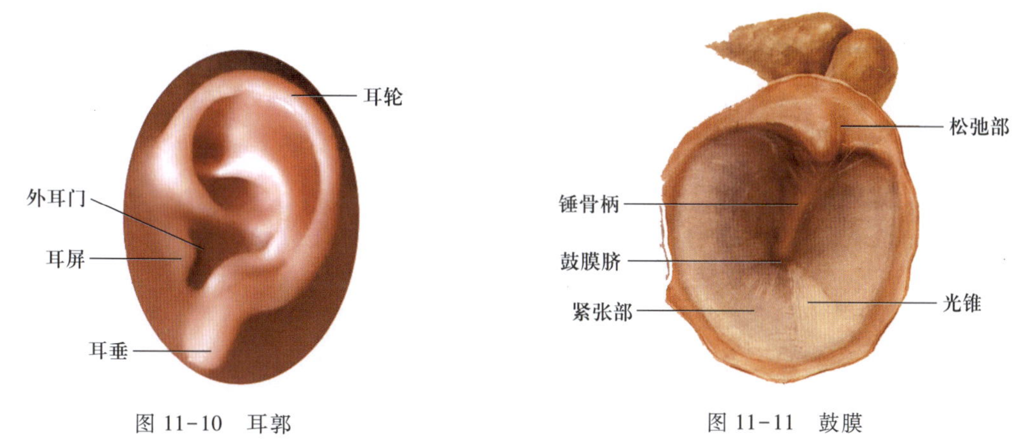

图 11-10　耳郭

图 11-11　鼓膜

二、中耳

中耳（middle ear）位于外耳与内耳之间，由鼓室、咽鼓管、乳突窦和乳突小房组成，为一含气的连续而不规则的腔隙，大部分位居颞骨岩部内。

（一）鼓室

鼓室(tympanic cavity)是位于颞骨岩部内的一个含气的不规则小腔，有6个壁，腔内有听小骨、听小肌。鼓室内表面覆盖有黏膜，与咽鼓管、乳突窦和乳突小房的黏膜相连续（图11-12）。

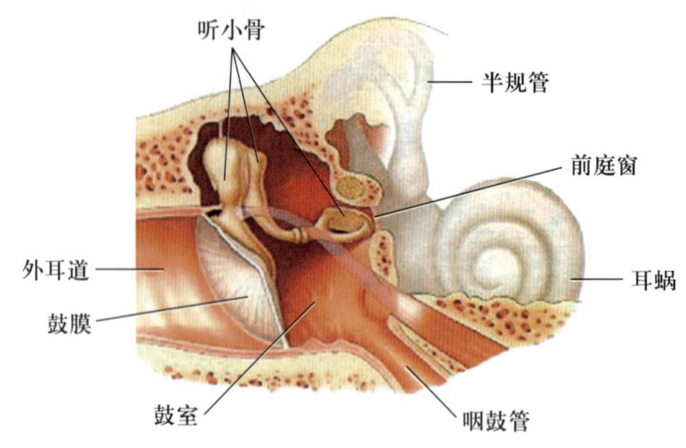

图11-12　中耳

1. 鼓室壁　鼓室有6个壁：① 上壁称盖壁，与颅中窝相邻。中耳疾患侵犯此壁，可引起耳源性颅内并发症。② 下壁称颈静脉壁，仅为一薄层骨板。鼓室借此与颈内静脉分开。③ 前壁称颈动脉壁，此壁上部有咽鼓管的开口。④ 后壁称乳突壁，上部有乳突窦入口。中耳炎易侵入乳突小房而引起乳突炎。⑤ 外侧壁称鼓膜壁，大部分由鼓膜构成。中耳疾患侵犯此壁，可造成鼓膜穿孔。⑥ 内侧壁称迷路壁，壁上有一卵圆形小孔，称**前庭窗**，被镫骨所封闭。前庭窗下方的圆形小孔，称**蜗窗**，由第二鼓膜封闭。前庭窗后上方有一弓形骨性隆起，称**面神经管凸**，内有面神经通过。此管壁骨质较薄，甚至缺如，中耳炎症或手术易伤及面神经。

2. 听小骨　有3块，由外向内即**锤骨**、**砧骨**和**镫骨**，3块听小骨在鼓膜与前庭窗之间以关节和韧带连结成**听骨链**（图11-13）。锤骨柄末端附着鼓膜脐内面，镫骨底则密封前庭窗。当声波振动鼓膜时，听骨链将声波的振动传至内耳。

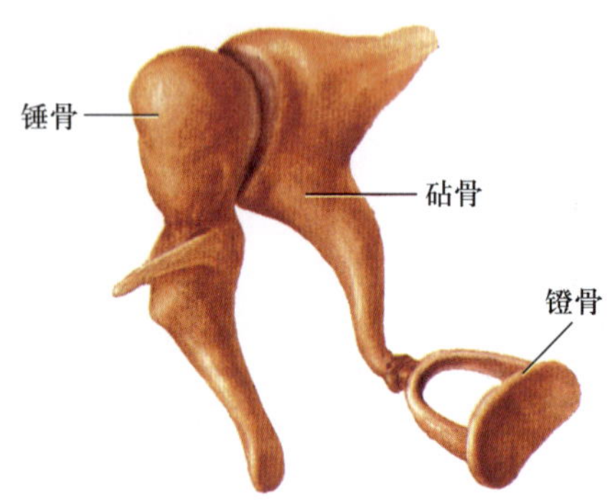

图11-13　听小骨

运动听小骨的肌有两条，分别称鼓膜张肌和镫骨肌。当遇到强大的声波时，两肌的共同作用对内耳有保护作用。

（二）咽鼓管

咽鼓管(auditory tube)是连于鼻咽与鼓室之间的通道，长3.5~4.0 cm（图11-12）。咽鼓管平时处于关闭状态，仅在吞咽运动或尽力张口时开放，空气进入鼓室，以保持鼓膜内外两侧的压力平衡，利于维持鼓膜的正常位置、形态和振动性能。小儿咽鼓管短而宽，接近水平位，故咽部感染易经咽鼓管侵入鼓室，引起中耳炎。

（三）乳突窦和乳突小房

乳突窦是连于鼓室和乳突小房之间的空腔。乳突小房为颞骨乳突部内的许多相通连的含气小腔隙。中耳炎症可经乳突窦侵犯乳突小房而引起乳突炎。

三、内耳

内耳位于颞骨岩部的骨质内。内耳结构复杂，形状不规则，又称**迷路**，由骨迷路和膜迷路两部分组成。**骨迷路**是由骨密质围成的曲折管道。**膜迷路**则套于骨迷路内，为结缔组织膜所围成的封闭的管道系统。骨迷路与膜迷路之间充满**外淋巴**，膜迷路内充满**内淋巴**，内、外淋巴互不相通。

内耳

（一）骨迷路

骨迷路从后向前依次可分为骨半规管、前庭和耳蜗。三者形态不同，但依次互相连通，大致沿颞骨岩部的长轴由前内向后外排列（图 11-14）。

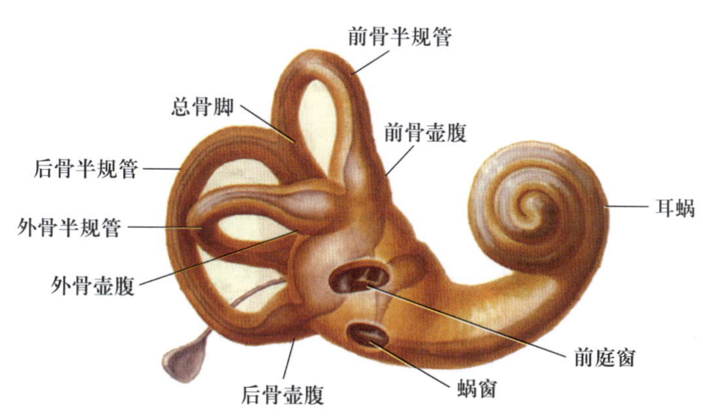

图 11-14　骨迷路

1. 骨半规管（bony semicircular canal）　为 3 个互相垂直的“C 形”管道，按其位置分别称前骨半规管、外骨半规管和后骨半规管。每个骨半规管皆有两个骨脚连于前庭，其中一个骨脚膨大称壶腹骨脚，膨大部称**骨壶腹**；另一骨脚细小称单骨脚。前、后半规管的单骨脚合成一个总骨脚，故 3 个骨半规管共有 5 个口开口于前庭。

2. 前庭（vestibale）　是骨迷路的中间部分，为一不规则的近似椭圆形的腔隙。前部通耳蜗，后部通骨半规管，其外侧壁即鼓室的内侧壁，有前庭窗与蜗窗，前者被镫骨底封闭，后者被第二鼓膜封闭。

3. 耳蜗（cochlea）　位于前庭的前方，形如蜗牛壳。尖向前外侧，称蜗顶；底朝向后内侧，称蜗底。耳蜗由**蜗轴**和**蜗螺旋管**构成。蜗轴由蜗顶至蜗底，呈圆锥形；蜗螺旋管围绕蜗轴盘曲约 2 周半，在蜗底与前庭相通，以盲端止于蜗顶。由蜗轴发出骨螺旋板突向蜗螺旋管内，并与膜迷路的蜗管相连，将螺旋管分隔为上方的**前庭阶**、下方的**鼓阶**和外侧的**蜗管** 3 部分。前庭阶和鼓阶在蜗顶处借蜗孔彼此相通，两阶内均含外淋巴。

（二）膜迷路

膜迷路（membranous labyrinth）是套在骨迷路内封闭的膜性管或囊，借纤维束固定于骨迷路的内壁上。分为膜半规管、椭圆囊和球囊、蜗管 3 部分，彼此相通（图 11-15）。

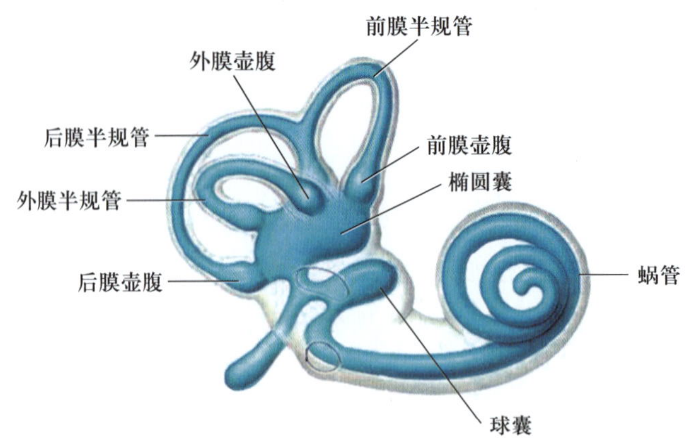

图 11-15　膜迷路

1. 膜半规管（semicircular duct）　形态与骨半规管相似，位于同名骨半规管内，在各骨壶腹内亦有相应呈球形膨大的膜壶腹。膜壶腹壁上有隆起的**壶腹嵴**，为位觉感受器，能感受头部旋转运动的刺激。

2. 椭圆囊和球囊　位于前庭内的两个互相连通的膜性囊，并分别与膜半规管和蜗管相通。囊壁内面各有突入囊腔的隆起，分别称**椭圆囊斑**和**球囊斑**，为位觉感受器，感受头部静止时的位置及直线变速运动的刺激。

3. 蜗管（cochlear duct）　位于耳蜗内，也盘绕蜗轴两圈半。在横断面上，蜗管呈三角形，有上壁、外侧壁和下壁。上壁为前庭膜；外侧壁为蜗螺旋管内表面骨膜增厚部分；其下壁为基底膜，又称螺旋膜。在基底膜上有**螺旋器**，又称 Corti **器**，是听觉感受器，能感受声波的刺激（图 11-15，图 11-16）。

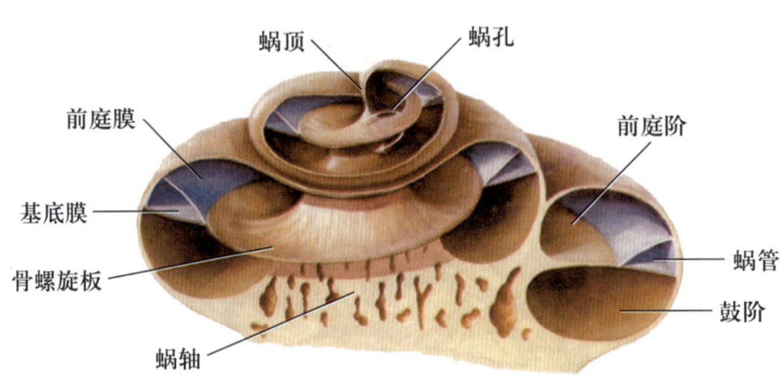

图 11-16　耳蜗轴切面

声波的传导有两条途径，一是空气传导；二是骨传导。骨传导产生听力极为微弱，不能形成正常听觉，在正常情况下以**空气传导**为主（图 11-17）。

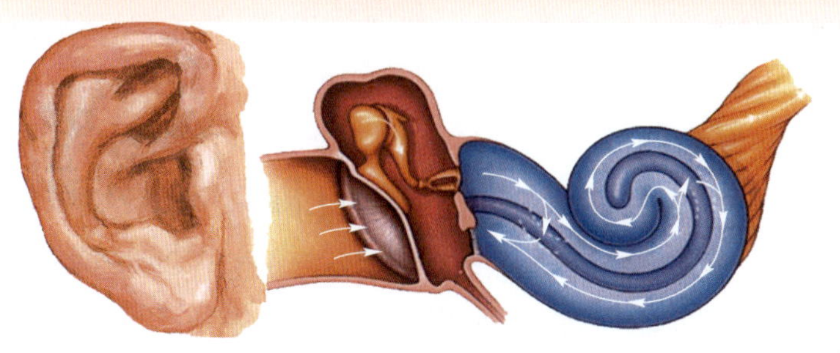

图 11-17　空气传导

空气传导途径：声波→外耳道→鼓膜→听骨链→前庭窗→前庭阶的外淋巴→蜗管的内淋巴→螺旋器→蜗神经→大脑皮质听觉中枢。

骨传导途径：声波→颅骨→内耳。

第三节　皮肤

皮肤(skin)覆盖于人体表面，借皮下组织与深部的结构相连。皮肤是人体最大的器官，约占成人体重的 16%，总面积为 1.2～2.2 m^2。

一、皮肤的组织结构

皮肤分为**表皮**和**真皮**两层(图 11-18)。

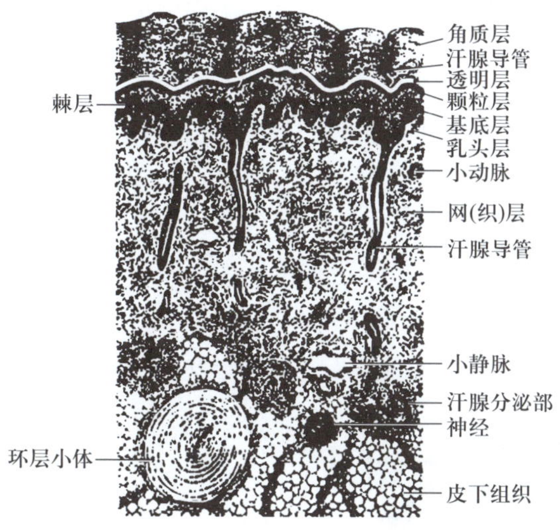

图 11-18　手指的皮肤(低倍)

皮肤

(一) 表皮

表皮为皮肤的浅层，由复层扁平上皮构成。根据上皮细胞的分化程度和结构特点，表皮从基底到表面可分为 5 层：基底层、棘层、颗粒层、透明层和角化层。

1. 基底层　位于表皮的最深层，借基膜与深部的真皮相连。基底层是一层排列整齐的矮柱状细胞。基底层细胞有较强的分裂增殖能力，新生的细胞向浅层推移，逐渐分化成表皮的其余几层细胞。基底层细胞之间有**黑素细胞**，能生成黑色素，黑色素的多少决定皮肤颜色的深浅。**黑色素**能吸收紫外线，可保护深部组织免受辐射损伤。

2. 棘层　一般由4~10层多边形细胞构成。细胞表面有许多细小的棘状突起。

3. 颗粒层　由2~3层梭形细胞构成。细胞质内有较粗大的透明角质颗粒。

4. 透明层　为数层扁平细胞。细胞质呈均质透明状，细胞核已消失。

5. 角质层　由数层或数十层扁平的角质细胞构成。角质细胞是一些干硬的死细胞，已无细胞核和细胞器。角质层是皮肤的重要保护层，对摩擦、酸、碱等多种刺激都有较强的抵抗作用，并有阻挡病原体侵入和防止体内组织液丢失的作用。角质层表层细胞不断脱落，形成皮屑。

（二）真皮

真皮位于表层深面，由致密结缔组织构成。真皮分为乳头层和网织层（图11-18）。

1. 乳头层　紧靠表皮的基底层。结缔组织呈乳头状突向表皮。乳头内含有丰富的毛细血管和感受器，如游离神经末梢、触觉小体等。

2. 网织层　较厚，在乳头层的深面，两者无明显分界。网织层的结构较致密，结缔组织纤维束互相交织成网，使皮肤具有较强的韧性和弹性。网织层含有较多的小血管、淋巴管和神经，以及毛囊、皮脂腺、汗腺和环层小体等。

（三）皮下组织

真皮的深面为皮下组织。皮下组织不属于皮肤结构，主要由疏松结缔组织和脂肪组织构成。皮下组织有保持体温和缓冲机械压力的作用。皮下组织的厚薄程度，因年龄、性别、个体和身体部位而异。

二、皮肤的附属器

皮肤的附属器包括毛、皮脂腺、汗腺和指（趾）甲（图11-19）。

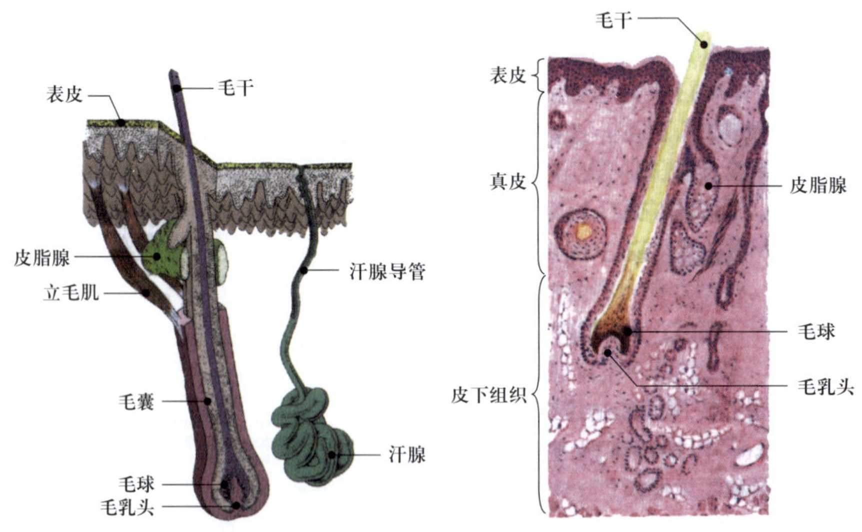

图11-19　皮肤的附属器

1. **毛** 可分毛干、毛根、毛囊和毛球4部分。毛干是露出皮肤以外的部分，毛根是埋入皮肤以内的部分。毛根周围包有毛囊。毛囊由上皮组织和结缔组织构成。毛根和毛囊的末端膨大称毛球。毛球底部凹陷，结缔组织突入其内，形成毛乳头。**毛球**是毛和毛囊的生长点，**毛乳头**对其生长起诱导和维持作用。毛囊的一侧附有一束斜行的平滑肌，称**立毛肌**，收缩时，可使毛竖立。

2. **皮脂腺**(sebaceous gland) 位于毛囊和立毛肌之间，其导管开口于毛囊。皮脂腺的分泌物称皮脂，对皮肤和毛有润滑作用。

3. **汗腺**(sweat gland) 是弯曲的管状腺，分为分泌部和导管部。其分泌部位于真皮网织层内，蟠曲成团；导管经真皮到达表皮，开口于皮肤表面。汗腺遍布于全身大部分皮肤中，以手掌、足底和腋窝处最多。汗腺分泌汗液，可以调节体温和排泄废物。

腋窝、会阴等处的皮肤分布有一种大汗腺，其分泌物较黏稠，经细菌作用后，可产生特殊的臭味，形成狐臭。

4. 指(趾)甲 位于手指和足趾远端的背面，由排列紧密的表皮角质层形成。甲的前部露于体表，称甲体；后部埋入皮肤内，称甲根；甲体的深面为甲床；甲根深部的上皮为甲母质，是指甲的生长点，拔指甲时不可破坏。甲体两侧和甲根浅面的皮肤皱襞，称甲襞。甲襞和甲体之间的沟，称甲沟。

三、皮肤的功能

皮肤具有多种功能：① 防止体外物质(如病原微生物、化学物质等)的侵入，是人体免疫系统的第一道防线，对人体具有重要的屏障保护功能。② 防止体液的丧失。③ 皮肤表面有汗腺的开口，可在排出汗液的同时调节体温和排泄废物。④ 皮肤内含有多种感受器，具有感受痛觉、温度觉、触觉、压觉等功能。

四、皮肤结构的护理应用

(一) 皮内注射法

皮内注射法是把小量药液注入表皮与真皮之间的注射方法。一般用于药物过敏试验、疼痛治疗、预防接种及局部麻醉的先驱步骤等(图 11-20)。

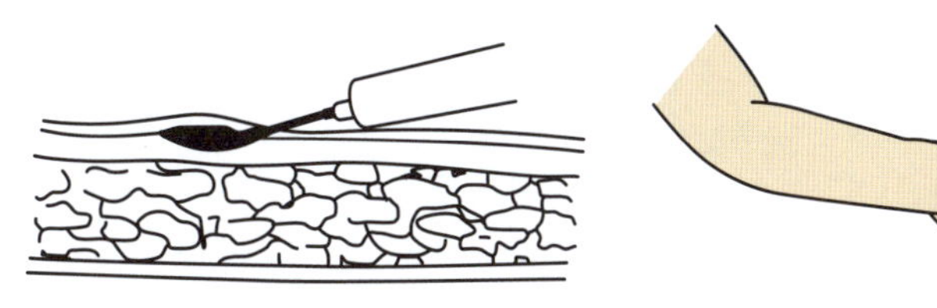

图 11-20 皮内注射

1. 注射部位 药物过敏试验时，选取前臂掌侧下段中部，该处皮肤较薄，易于注射，且皮肤颜色较淡，易于判断局部反应；预防接种时，选取臂部三角肌下缘；局部麻醉的先驱步骤，选择需要局部麻醉的部位。

2. 进针技术与穿经层次　注射针头由浅入深斜行穿经表皮各层至表皮与真皮乳头层之间。做皮内注射时，使针尖斜面向上，与皮肤成5°刺入皮内，待针尖斜面刺入皮内后放平注射器，注入药液0.1 ml，使局部形成一圆形隆起的"皮丘"，皮肤变白，毛孔变大，随即拔出针头。

3. 皮内注射的特点　皮肤内含有丰富的神经末梢，尤其是感受痛觉的神经末梢，而且针刺的部位愈接近皮肤表面，痛觉愈明显，故皮内注射较痛，应熟练操作，缩短注射时间。

（二）皮下注射法

皮下注射法是将少量药液注入皮下组织内的方法。常用于需迅速达到药效，但不能或不宜经口服给药时采用，如胰岛素口服在胃肠道内易被消化酶破坏而失去作用。皮下组织疏松，皮下注射可迅速被吸收，也用于局部麻醉、预防接种等（图11-21）。

1. 注射部位　注射点一般选择在臂外侧三角肌下缘中区处，亦可在前臂外侧、腹壁、背部及股外侧等处。这些部位无大血管和神经干通过，感觉神经末梢较少，疼痛感不明显。

2. 进针技术及穿经层次　注射针头经表皮、真皮达浅筋膜。做皮下注射时，使针与皮肤成30°~40°快速刺入皮下。进针深度一般为针柄1/2~2/3。以左手食指、拇指抽动活塞柄，抽吸无回血方可推注药液。

3. 皮下注射特点　由于真皮结构致密，进针阻力大，穿过真皮后有阻力减小的感觉。浅筋膜内含有丰富的静脉，为防止药液误入血管，进针后应回抽活塞，无回血后方可注入药物。

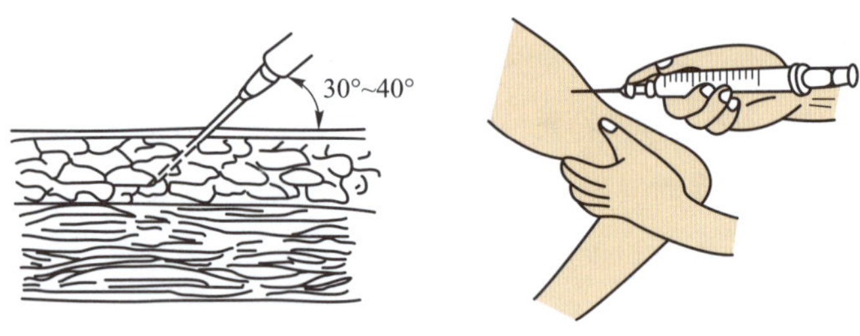

图11-21　皮下注射

回顾思考

在线测试

1. 名词解释

巩膜静脉窦　瞳孔　中央凹　咽鼓管

2. 外界光线经过哪些结构才能投射到视网膜上？

3. 试述咽鼓管的位置、作用。小儿咽鼓管有何特点和临床意义？

4. 皮肤的结构如何？何谓皮内注射和皮下注射？

（吴龙祥）

第十二章　人体胚胎学概论

人体胚胎学
概论 PPT

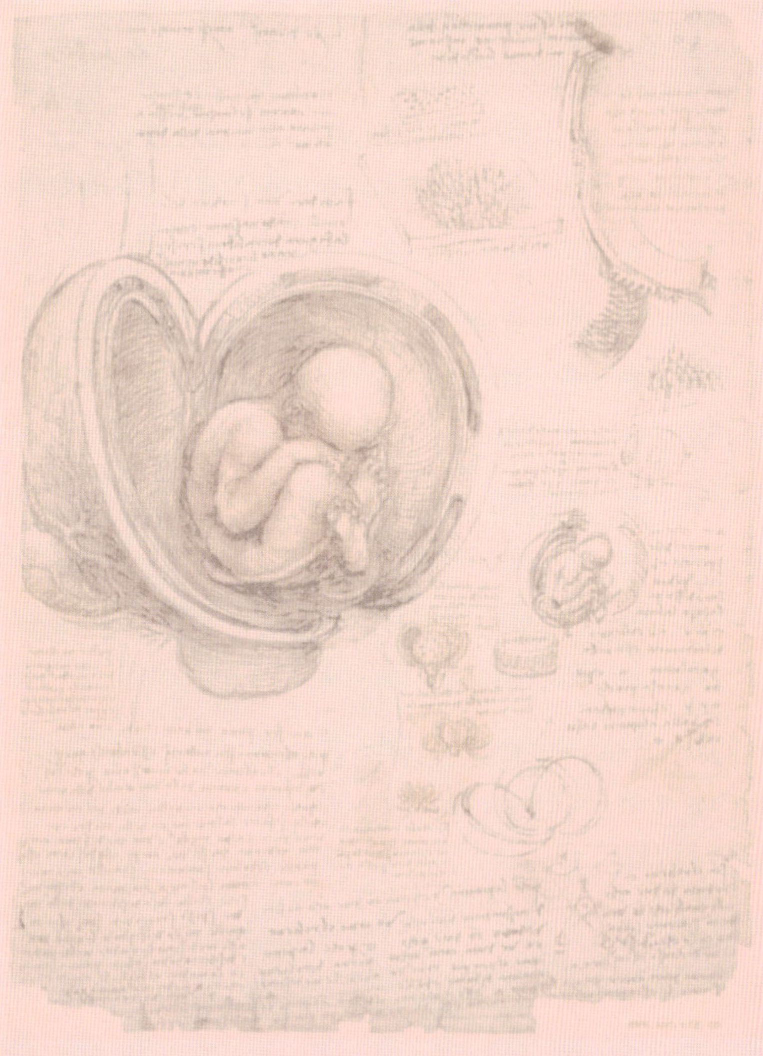

案例导学

患者，女，32 岁，因突发下腹疼痛、头晕、面色苍白，当日到急诊就诊。查体：BP 70/40 mmHg，HR 88 次/min，全腹压痛、反跳痛及肌紧张明显。行 B 超检查并请妇产科会诊，诊断为宫外孕。行急诊手术，术中见左侧输卵管妊娠破裂出血，出血量约为 3 000 ml。

问题与思考：

1. 什么是宫外孕？宫外孕常发生于什么部位？
2. 什么情况容易导致宫外孕？宫外孕为什么容易被误诊？

预习任务

通过在线课程学习，解答以下问题。

1. 说出受精的过程、部位及意义。
2. 说出胚泡植入的时间、部位及过程。
3. 说出三胚层胚盘是如何形成的。
4. 说出胎盘的结构及功能。什么是胎盘屏障？
5. 胎膜包括哪几部分？
6. 胚胎致畸敏感期是胚胎发育的什么时期？

人体胚胎学(human embryology)是研究人胚胎发生、发育过程及其规律的一门科学。胚胎在母体中的发育是一个连续而复杂的过程。胚胎始于一枚特殊的细胞，即受精卵。受精卵经过细胞的增殖、分化和若干复杂的生物学过程，历时 266 天(38 周)，发育为一个成熟的胎儿。胚胎发育过程通常分为 3 个阶段：① **胚前期**(preembryonic period)：受精后的前 2 周，包括受精、卵裂、二胚层形成。② **胚期**(embryonic period)：受精后第 3 周开始到第 8 周末，是三胚层形成与分化的时期，各器官原基建立，胚胎发育初具人形。此期为致畸敏感期。③ **胎期**(fetal period)：从第 9 周起至胎儿娩出，此期主要是组织和器官的成熟及胎儿的快速生长期。本章主要叙述前 8 周的发育及胚胎与母体的关系，还将简述胎儿血液循环特点，双胎、多胎及先天畸形的发生。

第一节 生殖细胞的成熟

生殖细胞的成熟是指具有受精能力的**精子**(spermatozoon)和**卵子**(ovum)的成熟过程。主要通过减数分裂(成熟分裂)来完成。

一、精子的发生、成熟和获能

(一) 精子的发生与成熟分裂

从青春期开始，睾丸在垂体促性腺激素的作用下，生精小管内的精原细胞经过 2~3 次有丝分裂后，部分细胞分化为初级精母细胞，染色体核型为(46,XY)。初级精母细胞进行第一次成熟分裂后生成两个次级精母细胞，次级精母细胞迅速完成第二次成熟分裂，生成两个精子细胞，精子细胞核型为(23,X)或(23,Y)。精子细胞不再分裂，而是经过复杂的形态结构变化后形成蝌蚪状的精子。一个初级精母细胞经过成熟分裂后形成四个精子，每个精子只含有 23 条染色体，是单倍体细胞，其中 2 个精子的性染色体为 X，另 2 个精子的性染色体为 Y(图 12-1)。

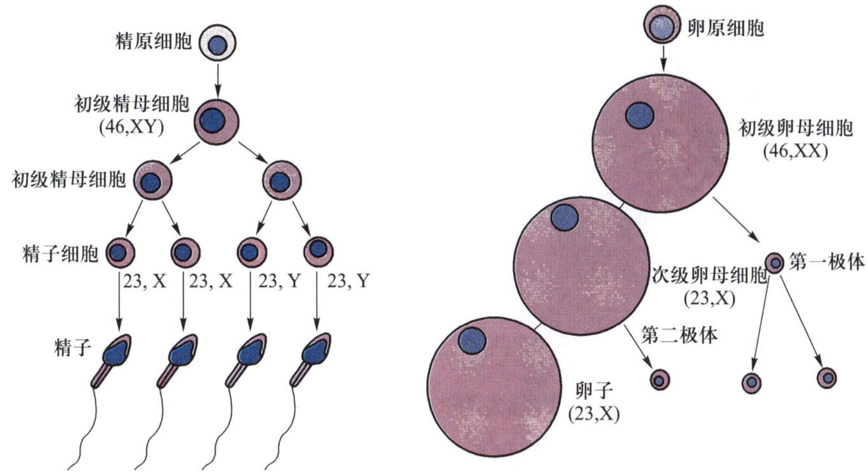

图 12-1 精子和卵子的发生

(二) 精子的成熟与获能

精子进入附睾进一步成熟，具有了运动能力，但仍无受精能力，精子必须经过获能才能具有受精能力。精子进入女性生殖管道后，特别是在输卵管中运行的过程中，精子头部抑制顶体酶释放的糖蛋白可被子宫和输卵管分泌的酶降解，从而获得受精能力，此过程称**精子获能**(sperm capacitation)。

精子在女性生殖道内可存活 2~3 天，但受精能力大约只能维持 24 h。

二、卵子的发生和排卵

卵子产生于卵巢。青春期后，初级卵母细胞开始发育，在排卵前完成第一次成熟分裂，形成 1 个次级卵母细胞和第一极体。次级卵母细胞进行第二次成熟分裂，但停留在分裂中期，只有在精子穿入的激发下，才能完成第二次成熟分裂，形成 1 个成熟的卵细胞和第二极体。卵子染色体核型为(23,X)，为单倍体细胞(图 12-1)。

排卵后卵子可存活 24 h，但受精能力大约仅维持 12 h。

第二节 人胚的早期发育

一、受精和卵裂

(一) 受精

精子与卵子结合生成受精卵的过程，称**受精**(fertilization)。正常受精的部位是在输卵管壶腹部。

1. 受精的条件

（1）卵子须到达输卵管壶腹部：第二次成熟分裂中期的初级卵母细胞连同透明带、放射冠随卵泡液经腹腔进入输卵管，到达壶腹部。

（2）精子发育正常并有足够的数量：正常男子每次射精 2～6 ml，每毫升约含 1 亿个精子，若精子数量低于 500 万个/ml，或精液中形态异常的精子较多（占 20%），或活动能力太弱，都可引起男性不育。

（3）获能精子与卵子必须在限定时间内相遇：受精一般发生在排卵后 12 h 内，其余时间精子和卵子即使相遇也难受精。

（4）男、女性生殖管道畅通：若男、女生殖管道由于炎症等因素堵塞，致精、卵不能相遇，则不能完成受精。

2. 受精过程

（1）顶体反应：获能精子与卵子相遇，接触放射冠，顶体释放顶体酶溶解放射冠与透明带，精子打开进入卵细胞的通道，这一过程称**顶体反应**。

（2）透明带反应：精子头部与卵细胞膜相贴，两者细胞膜融合，精子的细胞核和细胞质进入卵细胞内。此时透明带的结构发生变化，阻止其他精子的进入，这一过程称**透明带反应**。透明带反应的发生保证了单精受精，防止多精入卵。

（3）雌、雄原核融合：精子的穿入激发卵细胞完成了第二次成熟分裂，成熟的卵细胞生成，此时卵子的细胞核呈泡状，称**雌性原核**。精子的细胞核膨大呈泡状，称**雄性原核**。雄性原核与雌性原核相互靠近，核膜消失，二者的染色体相混，染色体数目恢复为 46 条，重新组成二倍体细胞，形成**受精卵**。至此，受精完成（图 12-2）。

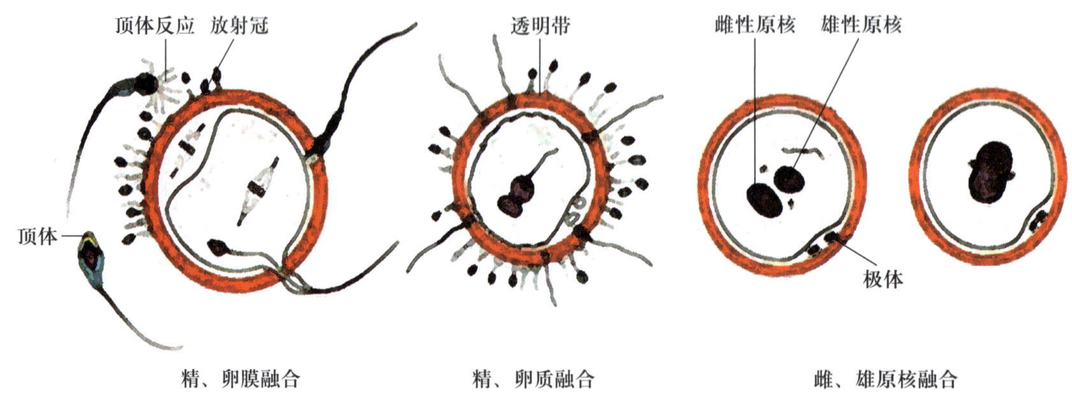

图 12-2 受精过程

3. 受精的意义

（1）受精标志着新生命的开始：受精激活了卵细胞的代谢过程，启动了受精卵的卵裂，促使细胞不断地进行细胞分裂和分化，直至发育成一个新个体。

（2）受精使染色体数恢复为 23 对：受精卵的形成维持了人类染色体数目的恒定，同时由于精、卵细胞遗传物质的融合，形成了新的染色体组合和基因组合，使新个体既有亲代的遗传性，又有不同于亲代的特异性，促进了个体的遗传多样性。

（3）受精决定了新个体的性别：含 X 染色体的精子与卵子结合，新个体为女性（46，XX）；若含 Y 染色体的精子与卵子结合，新个体为男性（46，XY）。

胎儿的性别

受精卵形成时，胎儿的性别已经确定。受精后第7周开始，睾丸开始发育；9周后，胎儿外生殖器开始发育，胎儿性别可以辨认。一些较严重的伴性遗传病如血友病、进行性肌营养不良等，可以通过性别鉴定来减少疾病的发生。20周左右，通过超声等无创性措施可以确定胎儿性别。如今某些人依然持有重男轻女的观念，因此存在着非法胎儿性别鉴定的情况。有些医护人员碍于情面或者为了个人利益，擅自为他人进行非医学需要的胎儿性别鉴定，违反了《中华人民共和国人口与计划生育法》第三十五条“严禁利用超声技术和其他技术手段进行非医学需要的胎儿性别鉴定”的规定，也违背了医学生誓言“恪守医德，尊师守纪”，我们应坚守自己的职业底线，维护医术的圣洁和荣誉。

（二）卵裂

1. 卵裂　受精卵进行有丝分裂的过程，称**卵裂**（cleavage）。卵裂新形成的子细胞称**卵裂球**。受精后约30 h发生第一次卵裂，进入2细胞期，受精后40 h，第二次卵裂结束，进入4细胞期。因受精卵外仍有**透明带**包绕，所以随着卵裂的进行，卵裂球数目的增加，卵裂球胞体变得越来越小。受精后第3天，卵裂球达到16个左右，形成了一个外裹透明带的实心球，形似桑葚，故称**桑葚胚**（morula）（图12-3）。

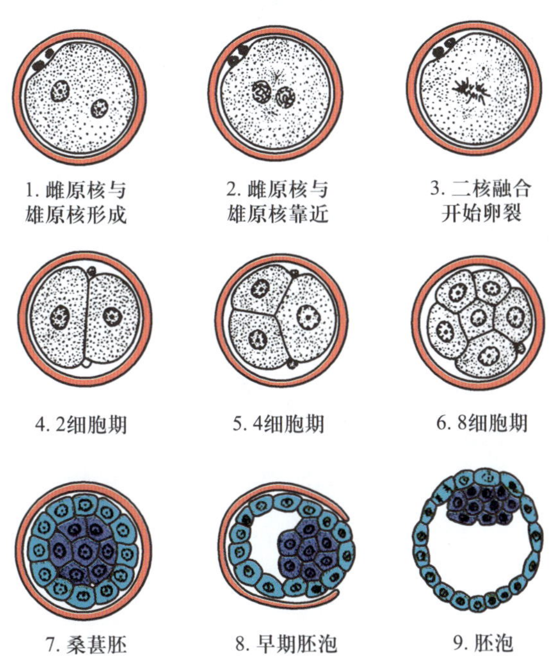

图12-3　卵裂和胚泡形成

随着输卵管平滑肌的节律性收缩、管壁上皮细胞的纤毛摆动以及输卵管液的流动，受精卵边卵裂边向子宫方向移动，第4天，桑葚胚进入子宫腔（图12-4）。

2. 胚泡形成　受精后第5天时，卵裂球已有100多个，细胞间出现一些小间隙，后融合成一个大腔，使整个胚呈囊泡状，故称**胚泡**（blastocyst）。胚泡中央的腔称**胚泡腔**，腔内含有液体，包绕胚泡腔的一层扁平形细胞为**滋养层**，将来发育为绒毛膜，胚泡腔一端有一团细胞，称**内细胞群**，这

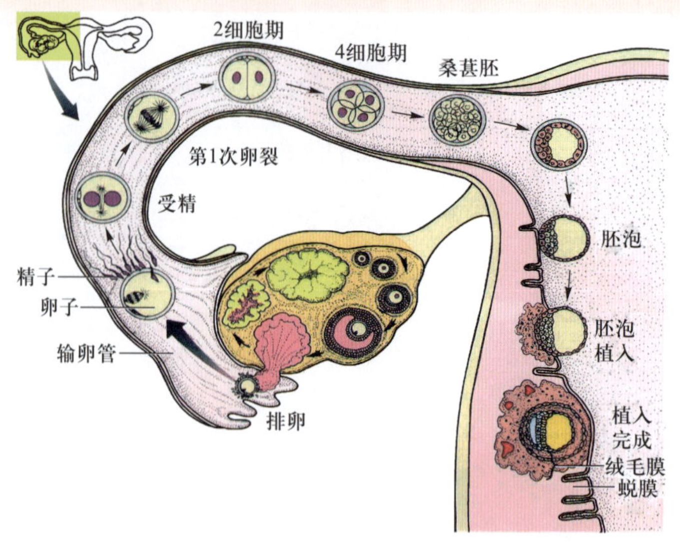

图 12-4　排卵、受精、卵裂及胚泡植入过程

群细胞是多能干细胞，是将来形成胚体的原基。紧贴内细胞群的滋养层称**极端滋养层**，此层细胞可分泌蛋白水解酶。随着胚泡的形成，其外包的透明带逐渐变薄，最终消失。第 5 天末，滋养层完全裸露（图 12-5）。

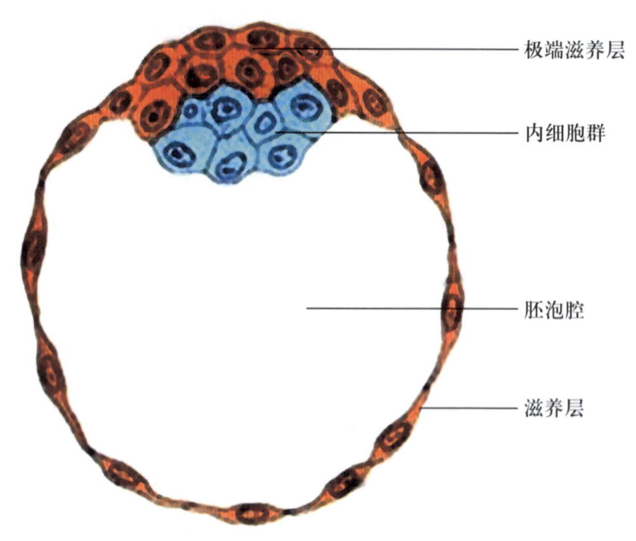

图 12-5　胚泡结构

知识拓展

胚胎干细胞

胚胎干细胞（embryonic stem cell，ESC）是指起源于胚胎，处于未分化状态，可以长期自我分化和自我更新，具有分化形成各种组织细胞潜能的细胞。它们主要是位于胚泡腔一侧的内细胞群中未分化的细胞。对于 ESC 研究的科学价值在于其诱人的应用前景。在药学试验中，ESC 提供了对新药的药理、药效、毒理及药代等研究的细胞水平的研究手段，并有可能用来揭示哪些药物干扰胎儿发育和引起出生缺陷。最诱人的前景和用途是生产组织和细胞，体外进行“器官克隆”以供病人移植。

二、植入和蜕膜

(一) 植入

胚泡逐渐埋入子宫内膜的过程称**植入**(implantation),又称**着床**(imbed)。植入在受精后第5~6天开始,第11~12天完成。

1. 植入过程 胚泡植入时,子宫内膜处于分泌期。首先,胚泡的极端滋养层与子宫内膜接触并分泌蛋白酶,溶解子宫内膜形成缺口,胚泡由此缺口逐渐埋入子宫内膜,至第11~12天,整个胚泡完全埋入子宫内膜中。内膜缺口由附近上皮细胞增殖修复,植入完成(图12-6)。

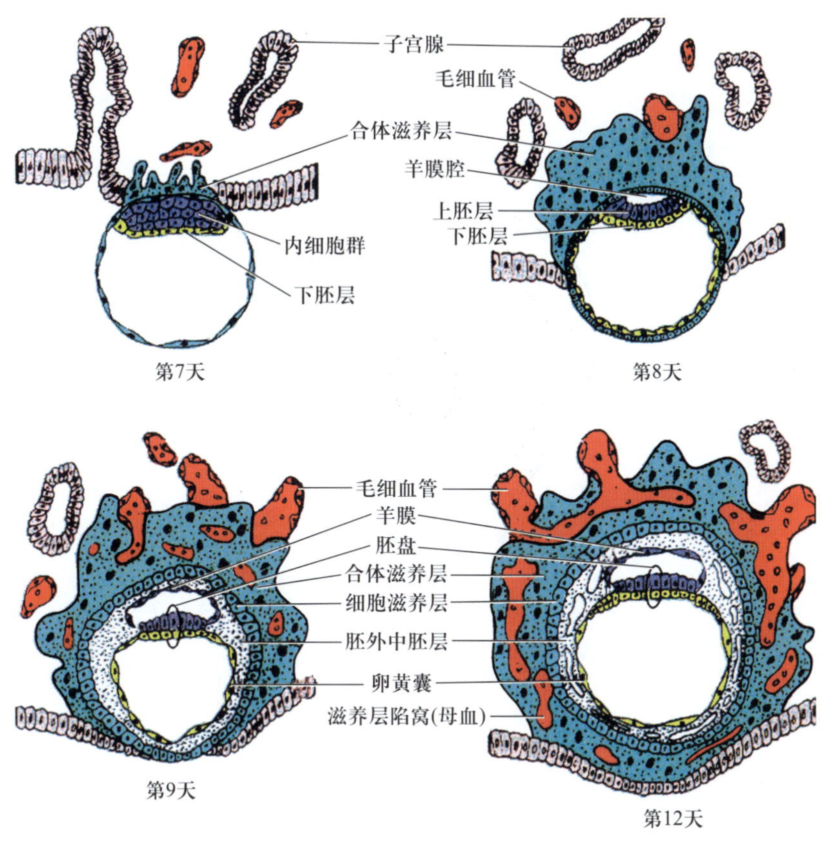

图12-6 植入过程

在植入过程中,滋养层细胞分裂增殖,分化为两层,即外面的**合体滋养层**和内面的**细胞滋养层**。合体滋养层细胞互相融合,细胞之间界限消失;细胞滋养层的细胞略呈立方形,细胞有明显的界线,并保持较强的分裂增殖能力,不断形成新的细胞加入合体滋养层,使合体滋养层逐渐加厚。同时,合体滋养层内出现一些小腔隙,称**滋养层陷窝**,与子宫内膜的小血管相通,其内充满母体血液,滋养层可直接从母体血中吸取营养供胚泡发育。

2. 植入部位 胚泡植入部位通常在子宫底部或体部的内膜中。若植入在子宫颈附近,将形成**前置胎盘**,在分娩时易发生大出血或难产。若植入在子宫以外的部位,称**宫外孕**,约95%的宫外孕发生在输卵管,其中大部分发生在输卵管壶腹部。宫外孕也可发生于卵巢、肠系膜、腹膜腔等处。宫外孕胚胎多数早期死亡并被吸收,少数发育较大,使植入处组织发生破裂,引起产妇大出血,甚至危及生命。

3. 植入条件　植入需具备一些条件，如母体雌激素、孕激素分泌正常，使子宫内膜处于分泌期状态；子宫内膜发育与胚胎发育同步；胚泡准时进入子宫腔；透明带及时溶解消失；子宫内环境正常等。若上述条件之一不正常，植入就无法完成。常用的避孕方法如口服避孕药使母体内分泌紊乱，放置宫内节育器干扰植入等，均可达到避孕的目的。

（二）蜕膜

胚泡植入后的子宫内膜称**蜕膜**（decidua）。植入后的子宫内膜进一步增厚，血管增生，血供丰富；腺体发达，分泌旺盛；基质细胞变得肥大，胞质内富含糖原颗粒和脂滴，细胞间隙增大，这时细胞改称**蜕膜细胞**。子宫内膜的这些变化统称**蜕膜反应**。

根据胚泡与蜕膜的位置关系，将蜕膜分为 3 部分：① **基蜕膜**：位于胚泡深部，随着胚泡的发育而不断扩大、增厚，参与胎盘的形成；② **包蜕膜**：覆盖在胚泡表面的蜕膜；③ **壁蜕膜**：为其余部分的蜕膜。壁蜕膜与包蜕膜之间为子宫腔。随着胚体的生长，包蜕膜逐渐靠近对侧的壁蜕膜，最终两者相贴，子宫腔消失（图 12-7）。

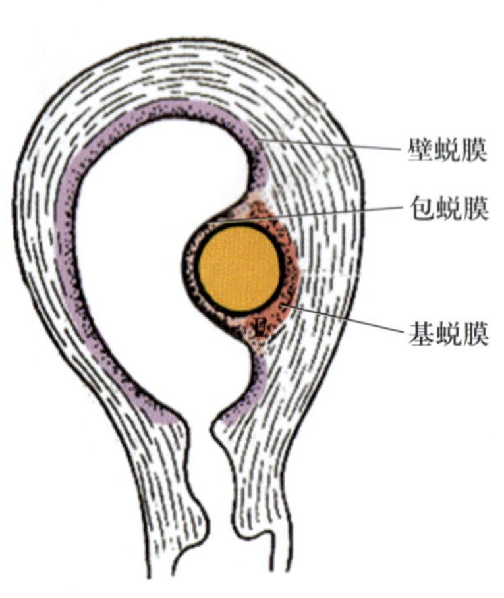

图 12-7　胚胎与子宫蜕膜关系

三、胚层的形成与分化及胚体的形成

（一）二胚层胚盘及相关结构的发生

1. 上、下胚层的形成　随着胚泡的发育，内细胞群的细胞分裂增殖，于受精后 7～8 天分化为上下两层细胞，上层细胞靠近滋养层，细胞高柱状，称**上胚层**；下层细胞朝向胚泡腔，细胞立方形，称**下胚层**。两层细胞紧密相贴，中间隔以基膜，这两层细胞构成的椭圆形盘状结构，称**二胚层胚盘**（bilaminar germ disc），是将来分化发育为人体各部器官组织的原基（图 12-8）。

2. 羊膜腔与卵黄囊的形成　受精后第 8 天，在上胚层细胞间出现了一个小腔并且逐渐扩大，形成**羊膜腔**（amniotic cavity）。上胚层细胞由此被分成两层，与下胚层相贴的细胞仍为上胚层，构成羊膜腔的底；贴近细胞滋养层内面的细胞扁平形，称羊膜细胞，后形成**羊膜**，可分泌**羊水**，贮于羊膜腔内。

同时，下胚层边缘的细胞增殖，并沿细胞滋养层内面向下迁移，形成了一层扁平细胞，与下胚层共同围成一个囊，称**卵黄囊**（yolk sac），下胚层构成卵黄囊顶，囊腔就是原来的胚泡腔（图 12-8）。

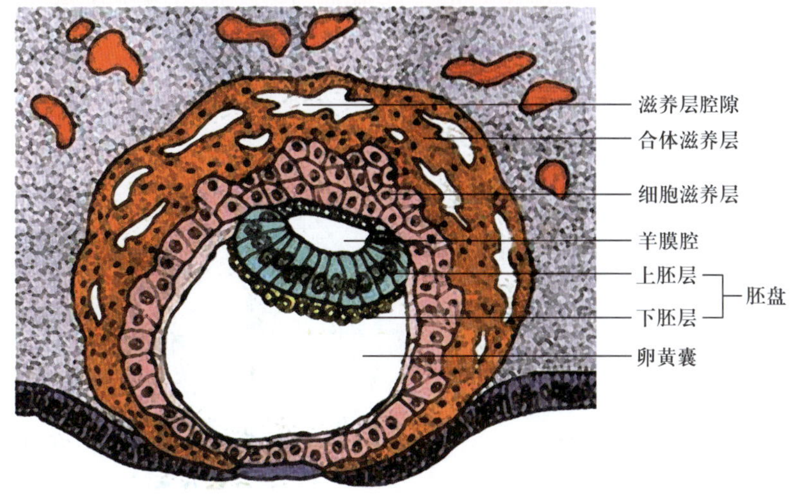

图 12-8　两胚层胚盘形成

3. 胚外中胚层的形成　在卵黄囊和羊膜腔形成的同时，在细胞滋养层内面增殖出一些星状间充质细胞，呈疏松的网状结构，称**胚外中胚层**。第 2 周末，在胚外中胚层内出现一些小的腔隙，并逐渐融合成一个大腔，称**胚外体腔**。胚外体腔的出现，将胚外中胚层分成两部分，衬在滋养层内面和羊膜上皮外表面的称**胚外中胚层壁层**，覆盖在卵黄囊外表面的称**胚外中胚层脏层**，随着胚外体腔的逐渐扩大，在羊膜腔与滋养层间，仅由少部分胚外中胚层相连，这部分胚外中胚层称**体蒂**，是构成脐带的主要结构（图 12-9）。

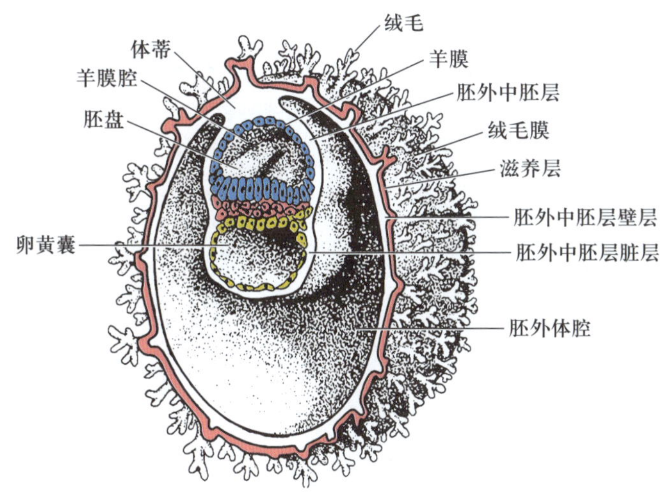

图 12-9　第 3 周初胚的剖面

（二）三胚层胚盘及相关结构的发生

1. 原条与原结的形成　受精后第 3 周初，部分上胚层细胞分裂增殖，在胚盘尾侧中轴线上形成一条纵行的细胞索，称**原条**。原条的出现，确定了胚盘的中轴和头、尾方向，有原条的一端确定为胚体的尾端，另一端为头端。原条的背侧中央出现一条浅沟，称**原沟**。同时原条头端膨大呈结节状，称**原结**，原结背侧中央凹陷，称**原凹**（图 12-10）。

2. 脊索与中胚层的形成　原结细胞沿中胚盘中轴方向向头端增殖延伸，在内、外胚层间形成一条细胞索，称**脊索**（notochord）（图 12-10，图 12-11）。脊索最终大部分退化消失，残存部分演化为椎间盘髓核。脊索的出现对神经管、体节等中轴结构的发生有重要的诱导作用。

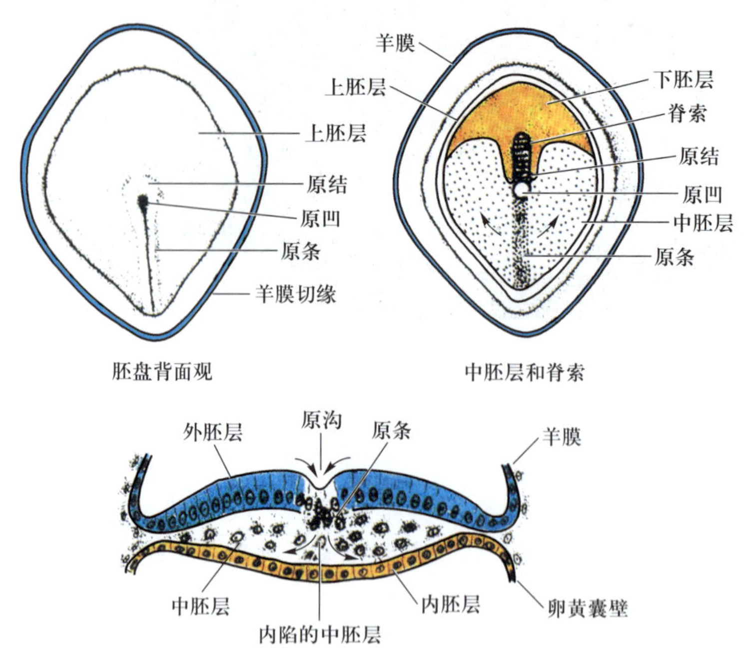

图 12-10　三胚层和脊索形成

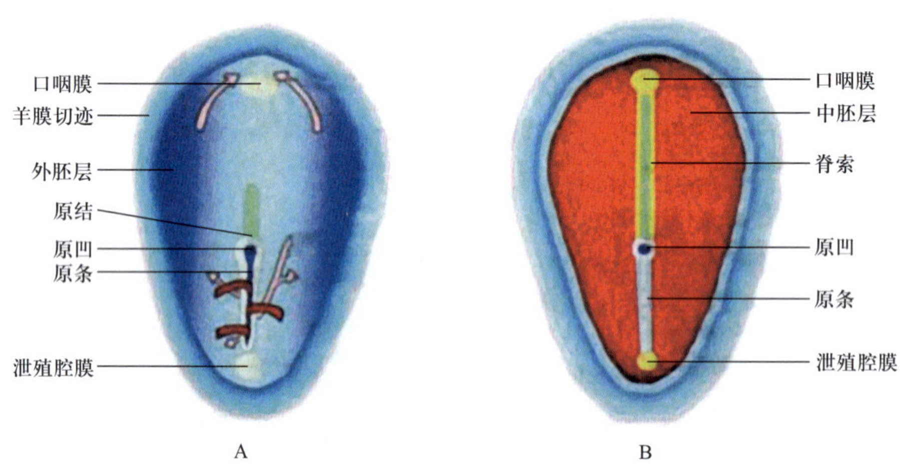

图 12-11　三胚层胚盘（胚盘背面观，示细胞迁移方向）

A. 外胚层；B. 中胚层

同时，原沟沟底的一部分细胞快速增殖，在上胚层和下胚层间铺展开，形成一层新细胞，称胚内中胚层，即**中胚层**（mesoderm）。由原沟处迁移出的另一部分细胞增殖并迁入下胚层，逐渐置换了下胚层细胞，形成一层新细胞，称**内胚层**（endoderm）。内胚层和中胚层形成后，上胚层改称**外胚层**（ectoderm）。可见，内、中、外三胚层均来自上胚层。由三胚层构成的头端较宽、尾端较窄的椭圆形盘状结构称**三胚层胚盘**（trilaminar germ disc），是胚胎发育的原基。在脊索前端和原条尾端各有一圆形区域没有中胚层细胞，内、外胚层直接相贴，呈薄膜状，分别称**口咽膜**和**泄殖腔膜**（图 12-11）。随着胚体的发育，原条逐渐向尾端退缩，最终退化消失，如果原条未完全消失，残存部分可形成畸胎瘤。

（三）三胚层的分化和胚体形成

三胚层形成后，各个胚层逐渐分化形成器官的原基。

1. 外胚层的分化

（1）神经管的形成及分化：脊索形成后，诱导其背侧的外胚层细胞增厚，形成一个头端宽尾端窄的椭圆形细胞板，称**神经板**。神经板中央沿胚体纵轴向腹侧面凹陷形成**神经沟**。神经沟两侧边缘隆起形成**神经褶**。受精后第 4 周，两侧神经褶首先从中部开始逐渐靠拢闭合，并向头、尾两端延续，最后在头、尾两端各留有一个开口，分别称**前神经孔**和**后神经孔**，它们在第 4 周末闭合，形成完全封闭的**神经管**（图 12-12，图 12-13）。神经管是中枢神经系统的原基，神经管头端分化为脑，尾端分化为脊髓。若前神经孔不闭合则发育为无脑儿，若后神经孔不闭合，则发育为脊柱裂或脊髓裂。

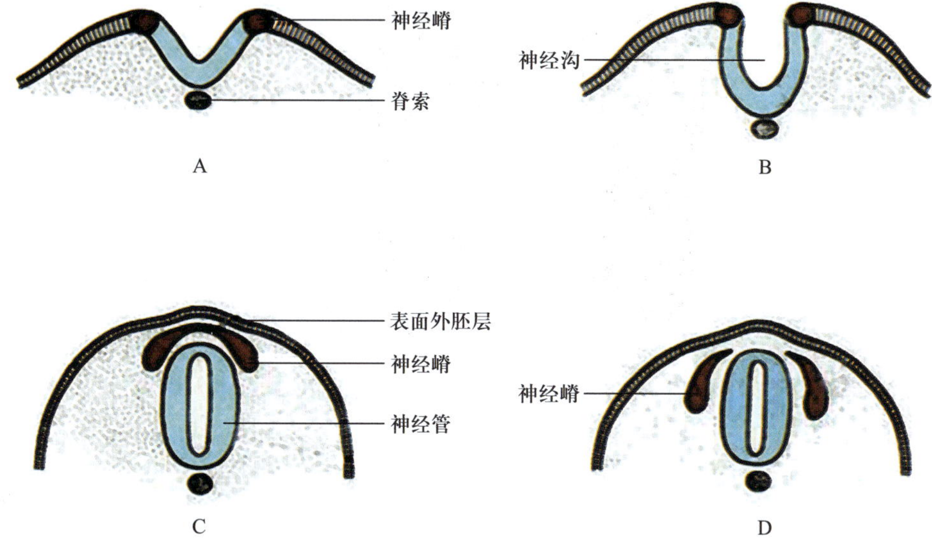

图 12-12　神经嵴发生

A. 神经板向腹侧凹陷；B. 神经沟形成；C. 神经管闭合；D. 神经嵴形成

（2）神经嵴的分化：神经管形成时，沟缘的细胞与神经管分离，附着在神经管背部两侧，形成左右两条纵行的细胞索，称**神经嵴**（图 12-12）。神经嵴是周围神经系统的原基，可分化为周围神经系统、肾上腺髓质等。

（3）其他外胚层的分化：神经沟闭合后，神经管和神经嵴脱离外胚层，外被表面外胚层，表面外胚层可分化为皮肤表皮及其附属结构，眼、耳、鼻的感觉上皮，脑垂体，牙釉质，口腔及肛门的黏膜上皮等。

2. 中胚层的分化　中胚层形成后，在脊索的两侧由内向外依次分化为**轴旁中胚层**、**间介中胚层**和**侧中胚层** 3 部分（图 12-13）。

（1）轴旁中胚层：是紧邻脊索两侧的细胞索。第 3 周末，轴旁中胚层增殖并形成左右成对的块状细胞团，称**体节**。体节从颈部向尾端依次形成，随胚龄的增长而增多，至第 5 周体节全部形成，共 42～44 对。体节可分化为皮肤的真皮和皮下组织、中轴骨、骨骼肌等。

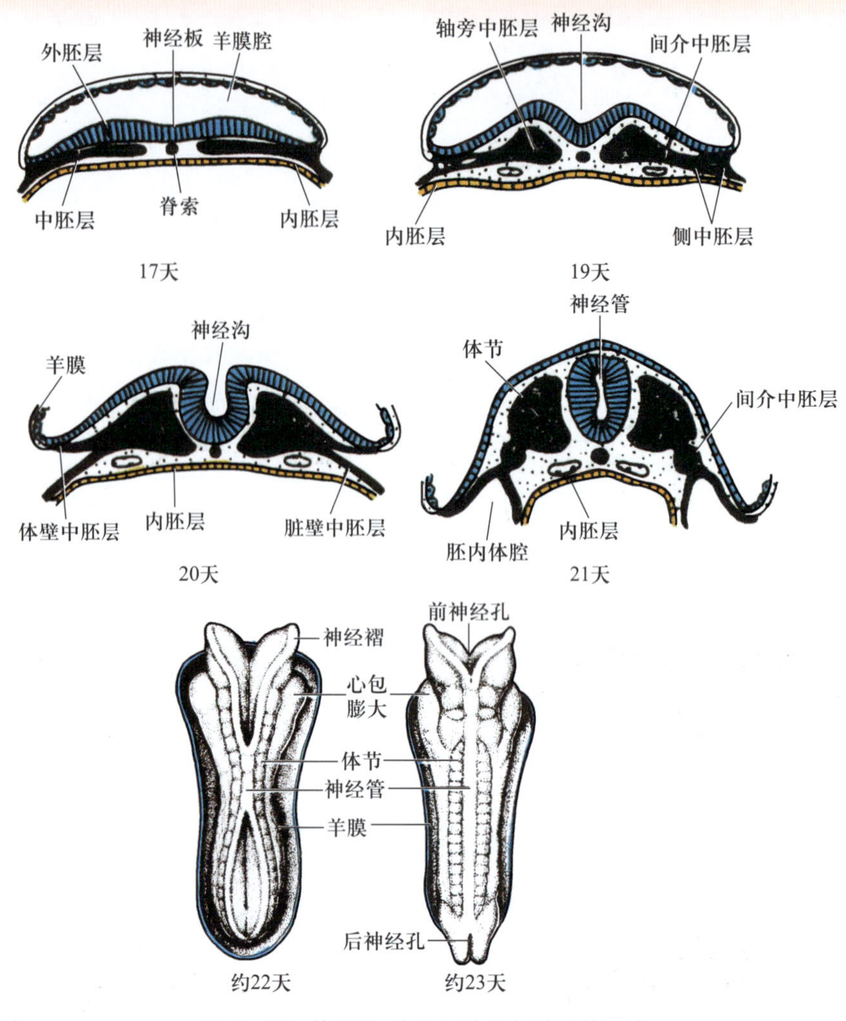

图 12-13　外胚层、中胚层分化与神经管形成

（2）间介中胚层：是体节与侧中胚层之间的细窄区域，可分化为泌尿系统、生殖系统的主要器官。

（3）侧中胚层：是中胚层的边缘部分，较薄。随着胚体的发育，侧中胚层内出现了腔隙，称**胚内体腔**。它将侧中胚层分两层：与内胚层相贴的称**脏壁中胚层**，可分化为消化系统、呼吸系统的肌细胞、血管、结缔组织等；与外胚层相贴的称**体壁中胚层**，可分化为胸腹部和四肢的皮肤真皮、骨骼肌、骨骼、血管等。两层之间为胚内体腔，可分化为心包腔、胸膜腔及腹膜腔。

3. 内胚层的分化　受精后第 3 周末或第 4 周初，胚盘开始卷折，胚体由盘状逐渐变圆柱状，内胚层卷入胚体内，形成原始消化管，又称**原肠**。与卵黄囊相对的原肠部分称中肠，中肠前段的原肠为前肠，中肠后段的原肠为后肠。原肠主要分化为消化系统、呼吸系统各器官的上皮，以及胸腺、甲状腺、膀胱及尿道等处的上皮。

4. 胚体的形成　第 4 周初，体节及神经管等中轴结构生长迅速，胚盘中央生长速度快于边缘，使扁平的胚盘背侧向羊膜腔内隆起，胚盘的边缘向腹侧明显卷折，羊膜腔迅速扩大，外胚层最终包于胚体表面，内胚层卷入胚体内。第 4 周末，胚盘卷折成圆柱状。第 5～8 周，胚体外形有明显变化，外表可见眼、耳、鼻的原基，四肢已经形成，初具人形（图 12-14）。

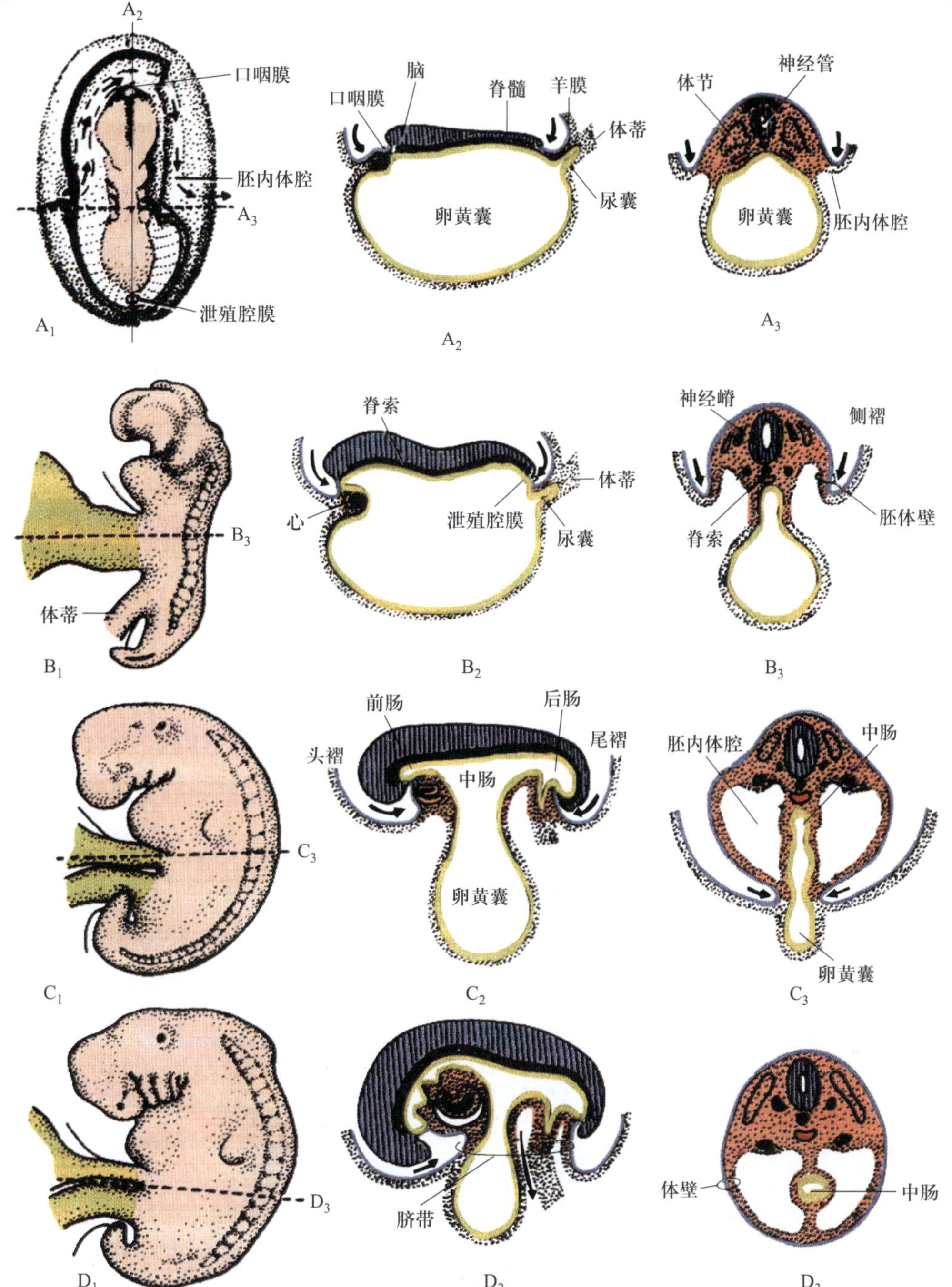

图 12-14　胚体外形的演变及胚体内的相应变化

A_1. 约第 20 天人胚背面观；B_1. 约第 23 天人胚侧面观；

C_1. 约第 26 天人胚侧面观；D_1. 约第 28 天人胚侧面观；

A_2 ~ D_2 为 A_1 ~ D_1 的相应纵切面；A_3 ~ D_3 为 A_1 ~ D_1 的相应横切面

知识拓展

胚胎龄的推算与预产期的计算

胚胎龄的表示通常有两种方法：月经龄和受精龄。月经龄常用于临床上预产期的推算，是从孕妇末次月经的第 1 天算起至胎儿娩出为止，共计 40 周，280 天。受精龄是从受精日算起，受精至胎儿娩出约需 38 周，266 天，受精龄表达了胚胎发育的确切时间。根据胚胎发育的时限，可推导出预产期的计算公式：年+1(或 0)，月-3(或+9)，日+7。如某孕妇末次月经第 1 天是 2016 年 4 月 5 日，预产期就应是 2017 年 1 月 12 日。

第三节 胎膜和胎盘

胎膜(fetal membrane)和**胎盘**(placenta)是胎儿的附属结构，对胚胎具有保护、营养、呼吸及排泄等重要功能，可使母体与胚胎紧密相连。胎儿分娩后，胎盘、胎膜与蜕膜一并排出，总称**衣胞**。

一、胎膜

胎膜包括绒毛膜、羊膜、卵黄囊、尿囊和脐带。

(一) 绒毛膜

绒毛膜(chorion)由滋养层和胚外中胚层壁层共同构成。受精后第 2 周末，合体滋养层与细胞滋养层共同向胚泡表面突起，形成**初级绒毛干**；第 3 周初，胚外中胚层壁层长入初级绒毛干中轴，形成**次级绒毛干**；第 3 周末，胚外中胚层分化为结缔组织和血管，血管互相连接并与胚体血管相通，**三级绒毛干**形成。同时，绒毛干末端的细胞滋养层增殖，穿出合体滋养层，抵达蜕膜，形成一层**细胞滋养层壳**，将绒毛干固着于蜕膜上。三级绒毛干发出许多分支形成细小的绒毛，游离于绒毛间隙内，母体子宫螺旋动脉开口于绒毛间隙，其内充满母体血液(图 12-15)。

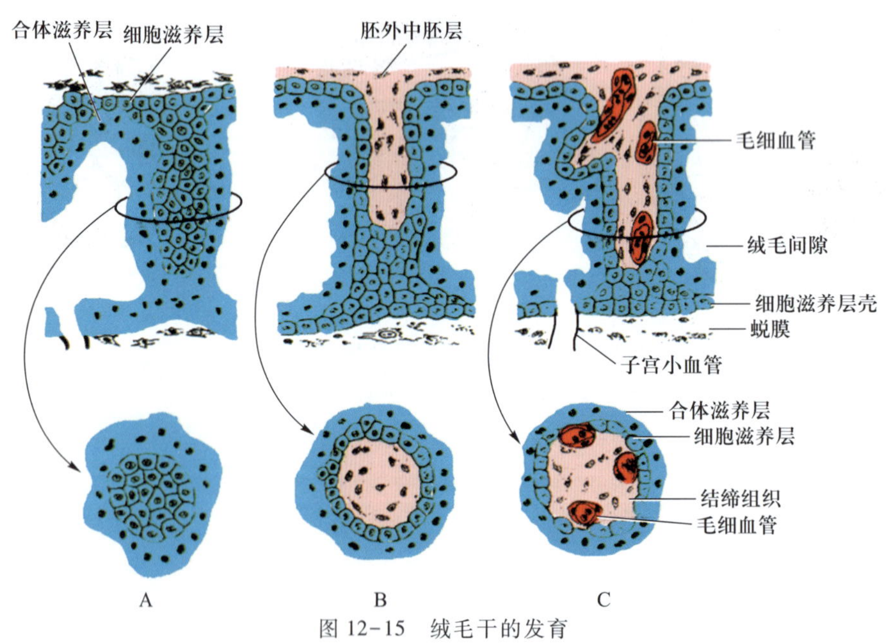

图 12-15 绒毛干的发育

A. 初级绒毛干；B. 次级绒毛干；C. 三级绒毛干

胚胎早期，整个绒毛膜表面的绒毛发育均匀，随着胚胎发育，伸入基蜕膜的绒毛由于血供充足，生长茂盛，称**丛密绒毛膜**；伸入包蜕膜的绒毛因血供不足，绒毛逐渐萎缩、退化，形成**平滑绒毛**

膜(图 12-16)。丛密绒毛膜与母体基蜕膜共同形成胎盘。

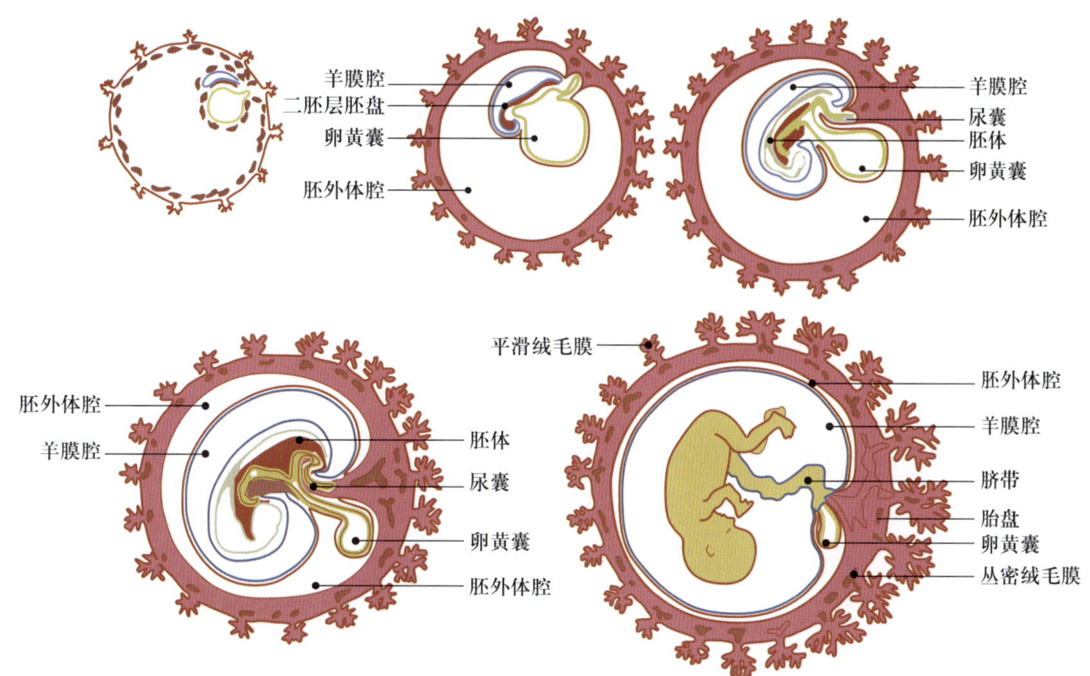

图 12-16　胎膜与胚胎关系

绒毛膜的功能十分很重要。绒毛浸在绒毛间隙的母血中,从母血中摄取 O_2 和营养物质,并排出 CO_2 和代谢废物。绒毛膜还可分泌多种激素,其中绒毛膜促性腺激素是最早分泌的一种激素,可维持母体卵巢黄体继续存在并分泌激素,从而维持妊娠的正常进行。若绒毛膜滋养层细胞过度增殖,绒毛组织变性水肿,可发生葡萄胎或癌变。

(二) 羊膜

羊膜(amnion)由羊膜上皮和少量胚外中胚层构成,薄而透明且坚韧。早期,羊膜腔位于胚盘背侧,后来随着胚盘的卷曲,羊膜腔快速扩大,胚体凸入羊膜腔内,早期附着于胚盘边缘的羊膜也随之向胚胎腹侧移动,将卵黄囊、体蒂、尿囊等包裹形成原始脐带(图 12-16)。同时,胚外体腔逐渐消失。

羊膜腔内充满羊水,胎儿生活在羊水中,羊水来源于羊膜上皮细胞的分泌物和胎儿的排泄物,淡黄色,弱碱性,其中 98%~99% 为水分,另外还含有胎儿脱落上皮细胞和胎儿的代谢废物,胎儿能吞咽羊水,经肠吸收,其代谢产物由胎儿血液循环运到胎盘由母体排出,使羊水不断更新。

正常足月胎儿羊水量为 1 000~1 500 ml,若少于 500 ml,则为羊水过少,往往预示胎儿肾缺如或发育不全,或尿路闭锁;羊水若多于 2 000 ml,则为羊水过多,预示胎儿神经系统发育障碍或消化道闭锁。

羊水具有保护作用,能缓冲外部对胎儿的振动和压迫、防止胎儿肢体粘连;分娩时,羊水有扩张子宫颈口及冲洗、润滑产道的作用。

(三) 卵黄囊

随着胚盘的卷曲,构成卵黄囊顶的内胚层包卷形成**原始消化管**,卵黄囊缩小呈梨形,后被羊膜包入脐带内，与原始消化管相连部称**卵黄蒂**，卵黄蒂于胚胎发育第 6 周闭锁，卵黄囊逐渐退化消失。但随着卵黄囊的出现，其壁上的胚外中胚层中出现了**血岛**，这是人胚发育过程中最早发生血管和造血干细胞的部位。另外，卵黄囊尾侧壁是原始生殖细胞的发生部位。

（四）尿囊

胚胎发育第 3 周初，卵黄囊尾侧端的内胚层向体蒂内突入生长，形成一个盲囊，即**尿囊**（allantois）（图 12-16）。尿囊几周后便退化，但其壁上的胚外中胚层分化形成的一对**尿囊动脉**和一对**尿囊静脉**并不退化，最终演化为脐带中的一对**脐动脉**和一条**脐静脉**。

（五）脐带

随着胚盘的卷曲，羊膜将体蒂、卵黄囊、尿囊等结构包裹到胚体腹侧形成一条圆索状结构，即**脐带**（umbilical cord）（图 12-17）。脐带一端连于胎儿脐部，一端连于胎盘的胎儿面，是胎儿与母体间进行物质运输的唯一通道。随着胚胎的发育，脐带内的卵黄囊、尿囊逐渐闭锁，脐带内仅存留有由尿囊动、静脉演化成的脐动、静脉和由胚外中胚层形成的黏液性结缔组织。妊娠末期，脐带长达40~60 cm，直径约 2 cm。若脐带超过 80 cm 称**脐带过长**，易发生脐带绕颈、打结或缠绕肢体，导致胎儿窒息死亡或局部发育不良；若脐带短于 35 cm 称**脐带过短**，分娩时易引起胎盘早剥等异常。

二、胎盘

（一）胎盘的结构

胎盘（placenta）是由胎儿的丛密绒毛膜和母体的基蜕膜共同组成的盘状结构，中央略厚，边缘稍薄。足月胎儿的胎盘直径为 15~20 cm，厚约 2.5 cm，重约 500 g。胎盘有两个面，即**胎儿面**和**母体面**。胎儿面覆盖羊膜，表面光滑，近中央处附有脐带。透过羊膜可见下方的血管从脐带附着处向周围放射状走行。母体面较粗糙，为剥离后的子宫基蜕膜，可见 15~30 个胎盘小叶，小叶间有浅沟分隔（图 12-17）。

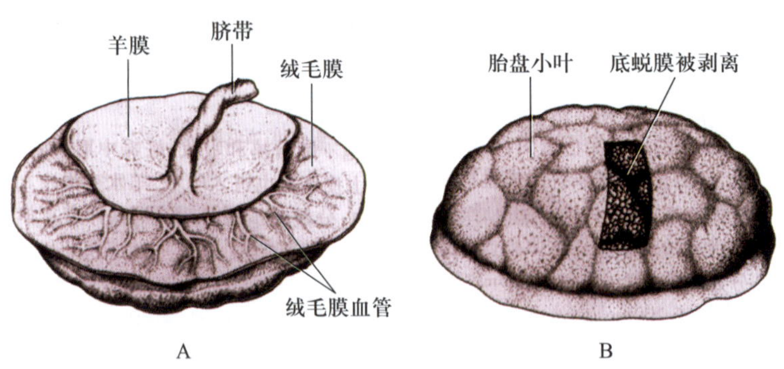

图 12-17　胎盘结构

A. 胎儿面；B. 母体面

从密绒毛膜可发出 40~60 个绒毛干，绒毛干呈树状分支，末端以细胞滋养层壳固着于基蜕膜。绒毛干之间由合体滋养层细胞溶解邻近蜕膜组织形成了**绒毛间隙**。子宫螺旋动脉与子宫静脉分支开口于绒毛间隙，间隙内贮满母体血液。每个绒毛干分出许多细小的游离绒毛，浸浴在母血之中，汲取营养物质并排出代谢产物。绒毛内毛细血管丰富，内有胎儿血液，它们是由脐血管的分支沿绒毛干进入绒毛内形成的。基蜕膜上发出若干楔形小隔伸入绒毛间隙，将胎盘分成 15~30 个小区，即**胎盘小叶**，分隔这些小叶的隔称**胎盘隔**，每个小叶内含有 1~4 个绒毛干及其分支(图 12-18)。

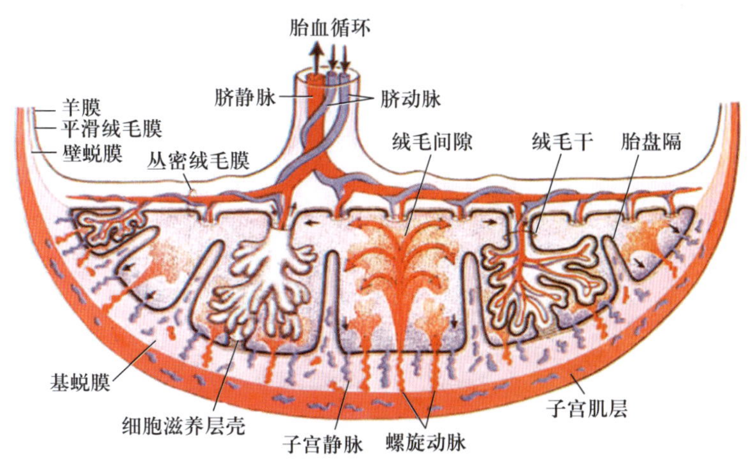

图 12-18　胎盘结构与血液循环

胎盘和胎儿的血液循环

胎盘内有母体和胎儿两套血液循环。母体动脉血从子宫螺旋动脉流入绒毛间隙，在此与绒毛内毛细血管的胎儿血进行物质交换后，静脉血经子宫静脉回流入母体。胎儿静脉血经脐动脉及其分支流入绒毛内毛细血管，与绒毛间隙内的母体血进行物质交换后，经脐静脉流回胎儿体内。胎儿血和母体血在各自封闭的管道内循环，互不相混，两者之间隔有一薄层结构，称**胎盘膜**(placental membranes)，又称**胎盘屏障**(placental barrier)。早期胎盘膜较厚，由绒毛内毛细血管的内皮及其基膜、合体滋养层和细胞滋养层及其基膜，以及两基膜间少量的结缔组织构成。胚胎发育后期，胎盘膜变薄，仅由绒毛内毛细血管内皮、合体滋养层及两者共有的基膜构成，此时胎盘通透性增强，更有利于物质交换。

胎盘膜是选择透过性膜，在正常情况下可阻挡母血中大分子物质进入胎儿体内，对胎儿具有保护作用。胎盘膜对多数细菌具有防御屏障作用，但不能阻止病毒通过，另外大部分药物及激素也能通过胎盘膜，因而胎盘膜的屏障功能是有限的，某些具有致畸作用的病毒、药物、化学物质通过胎盘膜进入胎儿体内后，可引起多种先天畸形。

(二) 胎盘的功能

1. 物质交换功能　物质交换是胎盘的重要功能，通过胎盘膜来完成。胎儿通过胎盘从母血中获取氧和营养物质，气体、水、电解质等可由单纯扩散方式通过胎盘膜，维生素、葡萄糖、抗体等均容易透过胎盘膜而进入胎体；同时，胎儿代谢所产生的 CO_2 和代谢废物也通过胎盘排到母体。因此，胎盘既是胎儿的营养器官，也是胎儿的呼吸、排泄器官。

2. 内分泌功能　胎盘合体滋养层能分泌多种激素，对维持妊娠、保证胎儿正常发育有着非常重要的作用。

(1) **人绒毛膜促性腺激素**(human chorionic gonadotropin，HCG)：此激素于妊娠第 2 周末即开始出现在母血和孕妇尿中，至第 8 周达高峰，随后逐渐下降。它可促进妊娠黄体的发育以维持妊娠。临床上常通过检查早期孕妇尿中有无此激素，作为早孕诊断的指标之一。

(2) **人胎盘催乳素**(human placental lactogen，HPL)：又称**人绒毛膜促乳腺生长激素**。此激素于受精后 2 个月开始分泌，到 8 个月达到高峰，直至分娩。它能促使乳腺生长发育，并能促进胎儿的代谢与生长。

（3）**孕激素及雌激素**：妊娠第 4 个月开始分泌，以后逐渐增多，有维持妊娠的作用。

知识拓展

滋养层细胞疾病

滋养层细胞疾病包括：葡萄胎、侵袭性葡萄胎、绒毛膜癌和胎盘部位滋养细胞肿瘤。葡萄胎是指妊娠后胎盘绒毛滋养细胞增生，间质高度水肿，形成大小不一的水泡，水泡间相连成串，形如葡萄，属于良性病变。侵蚀性葡萄胎是指葡萄胎组织侵入子宫肌层或转移至子宫以外，为恶性滋养细胞肿瘤。绒毛膜癌是一种高度恶性的肿瘤，继发于葡萄胎、流产或足月分娩后，少数可发生于异位妊娠后。

第四节　胎儿血液循环

一、胎儿心血管系统的结构特点

胎儿心血管系统也由心脏、动脉、静脉、毛细血管组成，但与成体相比，脐动、静脉的存在，动脉导管、静脉导管的存在以及心房内血液分流作用是胎儿血液循环最主要的特点（图 12-19）。

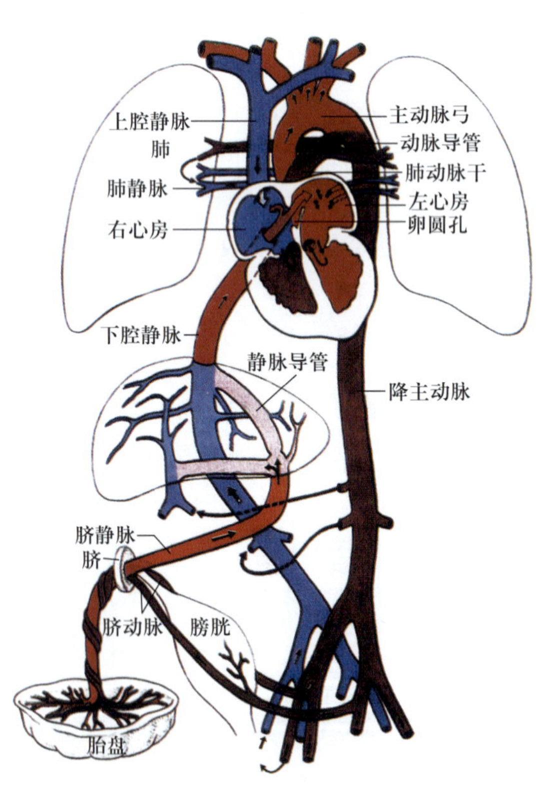

图 12-19　胎儿血液循环

1. 卵圆孔　胎儿心脏的房间隔上有一**卵圆孔**，在右心房的下腔静脉入口处有一瓣膜样结构，在瓣膜的导引下，从下腔静脉注入右心房的血液大部分通过卵圆孔注入左心房。

2. 脐动脉和脐静脉　胎儿肺尚无呼吸功能，所以肺循环不发达，胃肠肝循环也不发达，但脐循环特别发达，脐动脉内的血液为静脉血，脐静脉内的血液为动脉血。胎儿血液循环中，动脉血与静脉血有部分相混，但不影响功能。

3. 动脉导管　胎儿肺动脉干分叉处与主动脉弓之间有一条**动脉导管**，来自右心室的肺动脉中的血液大部分通过这一导管注入主动脉，只有少部分血液流入肺。

4. 静脉导管　胎儿脐静脉与下腔静脉间有一条粗大的**静脉导管**，来自脐静脉的血液大部分经静脉导管直接流入下腔静脉，只有少量血液注入肝血窦。

5. 动脉峡　胎儿的主动脉弓上分出 3 个分支，在这 3 个分支动脉下方的一段主动脉缩窄，称**动脉峡**。血液大部分进入 3 大分支，供应胎头和上肢，使胎儿头颈和上肢发育很快，另外的少量血液经动脉峡进入降主动脉。

二、出生后血液循环的变化

胎儿出生后，脐循环停止，肺功能启动，肺循环增强，使胎儿体内的血液循环系统发生了一系列的变化：动脉导管闭锁形成动脉韧带；动脉峡消失；卵圆孔闭锁形成卵圆窝，左右心房完全分隔；静脉导管闭锁形成静脉韧带；胎体内的脐动脉闭锁后形成脐侧韧带；胎体内的脐静脉闭锁形成肝圆韧带。以上变化，使体循环与肺循环完全分流，动脉血与静脉血完全分流。

（穆庆梅）

第五节　双胎、多胎和连体双胎

双胎、多胎和连胎

一、双胎

一次娩出两个胎儿称**双胎**（twins），又称**孪生**。双胎的发生率约占新生儿的 1%。双胎有两种，即单卵双胎和双卵双胎。

（一）双卵双胎

一次排出两个卵细胞，分别受精后发育成两个胎儿称**双卵双胎**。约 2/3 的双胎为双卵双胎。每个胚胎都有独立的胎盘、胎膜，两个胎儿性别可相同可不同，遗传基因不完全一样。双卵双胎多有家族遗传倾向，其发生率随母亲年龄增长而增高。

（二）单卵双胎

一个卵细胞受精后发育成两个胎儿称**单卵双胎**。两个胎儿性别相同，遗传基因完全一样，相貌和生理特点很相似，两个个体间进行组织或器官移植时不会发生免疫排斥反应。单卵双胎的发生可以有下列几种情况（图 12-20）。

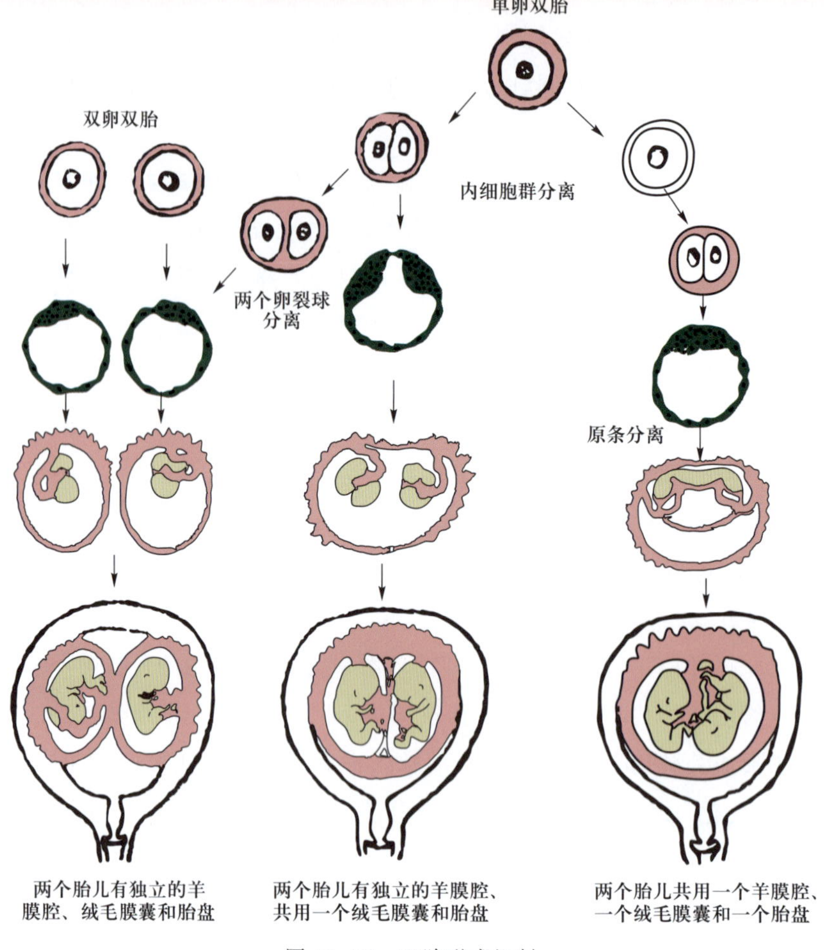

图 12-20 双胎形成机制

1. 卵裂球分离 卵裂时，两个卵裂球分离，形成两个胚泡，分别植入，各自发育成一个胎儿。两个胚胎有其独立的胎膜和胎盘。

2. 形成两个内细胞群 胚泡期，一个胚泡内形成两个内细胞群，各自发育成一个胎儿。两个胚胎有共同的绒毛膜和胎盘，但各有各自的羊膜腔和脐带。

3. 形成两个原条 胚盘期，同一胚盘上形成两个原条，各自诱导周围组织形成一个完整的胎儿。两个胚胎有共同的绒毛膜、羊膜腔、胎盘，但有各自的脐带。这种情况下，若原条分离不全，易形成连胎。

二、多胎

一次娩出两个以上胎儿称**多胎**(multiple birth)。多胎发生的原因与双胎相似，可以是单卵多胎、多卵多胎，或混合性多胎。多胎发生率极低。

三、连体双胎

两个未完全分离的单卵双胎称**连体双胎**(conjoined twins)，简称连胎。是由于一个胚盘上形成的两个原条分离不完全所致。常见的有胸腹连胎、头连胎、臀连胎等(图 12-21)。若两个个体发育一致，大小相同，则形成对称性连胎；若发育不一致，两个个体一大一小，则形成不对称性连胎，常形成**寄生胎**或**胎中胎**。

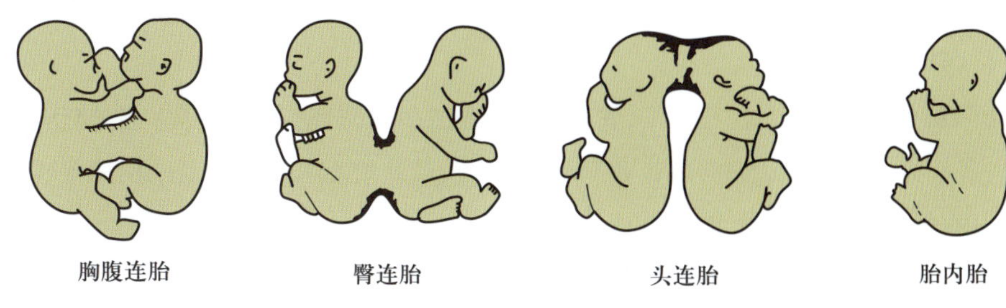

图 12-21　连体双胎

第六节　出生缺陷

出生缺陷(birth defect)是指由于胚胎发育紊乱引起的形态结构、功能代谢、精神行为等方面的先天性异常，又称**先天畸形**(congenital malformation)。有些外形异常出生时即可见，但某些内部结构(包括代谢疾病)异常要在出生后才逐渐显现。出生缺陷是婴儿死亡和致残的主要原因之一。

一、先天畸形的发生原因

先天畸形的发生原因包括遗传因素、环境因素以及两者的相互作用。

(一) 遗传因素与先天畸形

1. 染色体畸变

(1) 染色体数目异常：在细胞分裂过程中，由染色体分离障碍所致。染色体数目减少可表现为单体型。常染色体单体型胚胎几乎不能存活，性染色体单体型胚胎存活率仅有 3%，如先天性卵巢发育不全即特纳(Turner)综合征(45,XO)；染色体数目增多表现为三体型，如 21 号染色体三体引起的唐氏(Down)综合征，俗称先天愚型，13 号染色体三体引起的帕托(Patau)综合征，性染色体三体引起的先天性睾丸发育不全，即克兰费尔特(Klinefelter)综合征(47,XXY)。

(2) 染色体结构畸变：由染色体断裂后发生染色体缺失或异常的结构重组所致。如 5 号染色体短臂末端断裂缺失可引起猫叫综合征。

2. 基因突变　指 DNA 分子碱基组成或排列顺序发生的变化。由基因突变引起的畸形远比染色体畸变引起的畸形少，如软骨发育不全、肾上腺肥大、小头畸形、多囊肾、皮肤松垂症、睾丸女性化综合征等。

(二) 环境因素与先天畸形

能引起先天畸形的环境因素统称致畸因子。环境致畸因子主要有 5 种类型。

1. 生物致畸因子　目前已明确对人类胚胎有致畸作用的生物致畸因子有：风疹病毒、巨细胞病毒、单纯疱疹病毒、弓形虫、梅毒螺旋体等。如风疹病毒可引起先天性耳聋、小眼、心脏畸形、先天性白内障等。

2. 物理致畸因子　目前已明确对人类胚胎有致畸作用的物理致畸因子有：射线、机械性压迫、损伤等。大剂量X射线和α射线、β射线、γ射线均可引起染色体畸变或基因突变，导致先天畸形，如腭裂、脊柱裂、肢体缺陷等。

3. 化学致畸因子　在工业"三废"、农药、食品添加剂和防腐剂中，均含有致畸作用的化学物质。如某些多环芳香碳氢化合物、某些亚硝基化合物、某些烷基和苯类化合物、某些重金属如铅、砷、镉、汞等，均可使胚胎发育异常而出现先天畸形。

4. 致畸性药物　多数抗肿瘤药物、某些抗生素、抗凝血药、治疗精神病药物、某些激素类药物等均具有不同程度的致畸作用。如甲氨蝶呤(抗肿瘤药)可引起无脑、小头及四肢畸形。

5. 其他致畸因子　酗酒、大量吸烟、缺氧、严重营养不良等均有致畸作用。如孕妇酗酒可引起胎儿酒精综合征，表现为发育迟缓、小头、小眼、短眼裂、眼距小等。孕期吸烟对胎儿发育的影响越来越受到人们重视，轻者可致胎儿发育迟缓、低出生体重，重者可引起严重畸形，甚至死胎、流产。

(三) 环境因素与遗传因素在致畸中的相互作用

一方面，环境致畸因子可通过引起染色体畸变和基因突变导致先天畸形。另一方面，胚胎的遗传特性会影响胚胎对致畸因子的易感程度。如同样被风疹病毒感染的孕妇，其新生儿有的出现畸形，有的完全正常，这就是由于胚胎对于风疹病毒的易感性不同造成的。

二、常见的先天畸形

随着现代工业的发展，先天畸形的发生率在快速上升，尤以神经管畸形和唇腭裂畸形的发生率最高。胎儿畸形的种类繁多，尽管致畸原因不同，但都是由组织和器官结构的异常发育引起(表12-1)。1958年至1982年，Willis等人根据先天畸形的胚胎发生过程，将先天畸形分为以下几种类型：整胚发育畸形、胚胎局部发育畸形、器官和器官局部畸形、组织分化不良性畸形、发育过渡性畸形、吸收不全性畸形、超数和异位发生性畸形、发育滞留性畸形等。

表12-1　几种常见先天畸形

名称	畸形特点	形成原因
唇裂	上唇呈缺口	上颌突未与内侧鼻突愈合
腭裂	腭板发育不全，口鼻腔未分开	两侧腭板未在中线愈合
面斜裂	眼内眦与口角间有一深沟	上颌窦未与额鼻窦愈合
消化管狭窄或闭锁	婴儿吮奶后立即吐出	增生的上皮细胞吸收不完全
脐粪瘘	肠腔内容物从脐孔溢出	卵黄囊未退化
先天性脐疝	内脏从脐环中脱出	中肠袢未返回腹腔，脐腔未闭锁
不通肛	婴儿无肛门	肛膜未破，未与肛管相通
马蹄肾	二肾尾侧合并	二肾由盆腔上升时受阻，尾侧合并
脐尿瘘	出生后脐处漏尿	脐尿管未闭合
尿道下裂	阴茎下呈现一长裂隙	尿道沟未闭合

续表

名称	畸形特点	形成原因
隐睾	阴囊内无睾丸	睾丸未下降,停留在腹腔或腹股沟管内
双子宫双阴道	两个阴道、两个子宫	两个米勒氏管未合并
假两性畸形	内生殖器与外生殖器性别不一致	性染色体畸变,雄激素分泌异常
畸胎瘤	含有毛发、牙齿等的囊肿	3个胚层的某些细胞未按胚胎发育规律分化
房间隔缺损	左右心房相通	卵圆孔未闭合
室间隔缺损	左右心室相通	室间隔分隔不完全
法洛四联症	同时存在肺动脉狭窄、室间隔缺损、主动脉骑跨和右心室肥大	动脉球嵴偏位,室间隔发育不全
脊柱裂	背侧脊柱有裂口	部分椎弓未愈合,多发于腰骶部
脑积水	颅脑增大,颅骨变薄,颅缝变宽	脑室系统发育异常,脑脊液不能正常流通循环
多指(趾)	手指或脚趾较正常者多	肢芽末端分叉增多

三、致畸敏感期

胚胎在发育过程中,受到致畸因子的作用最易发生畸形的发育阶段称**致畸敏感期**(susceptible period)。

胚胎发育前2周,胚胎受到致畸因子的作用后很少发生畸形,因为此时胚胎细胞分化程度低,若致畸作用强,胚胎即死亡,若致畸作用弱,细胞可以进行代偿调整。

胚胎发育第3~8周,胚胎细胞增殖、分化活跃,器官原基正在发生,此时最易受到致畸因子的影响而发生畸形,所以胚期是最易发生先天畸形的致畸敏感期。由于各器官发生时间不同,所以致畸敏感期的先后与长短也不同(图12-22)。

胎期胎儿生长发育迅速,各器官进行组织分化和功能分化,受致畸因子作用后也会发生先天畸形,但多属组织结构和功能缺陷,一般不会出现大的器官畸形,所以胎期不属致畸敏感期。

知识拓展

预防先天畸形

预防和减少先天畸形的发生,是提高出生人口质量的大事。根据世界卫生组织(WHO)的要求,应实行三级预防。第一级预防是防止畸形的形成,应积极进行婚前医学检查;孕前进行一些必要的检查,如风疹病毒检测等;妊娠前3个月开始服用叶酸,有效预防胎儿神经管畸形;高危孕妇进行产前咨询;孕妇尽量避免接触致畸因子。第二级预防是防止严重畸形儿的出生,做到早发现、早诊断、早治疗,孕期定期产检。第三级预防是减少痛苦、延长生命,对先天畸形儿进行积极治疗。

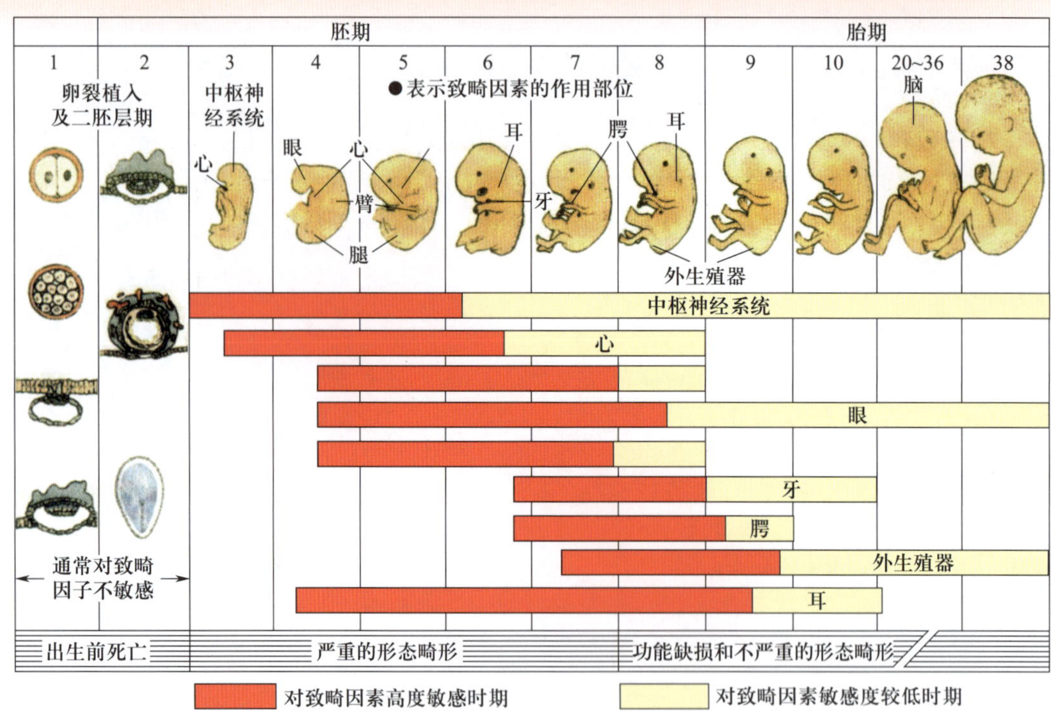

图 12-22　人胚胎主要器官的致畸敏感期

在线测试

回顾思考

1. 名词解释

受精　植入　胎盘膜　双胎　出生缺陷

2. 羊水怎么形成的？有什么作用？

3. “龙凤胎”是如何形成的？试述双胎形成的原因。

（席　君）

参考文献

[1] 王开明,刘晓梅.正常人体结构[M].北京:高等教育出版社,2013.
[2] 刘晓梅,张敏平,陈尚.正常人体结构[M].北京:高等教育出版社,2017.
[3] 陈尚.护理技术操作解剖学[M].西安:西安交通大学出版社,2014.
[4] 邹锦慧,王向东,夏青,等.人体解剖学与组织胚胎学[M].北京:高等教育出版社,2019.
[5] 陈尚,胡小和.人体解剖学[M].北京:人民卫生出版社,2019.
[6] 吴建清,徐冶.人体解剖与组织胚胎学[M].8版.北京:人民卫生出版社,2018.
[7] 李继承,曾园山.组织学与胚胎学[M].8版.北京:人民卫生出版社,2013.

郑重声明

高等教育出版社依法对本书享有专有出版权。任何未经许可的复制、销售行为均违反《中华人民共和国著作权法》，其行为人将承担相应的民事责任和行政责任；构成犯罪的，将被依法追究刑事责任。为了维护市场秩序，保护读者的合法权益，避免读者误用盗版书造成不良后果，我社将配合行政执法部门和司法机关对违法犯罪的单位和个人进行严厉打击。社会各界人士如发现上述侵权行为，希望及时举报，我社将奖励举报有功人员。

反盗版举报电话　(010)58581999　58582371

反盗版举报邮箱　dd@ hep. com. cn

通信地址　北京市西城区德外大街 4 号

　　　　　高等教育出版社法律事务部

邮政编码　100120

读者意见反馈

为收集对教材的意见建议，进一步完善教材编写并做好服务工作，读者可将对本教材的意见建议通过如下渠道反馈至我社。

咨询电话　400-810-0598

反馈邮箱　gjdzfwb@ pub. hep. cn

通信地址　北京市朝阳区惠新东街 4 号富盛大厦 1 座

　　　　　高等教育出版社总编辑办公室

邮政编码　100029